全国高等职业教育预防医学专业规划教材

流行病学

（供预防医学、临床医学及相关专业使用）

主　编　刘建东　张玉领

中国协和医科大学出版社
北　京

内容提要

本教材是“全国高等职业教育预防医学专业规划教材”之一，系根据本套教材的编写指导思想和原则要求，结合专业培养目标和本课程要求的教学目标编写而成，内容涵盖了绪论、疾病的分布、描述性研究等。此外，本教材还增加了教学课件、思维导图、能力测试等数字资源，丰富了教材内容，增强了线上和线下教学的联动性，以提升学生学习的主动性和积极性。

本教材主要供预防医学、临床医学及相关专业使用，也可作为相关专业在职人员的参考书。

图书在版编目（CIP）数据

流行病学 / 刘建东，张玉领主编. --北京：中国协和医科大学出版社，2024.7
（全国高等职业教育预防医学专业规划教材）
ISBN 978-7-5679-2379-9

Ⅰ.①流…　Ⅱ.①刘…②张…　Ⅲ.①流行病学－高等职业教育－教材　Ⅳ.①R18

中国国家版本馆CIP数据核字（2024）第085525号

主　　编　刘建东　张玉领
策划编辑　沈紫薇
责任编辑　郑成巍
封面设计　邱晓俐
责任校对　张　麓
责任印制　黄艳霞
出版发行　**中国协和医科大学出版社**
（北京市东城区东单三条9号　邮编100730　电话010-65260431）
网　　址　www.pumcp.com
印　　刷　涿州汇美亿浓印刷有限公司
开　　本　889mm×1194mm　1/16
印　　张　24.5
字　　数　700千字
版　　次　2024年7月第1版
印　　次　2024年7月第1次印刷
定　　价　68.00元

全国高等职业教育预防医学专业规划教材
建设指导委员会

编者名单

主　编　刘建东　张玉领

副主编　苗　颂　刘成武

编　者（按姓氏笔画排序）

王　蕊（江苏护理职业学院）

王晓旭（肇庆医学院）

刘成武（广州卫生职业技术学院）

刘建东（肇庆医学院）

麦　炜（肇庆市疾病预防控制中心）

李　姗（广州卫生职业技术学院）

李泳枝（肇庆医学院）

杨华君（遵义医药高等专科学校）

张玉领（江苏护理职业学院）

苗　颂（山东医学高等专科学校）

范明宽（襄阳职业技术学院）

周　旋（广西科技大学）

冼国佳（肇庆市疾病预防控制中心）

郑晓丽（曲靖医学高等专科学校）

徐　英（深圳市宝安区慢性病防治院）

徐丹丹（长沙卫生职业学院）

黄淑环（肇庆市第一人民医院）

谢链光（广西科技大学）

出版说明

随着我国公共卫生事业的发展和社会对公共卫生服务需求的增加，预防医学在保障人民健康、提高生活质量方面的作用日益突出。高等职业教育作为培养高素质预防医学人才的摇篮，承担着重要的使命与责任。在国家教育改革的引领下，高等职业教育逐渐向现代化、职业化和信息化发展，对教材编写提出了更高要求。

本套教材是以实践科学发展观为指导思想，以服务教学、指导教学、规范教学、适应我国医学教育改革为宗旨，立足高等职业教育教学实际，以胜任能力培养为目标，使课程设置与理论实践紧密衔接，突出教材内容的实用性、先进性、科学性和通用性。本套教材为新形态教材，具体体现为：体现教育改革精神与职业教育特色；注重产教融合，突出实践教学；以实际操作技能为导向，融入新技术、新方法；融合思政，强化价值引领；以学生为中心，丰富模块设计；纸质教材与数字教材融合；教材编写在贯彻职业教育理念的同时，亦充分体现现代化的教育思想和方法，以全面提升学生的创新精神、人文素养、胜任能力等综合素质，培养适应医疗卫生体制改革的复合型和应用型人才。

同时，本套教材的编写遵循教材编写的基本规律，秉持“三基、五性、三特定”的原则，注重基础理论、基本知识和基本技能的培养，内容深度和广度适应全国高等职业教育的需求。教材编写以预防医学专业的培养目标为导向，着重培养学生的职业技能，满足职业岗位需求、学生学习需求和社会需求。教材内容涵盖了预防医学领域工作岗位所需的知识、技能和素质，帮助学生全面理解工作岗位，培养科学的临床思维和学习方法，以满足社会对学生知识和技能的要求，强调培养学生的创新能力、信息获取技能和终身学习能力，确保教材的启发性。在编写过程中，我们充分考虑到高等职业教育的多样性，确保教材既能适应不同院校的需求，又能满足学生毕业时的知识和技能要求。

本套教材涵盖流行病学、传染病学、卫生统计学等10门课程，定位清晰、特色鲜明，具有以下特点。

一、体现教育改革精神与职业教育特色

本套教材强调实际操作和技能培训，注重培养学生的职业素养和实际工作能力。内容贴近职业实践，力求使学生能够顺利进入职业领域，成为胜任基层医疗机构或预防医学相关岗位的高级技术型专业人才。编写过程中，我们注重教材内容与实际工作岗位匹配，确保教材内容符合基层实际工作的需求。

二、注重产教融合，突出实践教学

高等职业教育强调产教深度融合，创新培养模式，这是职业教育的重要发展方向。本套教材的建设始终把提高人才培养质量放在首位，密切联系实际，突出实践教学，将专业内容设置与行业需求对接；推动教学与行业技术发展同步，使课程内容与职业标准对接；完善职业教育教学过程机制，使教学过程与实际工作过程对接。

三、以学生为中心，丰富模块设计

考虑到职业教育学生的年龄和学习特点，本套教材的模块设置丰富多样，包括案例导入、思维导图、执考知识点总结、习题等模块。这种结构不仅有助于学生理解和记忆知识点，还能提高学生的学习兴趣和效果。每个模块设计精细，既有理论讲解，又有实践应用，旨在全面提升学生的综合素质。

四、贴合公共卫生执业助理医师资格考试

为了帮助学生更好地应对公共卫生执业助理医师资格考试，本套教材对比了2019版和2024版考纲，将最新考纲的变化细致拆解到各章中，方便学生掌握最新的考试要求。这一设计使教材更具针对性和实用性，帮助学生高效备考，提升考试通过率。

五、纸数融合，丰富学习体验

本套教材采用纸数融合的形式出版，即在纸质教材内容之上，配套提供数字化资源。通过思维导图、课件等多种媒体形式强化内容呈现，丰富教学资源。读者可以直接扫描书中二维码，阅读与教材内容相关联的课程资源，从而丰富学习体验，使学习更加便捷。这种创新的学习方式，不仅提高了教学效果，也提升了学生的学习积极性和主动性。

希望本套教材的出版，能够推动高质量预防医学专业人才的培养，促进我国预防医学学科或领域的教材建设与教育发展，为我国公共卫生事业的发展和人民健康的保障作出积极贡献。

前言

随着我国进入新发展阶段，产业升级和经济结构不断调整，各行各业对技术技能型人才的需求越来越紧迫，职业教育的重要地位和作用越来越凸显。2019年以来，国家发布了一系列改革职业教育、提高职业教育发展质量的政策和法规。教材建设是职业教育的重要组成部分。2021年12月，中华人民共和国教育部办公厅印发了《“十四五”职业教育规划教材建设实施方案》，要求深入贯彻落实习近平总书记关于职业教育工作和教材工作的重要指示批示精神，全面贯彻党的教育方针，落实立德树人根本任务，强化教材建设国家事权，凸显职业教育类型特色。“十四五”期间，中华人民共和国教育部要求建设一大批职业教育国家和省级规划教材，加大对基础、核心课程教材的统筹力度，突出权威性、前沿性、原创性教材建设，以规划教材为引领，高起点、高标准建设中国特色高质量职业教育教材体系。

医学教育是卫生健康事业发展的重要基石，也是职业教育的一部分。专科层次的预防医学专业自2016年恢复招生至今，全国已有66所高校开设了该专业，但一直缺乏对应的专业课教材。由于本、专科人才培养目标不同，专科层次更强调以岗位需要确定教学内容，重点培养解决实际问题的能力，因此，迫切需要编制一套适应预防医学专业专科层次的专业课教材。“流行病学”是预防医学专业的核心专业课程之一，是开展疾病预防和控制工作必不可少的工具。我们以《“十四五”职业教育规划教材建设实施方案》文件为指导，以2024年版《公共卫生执业助理医师资格考试大纲》为依托，以胜任新时期基层卫生机构的岗位需要为目标，结合流行病学学科特点，编写了这本教材。

本教材由理论部分和实训部分组成。理论部分有二十四章，包括总论（第一章至第十章）和各论（第十一章至第二十四章）；实训部分有十三个项目，对应总论和部分各论内容。本教材编写遵循以下原则：①教材中融合思政元素，强化价值引领。②以新的执业助理医师资格考试大纲为依据。对2024年版《公共卫生执业助理医师资格考试大纲》增加的“慢性病调查、监测与评估”“高血压”“糖尿病”“恶性肿瘤”“伤害流行病学”等内容，本教材都有体现。③强化实践教学。实训项目既有针对流行病学基础知识的实践，又有常见的岗位工作实践。④以基层岗位需要为度。理论部分以总论为主、各论为辅，总论主要介绍流行病学的基本知识和基本方法，各论主要介绍基层工作中常见疾病的流行病学内容。⑤理论部分引用的案例以及实训部分引用的资料尽可能新，并且来自工作实践。⑥为使本教材能体现行业的新技术、新发展，编者既有高校一线教师，也有行业一线专家。⑦教材设置多个模块，并建立数字资源，方便学生学习。本教材内容较多，由于学时有限，建议以总论内容为主，结合部分各论进行教学，并在教学中注意理论和实践内容的衔接。

本教材适用于全国高等职业院校预防医学专业、临床医学专业教学及基层卫生机构在职人员自学。

本教材编者在面临繁忙的工作时，仍不辞辛苦，全力参加编写工作，真诚地感谢所有编者的辛勤劳动！也感谢中国协和医科大学出版社编辑给予的大力支持！尽管力臻完善，但教材中难免存在疏漏与不足，欢迎广大师生多提宝贵意见。

编　者

2024年4月

目录

第一章　绪　　论

学习目标

素质目标：对本门课程产生浓厚兴趣，愿意从事流行病学工作，愿意为人类健康事业作出自己的贡献。

知识目标：掌握流行病学概念和流行病学研究方法；熟悉流行病学原理、特征及在医学中的应用；了解流行病学发展史、我国流行病学工作取得的成就、流行病学与其他学科的关系及其展望。

能力目标：能初步进行相关流行病学方法的设计、资料分析，能用流行病学知识解决相关问题。

案例导入

【案例】

伤寒暴发是由什么原因引起的？

2023年6月19日，M市某医院向该市N区疾病预防控制中心报告，该区T镇中学有3例疑似伤寒病例。6月20日，N区疾病预防控制中心赴该中学进行现场调查和处置，并于6月25日将该起暴发上报至“突发公共卫生事件报告管理信息系统”。6月25—27日，M市疾病预防控制中心派人员赶赴现场，经初步调查认为暴发与食堂就餐有关。为进一步查明暴发的原因、控制疫情，该省疾病预防控制中心人员于7月2—9日赶赴该中学开展调查。

调查人员首先确定了本次调查的疑似病例、可能病例和确诊病例定义，然后核实病例数。通过调查M市3家市级医院、T镇卫生院、5家T镇中学附近的村卫生室，查阅该校学生因病缺勤记录，以及在传染病网络直报信息系统中查找T镇中学及周边社区病例，共搜索到86例病例（疑似病例1例、可能病例63例、确诊病例22例），均为学生病例，无教职工病例。

对病人发病日期的调查发现，5月25日首发病例出现，自6月12日起病例数逐渐增多，在6月20—26日形成一个高峰期，并于6月22—23日达到最高峰，之后病例数开始减少，至7月6日为末例病例，提示为点源传播模式。根据伤寒发病的潜伏期最短为3天、中位数为14天，以及本次疫情中位病例发病日期为6月23日，推算本次疫情可能的暴露时间为6月9日左右。

本次调查中的86例学生病例均为住宿生。住宿生罹患率为8.6%（86/1000），走读生罹患率为0（0/41），二者存在统计学差异。该中学有1个食堂，为住宿生和教师提供三餐，走读生极少在学校就餐。在食堂就餐的44名教师和22名食堂从业人员罹患率为0（0/66），与住宿生罹患率存在统计学差异，提示食堂就餐导致暴发的可能性较小。

该中学水源供应为自备井水供水系统，学校不提供开水和桶装水，学生平时均饮用生水。访谈发现，学校教师中有90%（82/91）自烧开水饮用，无一人发病；另外，食堂从业人员主要饮用开水，均未发病。以上提示，直接饮用学校自备井水造成暴发的可能性较大。

为验证假设，调查人员开展了病例对照研究。选择可能病例和确诊病例共74例为病例组；在病例同班级按照1∶2的比例随机选择无任何症状的健康住宿生为对照组，比较病例组和对照组饮用生水的频次。结果显示，饮用生水次数越多，发病风险越高，二者呈现剂量－反应关系。

该中学自备水井位于距学校围墙外500m的菜地中，水井一侧紧邻菜地沟渠（0.5m），沟渠用于菜地浇水和排水。井水抽水后经一管道泵至食堂旁边的水箱，水箱上连有多个水龙头供应学生洗漱、刷饭盒、饮用；水箱水经管道供应教学楼、食堂及教师宿舍楼用水。整个供水管网未定期规范消毒，无水质检测报告。访谈发现，学校附近农民通常在周末从学校厕所挑粪便浇菜地。本次疫情的可能暴露日期为6月9日左右（周末），而当地6月7—10日有连续降雨，且降雨量较大，考虑可能是下雨时雨水冲刷菜地导致粪便流入沟渠，进而渗透至水井导致污染。

对所有食堂从业人员进行了2次粪便培养均为阴性。6月20日采集的水源水及末梢水菌落总数和总大肠菌群均超过生活饮用水卫生标准，伤寒沙门菌未检出。对早期发病的3例病例粪便标本中培养出来的伤寒沙门菌进行脉冲场凝胶电泳（pulsed field gel electrophoresis，PFGE）分型发现，3者图谱完全相同。

结论：本次伤寒暴发的可能原因为学校自备水井受到伤寒沙门菌污染且未消毒，以及学生饮用生水。

【问题】

1．初步调查认为本次伤寒暴发与食堂就餐有关，为什么最后被否定了？

2．确定本次伤寒暴发的可能原因是学校自备水井受到伤寒沙门菌污染的依据是什么？

3．为确定本次伤寒暴发的原因，调查人员做了哪些调查？

核心知识拆解

流行病学（epidemiology）是人类与疾病斗争过程中逐渐发展起来的一门科学，其思想萌发于2000多年前，但学科成型于19世纪。流行病学是伴随着人们对疾病的认识、预防与控制发展起来的，在揭示疾病病因、预防与控制传染性疾病（传染病）及慢性非传染性疾病（non-communicable chronic diseases，NCD）(慢性病)、促进健康等方面发挥了重要作用。如天花的消灭，鼠疫、霍乱、结核病、获得性免疫缺陷综合征（简称艾滋病）、新型冠状病毒感染等传染病的有效控制，心脏病、卒中死亡率的降低，母婴保健水平的提高，维生素C缺乏症（坏血病）及龋齿的控制，工作场所有害因素的控制等，都与流行病学研究有关。流行病学是预防医学的骨干学科，其研究方法不断发展，其应用领域不断扩展，且与其他学科的联系愈加密切，已成为现代医学研究的重要工具。

第一节　流行病学简史

一、流行病学发展史

任何一门学科的出现，都有其产生的社会背景和历史必然性，流行病学也不例外。人们在同疾病的长期斗争中，不断地研究疾病产生的原因、影响疾病发展的因素、治疗疾病的方法和控制疾病流行的措施。在早期对传染病的研究过程中，人们通过观察相同疾病病人的生活环境，提出了这些病人可能因接触某种共同的因素而致病的观点；人们还发现通过避免和病人接触，或者限制病人与他人接触，可以阻止一些疾病的流行；人们还通过对病人的观察发现，某些疾病的幸存病人在以后很长一段时间内不会再次发病。在对一些慢性病的研究中发现，这类疾病的病因及影响因素通常比较复杂，需采取综合性措施才能控制这类疾病。在这些过程中，逐渐产生了流行病学的观点、方法，直至流行病学学科的诞生。随着人们对疾病的不断认识，流行病学自身也在不断发展，在医学领域发挥着越来越重要的作用。

（一）学科形成前期

自人类有文明史至18世纪的漫长历史时期，流行病学作为一门学科尚未成型，但与其相关的一些观念、概念、研究疾病的方法、控制传染病的措施已逐步奠定了流行病学的学科基础。

古希腊著名医生希波克拉底（Hippoerates）在其著作《空气、水及地点》中系统阐述了空气、水及地点与健康和疾病的关系，这是全世界最早的关于自然环境与健康和疾病关系的表述。在我国古代，对传染病有“疫”“时疫”“疫坊”的描述，如《素问·刺法论》中的“五疫之至，皆相染易，无问大小，病状相似”。15世纪中叶，意大利威尼斯制定海港检疫法规，要求外来船只须在港外停留检疫40天方可进港，成为最早的检疫（quarantine）。我国隋朝为防止麻风病的传播，开设“疠人坊”，隔离麻风病病人。1662年，英国人约翰·格拉特（John Graunt）首次利用伦敦一个教区的死亡数据进行死亡分布及规律的研究，并创制了第一张寿命表，用生存概率和死亡概率描述死亡情况。同时，他提出了设立比较组的思想。Graunt的贡献在于首次将统计学引入流行病学研究。

（二）学科形成期

18世纪末至20世纪初，西方出现工业革命，资本主义对外扩张，大量产业工人集聚于城市，为传染病的大面积流行提供了可能。传染病的肆虐，使流行病学学科的诞生成为必然。

1747年，英国海军外科医生詹姆斯·林德（James Lind）对患维生素C缺乏症的海员进行治疗试验，证实缺乏新鲜水果和蔬菜是维生素C缺乏症的病因，开创了实验流行病学的先河。1706年，英国医生爱德华·詹纳（Edward Jenner）发明了牛痘接种以预防天花，开创了用主动免疫方式预防传染病的先河。18世纪，法国人皮埃尔·查尔斯·亚历山大·路易斯（Pierre Charles Alexander Louis）和他的学生，英国统计总监威廉·法尔（William Farr）在英国首创了人口和死亡的常规资料收集，在对这些资料的分析过程中，提出了许多流行病学的重要概念，如标化死亡率、人年、剂量-反应关系、患病率（患病率＝发病率×病程）等。他们的一系列工作为流行病学的定量研究、对比研究奠定了坚实的理论基础。1848—1854年，英国内科医生约翰·斯诺（John Snow）针对伦敦霍乱的流行，创造性地采用病例分布的标点地图法，对伦敦宽街的霍乱流行情况及不同供水区居民的死亡率进行了调查分析，首次提出“霍乱经水传播”的科学论断，并通过干预成功控制了霍乱的进一步蔓延，成为流行病学现场调查、分析与控制的经典案例。1850年，全世界第一个流行病学学会“英国伦敦流行病学学会”成立，标志着流行病学学科正式诞生。

但流行病学学会的成立并没有导致流行病学的快速发展。从19世纪60年代开始，以法国科学家路易斯·巴斯德（Louis Pasteur）和德国科学家罗伯特·科赫（Robert Koch）为代表的学者从微观的角度研究传染病的病因，大大促进了微生物学的发展，并创造了许多控制传染病的方法。如Pasteur开发了鸡霍乱、炭疽、猪丹毒、狂犬病疫苗，发明了Pasteur消毒法；Koch论证了炭疽、结核病和霍乱的病原体，并提出采用消毒和杀菌的方法防止这些疾病的传播。他的学生们也陆续发现了白喉、肺炎、破伤风、鼠疫等的病原体。Koch提出了鉴定病原体的方法和步骤，即Koch法则。这一时期，医学以Koch法则为指导，在传染病控制方面取得了重大进步，而从群体水平研究控制疾病的流行病学受到冷落。

（三）学科发展期

随着传染病逐步得到控制，到20世纪中叶，慢性病逐渐成为威胁人们健康的主要疾病。而疾病的微生物病因学说并不能解释慢性病的病因，Koch法则也不能控制这些慢性病。流行病学又开始受到人们的重视，并在一系列慢性病的研究中作出了重要贡献，流行病学本身也得到了快速发展。

1. 第一阶段　20世纪40年代到50年代，这个阶段发现了许多慢性病的病因，提出了许多慢性病的研究方法，包括危险度的估计方法。如英国的理查德·多尔（Richard Doll）和奥斯汀·布拉德福德·希尔（Austin Bradford Hill）对吸烟与肺癌关系的研究，不仅证实了吸烟是肺癌的主要危险因素，而且开启了慢性病的队列研究方法；美国的弗雷明汉（Framingham）心脏研究通过对三代人群的心脏病、卒中、高血压和其他疾病的研究，确定了这些疾病的重要危险因素，为其临床治疗和预防奠定了基础。这一时期，杰罗姆·康菲尔德（Jerome Cornfield）提出了相对危险度（relative risk，RR）、比值比（odds ratio，OR）等影响深远的测量指标；内森·曼特尔（Nathan Mantel）和威廉·海恩泽尔（William Haenszel）提出了著名的分层分析法。此外，乔纳斯·爱德华·索尔克（Jonas Edward Salk）在美国、加拿大和芬兰对150余万儿童开展了脊髓灰质炎疫苗现场试验，证实了疫苗的保护效果，为人类最终实现消灭脊髓灰质炎的目标奠定了科学基础。

2. 第二阶段　20世纪60年代到80年代，该阶段是流行病学分析方法长足发展的时期，包括混杂因素和偏倚的区分、交互作用以及病例对照研究设计的发展等。如1979年，萨克特（Sackett）总结了分析研究中的35种偏倚（bias）；1985年，米特宁（Miettinen）将偏倚分为三类，即比较（comparison）、选择（selection）和信息（information）偏倚。杰罗姆·康菲尔德提出了第一个多变量模型——Logistic回归模型，该模型成为研究多病因的重要工具。该阶段，一批有代表性的流行病学教科书和专著问世，促进了流行病学方法的传播。

3. 第三阶段　20世纪90年代至今，该阶段是流行病学与其他学科交叉融合、不断推出新的分支学科、流行病学理念和模式更新、应用领域不断扩大的时期。如分子流行病学、生态流行病学、系统流行病学等流行病学分支的出现，就是流行病学与其他学科融合、应用领域不断扩展的体现。

从20世纪中叶至今，流行病学的发展是非常快速的，这一阶段的主要特点如下。①流行病学的研究领域从传染病扩大到慢性病和其他健康问题。②研究方法由传统的调查分析扩展到定量与定性结合、宏观与微观结合，分析方法不断完善，分析手段更加先进。③研究从“流行”发展为“分布”，动静结合，病因模型从三环节两因素扩展到社会行为因素。④流行病学的分支学科不断出现，流行病学的应用范围越来越广。

二、我国流行病学的成就

中华人民共和国成立前，传染病肆虐，我国的流行病学工作落后，但个别工作仍然很卓越，如伍连德博士分别在1910年和1920年针对东北和华北两次鼠疫大流行开展的调查防控工作。这两次鼠疫大流行分别死亡6万人和1万人。伍连德博士通过调查发现，东北的鼠疫是通过空气飞沫传播而流行的，并首次发现旱獭是鼠疫的主要贮存宿主。除此之外，他领导了20世纪初我国霍乱的防制工作，对海港检疫工作贡献很大。伍连德博士的贡献在国际上也得到了认可，1911年4月，在沈阳召开的国际鼠疫会议上，他荣任主席。伍连德博士是我国流行病学的先驱者和奠基人。

中华人民共和国成立后不久，国家制定了预防为主的卫生工作方针，先后成立了各级卫生防疫、寄生虫病防制、地方病防制和妇幼保健等机构；发展了生物制品研究机构，大面积接种疫苗；颁布了《传染病管理办法》；在医学院校设立了卫生系，在全国范围内建立流行病学研究机构，大力培养流行病学专业人才。在中华人民共和国成立后二三十年的时间里，基本上消灭和控制了血吸虫病、疟疾、丝虫病、钩虫病和黑热病五种寄生虫病；消灭了天花和古典型霍乱，控制了人间鼠疫，基本消灭了性传播疾病；大力提倡新法接生，显著降低了新生儿破伤风的发病率。在防制麻疹、脊髓灰质炎、白喉、百日咳、流行性脑脊髓膜炎、流行性乙型脑炎、病毒性肝炎、肾综合征出血热等方面也取得显著成绩。这些都是广大流行病学工作者辛勤努力的结果。

这一时期的代表人物有苏德隆教授、何观清教授和钱宇平教授等人。苏德隆教授积极参与了国家对血吸虫病和霍乱的防制研究，在血吸虫病防制方面贡献卓著。1972年春，他亲自率队查明了上海一起不明原因的皮炎大流行由桑毛虫引起。何观清教授通过调查发现中华白蛉是我国黑热病的传播媒介，之后在否定痢疾噬菌体对痢疾的预防作用、证明鼠脑制成的流行性乙型脑炎疫苗有严重不良反应，以及20世纪70年代率先在国家卫生部领导下建立以急性传染病为主的全国疾病监测网等工作中，作出了很大贡献。钱宇平教授在我国率先开展了遗传流行病学研究和艾滋病的防制教学工作，主编了《流行病学研究实例》《流行病学研究进展》等系列专著，有力推动了我国流行病学学科建设与发展。

20世纪70年代末，我国实行改革开放，流行病学领域加强了国际合作与学术交流，吸收了先进的流行病学知识和方法，极大地推动了我国流行病学研究。我国先后对多种慢性病及其危险因素开展了大规模的调查，如肿瘤、高血压、糖尿病、超重肥胖、结核病、神经精神疾病，以及吸烟、膳食营养等，取得了可观的基线数据资料，在国际上引起了重视。在此基础上，又开展了胃癌、食管癌、肝癌、宫颈癌和高血压等疾病病因和防制研究，也取得了一定成绩。

1989年2月，全国人大常委会通过了《中华人民共和国传染病防治法》，后经2004年和2013年两次修订。新型冠状病毒感染疫情发生后，2020年10月，国家卫健委发布了对传染病防治法进行第三次修订的征求意见稿，目前处于修改过程中。2003年5月，我国公布施行了《突发公共卫生事件应急条例》。这说明我国传染病防治和突发公共卫生事件应急处理工作已走上了法制化轨道。20世纪80年代，我国与联合国儿童基金会合作，实行了儿童扩大免疫规划（expanded program immunization，EPI）。这一规划重点旨在提高免疫接种覆盖率和不断扩大免疫接种疫苗的种类。截至2022年，我国建立了覆盖国家、省、市、县四级免疫规划监测管理体系和县、乡、村三级预防接种服务网络，适龄儿童国家免疫规划疫苗接种率保持在90%以上。

改革开放后，我国对疾病监测和公共卫生监测高度重视，建设了一批监测系统。1980年，我国建立了以传染病为主的全国疾病监测点综合监测系统。2003年，该系统改为全国疾病监测系统，增加了非传染病病种、婴儿死亡率、死因分析、期望寿命和其他人口学资料。2003年SARS之后，我国强化了法定传染病报告系统并建立了网络直报信息平台，新建突发公共卫生事件报告系统，极大地提高了监测系统的效率。除此之外，我国建设了一些公共卫生监测系统，如出生缺陷监测系统、人类免疫缺陷病毒（human immunodeficiency virus，HIV）感染哨点监测系统、碘缺乏病防制监测系统、妇幼卫生监测系统。这些监测系统在保障人民健康方面都发挥了重要作用。

第二节 流行病学定义

一、流行病学定义的演变

由于不同时期人们面临的主要疾病和健康问题不同，流行病学的定义也具有鲜明的时代特点。

在传染病肆虐的20世纪上半叶，英国斯塔利布拉斯（Stallybrass，1931年）将流行病学定义为“流行病学是关于传染病的主要原因、传播蔓延以及预防的学科”。苏联出版的《流行病学总论教程》（1936年）中把流行病学定义为“流行病学是关于流行的科学，它研究流行发生的原因、规律及扑灭的条件，并研究与流行作斗争的措施”。此时期，流行病学以防制传染病为主要任务。

进入20世纪中后叶，传染病发病率和死亡率大幅下降，慢性病成为威胁人们健康的主要问题。随着流行病学的研究从传染病拓展到非传染病，流行病学的定义也随之发生变化。如苏德隆（1964年）提出“流行病学是医学中的一门学科，它研究疾病的分布、生态学及防制对策”。麦克马洪（MacMahon，1970年）提出“流行病学是研究人类疾病的分布及疾病频率决定因子的科学”。利连菲尔德（Lilienfeld，1980年）提出“流行病学是研究人群群体中疾病表现形式（表型）及影响这些表型的因素”。

我国在《流行病学》统编教材第3版（连志浩，1992年）和第4版（李立明，1999年）中给出的定义为“流行病学是研究人群中疾病与健康状况的分布及其影响因素，并研究防制疾病及促进健康的策略和措施的科学”。这一定义反映了流行病学研究从疾病延伸至健康，从控制疾病延伸至促进健康的发展趋势。

二、流行病学定义的诠释

不同时期流行病学定义的差异反映了流行病学研究内容及研究方法的变化。从研究内容而言，20世纪中叶之前，传染病是威胁人们健康的主要疾病，流行病学主要研究传染病发生的原因、传播规律及控制措施。因此，流行病学的定义就是一门研究传染病病因、流行规律及控制措施的科学。20世纪中叶之后，慢性病成为威胁人们健康的主要问题，流行病学的研究重点也从传染病转移至慢性病。随着人们对健康认识的深入，其他与健康相关的问题以及如何促进健康引起人们的关注，这些问题也成为流行病学的研究内容。随之，流行病学的定义又发生改变。但这种改变不是对前期定义的否定，而是拓展和完善。随着流行病学应用领域的不断扩大，未来，流行病学的定义也许还会调整。

就流行病学的任务而言，第一阶段主要是“揭示现象”，即揭示传染病流行的规律或者慢性病、其他疾病、健康状况分布的特点，并进一步提出病因假设；第二阶段为“找出原因”，即通过从分析现象入手找出这种流行规律或分布特点的原因，并验证病因假设；第三阶段为“提供措施”，即在前两个阶段的结果之上，找出预防或控制疾病的措施，并通过实验方法加以验证。因此，流行病学的定义应反映这三个阶段的任务情况。

第三节　流行病学原理和特征

一、流行病学原理

流行病学认为，疾病的发生不是偶然的，是有原因的。想找到原因可以从疾病在时间、地区和人群中的流行或分布特征着手。通过疾病在不同时间、不同地区和不同人群分布的差异，寻找与疾病发生有关的危险因素。这些危险因素来自自然环境、社会环境、人自身的生物因素及心理因素、人们的生活习惯与行为方式等。对这些危险因素进行识别和测量并采取控制措施是可以预防疾病的。基于这样的认识，现代流行病学的基本原理包括疾病与健康在人群中的流行或分布；疾病的发病过程与流行过程；人与环境的关系；病因论，特别是多病因论；病因推断的原则；疾病预防的原则与策略，特别是三级预防策略；疾病发展的数学模型等。

二、流行病学特征

流行病学作为一门医学科学的基础学科和方法学，具有如下特征。

1. 群体特征 流行病学不是以个体为研究对象的，而是以人群为研究对象的。在描述疾病的流行或分布规律时，都是以人群为基础，描述在不同时间、不同地区以及不同特征人群中该病的发病情况（发病率）或患病情况（患病率）。在分析某个因素与疾病的关系时，也是选择两组人群，一组接触该因素，另一组不接触该因素，然后比较两组观察结局的发生率有无差异；或者一组是该病病人，另一组不是该病病人，然后比较两组该因素的暴露率有无差异。

人群组成了社会，人们的疾病与健康不可避免地被打上社会的烙印。在研究疾病的病因或健康的影响因素时，必须考虑社会因素的影响，如职业、宗教、经济、政策、文化、生活习惯等。因为流行病学的研究对象是人群，所以流行病学也常使用社会学的一些方法进行研究，如非概率性抽样、问卷调查、定性分析。进行决策和采取措施时，常用社会学手段，如加强宣传教育、改善生活条件、改进医疗保健服务。流行病学是渗透或结合了诸多社会因素的一门学科。

2. 对比的特征 流行病学自始至终贯穿着对比的思想，对比是流行病学研究方法的核心。在描述疾病的分布阶段，通过对比不同时间、不同地区、不同人群患病率的差异，发现导致疾病的可能病因或线索。在分析病因阶段，通过设立对照组，比较两组发病率或危险因素暴露率有无差异。在评价预防措施效果时，也要设立对照组，才能得出结论。

对比除了可以比较两者的差异，还可以观察两者是否一致或者相关，如比较两个医生阅片结果的一致性、理论值与实测值的吻合程度、剂量－反应关系等。

3. 概率论和数理统计学的特征 流行病学中描述疾病或健康状况分布时，常用到的发病率、患病率、死亡率、有效率等指标都是概率。流行病学以人群为研究对象时，在大多数情况下，研究对象仅是样本，但结果必须要由样本推及总体，这就需要借助数理统计学的知识。数理统计学的核心就是概率论。流行病学与数理统计学是密不可分的，从描述疾病的分布、分析病因到判断防治措施的效果，从分析单因素到分析多因素都离不开数理统计学。

4. 预防为主的特征 寻找病因或影响健康的因素是流行病学的重要研究内容，但不是流行病学的最终目的。流行病学的最终目的是在此基础上找到预防、控制疾病或促进健康的有效措施。它与预防医学的宗旨是一致的。

5. 社会医学特征 流行病学的研究对象为人群，人群组成社会。社会因素，如政治、经济、心理、生活方式、文化、卫生服务，都与健康有关。因此，研究社会因素对健康的影响，通过改变社会因素以预防控制疾病、促进健康，亦是流行病学的研究内容。

6. 发展的特征 发展是每一门科学的特征，对流行病学而言，其表现更加突出。纵观流行病学发展史，无一不是在用流行病学解决相应健康问题时也大大地促进了自身的发展。流行病学的研究范围越来越宽，从研究传染病，到研究慢性病，再到研究健康；流行病学与越来越多的学科融合，衍生出许多分支；流行病学的研究方法越来越丰富，从单因素分析方法到多因素分析方法。这些都昭示着流行病学发展的特征。

第四节　流行病学研究方法

流行病学既是一门应用学科，也是逻辑性很强的科学研究方法。科学研究的逻辑顺序是提出假设、检验假设、证实假设。流行病学对疾病进行研究的逻辑顺序也是如此。首先，通过观察和询问等手段收集人群的疾病或健康信息，描述疾病或健康状况的频率和分布，比较不同时间、地区及不同人群疾病或健康状况频率指标的差异，提出病因或健康影响因素的假设；其次，用分析性研究方法对假设进行检验；最后，用实验研究方法对假设进行证实。对疾病的发生规律了解清楚之后，还可以上升到理论高度，用数学模型来研究疾病。

在上述流行病学的研究过程中，分别采用了观察法、实验法和数理法（图1-1）。观察法按照是否事先设立对照组可进一步分为描述流行病学研究和分析流行病学研究。因此，流行病学研究方法按设计类型分为描述流行病学研究、分析流行病学研究、实验流行病学研究和理论流行病学研究四类。描述流行病学研究主要是描述疾病或健康状况的分布，揭示现象，为病因研究提供线索，即提出假设。分析流行病学研究主要是检验假设。实验流行病学研究则用于证实假设。每种方法各有其适用性和优缺点。

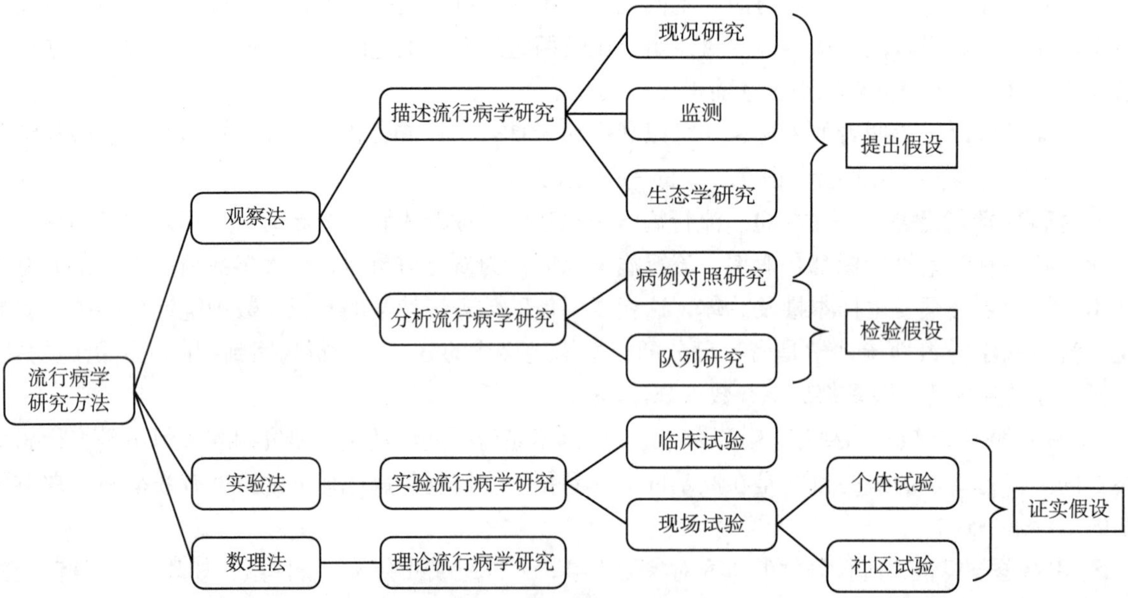

图1-1　流行病学研究方法

第五节　流行病学在医学中的应用

流行病学的发展史已经揭示流行病学在寻找病因、预防与控制疾病方面发挥了非常重要的作用。随着流行病学方法的不断发展，以及与其他学科的融合，流行病学的应用范围越来越广。下面从五个方面概括流行病学在医学领域中的应用。

一、疾病病因研究

研究疾病，自然要研究病因；只有确定了病因，才能预防和控制疾病；确定病因，对治疗疾病也很重要。历史上，流行病学在发现病因方面发挥了非常重要的作用，如维生素C缺乏症的病因——缺乏新鲜蔬菜和水果、肺癌的病因——吸烟、糙皮病的病因——以玉米为主食和其他食物匮乏等的发现。即使在当代，流行病学仍是发现病因不可或缺的方法，如1972年上海皮炎流行的病因——桑毛虫、1988年上海甲型病毒性肝炎（甲肝）流行的病因——毛蚶、新型冠状病毒感染大流行的病因——严重急性呼吸综合征冠状病毒2（SARS-CoV-2）等的发现。

确定病因并不是一件简单的事情。有些疾病的病因单一，比较容易确定，如传染病的病因、寄生虫病的病因、伤害的病因；有些疾病的病因则比较复杂，不易确定，如慢性病的病因通常与多种因素有关。当然，即使我们通常认为病因单一的疾病的发生也与多种因素有关。比如传染病的发生与感染某种病原体有关，也与自身抵抗力、环境因素有关，但感染病原体是主要因素，我们通常将其称之为病因。与慢性病发生有关的因素中，主次通常不容易被确定。虽然这些致病因素的主次不易被确定，但在实践中，这并不影响我们对其采取预防和控制措施。虽然流行病学对确定疾病的病因很重要，但最终确定病因也需要结合其他学科。如传染病病因的确定，需要流行病学、临床医学、微生物学、分子生物学等学科的知识。

二、疾病预防与健康促进

流行病学的根本任务是预防疾病。这体现在三级预防的指导思想上，即无病时预防其发生，发病后控制其发展直至消除。针对传染病和寄生虫病，可通过接种疫苗、消灭中间宿主等方式预防其发生，如通过接种牛痘预防天花、通过口服脊髓灰质炎减毒活疫苗预防脊髓灰质炎、通过杀灭钉螺消灭血吸虫病。针对慢性病，可通过控制危险因素减少其发生的可能性，如通过戒烟减少肺癌的发生、通过控制食盐摄入量减少高血压病的发生、通过控制饮食和经常性锻炼减少糖尿病的发生。针对伤害，可通过加强宣传教育增强相关人员的防护意识，减少其发生。

流行病学预防疾病既要有策略，又要有措施。前者属于战略性的和全局性的，后者属于战术性的和局部性的。比如根据疾病发生的规律，在其发生发展的不同阶段，采取不同的预防措施，这样的指导思想就是预防策略；在每个阶段采取的具体的预防方法就是措施，如接种疫苗、控制食盐的摄入量。

过去，流行病学主要关注怎么预防疾病，但随着生活条件的改善，人们开始关注如何提高生活质量、如何促进健康的问题。对于如何促进健康的研究还处于兴起阶段，许多问题尚没有明确的结论，如怎样才能长寿？影响长寿的因素有哪些？所以，流行病学今后的主要研究内容仍以预防疾病为主，但促进健康的研究将是一个重要方向。

三、疾病监测

疾病监测是贯彻预防为主方针的一项有效措施，也是全球通行的一项措施。疾病监测可以及时掌握某个地区疾病的流行或分布态势、特点、发展趋势，特别是可以发现异常情况，识别高危人群，为下一步采取相应的预防措施提供决策依据。疾病监测是政府制定卫生政策的重要基础。我国已经建立了传染病、慢性病等多种疾病的监测系统，疾病监测已成为疾病预防机构的一项常规工作。

知识拓展

我国的疾病监测网络

截至2022年6月，我国已建成全球最大的疾病和健康危险因素监测网络，涵盖了传染病、慢性病、伤害、职业病、妇幼卫生、药物滥用、HIV感染、碘缺乏病、行为危险因素等多项内容。传染病网络直报系统覆盖全国16.8万家各类医疗卫生机构，法定传染病报告及时率达到99%以上。该网络直报系统为新型冠状病毒感染的防制提供了有力的数据支撑。接种疫苗是预防控制传染病的有效手段。我国免疫规划疫苗可预防的传染病已达15种，覆盖人群以0～6岁儿童为主。目前，适龄儿童免疫规划疫苗接种率保持在90%以上，可预防传染病已降至历史最低水平。艾滋病检测发现率大幅提高，基本阻断艾滋病经输血传播，艾滋病经母婴传播和注射吸毒传播降到历史最低水平。结核病报告发病率显著下降，成功治疗率保持在90%以上。中国再无本土原发感染疟疾病例。乙型病毒性肝炎（乙肝）、丙型病毒性肝炎（丙肝）经血和经医源性感染所致的新发感染得到有效控制。监测显示，慢性病已成影响我国人民群众健康的主要疾病。针对慢性病的早防早筛早诊早治工作使因心脑血管疾病、癌症、慢性呼吸系统疾病和糖尿病这四类重大慢性病过早死亡率从2015年的18.5%下降至2021年的15.3%，年均降幅接近全球平均降幅的3倍。

四、疾病的自然史

疾病的自然史指疾病发生发展的规律。就个体而言，疾病从发生到结束都经历临床前期、临床期、恢复期（或死亡）。疾病在人群中也有发生发展的规律，如传染病在人群中流行历经少数人发病、很多人发病、少数人或没有人发病等阶段。通过研究疾病的自然史，可以了解疾病发生发展、流行或分布的规律及其影响因素，进而提高预防疾病的效果。例如，了解了传染病流行的规律，我们平时就要做好传染病的监测工作，及时发现可能流行的迹象；一旦发现发病率超过散发水平，就要采取措施，控制其传播，尽量减少发病人数；传染病流行过后，由于有较多的人获得了免疫力，在一段时间内，该地区再次流行同种传染病的概率是比较小的。

五、疾病防治效果的评价

预防疾病的措施、治疗疾病的药物或者方案是否有效都需要用流行病学方法进行评价，这个方法就是实验流行病学研究。如1954年，为确定脊髓灰质炎疫苗对预防脊髓灰质炎是否有效，索尔克（Salk）开展了该疫苗的接种试验，结果显示，疫苗有效。新型冠状病毒感染流行期间，我国成功研制多种针对新型冠状病毒的疫苗。为确定其保护效果，对多种疫苗进行了三期临床试验，结果显示，都有较高的保护率。目前，评价药物或其他临床措施的治疗效果都需要采用实验流行病学研究方法。

第六节 流行病学与其他学科的关系及其展望

一、流行病学与其他学科的关系

流行病学应用广泛，涉及医学科学、自然科学和社会学等诸多学科。如在防治传染病的历史中，流行病学是伴随着传染病、统计学、微生物学和免疫学而发展的。在慢性病的研究中，流行病学与临床医学、生物化学、病理学、遗传学、分子生物学以及预防医学的相关学科（如环境卫生学、营养与食品卫生学）关系密切。研究健康流行病学时，还与生理学、心理学、社会学等尤为相关。

现代流行病学与其他学科的相互渗透现象明显。例如流行病学与临床医学交叉渗透，出现了临床流行病学；与分子生物学交叉，出现了分子流行病学；与遗传学交叉，出现了遗传流行病学；与肿瘤学交叉，出现了肿瘤流行病学；其他还有职业流行病学、营养流行病学、生态流行病学、老年流行病学、健康流行病学、药物流行病学，等等。有人称之为流行病学的“分支学科”，有人称之为交叉学科。不管其名称是什么，都反映了流行病学在这些学科中的应用趋势。

二、流行病学的展望

流行病学的发展史充分说明了流行病学对防制疾病、促进健康的重要作用，流行病学本身也取得了长足的发展。21世纪已经过去近1/4，在可预见的未来，全球面临诸多健康问题，如大气温度上升对健康的影响、新传染病、慢性病、老龄化，这些都需要流行病学去应对，当然也带来了流行病学发展的机遇。

1. 宏观与微观并举 细胞技术、分子生物学技术的发展使人们能从细胞、分子水平认识疾病发生的机制。这给流行病学带来了机遇，流行病学可以借助各种分子生物学技术，如基因组学、转录组学、蛋白质组学、代谢组学技术和生物信息学技术，研究疾病和健康现象。微观世界发生的变化总是与宏观世界息息相关。例如我们借助分子生物学技术观察到的细胞内的改变，可能是由细胞外的各种环境因素造成的，饮食、空气、水等进入我们的机体，再影响机体的细胞，以致细胞内的生物分子发生变化，如基因表达改变、基因突变。影响细胞的因素，除了自然环境因素，还有社会环境因素、自身因素等。宏观方法与微观方法的结合是流行病学未来的发展方向之一。

2. 传染病与非传染病并重 总体而言，传染病对人们的危害相比以前已大大降低，但还未到可以忽略的程度。传统的传染病基本上得到了控制，但在某些地区、某段时间内仍有一定程度的传染病流行。新的传染病不断发生，有的造成的危害还比较大。加强疾病监测、及时共享全球疫情信息是控制传染病发生的基本要求。慢性病病因复杂、种类多、患病人数多、病程长，控制起来有一定的难度。针对这类疾病，寻找病因和有效的控制方法仍是流行病学的长期任务。因此，传染病与非传染病的防控同等重要。

3. 疾病预防与健康促进并存 疾病预防与控制是流行病学传统的工作任务，也是核心任务。但随着人们对健康的理解和追求的转变，促进健康成为流行病学研究的一个新方向。未来，研究哪些措施更能促进健康可能会成为一个热点。

4. 发展现场流行病学 近年来，突发事件越来越受到人们的关注。突发事件对社会、经济和人群健康都会造成一定的影响，甚至是严重的影响。如新型冠状病毒感染大流行对整个世界的政治、经济、社会和人们的健康造成了严重的影响。这些事件发生突然，通常情况下，在有限的时间内人们不能对其进行深入的了解，却要在短时间内对其危害及趋势作出判断，采取控制措施。因此，发展应急流行病学势在必行。探索突发事件的发生原因、发展规律和危害特点，为突发事件的预防和应对提供科学依据，制定合适的预防策略、援救措施和应急预案，流行病学责无旁贷。

5. 重视流行病学研究中的伦理学问题 流行病学的研究对象是人，不管是观察性研究还是实验性研究，都会涉及伦理学问题。比如观察性研究中需要采集人体样本，样本中可能带有个人的遗传信息，这些遗传信息如果被用于非法目的，可能会给个人、家庭和国家带来伤害；观察性研究常需要检查身体，过程中也有可能对身体造成一定损伤，或者泄露被检查者的隐私。实验性研究需要对研究对象施加干预因素，这些干预因素也可能会给研究对象带来伤害，如进行药物的临床试验时，药物可能产生副作用。因此，在流行病学研究中必须高度重视伦理学问题。

6. 流行病学在循证医学中的作用 在临床实践中，通常需要将临床研究的结果转化为实践的指南，但医学文献浩若烟海，对同一问题的研究，不同的人得出的结论常有差异，甚至相反。如何科学地评价这些结论，循证医学应运而生。循证医学来源于流行病学方法。临床医学实践要求凡事皆有证据，所以，循证医学对临床医学越来越重要，流行病学在循证医学中的地位和作用越来越重要。

本章小结

教学课件

执考知识点总结

本章涉及的2019版及2024版公共卫生执业助理医师资格考试考点对比见表1-1。

表1-1 2019版及2024版公共卫生执业助理医师资格考试考点对比

单元	细目	知识点	2024版	2019版
绪论	流行病学基本概念	（1）流行病学定义	√	√
		（2）学科特点	√	√
		（3）主要用途	√	√

拓展练习及参考答案

（刘建东）

第二章　疾病的分布

学习目标

素质目标： 树立群体观念，遵循“以人为本，预防为主”的理念。

知识目标： 掌握疾病分布相关概念、指标；熟悉疾病的三间分布；了解移民流行病学的研究方法。

能力目标： 能运用流行病学研究方法进行疾病流行趋势预测、传染病流行趋势分析。

案例导入

【案例】

新疆察布查尔锡伯自治县属新疆维吾尔自治区伊犁哈萨克自治州，位于新疆西部边陲，地广人稀。多年来在当地少数民族中发生一种原因不明的可致死的疾病，据称该病只发生在锡伯族中，主要临床表现是精神不振、头晕、上睑下垂、复视、眼球运动不良、吞咽困难、失语，但无发热，意识清楚，有些病例经过或不经过治疗可以痊愈，但有些病例留有轻度视物模糊或抬头费力，严重病例可以在发病两三天内死亡，且濒死时一直意识清楚，病死率相当高，达43.2%，严重影响当地农牧业生产，以致该病在当地民族干部和群众中引起恐慌。由于本病的病因和流行因素一直不为人所知，当地群众将其称为“察布查尔病”“脑炎”。如何尽快找到该病的发生原因，成为预防控制该病的关键。

【问题】

1．疾病的分布研究常用的测量指标及其内涵是什么？

2．疾病的分布规律常根据哪些方面、哪些特征进行研究？

3．在疾病的病因研究中，如何发现病因线索？

核心知识拆解

疾病的分布指疾病的群体现象或称疾病的三间分布，是描述疾病事件（发病率、患病率和死亡率等指标）在什么时间、什么地区（空间）、哪些人群（人间）中存在的方式及其发生、发展规律，在流行病学中简称“三间分布”。这是流行病学研究的起点和基础。通过对人群现场调查的资料和常规的记录资料进行科学的对比和分析，全面描述疾病在不同时间、不同地区和不同人群中的频率及其分布特征，可揭示其分布规律，发现并提供病因假设，为合理制定预防和控制疾病的策略和措施提供科学依据。

研究疾病分布的意义在于以下几点。

（1）它是研究疾病的流行规律和探索疾病病因的基础。因为疾病的分布特征是受病因影响的，所以它可为形成病因假设、探索病因提供基础数据。

（2）通过对疾病分布的描述，可帮助人们认识疾病流行的基本特征，为临床诊断和治疗等提供重要信息。

（3）对疾病分布规律及其决定因素的分析可为合理地制定疾病的预防和控制策略及措施提供科学依据，同时也可为评价干预措施实施的效果提供依据。

第一节　疾病频率测量指标

一、疾病指标

（一）发病率

发病率表示在一定期间内，一定人群中某病新发生的病例出现的频率。其计算见公式2-1。

$$发病率=\frac{一定期间内某人群中某病新病例数}{同时期暴露人口数}\times K \qquad 公式2\text{-}1$$

公式2-1中，$K=100\%$、1000‰或100 000/10万。

计算发病率，必须正确理解分子和分母的含义。分子是一定期间内的某病新发病例数。若在观察期间一个人可多次发病时，则应多次计为新发病例数。分母中所规定的暴露人口是指观察地区内可能发生该病的人群，对那些不可能发生的人，如因已经感染了传染病或接种疫苗而获得免疫力者，理论上不应计入分母内，但实际工作中不易实现。

发病率可用于描述疾病的分布，其变化可能是某些自然发生的波动，可能反映了病因因素的变化，也可能是某些有效措施的结果。比较不同特征人群的某病发病率，可用于病因学的探讨和防治措施的评价。

（二）罹患率

罹患率与发病率一样，也是测量人群新发病例数的指标。计算方法同发病率。通常多指在小范围、短时间内的发病率。观察期限可以是日、周、月、旬。该指标适用于局部地区疾病的暴发，如食物中毒、传染病及职业中毒等暴发流行情况。

（三）患病率

患病率也称现患率或流行率，是指某特定时间内总人口中某病新旧病例所占比例。主要用来描述病程较长的慢性病的发生或流行情况。其计算见公式2-2。

$$患病率=\frac{某特定时间内一定人群中现患某病新旧病例数}{同时期平均人口数}\times K \qquad 公式2\text{-}2$$

公式2-2中，K＝100%、1000‰、或100 000/10万。

患病率取决于两个因素，即发病率和病程。因此患病率的变化可反映出发病率的变化或疾病结果的变化，或者两者兼有。当某地某病的发病率和该病的病程在相当长时间内保持稳定时，患病率、发病率和病程三者的关系见公式2-3。

$$患病率=发病率\times 病程 \qquad 公式2\text{-}3$$

按观察时间的不同，患病率可分为时点患病率和期间患病率两种。时点患病率较为常用，一般不超过1个月，其计算见公式2-4；而期间患病率指的是特定的一段时间，通常多超过1个月，但不超过1年，其计算见公式2-5。

$$时点患病率=\frac{某一时点一定人群中现患某病新旧病例数}{该时点人口数}\times K \qquad 公式2\text{-}4$$

$$期间患病率=\frac{某观察时间内一定人群中现患某病新旧病例数}{同时期平均人口数}\times K \qquad 公式2\text{-}5$$

（四）感染率

感染率指在某个时间内被检查人群样本中，某病现有感染者人数所占的比例。常用于研究某些传染病或寄生虫病的人群感染情况和分析防治工作的效果。其计算见公式2-6。

$$感染率=\frac{受检者中阳性人数}{受检人数}\times 100\% \qquad 公式2\text{-}6$$

（五）续发率

续发率也称二代发病率，指某传染病易感接触者中，在该传染病最短潜伏期到最长潜伏期之间，因受其感染而发病的续发病例占所有易感接触者总数的比率。其计算见公式2-7。

$$续发率=\frac{易感接触者中发病人数}{易感接触者总人数}\times 100\% \qquad 公式2\text{-}7$$

续发病例也称二代病例，指在一个家庭或较小的群体单位（如集体宿舍、幼儿园班组）中第一个病例发生后，在该病的最短与最长潜伏期之间出现的病例。计算续发率时，须将原发病例从分子及分母中去除。续发率是反映传染病传染力强弱的指标，也可用于分析传染病的流行因素及评价防疫措施的效果。

二、死亡指标

（一）死亡率

死亡率指在一定期间内（通常为1年），一定人群中，死于某病（或死于所有原因）的频率。其计算见公式2-8。

$$死亡率=\frac{某时期内某人群中死亡总数}{同时期平均人口数}\times K \qquad 公式2\text{-}8$$

公式2-8中，K＝100%、1000‰或100 000/10万。

死亡率是测量人群死亡危险最常用的指标，其分子为死亡人数，分母为可能发生死亡事件的总人口数（通常为年中人口数）。多用千分率、十万分率表示。未经过调整的死亡率也称粗死亡率。死亡率也可按不同特征如年龄、性别、职业、民族、种族、婚姻状况及病因等分别计算，即死亡专率。计算时应注意分母必须是与分子相对应的人口。对不同地区的人口死亡率进行比较时，需注意不同地区人口构成的不同对比较结果可能存在的影响，比较不同地区死亡率时，若人口构成不同，需要先对死亡率进行标化。

死亡率是用于衡量某一时期，一个地区人群死亡危险性大小的一个常用指标。它可反映一个地区不同时期人群的健康状况和卫生保健工作的水平，也可为该地区卫生保健工作的需求和规划提供科学依据。某些病死率高的恶性肿瘤，死亡率与发病率十分接近，其死亡率基本上可以代表该病的发病率，而且死亡率准确性高于发病率，因此常被用作病因探讨的指标。死亡专率可提供某病死亡在人群、时间、地区上变化的信息，可用于探讨病因和评价防治措施。

（二）病死率

病死率表示一定时期内，患某病的全部病人中因该病死亡者所占的比例，表示某病人因该病死亡的危险性。其计算见公式2-9。

$$病死率=\frac{某时期因某病死亡人数}{同时期患该病人数}\times 100\% \qquad 公式2\text{-}9$$

病死率表示确诊某病者的死亡概率，因此可反映疾病的严重程度，该指标也可反映诊治能力等医疗水平。病死率通常多用于急性传染病，较少用于慢性病。一种疾病的病死率在不同流行中可因病原体、宿主和环境之间的平衡发生变化而变化。但是在比较不同医院的病死率时，须格外小心。因为医疗设备好、规模较大的医院接受危重型病人比规模较小的医院要多，因而大医院有些疾病的病死率可能高于小医院。所以用病死率作为评价不同医院的医疗水平时，要注意可比性。

（三）婴儿死亡率

婴儿死亡率是反映1周岁内婴儿死亡水平的指标，是指婴儿出生后不满周岁死亡人数与出生人数的比率。一般以年度为计算单位，以千分率表示。其计算见公式2-10。

$$婴儿死亡率=\frac{某年婴儿死亡总数}{同年活产总数}\times 1000‰ \qquad 公式2\text{-}10$$

分子中某年婴儿死亡总数由两部分组成，即包括上一年出生本年死亡的未满周岁婴儿数和本年出生本年死亡的未满周岁婴儿数。

婴儿死亡率是反映一个国家或地区医疗卫生条件、社会经济实力、人民生活水平以及科技发展水平的重要指标，也是衡量人口素质的重要依据之一。婴儿死亡人数在总的死亡人数中的比重是相当高的，尤其是在死亡率高的地区，因此比较不同地区的婴儿死亡率是十分有意义的，它不仅反映出某一地区的医疗卫生状况，也在一定程度上表明该地区人口的健康状况及生活质量，特别是妇幼保健水平。

（四）生存率

生存率（survival rate）又称存活率，指接受某种治疗的病人或某病病人中，经若干年随访（通常为

1年、3年、5年）后，尚存活的病例数所占的比例。其计算见公式2-11。

$$n\text{年生存率}=\frac{\text{随访满}n\text{年尚存活的病例数}}{\text{随访满}n\text{年的病例数}}\times 100\%$$ 公式2-11

生存率反映了疾病对生命的危害程度，也可用于评价某种治疗的远期疗效。在某些慢性病如恶性肿瘤、心血管疾病、结核病等的研究中常常应用生存率。

第二节　疾病的流行强度

疾病流行的强度是指某种疾病在某地区一定时期内某人群中，发病数量的变化及其各病例间的联系程度，常用散发、暴发及流行等表示。

一、散发

散发（sporadic）指发病率呈历年的一般水平，各病例间在发病时间和地点方面无明显联系，散在发生。确定散发时多与此前三年该病的发病率进行比较。散发适用于范围较大的地区。

疾病分布出现散发的原因如下。

（1）该病在当地常年流行或因预防接种的结果使人群维持一定的免疫水平，因而出现散发。如麻疹流行后，因易感人群数减少或接种麻疹疫苗后人群中具有一定的免疫力，而出现散发。

（2）有些以隐性感染为主的疾病，可出现散发，如脊髓灰质炎、流行性乙型脑炎。

（3）有些传播机制不容易实现的传染病也可出现散发。如个人卫生条件好时，人群中很少发生斑疹伤寒；一些人畜共患疾病由于人与动物接触机会少故很少发生，如炭疽。

（4）某些长潜伏期传染病也易出现散发，如麻风病。

二、暴发

暴发（outbreak）指在一个局部地区或集体单位中，短时间内突然有很多相同的病人出现。传染病暴发时的病人多有相同的传染源或传播途径，大多数病人常同时出现在该病的最长潜伏期内，如托幼机构的麻疹、流行性脑脊髓膜炎暴发。非传染病也可呈暴发状态，如食用毒蕈引起的食物中毒、1983年上海桑毛虫皮炎暴发。

三、流行

流行（epidemic）指某病在某地区发病率显著超过该病历年发病率水平。流行的判定应根据不同病种、不同时期、不同历史情况进行。

四、大流行

有时疾病迅速蔓延可跨越一省、一国或一洲，其发病率水平超过该地一定历史条件下的流行水平时，称大流行（pandemic）。

第三节　疾病的三间分布

一、人群分布

疾病的发病率常随着人群的不同特征如年龄、性别、职业、种族、民族、行为、收入不同而有显著差别。这些特征有生物性的，也有社会性的。研究疾病在不同人群中的分布特征，有助于人们确定高危险人群、探索病因及流行因素。

1. 年龄　年龄与疾病之间的关系比与人群其他特征的联系更强，几乎所有疾病的发病率都与年龄有关。通常急性传染病的发病率随着年龄增长而降低，而慢性病则相反。

易于传播但具有巩固的病后免疫的呼吸道传染病，由于成人多在幼年已受感染而产生免疫，大多在儿童中发病率高，如麻疹、百日咳在学龄前儿童中发病率最高，而腮腺炎和白喉则在学龄儿童中多见，以后随年龄增长，这些疾病发病率下降。具有大量隐性感染的传染病，在儿童中发病率高，如流行性乙型脑炎、脊髓灰质炎。那些免疫不巩固的疾病和传播不广泛的疾病，则可发生于任何年龄。而各年龄组发病率的高低，主要取决于其各自暴露于该病概率的大小。

恶性肿瘤、高血压、糖尿病、冠心病等发病率多随年龄增长而增高，老年组发病率达高峰，这可能是致病因子长期积累，长期作用于机体的结果。有些癌症好发于低年龄组，如白血病好发于幼儿、骨癌好发于青少年。

职业病和自然疫源性疾病以青壮年多发，伤害的发生率也存在着年龄差异，如儿童和老年人因反应能力较差，容易发生溺水和跌落；青壮年容易发生交通事故。

疾病年龄分布差异的原因：①免疫水平的差异。②暴露于致病因子的机会不同。③有效的预防接种可以改变某些传染病的年龄分布，如在普遍接种白喉类毒素和麻疹疫苗之前，这两种疾病都是儿童多发，但是在普遍接种相应疫苗以后，一些地区的发病年龄明显后移。

研究疾病年龄分布的目的：①确定疾病的高危人群。②提供病因线索。③了解人群免疫状况，确定计划免疫和预防接种对象。

疾病年龄分布的分析方法有横断面分析和年龄期间队列分析两种。

（1）横断面分析（cross-sectional analysis）：主要分析同一年代（断面）或不同年代（断面）的不同年龄组的发病率和死亡率等的不同或变化。这种分析方法是从一个或不同时间断面看不同年龄别人口与疾病或死亡的关系。多用于发病率、死亡率等没有明显长期变动趋势的疾病的分析。由于一个断面上不同年龄的人口是由不同（出生）队列人口所组成的，如果研究某个（出生）队列人口的特殊的暴露危险因素的机会或经历，横断面分析就不能正确显示致病因子与年龄的关系，出生队列分析方法可纠正这一缺点。

（2）出生队列分析（age period cohort analysis）：是分析年龄、所处时代及队列暴露经历三者对疾病频率变化所起作用及其大小的方法。它可以明确地呈现致病因子与年龄的关系。队列是指具有相同特征或共同经历的一批人。同一时期出生的人为出生队列（birth cohort）。因此当年龄期间队列中的队列为出生队列时，即为出生队列分析（分析同一年代出生的一批人随着年龄的增长在不同年代的发病或死亡水平等变化）。出生队列方法在评价疾病的年龄分布长期变化趋势及提供病因线索等方面具有重要意义。

2. 性别　许多疾病出现性别上分布的差异，通常是男性死亡率高于女性。疾病的发病率和死亡率出现性别差异的原因有很多，其主要原因主要包括以下几方面。

（1）男女两性暴露和接触致病因素的概率不同：如森林脑炎、钩端螺旋体病、性传播疾病等，可能因接触病原体的概率不同而导致男女两性发病率不同。

（2）男女的解剖、生理特点及内分泌代谢等方面的差异：地方性甲状腺肿女性多于男性，可能与碘缺乏而不能满足女性较多的需求有关。

（3）男女生活方式、嗜好和心理差异。

3. 职业 不同职业暴露在不同的物理因素、化学因素、生物因素及职业性的精神紧张下，均可导致疾病分布的不同。在石棉工人中间皮瘤、肺癌及胃肠癌的发生多见，矿工、翻砂工易患肺尘埃沉着病（尘肺），生产联苯胺染料的工人易患膀胱癌，林业工人、狩猎者易患森林脑炎，饲养员、屠宰工人、畜牧业者易患布鲁菌病，矿工、建筑工人及农民均有较高的发生意外伤害和死于外伤的比率，脑力劳动者易患冠心病。神经高度紧张的强脑力劳动和严重消耗性体力劳动均可导致心血管、神经系统的早期功能失调和病理变化。相反，从事某些职业可能会预防某些疾病的发生。如从事某些体力劳动可起到预防冠心病发生的作用。

在研究职业与疾病的关系时，应考虑以下几方面。

（1）疾病的职业分布不同与感染机会或暴露于致病因素的机会不同有关。

（2）暴露机会的多少与劳动条件有关。

（3）职业反映了劳动者所处的社会经济地位和卫生文化水平。

（4）不同职业的体力劳动强度和精神紧张程度不同，在疾病的种类上也有不同的反映。

4. 民族和种族 不同的民族和种族之间的疾病发病率和死亡率存在明显差异，这种分布差异与遗传因素、地理环境、宗教信仰、风俗习惯、生活饮食习惯及其医疗卫生水平有关。如我国广东地区是世界上鼻咽癌的高发区，移居到东南亚、美国的中国广东籍人鼻咽癌发病率仍维持在高水平，提示遗传因素决定了鼻咽癌的发生。还比如信仰伊斯兰教的民族，男童一律行包皮环切术，使男性阴茎癌的发病率很低。

5. 行为 许多不良行为与人类的疾病有关，常见的不良行为有吸烟、酗酒、吸毒、偏食、不洁性行为等。

6. 婚姻状况 婚姻状况的负性事件对人群的健康有明显的影响，如离婚、丧偶对精神、心理和生活行为等影响很大，是导致发病或死亡的重要原因；近亲婚配严重影响人口素质，应当引起人们的足够重视。

7. 流动人口 流动人口传染病暴发流行的高危人群，是疫区和非疫区间传染病的传播纽带，增加了落实儿童计划免疫的难度。另外，某些流动人口如边境贸易、国际交流、服务行业人群成为性传播疾病的高危人群。

二、时间分布

疾病的发生频率随着时间的变化不断变化，这种变化是一个动态过程。疾病分布变化反映了病因的变化和流行因素的变化，研究疾病的时间分布的变化可以了解疾病的流行动态，有助于探索疾病可能的致病因素与疾病的关系，为制定疾病防制措施提供依据。

1. 短期波动 含义与暴发相近，区别在于暴发常用于较局限的区域和较小数量的人群，而短期波动则用于较广泛的区域和较大数量的人群。容易发生短期波动或暴发的疾病主要是急性传染病，如麻疹、痢疾、流行性脑脊髓膜炎、甲型病毒性肝炎，非传染病也可发生短期波动或暴发，如化学性食物中毒、营养缺乏性疾病、环境突遭污染导致居民发病突然增多。短期波动和暴发均是短时间内群体中许多人接触同一致病因素所致，由于暴露者个体差异和接触致病因子的剂量、时间的不同，使疾病的发生有先有后，病情轻重不一，但大多数病例的发病日期集中在最短和最长潜伏期之间，发病高峰与该病的平均潜伏期基本一致，因此，可由发病高峰推算暴露时间，从而寻找原因。

2. 季节性　疾病发病频率在每年的一定的季节内升高的现象称为季节性，也称为季节波动性，季节性分布表明该季节的致病因子或传播因素特别活跃。疾病的季节性表现为以下两种形式。一类有严格的季节性，即发病只集中在一年的某几个月内，其余月份则没有病例发生。这种严格的季节性多见于虫媒传染病，如我国北方7月、8月、9月为流行性乙型脑炎的高发季节，而其他月份很少有病例发生，其原因就是媒介节肢动物密度、吸血频率、体内病原体发育和致病力等均适合这个季节的气候条件。另一类呈季节性升高，一年四季均可发病，但在一定月份发病升高。如呼吸道、肠道传染病一年四季均有发生，但是呼吸道传染病一般在冬春季发病较多，肠道传染病在夏秋季发病较多。

3. 周期性　是指疾病发生的频率每隔一个相当规律的时间间隔发生一次流行的状况，疾病的周期性变化多见于呼吸道传染病。有些传染病由于实施了有效预防措施，这种周期性的规律也发生改变。最明显的周期性疾病是流感，每隔10～15年出现一次世界性大流行，实施有效预防措施后，这种周期性可以改变或者消失。

疾病出现周期性的常见原因及实现条件如下。

（1）多见于人口密集、交通拥挤的大中城市。那里存在着传染源及足够数量的易感人群，特别是新生儿的积累提供了相应数量的易感者。当没有有效的预防措施时，周期性便可发生。

（2）传播机制相对容易实现的疾病，人群受感染的概率较高，只要有足够数量的易感者，疾病便可迅速传播。

（3）由于这类疾病可形成稳固的病后免疫，所以一度流行后发病率可迅速下降。

传染病流行的间隔时间取决于下列几方面因素如下。

（1）取决于前一次流行后所遗留下的易感者人数的多少。若易感者与免疫者人数的比例越小，则间隔时间越长。

（2）取决于新的易感者补充积累的速度。速度越快，间隔则越短。

（3）取决于人群免疫持续时间的长短。若免疫水平持续越久，则其周期间隔亦越长。

（4）取决于病原体变异的速度。

应注意的是周期性并不是固定不变的，任何疾病的周期性都可以在一定程度上被人为改变。

4. 长期变异　是指在一个相当长的时间内（几年或几十年），疾病的发病率、死亡率、临床表现及病原体同时发生显著变化，也称长期趋势。疾病的长期变异可能与下列因素有关：①病因和致病因素发生了变化。②抗原型别变异，病原体的致病力和体内免疫状况的改变。③诊断条件和技术的进步；④人口学资料的变化和诊断标准、分类发生变化。

三、地区分布

各种疾病发生或多或少存在着地域上的分布的差异，疾病的这种地区的差异反映了人们受到居住的地区自然环境和社会环境的影响，如自然环境中的一些特殊地理位置、气象条件、地形和地貌等，社会环境中政治、经济、文化和宗教信仰等均可能影响到疾病的地区分布。因此研究疾病地区的地区分布常可提供有关疾病的病因及流行因素的线索，有助于制定防制对策。

疾病地区分布可以根据研究目的的不同来划分地区：一是行政区域划分，在世界范围内可按半球、洲、地域和国家为单位；在一个国家内可按省、市、县、乡等行政区域为单位划分。行政区域划分可以比较容易获得完整的资料，如人口学资料、疾病登记资料，但是同一行政区域常常会存在自然环境不同，这样就很有可能掩盖了自然环境因素的作用；二是自然环境划分，以山区、平原、湖泊、河流、森林和草原为单位划分，以显示出自然因素的影响。因此，可以根据不同的研究目的和不同的疾病特征来选择地区划分。

1. 疾病在不同国家间的分布 疾病在世界各地的分布存在不同，有些疾病只在一些国家或地区发生，如黄热病主要见于非洲和南美洲，其分布的差异与伊蚊的分布有关。有些疾病在全世界均可发生，特别是一些常见病和多发性疾病，并无明显的地区界限，但是疾病在各个地区分布不一，且其特点也存在差异。例如霍乱多见于印度，同时有些肿瘤和慢性病也是如此，如乳腺癌在美洲、北欧、西欧发病最多，在亚洲和非洲发病较少，其原因可能是受到环境中的膳食因素的影响；肝癌多见于亚洲、非洲，而较少见于澳大利亚、欧洲和北美洲的大部分地区。

2. 疾病在同一国家内不同地区的分布 疾病在同一国家内不同地区的分布也有差异，甚至在同一省（自治区）、市内不同地区分布也有差异，如血吸虫病仅分布于南方一些省份，因为北方天气干燥、寒冷，不适宜钉螺滋生繁殖；食管癌北方高于南方，同时以太行山脉地区的山西省、河南省和河北省交界处死亡率最高，并以同心圆形式向周围扩散，死亡率逐渐下降，主要是由于该地区年降雨量较少，水土流失严重，土壤和水多为偏碱性。原发性肝癌南方高于北方、东部高于西部、沿海高于内地，集中分布于东南沿海地区，可能和该地区的气候条件和地理环境有关；另外，鼻咽癌在广东省多见，原发性高血压北方高于南方。

3. 疾病的城乡分布 许多疾病在地区分布上表现为城乡差异，主要是由于生活条件、卫生状况、人口密度、交通条件、工业水平、公共设施（如供、排水系统）、医疗卫生条件分布的差异，这些差异决定了疾病在城乡中分布的差异。了解城乡人群疾病频率变动趋势是制定预防和控制措施的依据。

城市人口稠密、交通方便，但拥挤、居住面积小、工业集中、青壮年人口比例较高，出生率比较稳定，同时人口的流动性比较大，这使呼吸道传染病如流行性感冒、流行性脑脊髓膜炎常年发生，容易流行；交通事故、意外伤害及精神心理疾病等问题较为严重。

相对于城市来说，农村人口稀少、交通不便、与外界交往稀疏，呼吸道传染病不易流行，但一旦有病人或携带者传入，便容易引起较大流行。同时农村卫生条件较差，公共设施与条件不完善，接近自然环境，肠道传染病和虫媒传染病较易流行，如疟疾、流行性出血热和钩端螺旋体病发病均高于城市。

随着近年来农村经济不断发展，生活水平、医疗条件及其设施接近城市，致使部分农村的传染病和地方病的发生明显减少，但同时乡镇企业发展，环境污染使职业性疾病和慢性病的患病率逐渐增加；农村人口不断在城乡间流动，一些传染病发病率在城乡间的差异减少或消失。

4. 疾病的地方性 由于自然因素或社会因素的影响，某种疾病经常存在于某一地区，或在某一地区的发病率水平总是很高，这种状况称为地方性。

（1）自然疫源性：某些疾病的病原体不依靠人而能独立地在自然界的野生动物中绵延繁殖，且在一定的条件下可传染给人，这种情况称为自然疫源性。这些疾病称为自然疫源性疾病，如鼠疫、钩端螺旋体病和流行性出血热。这类疾病的流行地区称为自然疫源地。

（2）自然地方性：某些疾病由于当地自然环境影响，在该地区发病水平较高或只在这些地区存在，这种情况称为自然地方性。这些疾病为自然地方性疾病，主要有两类：一类是自然地方性传染病，该地区有适合于某种病原体生长发育或传播媒介生存的自然环境，使得疾病只存在该地区，例如血吸虫分布在长江中下游各省，主要和钉螺的地区分布有关；另一类是地方病，与该地区自然环境中的微量元素分布有关，如地方性甲状腺肿、地方性氟中毒。

（3）统计地方性：生活习惯、卫生条件或宗教信仰等社会因素导致疾病在该地区发病水平显著高于其他地区，这种情况与该地区的自然环境无关，这种情况称为统计地方性。如由于卫生条件较差，生活习惯不良，使得某些地区伤寒、霍乱等常年流行。

四、疾病的人群、地区、时间分布的综合描述

流行病学研究中需要综合地分析疾病的人群、地区、时间的分布，才能全面获得有关病因线索和流行因素的资料。移民流行病学就是一种综合描述疾病分布的方法。

移民流行病学（migrant epidemiology）通过观察某种疾病在移民人群、移居地当地人群及原居住地人群的发病率或死亡率差别，探索遗传因素和环境因素在疾病发生中的作用，从而发现病因线索。具体应用时，应考虑移民人群生活条件改变的程度及原居住国和移居国的医疗卫生水平。移民流行病学常用于慢性病及某些遗传病的研究，探讨其病因和流行因素。移民流行病学研究应遵循下列原则。

（1）若环境因素是引起发病率、死亡率差别的主要原因，则移民中该病的发病率及死亡率与其原居地人群的发病率或死亡率不同，而与移居地当地居民人群的发病率及死亡率接近。

（2）若遗传因素是对发病率及死亡率起主要作用的因素，则移民的发病率及死亡率不同于移居地人群，而与其原居地人群相同。

在进行分析时还应考虑移民生活条件改变的程度，以及原居地和移居地的医疗卫生水平。若环境因素对某病的发生有影响，则离开原居地时的年龄对到新移居地后发病率的变化有影响。一般认为，幼儿到新移居地后，受新环境的影响较大。移民的世代数与疾病的发病率也有关，移民在新环境居住的世代数越多，越接近移居国居民的发病水平。

日本为胃癌高发区，而美国则是低发区，如日本人胃癌死亡率为100，则非美国出生的日本移民为55，在美国出生的日本移民为48，而美国白人为18。日本移民胃癌死亡率高于美国白人，而低于原居住国日本人，说明环境因素对胃癌的发生影响较大。同样，日本移民宫颈癌和脑血管疾病的死亡率比日本本国人低很多，而与美国白人较接近。日本人高发必有与之相关的环境因素。移民一旦脱离日本环境，则宫颈癌和脑血管疾病的死亡率下降，说明了环境因素的作用。

世界各地华侨的鼻咽癌发病率均高于当地各民族的发病率，而且在国外出生的华侨也比当地人或其他民族的移民发病率高，如在夏威夷的华侨，非美国出生的华人鼻咽癌发病率为54/10万、在美国出生的华人为12.1/10万；夏威夷本地人为1.8/10万；日本移民为1.4/10万；菲律宾移民为5.5/10万。中国是鼻咽癌的高发区，中国人移居美国后，环境发生了变化，但鼻咽癌高发特征仍保留至下代，说明需要考虑遗传因素值的影响。

本章小结

教学课件

执考知识点总结

本章涉及的2019版及2024版公共卫生执业助理医师资格考试考点对比见表2-1。

表2-1　2019版及2024版公共卫生执业助理医师资格考试考点对比

单元	细目	知识点	2024版	2019版
疾病的分布	疾病频率测量指标	(1) 发病率、罹患率、患病率、感染率、续发率、死亡率、病死率、生存率	√ 新增生存率	√
		(2) 发病率、患病率与病程之间的关系；发病率与患病率的比较；死亡率与病死率的比较	√	√
	疾病的流行强度	(1) 散发	√	√
		(2) 暴发	√	√
		(3) 流行	√	√
		(4) 大流行	新增	—
	疾病的分布特征	(1) 人群分布	√	√
		(2) 地区分布	√	√
		(3) 时间分布	√	√

拓展练习及参考答案

（苗　颂）

第三章　描述性研究

学 习 目 标

素质目标：帮助学生培养科学研究的态度和方法，强化逻辑思维和问题解决能力，为未来的学习和职业发展打下坚实的基础。

知识目标：掌握描述性研究的概念、主要类型及基本特征，现况研究的概念、特点、主要用途、优缺点，抽样调查的方法及注意事项；熟悉抽样调查样本量估计的原则，常见偏倚及其控制，生态学研究的概念及用途，生态学研究的类型及优缺点；了解描述性研究的特点、样本量估计的公式、生态学研究的资料收集。

能力目标：能初步进行描述性研究设计和资料分析、描述疾病在人群中的发生发展现象和规律，获得病因线索，提出病因假设，解决相关问题。

案例导入

【案例】

类风湿关节炎（rheumatoid arthritis，RA）是一种以关节肿痛、畸形为主要表现的慢性致残性自身免疫性疾病。慢性炎症在动脉粥样硬化的发生、发展中起了非常重要的作用。炎症反应可以使稳定斑块变为不稳定斑块，从而导致栓塞等急性血管事件的发生。

某研究团队为了解我国RA病人冠心病的患病情况并评估其发生的危险因素。2009年7月至2010年12月在全国20家三级甲等医院及1家二级甲等医院风湿免疫科同时开展面对面问卷调查。调查RA病人冠心病相关的临床资料，包括冠心病的患病情况、冠心病传统危险因素（糖尿病、高血压、高脂血症、吸烟及体重指数）及RA临床表现（关节肿胀、疼痛、畸形数目，皮下结节数目，动态红细胞沉降率、C反应蛋白、类风湿因子等）、关节功能状态评分及用药情况。RA病人冠心病的患病率为3.5%（34/960），其中合并超重和肥胖者占35.1%（377/960）、吸烟者占12.3%（118/960）、高血压者占17.0%（163/960）、糖尿病者占7.7%（74/960）、高胆固醇血症者占0.4%（4/960）、脑血管疾病者占3.0%（29/960）。冠心病组与非冠心病组相比，年龄高[（64.7±9.3）岁 vs（52.3±14.0）岁，$P<0.001$]、皮下结节数目多（14.7% vs 3.1%，$P=0.005$）、肺间质病变发生率高（17.6% vs 7.0%，$P=0.034$）、羟氯喹（hydroxychloroquine，HCQ）使用比例低（5.9% vs 22.6%，$P=0.021$）、糖尿病及高血压患病率高（29.4% vs 7.0%，$P<0.001$；38.2% vs 16.2%，$P=0.001$）。

【问题】

1. 上述研究使用了何种流行病学调查方法？
2. 哪些可疑因素对类风湿关节炎冠心病有影响？
3. 通过比较分析，得到何种病因假设？

核心知识拆解

描述性研究（descriptive study），又称描述流行病学研究（descriptive epidemiology study），属于观察法，是流行病学研究的基础及最基本的方法类型，主要用来描述人群中疾病或健康状况及暴露因素的分布情况，通过比较不同特征人群疾病分布的差异来确定高危人群，形成病因假设，为进一步病因研究提供线索。作为分析流行病学研究的基础，还可以用于进行社区诊断、评价公共卫生措施的效果等。描述性研究有多种常见的方法，包括个案调查、病例报告、病例系列分析、现况研究、生态学研究、随访研究等。

第一节　概　　述

一、描述性研究的概念

描述性研究是指利用已有资料或专门调查获得的资料（包括实验室检查结果），按照不同地区、不同时间及不同人群特征（三间分布）进行归纳整理后，对疾病或健康状态及暴露因素的分布状况进行描述，在此基础上比较分析，进而获得病因线索，提出病因假设。

二、描述性研究的类型

1. 个案调查　个案调查（case investigation）指到发病现场对新发病例的接触史、家属及周围人群的发病或健康状况以及可能与发病有关的环境因素进行调查。调查的对象可以是传染病病人、非传染病病人或病因未明的病例等。广义的个案可以是个人、家庭、社会群体或社区。调查的目的是调查发病的经过和查明发病的原因，采取应对措施控制疾病，防止或减少类似疾病再次发生。医疗卫生及疾病预防部门常常利用个案调查处理疾病报告登记工作，获得疾病发病的第一手资料，提供病因线索，提出病因假设，为地区疾病控制奠定坚实的基础。

2. 病例报告　病例报告（case report）指对临床上某种罕见病的单个病例或少数病例（通常为5个以下）在疾病的表现、机制及诊断治疗等方面的特征进行详尽记录和描述的报告，属于定性研究。调查的对象是出现罕见新发疾病的病例，无论是临床表现还是治疗方法都具有特殊性，诊断过程较为复杂，需要进行全面的文献检索，获得新的病因线索，提出新的病因假设加以推广。

3. 病例系列分析　病例系列分析（case series analysis）是对一组（几例、几十例、几百例或几千例等）相同疾病病人的临床资料进行整理、统计、分析、总结并得出结论。常常是利用已有资料进行分析，属于回顾性研究。研究的目的是调查分析某种疾病的临床表现特征，找出某些病变的自然进程的规律，可用于评价预防、治疗措施的效果及以往工作中存在的问题。

4. 现况研究 现况研究（prevalence survey）也称横断面研究（cross-sectional study），是在一个特定的人群中，应用普查或抽样调查等方法，描述某一时点或短时期内某种（些）疾病或健康状况以及相关因素当下的特征分布，观察某些因素与疾病之间关联的一种调查方法。在收集的描述资料的基础上，按不同暴露因素的特征或疾病状态进行比较分析，暴露因素与疾病资料是在调查当时同时获得，无法区分先后定义因果，但可以提供一定的病因线索，为建立病因假设提供依据。

5. 生态学研究 生态学研究（ecological study），统计学上常称为相关性研究，指描述不同人群中某些因素的暴露状况及疾病的频率，在群体的水平上观察暴露因素与疾病之间的关联。测量的指标可以是发病率、死亡率等频率，研究对象是以群体为单位，为粗线条的观察性研究，仅能提供一定的病因线索。

6. 随访研究 随访研究（follow-up study）也称纵向研究（longitudinal study），指通过定期随访，在一段相对长的时间内预定时间段（某季度、半年或1年内）或规律性（以年为单位）对同一个固定人群进行重复的研究，连续地观察疾病、健康状况或卫生事件在固定人群中随着时间推移的动态变化情况，属于前瞻性研究。有别于队列研究的对象为未患病者，随访研究是对固定人群中的个体进行观察，观察某病或健康状况随着时间推移的动态变化和关联，可用于疾病自然史的研究，为病因研究提供线索，还可用于提出或检验病因学假设。

三、描述性研究的特点

描述性研究在揭示暴露和疾病因果关系的探索过程中是最基础的步骤。相对于其他类型的流行病学研究，它的主要特点包括以下几点。

（1）描述性研究以观察为主要研究手段，获取某种（些）疾病或健康状况以及相关因素的基本分布特征，不施加任何干预措施，仅通过客观真实记录和客观描述三间分布特征，在此基础上比较分析和总结研究对象或事件的特点。

（2）描述性研究中，其暴露因素的分配不是随机的，且在研究开始时一般不设立对照组。

（3）描述性研究通常在一个特定的时间点或期间内进行，暴露与结局的时序关系无法确定，不能推断暴露与结局间的因果关系，仅可作一些初步的比较性分析，但可为后续的分析性或实验研究提供线索。

四、描述性研究的用途

开展描述性研究，一方面可以确定高危人群的特征；另一方面可以获得病因线索，提出病因假设，在此基础上，还可提出初步的防制对策及后续研究的方向。

1. 描述疾病或健康状况的分布及发生发展的规律 主要应用调查获得的或已有的资料进行三间分布的描述，揭示疾病或健康状况（或卫生事件）的分布特征及随时间推移发生发展的规律。该类研究为疾病危险因素的发现，高危人群的确定，疾病自然史的观察，疾病病人的早发现、早诊断和早治疗，疾病防制策略和措施的提出，评价疾病的防治效果，卫生政策和医疗卫生计划的制订等奠定基础，具有启示性作用。

2. 获得病因线索，提出病因假设 人群疾病或健康状况三间分布的差异可能是由某些暴露因素造成的。描述性研究通过描述和分析某些因素与疾病或健康状况之间的联系，为获得疾病或健康病有关的危险或暴露因素提供线索，提出病因假设及初步检验病因假说。

第二节 现况研究

一、现况研究概述

（一）概念

现况研究是应用普查或抽样调查等方法，描述一个特定的人群在特定时点（或期间）某种（些）疾病或健康状况以及相关因素的特征分布，观察某些因素与疾病之间的关联，由于调查收集的是当下的特征资料，故称之为现况调查。在收集的描述资料的基础上，按不同暴露因素的特征或疾病状态进行比较分析，为进一步的研究提供病因线索，为建立病因假设提供依据。从观察分析指标来说，现况研究所得到的频率指标一般为特定时间内调查群体的患病率，故称之为患病率研究（prevalence study）。从时间上来说，现况研究收集的是某特定的时间断面的资料，故又称为横断面研究。

（二）特点

一项设计良好的现况研究不仅可以准确描述疾病或健康状况在某一人群中的分布，还可以同时探讨多个暴露因素与多种疾病之间的关系。

1. 在设计阶段不设对照组 在研究设计实施阶段时，首先根据研究目的确定研究对象，然后调查研究对象在特定时点（或期间）的暴露因素和疾病或健康状况的特征。现况研究与病例对照研究、队列研究和临床试验不同，不是根据研究对象暴露、疾病或健康状况进行分组后调查研究对象，而是在资料处理与分析时，根据暴露因素特征或是否患病的分布情况来分组比较。

2. 特定时间 现况研究关注的是某一特定时点（或期间）某一群体暴露与疾病的分布情况或关联。对于研究对象中的每个个体，特定时点所指的具体时间可能不同，并非必须在某年某月的某一特定时点实施调查。例如，在一个人群中调查高血压的患病情况，对于每个个体来说，特定时点是指测量血压、诊断是否为高血压的时间。同样地，特定时点也可以是病人入院的时间、出院的时间等。特定时点为广义的时点，而非狭义的日历上同一年月日的具体的时点。这些不同的具体时间持续过久，将会对调查结果产生影响；或当所调查的是急性疾病，随着时间的变化其发病率会有所不同，调查结果将很难解释。理论上，时点患病率较期间患病率更为准确，因此调查时间应该越集中越好，如人口普查的时点定在11月1日零点。

3. 在确定因果联系时受到限制 现况调查中所调查的疾病或健康状况与暴露特征是同时存在的，不能确定两者出现的时间顺序，故无法作出因果推断，只能说明统计学上的关联，是分析流行病学研究的基础，为病因研究提供初步线索。

4. 对研究对象固有的暴露因素可以作出因果推断 若研究因素是持续不变或很长时间不变的因素，如性别、种族、血型、基因型，该种（些）因素在疾病发生之前已经存在，现在前获得的信息与以往的信息相同，则在排除和控制了可能存在的偏倚的情况下，现况研究可以提供有明确时间先后顺序的暴露因素与疾病的联系，进而作出因果推断。

5. 用现在的暴露特征来替代或估计过去情况的条件 在解释研究结果时，通常会以研究对象目前的暴露状态或特征来替代或估计其过去的暴露状况，以便对研究结果做出专业上更有意义的推论。对此，需符合以下前提条件：①现在的暴露水平与过去的情况存在着良好的相关关系，或已被证明变化不大。例如某些环境性或职业性的暴露因素在近年或更长时间内稳定不变，则可用此来估计其与研究群体中个体是否患病的联系强度。又如，可通过测定头发中的汞含量来估计过去暴露于汞污染和所研究的某个疾病之间的联系等。②已知研究因的暴露水平的变化趋势或规律，以此趋势或规律来估计过去的暴露水平。③回忆过去的暴露或暴露水平极不可靠，而现在的暴露资料可以用来估计过去的暴露情况。

6. 定期重复进行可以获得发病率资料 两次现况研究的现患率之差，除以两次现况研究之间的时间间隔，即是该时期的发病率。采用这种计算方法的要求是两次现况研究之间的时间间隔不能太长，在该时间范围内发病率的变化不大，且疾病的病程稳定。这种计算方法避免了需要长期随访监测研究对象来获得发病率资料的研究方法的弱点。

（三）类型

现况研究根据涉及研究对象的范围可分为普查和抽样调查。

1. 普查 普查（census）即全面调查，是指对特定时点（或期间）、特定范围内（某一地区或具有某种特征）的全部人群（总体）所作的调查。所谓的特定时点（或期间）应该较短，目的是避免人群中某种疾病的患病率或健康状况发生变化，影响普查质量。小规范普查往往在几天或者几周内完成，大规模普查可在几个月内完成。

普查的目的主要包括：①早期发现、早期诊断和早期治疗（三早）病人，如国家癌症中心开展的“五癌”筛查。②了解慢性病的患病及急性传染病的疫情分布，如高血压普查和针对疫区开展的普查。③了解当地居民健康水平，如居民膳食与营养状况调查。④了解人体各类生理生化指标的正常值范围，如青少年身高、体重的测量等。

普查的优点：①调查对象为全体目标人群，不存在抽样误差。②可以同时调查目标人群中多种疾病或健康状况的分布情况。③能发现目标人群中的全部病例，在实现“三早”预防的同时，全面地描述疾病的分布与特征，为病因分析研究提供线索。

普查的缺点：①不适用于患病率低和无简便易行现场诊断手段的疾病。②调查对象多，工作量大，调查时间短，难免重复和遗漏，且耗费的人力、物力资源较大，费用较高。③参加调查的工作人员多，掌握调查技术和检查方法的熟练程度不一，对调查项目的理解往往很难统一和标准化，调查质量不易控制。

2. 抽样调查 抽样调查（sampling survey），是最常用的现况研究方法，指通过随机抽样的方法，对特定时点（或期间）、特定范围内人群的一个代表性样本进行调查，以样本的统计量来估计总体参数所在范围，即通过对样本中的研究对象的调查研究来推论其所在总体的情况。因此，抽样必须随机化，样本量要足够。

抽样调查的优点：①调查范围小，工作量较小，可使调查工作的精确度提高。②耗费时间、人力和物力资源等较少。③按照随机化原则抽取，样本具有代表性。

抽样调查的缺点：①抽样调查的设计、实施与资料分析均比普查要复杂。②不适用于研究对象或暴露因素变异过大和需要普查普治的疾病。③同样不适用于患病率太低的疾病，因为需要很大的样本量，如果抽样比大于75%，更适合进行普查。④只是对整个总体情况的估计或者推断。⑤存在抽样误差。

（四）用途

现况研究除可用于掌握目前群体中疾病或健康状况的分布、提供疾病病因研究的线索、提出科学合理的病因假设、为研究和决策提供基础性资料外，现况研究的主要用途还包括以下几点。

1. 确定高危人群 确定高危人群是疾病预防控制中一项极其重要的特别是慢性病的预防与控制，确定高危人群是早发现、早诊断、早治疗的首要步骤。例如，为了预防与控制冠心病和卒中的发生，需要将目标人群中这类疾病的高危人群鉴别出来。现有的知识认为高血压是这类疾病的一个重要危险因素。据此，可应用现况研究找出该目标人群中的全部高血压病人，将其确定为高危人群。

2. 评价疾病监测、预防接种等防制措施或健康促进措施的效果 在某一特定人群的不同阶段重复开展现况调查，获得所监测疾病和影响因素的分布规律和长期变化趋势，以此作为其他类型流行病学研究的基线资料，用于构建动态监测数据库，通过对不同阶段患病率差异的比较，对防制措施和健康促进措施的效果等进行评价。

3. 适用于二级预防 利用普查或筛查等手段，早期发现病人，实现“三早”预防策略，例如45岁以上人群癌症筛查、新生儿苯丙酮尿症筛查，有效地治疗和控制疾病，达到预防效果。

二、现况研究的设计与实施

由于现况调查规模较大、调查对象及涉及的工作人员较多，并且调查时间不能持续过久等特点，研究过程中可能遇到各种复杂的问题，为尽可能选择有代表性的研究对象、获得可靠的数据，现况调查的设计和实施需要遵循科学的过程和步骤，尽可能避免潜在的偏倚，进而保证研究结果向总体推论的可靠性。因此，良好的设计方案是保证研究成功实施的前提，也是研究项目获得成功的保障。

（一）明确研究目的

作为研究设计的第一步，起到为研究提供明确的方向和目标的作用。根据研究所期望解决的问题，明确该次调查所要达到的目的，例如是为了确定某种疾病的高危人群或者危险因素、是为了开展疾病监测、是为了考核防制措施或健康促进措施的效果、是为了早期发现病人实现疾病的“三早”预防，或者是为社区诊断提供基线资料以及为卫生决策提供科学参考。

（二）确定研究对象

以研究目的为依据，确定研究对象的人群分布特征、地域范围以及时间点，结合现有的人力、物力和财力，考量在目标人群中开展调查的可行性。在设计时，研究对象可以为某个区域内的全部居民或其中的一部分，如研究儿童、职业工作者、某一时点到医院就诊的人员和为了定义参考值范围而选择有代表性的人群。

（三）明确研究类型

以研究目的为依据，结合现有的人力、物力和财力，考虑预收集资料的特殊性和研究对象的特点，权衡普查和抽样调查的优势与劣势，最终确定采用的调查方法，以便在有限的资源下取得预期的研究结果。

（四）确定样本量和抽样方法

为了获得具有足够样本量的有代表性的样本，需遵循随机化原则和样本大小合适的原则，以保证通过样本信息可以推断总体的特征。

1. 抽样方法 根据是否遵循随机化原则，现况调查中使用的抽样方法可分为非随机抽样和随机抽样，前者又称非概率抽样，包括任意抽样法、判断抽样法、配额抽样法和滚雪球抽样法等；后者包括单纯随机抽样、系统抽样、分层抽样、整群抽样和多阶段抽样。

（1）单纯随机抽样（simple random sampling）：也称简单随机抽样，是最简单、最基本的抽样方法。从总体N个对象中，利用抽签或其他随机方法（如随机数字）抽取n个，构成一个样本。它的重要原则是总体中每个对象被抽到的概率相等（均为n/N）。

在实际工作中，单纯随机抽样往往由于总体数量大，编号、抽样麻烦以及抽到个体分散而导致资料收集困难等原因而较少得到应用，但它是其他各种抽样方法的基础。

（2）系统抽样（systematic sampling）：又称机械抽样，是按照一定顺序，机械地每隔若干单位抽取一个单位的抽样方法。

具体抽样方法如下：设总体单位数为N，需要调查的样本数为n，则抽样比为n/N，抽样间隔为$K=N/n$。每K个单位为一组，然后用单纯随机方法在第一组中确定一个起始号，从此起始点开始，每隔K个单位抽取一个作为研究对象。

系统抽样的优点：①可以在不知道总体单位数的情况下进行抽样。例如，想抽取一年中所有新生儿的一个样本，不必准确了解一年中新生儿数量，可以根据估计而确定抽样间隔（K）。②在现场人群中较易进行。例如，调查员可按户或按门牌号，每间隔K户调查一户，这比单纯随机抽样要容易操作。③样本是从分布在总体内部的各部分的单元中抽取的，分布比较均匀，代表性较好。

系统抽样的主要缺点：假如总体各单位的分布有周期性趋势，而抽取的间隔恰好与此周期或其倍数吻合，则可能使样本产生偏性。例如疾病的时间分布有季节性、调查因素的周期性变化。如果不能注意到这种规律，就会使结果产生偏倚。

（3）分层抽样（stratified sampling）：是指先将总体按某种特征分为若干次级总体（层），然后再从每一层内进行单纯随机抽样，组成一个样本。分层可以提高总体指标估计值的精确度，它可以将一个内部变异很大的总体分成一些内部变异较小的层（次总体）。每一层内个体变异越小越好，层间变异则越大越好。分层抽样比单纯随机抽样所得到的结果精确度更高，组织管理更方便，而且它能保证总体中每一层都有个体被抽到。这样除了能估计总体的参数值，还可以分别估计各个层内的情况，因此分层抽样技术常被采用。

分层抽样又分为两类：一类称为按比例分配（proportional allocation）分层随机抽样，即各层内抽样比例相同；另一类称为最优分配（optimum allocation）分层随机抽样，即各层抽样比例不同，内部变异小的层抽样比例小，内部变异大的层抽样比例大，此时获得的样本均数或样本率的方差最小。

（4）整群抽样（cluster sampling）：是将总体分成若干群组，抽取其中部分群组作为观察单位组成样本，这种抽样方法称为整群抽样。若被抽到的群组中的全部个体均作为调查对象，称为单纯整群抽样（simple cluster sampling）；若通过再次抽样后调查部分个体，称为二阶段抽样（two-stages sampling）

整群抽样的特点：①易于组织、实施方便，可以节省人力、物力。②群间差异越小，抽取的群越多，则精确度越高。③抽样误差较大，故通常在单纯随机抽样样本量估算的基础上再增加1/2。

（5）多阶段抽样（multistage sampling）：是指将抽样过程分阶段进行，每个阶段使用的抽样方法往往不同，即将以上抽样方法结合使用，其在大型流行病学调查中常用。其实施过程如下：先从总体中抽取范围较大的单元，称为一级抽样单位（primary sampling unit，PSU）（如省、自治区、直辖市）；再从每个抽得的一级单元中抽取范围较小的二级单元（县、乡、镇、街道）……以此类推；最后抽取其中范围更小的单元（如村、居委会）作为调查单位。

每个阶段的抽样可以采用单纯随机抽样、系统抽样或其他抽样方法。多阶段抽样可以充分利用各种抽样方法的优势，克服各自的不足，并能节省人力、物力。多阶段抽样的缺点是在抽样之前要掌握各级调查单位的人口资料及特点。我国进行的慢性病大规模调查就是采用此方法。

知识拓展

中国成人肺部健康研究

自2010年起，中国成人肺部健康（the China Pulmonary Health，CPH）研究项目启动，由中国13家呼吸学领域的医院共同组织实施，会聚了来自国内外呼吸病学、流行病学、实验医学、信息科学等多个领域的专家。项目历时5年，逾千名研究者参与调查与分析工作。研究采取了严格的多阶段分层整群随机抽样的流行病学调查方法，对全国10个省市20岁及以上的城乡居民进行了细致现场调查和严格肺功能检查。同时，还有针对性地收集了呼吸系统疾病相关的精细信息，包括呼吸系统疾病的特征性风险因素、疾病史、临床症状和诊疗情况等。尤其是实施支气管扩张试验前后肺功能等呼吸疾病关键性指标的检测，为后续的多种呼吸疾病开展包括多重组学在内的综合性分析奠定了坚实的基础。2018年4月，CPH研究首项成果《中国慢性阻塞性肺疾病的患病率与危险因素：一项全国性横断面研究》在国际权威医学期刊《柳叶刀》发表，明确指出我国慢性阻塞性肺疾病（慢阻肺）病人人数已达1亿之众，该病在我国已成为与高血压、糖尿病等量齐观的慢性疾病，给我国的医疗卫生保障带来了重大的挑战。该项调查成果综合分析了呼吸系统疾病发生、发展过程中多种因素之间的复杂作用与机制，为我国呼吸系统疾病的防治提供了宝贵的数据支持。

2.估计样本量 样本量是研究设计中关系到经费支出多少、调查可行性和是否能够获得可靠结果等重要问题的关键一步。样本太大或太小都不适宜，当样本量达到整体数量的70%以上时，普查优于抽样调查。

（1）样本大小的主要决定因素：具体如下。①总体的疾病患病率π：π越小，所需的样本量越大；反之则可小些。②对调查结果精确性的要求：精确性要求越高，即允许误差（d）越小，所需样本量就越大；反之亦然。③显著性水平（α）：α越小，样本量越大，α通常取0.05或0.01。

（2）样本大小的计算方法：对均数或率做抽样调查时的样本量公式（单纯随机抽样）如下。

1）若抽样调查的分析指标为计量资料，其样本量可用公式3-1估计。

$$n = Z_{\alpha}^{2} S^{2} / d^{2} \qquad \text{公式3-1}$$

公式3-1中，n为样本大小，α为显著性水平，Z是指统计学上标准正态分布的Z值，当$\alpha=0.05$时，$Z_{\alpha}\approx 2$，S为总体标准差的估计值，d为容许误差，即样本均数（或率）与总体均数（或率）之差，是调查设计者根据实际情况规定。通常显著性水平$\alpha=0.05$，$Z_{\alpha}\approx 2$，公式3-1也可表示为公式3-2。

$$n = 4S^{2} / d^{2} \qquad \text{公式3-2}$$

例3-1：欲调查肝硬化病人的血红蛋白含量，预定$\alpha=0.05$，则$Z_{\alpha}\approx 2$，从正常人群的资料查知，一般人群的血红蛋白标准差约为3.0g/100ml，调查的容许误差为0.2g/100ml，则所抽取的样本量应为多大？

根据题意，$Z_{\alpha}\approx 2$，$S=3.0$g/100ml，$d=0.2$g/100ml，则n计算如下。

$$n = 4S^{2}/d^{2} = (4\times 9)/0.04 = 900\text{（人）}$$

2）若抽样调查的分析指标为计数资料，其样本量可用公式3-3估计。

$$n = Z_{\alpha}^{2}PQ/d^{2} \qquad \text{公式3-3}$$

公式3-3中，P为估计患病率，$Q = 1-P$。

例3-2：欲调查我国的肺结核患病率，预定$\alpha = 0.05$，则$Z_{\alpha} \approx 2$，从以往全国结核病流行病学调查资料获知，以往我国的结核病患病率为367/10万，若调查的容许误差定为50/10万，则所抽取的样本量应为多大？

根据题意，$Z_{\alpha} \approx 2$，$P = 367/10$万$= 0.003\,67$，$Q = 1-P = 0.996\,33$，$d = 50/10$万$= 0.0005$，则n计算如下。

$$n = Z_{\alpha}^{2}PQ/d^{2} = (4 \times 0.003\,67 \times 0.996\,33)/0.000\,52 = 58\,505\text{（人）}$$

其他抽样方法的样本量和抽样误差的计算公式请查阅相关统计书籍。

（五）资料收集

在现况调查之前，所有参与检验或检测人员以及调查员都须经过培训，以统一调查和检测标准，避免测量偏倚的产生；应明确和统一暴露特征的定义和疾病的标准。在现况研究过程中，收集资料的方法必须始终保持一致，以保证研究资料的同质性。

1. 收集资料的内容 现况调查最基本内容是调查对象有无某种疾病或特征，并尽可能分级或定量。此外还须收集社会、环境因素等其他资料，以便说明分布状况和控制混杂因子的作用。分析性的现况调查以研究病因为目的，所以还须调查对某些可疑危险因子的暴露情况。收集有关资料应包括下列几方面：

（1）个人的基本情况：年龄（出生日期）、性别、文化程度、婚姻状况、家庭人数及组成、家庭经济状况等。

（2）职业情况：具体工作性质、职务、从事该工作年限等。

（3）生活习惯及保健情况：饮食情况、吸烟历史及量、饮酒历史及量、个人对自我保健重视及开展情况、医疗保健条件、身体锻炼情况等。

（4）妇女生育情况：调查某些疾病常需收集月经史、生育史、使用避孕药及激素的情况等。

（5）环境资料：有时须收集生活环境和工作环境的某些数据，最好用数量指标表示。

（6）人口资料：由于需要计算各种率，故应收集抽样总体的人口数、分组人口数。

2. 资料的收集方法

（1）常规登记、报告资料：疾病报告登记、体检记录、医疗记录或其他现成的有关记录。

（2）调查表：首先根据调查目的和疾病种类拟制调查表。调查中应注意调查对象“无应答”率，因其是影响数据的重要因素。一般认为调查的“无应答”率不得超过30%，否则样本的代表性差，可能会影响结果的真实性。

（3）实验室测定：血糖、血脂、生化指标、细菌、病毒、细胞、基因型等。

（4）临床检查及其他特殊检查的有关资料：收集各种医学检查数据和为特殊目的进行的检查，例如就业、入学、入伍前体格检查等。

（5）其他访问形式：面访、信访和电话访问等。

（六）数据整理与分析

首先核实原始资料，提高问卷的完整性和准确性；接下来按照明确的标准对个案的某些项目进行归类并划分组别，以便进行统计学分析和得到预期结果。然后根据研究目的，按照暴露特征或者是否患病进行分组，应用流行病学和统计学的原理方法比较分析各组间疾病率或健康状况的差异、评价暴露因素与疾病的联系。现况研究资料的主要整理步骤如下。

（1）逐项细致地核实原始资料，填补缺、漏项，删除重复，并进行逻辑检错，纠正错误。

（2）按照研究目的和专业知识，采用明确的标准对原始资料进行分类整理，如划分组别、制订整理表和统计表。

（3）对于连续变量的数据，了解数据的分布类型；非正态分布的数据，进行适当的数据转换以求转换后数据呈正态或近似正态分布。如果数据仍呈非正态分布，可以考虑将数据转换成分类变量进行统计分析，或者用非参数统计分析方法。

（4）计算各种率，常用患病率、阳性率、检出率、标化率、标准误等；定量资料还可计算平均数等。

（5）应用流行病学和统计学的原理与方法，采用分类、分析、综合、比较和各种归纳推理方法，通过单因素分析和多因素分析的技术来研究分析疾病或健康状况的规律性及与暴露因素之间的关联。

三、现况研究的常见偏倚及其控制

（一）常见的偏倚

偏倚（bias）指从研究设计与实施到数据处理和分析的各个环节中产生的系统误差，以及结果解释、推论中的片面性导致的研究结果与真实情况之间出现的倾向性的差异，进而导致对暴露与疾病之间联系的错误描述。现况研究中，偏倚按其来源可以分为三类：选择偏倚、信息偏倚和混杂偏倚。

1. 选择偏倚

（1）选择性偏倚：在调查过程中，没有严格遵循随机化原则抽样或主观选择研究对象；任意变换抽样方法，如原本根据出院号来随机选择（抽样），之后又改用入院号等其他方法来抽样。

（2）无应答偏倚：调查对象因不愿合作或其他种种原因不能或不愿意参加调查，从而降低了应答率，若应答率低于70%就难以用调查结果来估计整个研究总体的状况。

（3）幸存者偏倚：所调查到的对象均为幸存者，使得调查结果有一定的局限性和片面性，不能全面反映实际情况。

（4）报告偏倚：询问调查对象有关问题时，由于种种原因回答不准确。

2. 信息偏倚

（1）回忆偏倚：调查对象对过去的暴露史或疾病史等回忆不清，特别是健康的调查对象由于没有疾病的经历，而容易将过去的暴露情况等遗忘。

（2）调查偏倚：调查员有意识地深入调查某些人的某些特征，而不重视或马虎对待其他人的这些特征。

（3）测量偏倚：在资料收集过程中，测量工具、检验方法不正确，化验操作不规范等。

3. 混杂偏倚 在调查过程中，由于混杂因素的存在，导致研究结果对研究因素与疾病之间的真实联系产生了错误的估计。混杂因素是指与研究因素和疾病都有关联，但不是研究因素直接作用的结果。

（二）偏倚的控制

偏倚是可以避免或减小的，因而在现况研究或其他类型的研究中需要对调查资料进行质量控制，以便尽量减少偏倚的产生，从而能描述事物或事件的真实情况。有效的质量控制的前提是研究设计时要反复论证，尽量设计严密，并应考虑到调查中或调查结束时对资料进行质量评价的方法和指标。例如调查结束时，随机抽取一定数量的调查表进行重复调查，比较两次调查资料的一致性，或在调查过程中，对调查表中若干问题进行电话回访复查，均是非常有效的评价调查资料质量好坏的方法。在现况研究中，针对各种偏倚可能的来源，做好预防与控制，也是一个调查成功与否的重要环节。

具体而言，现况研究中应着重强调以下几个方面：①严格遵照抽样方法的要求，确保抽样过程中随机化原则的切实实施。②提高研究对象的依从性和受检率。③正确选择测量工具和检测方法，包括调查表的编制等。④组织好研究工作，调查员一定要经过培训，统一标准和认识。⑤做好资料的复查复核等工作。⑥选择正确的统计分析方法，注意辨析混杂因素及其影响。

四、现况研究的优缺点

（一）优点

（1）常用抽样调查，样本具有代表性，以样本估计总体的可信度较高，结果有较强推广意义。

（2）有来自同一群体自然形成的同期对照组，使结果具有可比性。

（3）一次调查可同时观察多种因素。

（二）缺点

（1）难以确定先因后果的时相关系，只能提供病因线索，不能得出有关病因因果关系的结论。

（2）现况研究调查得到的是某一时点的患病情况，故不能获得发病率资料，除非在一个稳定的群体中，连续进行同样的现况调查。

（3）研究对象可能处于所研究疾病的潜伏期或者临床前期而被误定为正常人。

（4）大规模的现况研究一般不适用于病程较短的疾病。

第三节　生态学研究

一、生态学研究概述

（一）概念

生态学研究（ecological study）又称相关性研究（correlational study），是描述性研究的一种类型，是以群体为单位描述暴露特征与疾病或健康状态在各人群中所占的百分数或频率，进而分析某种暴露因素与疾病之间的关系。因此，收集的指标一般为率或百分比的形式，如发病率、死亡率、烟草消耗量。

（二）特点

生态学研究在收集疾病和健康状态以及某暴露因素的资料时，不是以个体为观察和分析的单位，无法得知个体的暴露与效应（疾病）间的因果关系，而是以群体为单位的（如国家、城市、学校），可以反映群体的平均水平，这是生态学研究的最基本特征，如城市机动车数量的增长与居民肺癌发病率之间的相关性分析。生态学研究是从许多因素中探索病因线索的一种常用方法，其提供的信息是不完全的，只是一种粗线条的描述性研究。

（三）生态学研究的类型

1. 生态比较研究 生态比较研究（ecological comparison study）是生态学研究中应用较多的一种方法。生态比较研究中最简单的方法是观察不同人群或地区某种疾病的分布，然后根据疾病分布的差异，提出病因假设。一般情况下，这种研究不需要暴露情况的资料，也不需要复杂的资料分析方法。如描述胃癌在全国各地区的分布，发现沿海地区的胃癌死亡率较其他地区高，从而提出沿海地区环境或饮食结构等可能是胃癌的危险因素之一。

生态比较研究更常用来比较在不同人群中某因素的平均暴露水平和某疾病频率之间的关系，即比较不同暴露水平的人群中疾病的发病率或死亡率的差别，了解这些人群中暴露因素的频率或水平，并与疾病的发病率或死亡率作对比分析，从而为病因探索提供线索。例如，有人根据由联合国粮农组织提供的129个国家的食品消耗种类及数量和由世界卫生组织提供的该129个国家的胃癌和乳腺癌死亡率的资料，以人均食物种类的消耗量为暴露变量，分别与胃癌和乳腺癌的死亡率作了比较分析，发现以淀粉类食物为主的国家，胃癌高发，而平均脂肪消耗量高的国家，则乳腺癌高发，从而提出了这两种癌症与饮食因素之间病因假设的线索。环境流行病学研究中常采用生态比较研究的方法。此法也可应用于评价社会设施、人群干预以及在政策、法令的实施等方面的效果。

2. 生态趋势研究 生态趋势研究（ecological trend study）是连续观察人群中某因素平均暴露水平的改变与某种疾病的发病率、死亡率变化的关系，了解其变动趋势；通过比较暴露水平变化前后疾病频率的变化情况，来判断某因素与某疾病的联系。例如，心血管疾病的MONICA方案实施结果发现，人群的吸烟率、血压平均水平、血活胆固醇水平等的变化与心血管疾病的发病率和死亡率的变化有显著的相关关系。又如，某地在实施了结直肠癌序贯筛检等综合防治措施后，10余年的结直肠癌死亡率曲线有一个明显的下降趋势，提示这一综合措施在降低大肠癌死亡率方面是有效的。

生态学研究方法在实施中也常常将上述比较研究与趋势研究混合使用。生态学研究资料不需要特别的分析方法，可以将各群体（组）的研究因素的平均暴露水平与疾病频率之间作相关分析，也可以以各群体（组）的暴露作为自变量，以疾病的频率作为应变量，进行回归分析。由于在生态学研究中，一般可获得疾病的发病率，故在生态学研究资料分析中也可引入相对危险度（*RR*）人群归因危险度（*PAR*）等评价指标来进行分析。

（四）用途

1. 提供病因线索，产生病因假设 生态学研究通过收集人群中某疾病的频率与某因素的暴露状态，分析该暴露因素与疾病之间分布上的关联，探索与疾病发生有关的线索，从而产生病因假设。故生态学研究常常被广泛应用于慢性病的病因学研究或环境变量与人群疾病（健康）状态关系的研究，为研究假设的建立提供依据。

2. 评估人群干预措施的效果 通过描述人群中某种（些）干预措施的实施状况及某种（些）疾病的发病率或死亡率的变化，经比较和分析，对干预措施进行评价。此外，在疾病监测工作中，可应用生态学研究来估计监测疾病的发展趋势，为制定疾病预防与控制的策略和措施提供依据。

二、生态学研究的资料收集

随着科技的进步和多学科交叉研究的开展，生态学研究资料的来源也越来越广泛，包括以下两种热门的资料来源。

1. 地理信息系统 地理信息系统（geographic information system，GIS）是在计算机系统的支持下，用计算机数据库技术综合了空间科学、信息学、地理学和地图学等多个学科与理论的技术，对地理空间数据进行存贮、分析、评价和辅助决策的计算机硬件与软件系统。广泛应用于分析疾病流行的空间特征和分布模式，探索其病因及可能的影响因素，为疾病流行的预警、监控、防制效果评价等提供策略与措施制定的参考依据；还可对各类环境有害因素进行监测，通过进行空间分析和模型估计，对环境污染状况进行形象与直观的展示等。

2. 大数据 大数据时代已经来临，大数据是指通过使用计算机系统对各种数据的整合、共享和分析构成的数据集合。健康大数据来源广泛，主要包括基因组学、蛋白质组学数据，电子病历、电子健康档案数据，网络健康数据等。通过对疾病（健康）相关大数据的比较分析，可以对流行病的病因学进行有效的探讨，既可以帮助卫生行政部门做好卫生政策的制定，又可以辅助临床医护人员进行临床治疗与决策，为促进人类的健康作出贡献。

三、生态学研究的优缺点

（一）优点

生态学研究主要具有以下优点。

（1）可应用常规资料或现成资料（如数据库）来进行研究，节省时间、人力、物力和财力，能够较快得到结果。

（2）可提供线索供病因未明的疾病的病因线索研究，这是生态学研究最显著的特点。

（3）适用于个体的暴露剂量无法测量的研究，在该种情况下，生态学研究是唯一可供选择的研究方法。例如，空气污染与肺癌的关系。

（4）适用于一个人群中暴露因素变异范围很小，很难测量其与疾病的关系的研究。如脂肪摄入量与乳腺癌关系的研究等。

（5）适用于对人群干预措施的评价。

（6）在疾病监测工作中，应用生态趋势研究可估计某种疾病发展的趋势。

（二）缺点

1. 生态学谬误 生态学谬误（ecological fallacy）是生态学研究的最主要缺点。原因是生态学研究以各个不同情况的个体集合而成的群体为观察和分析的单位，以及存在的混杂因素等，造成研究结果与真实情况不符。由于获得的是群体的平均水平，而非个体的暴露与疾病或健康的联系，缺乏暴露与结局联合分布的资料，也无法在个体水平上控制混杂因素。因此，生态学研究发现的某因素与某疾病分布上的一致性，可能是两者存在真正的因果联系，也可能两者毫无关系。在对生态学研究的结果作结论时应慎重。

2. 混杂因素往往难以控制 生态学研究主要是利用群体的暴露和疾病或健康资料来解释群体的暴露与疾病的联系，对于较易出现相关的社会人口学及环境等因素，无法在个体水平上控制混杂因素，不可避免混杂偏倚。

3. 难以确定两变量之间的因果联系 生态学研究对个体的暴露水平或疾病的测量准确性相对较低，且暴露或疾病因素是非时间趋势设计的，其时序关系不易确定，故其研究结果不可作为因果关系的有力证据。

鉴于生态学研究的特点及其局限性，应用时应注意尽可能集中研究目的，不要在一个研究中设置过多的研究问题；选择研究人群时，应尽可能使组间可比；观察分析的单位尽可能地多，每单位内人数尽可能少；资料分析时尽可能用生态学回归分析（不只用相关分析）；分析模型中尽可能多纳入一些变量；在对研究结果进行解释时，应尽量与其他非生态学研究结果相比较，并结合与研究问题有关的专业知识进行综合的分析和判断。

本章小结

教学课件

执考知识点总结

本章涉及的2019版及2024版公共卫生执业助理医师资格考试考点对比见表3-1。

表3-1　2019版及2024版公共卫生执业助理医师资格考试考点对比

单元	细目	知识点	2024版	2019版
描述性研究	概述	(1) 定义	√	√
		(2) 主要类型及基本特征	√	√
		(3) 主要用途	√	√
	现况研究	(1) 概念、特点、主要用途、优缺点	√	√
		(2) 普查与抽样调查的概念、用途及各自的优缺点	√	√
		(3) 样本量的确定	已删除	√
		(4) 影响样本大小的因素	新增	—
		(5) 常用抽样方法与特点	√	√
		(6) 需要注意的问题	已删除	√
		(7) 常见偏倚的种类及其控制	新增	—
	生态学研究	(1) 定义	√	√
		(2) 主要类型及基本特征	只保留类型	√
		(3) 主要用途	√	√
		(4) 优缺点	新增	—

拓展练习及参考答案

（王　蕊）

第四章　病例对照研究

学习目标

素质目标：形成病因假设与推断的流行病学思维，更好地服务于基层疾病预防控制工作需要，保障人民群众的健康。

知识目标：掌握病例对照研究的原理，设计与实施的基本原则；熟悉病例对照研究的基本特点、用途和局限性；了解*OR*等指标的内涵及意义。

能力目标：能够独立开展病例对照研究的设计与实施，能够独立开展病例对照研究结果的分析与评价，能够进行偏倚来源的分析与控制。

案例导入

【案例】

吸烟与肺癌关系的研究

Doll和Hill于1948年4月至1952年2月在伦敦及其附近20多家医院，选择了确诊为肿瘤的住院病人为调查对象。在这4年间凡新收入肺癌病人时，即派调查员前往医院调查，每调查一例肺癌病人，同时匹配一例同一医院同期住院的胃癌、肠癌等其他肿瘤病人作为对照，即1∶1配比。对肺癌组和对照组病人均详细询问既往和现在的吸烟等情况，并填入统一的调查表，调查工作是由具有研究经验的调查员完成的。

【问题】

1. 选用住院的肺癌病人作为调查对象是否具有代表性？
2. 在住院病人中选取对照应如何保证与肺癌的可比性？

核心知识拆解

病例对照研究（case-control study）是最常用的分析流行病学研究方法，主要用于探索疾病的病因或危险因素和检验病因假设。与队列研究相比，病例对照研究具有省时、省力、便捷的优点，特别适用于发病率低的罕见病或危险因素研究。

第一节　概　　述

一、定义与基本原理

病例对照研究是选择患有和未患有某特定疾病的人群分别作为病例组和对照组，调查各组人群过去暴露于某种或某些可疑危险因素的比例或水平，通过比较各组之间暴露比例或水平的差异，判断暴露因素是否与研究的疾病有关联及其关联程度大小的一种观察性研究方法。若病例组有暴露史的比例或暴露的程度显著高于对照组，且其差异有统计学意义，则可认为这种暴露与疾病存在关联（图4-1）。

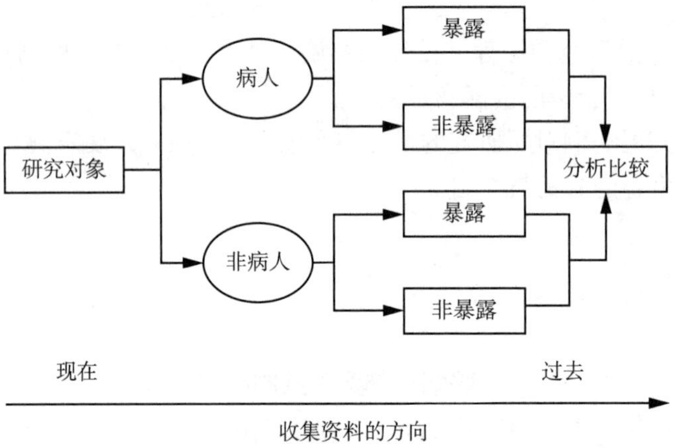

图4-1　病例对照研究的基本原理示意图

二、基本特点

病例对照研究有以下特点：①该研究只是客观地收集研究对象的暴露情况，而不给予任何干预措施，属于观察性研究。②病例对照研究可追溯研究对象既往可疑危险因素暴露史，其研究方向是回顾性的，是由“果”到“因”的，其验证因果关系的能力弱于队列研究，一般只能初步检验病因假设而难以证实因果关联。③病例对照研究按有无疾病分组，研究因素可根据需要任意设定，因而可以观察一种疾病与多种因素之间的关联。

三、研究类型

在实际工作中，病例对照研究通常根据对照是否有某些限制分为非匹配病例对照研究和匹配病例对照研究两种类型。

（一）非匹配病例对照研究

非匹配病例对照研究在病例和对照人群中分别选取一定数量的研究对象，仅要求对照数量等于或多于病例数量，除此之外再无其他规定，这种方法称非匹配病例对照研究。

（二）匹配病例对照研究

匹配（matching）也称配比，是以对研究结果有干扰作用的某些变量为匹配变量，要求对照组与病例组在匹配变量上保持一致的一种限制方法。例如，若以年龄作为匹配变量，则要求病例与对照在年龄方面均衡可比，以免由于年龄构成的差异歪曲研究结果的真实性。匹配又有频数匹配与个体匹配两种方法。

1. 频数匹配（frequency matching） 该方法要求匹配变量所占比例在病例组与对照组之间基本相同。其中，分类变量要求各类别的构成比基本相同，如病例组与对照组成员的性别构成比基本相同；数值变量可划定多个组段，要求各组段在病例组与对照组中的构成比基本相同，例如以5岁为一个年龄组，病例组与对照组中各年龄组所占比例的差异无统计学意义。

2. 个体匹配（individual matching） 以病例和对照的个体为单位，在其间均衡匹配变量的方法叫个体匹配。1个病例可匹配一个或一个以上对照，表示为1∶1、1∶2、1∶3、…、1∶M，1∶1匹配也称配对匹配（pair matching）。在每对病例与对照中匹配变量匹配到什么程度，才可视为一致取决于变量的性质和实际需要。分类变量可以完全匹配，例如均为男性或均为女性。数值变量往往划定一个范围，要求病例与对照的匹配变量都在这一范围内。如进行年龄匹配时，成人可要求病例与对照年龄相差不超过5岁，儿童多要求病例与对照年龄相差不超过1岁。但要注意，匹配标准一定要适当。要求太高不仅没有意义，还增加了工作难度；要求太低又达不到控制混杂的目的。

3. 匹配的注意事项 在病例对照研究中，采用匹配的目的有两个：一是提高研究效率，使每位研究对象提供的信息量增加，所需样本量减少；二是控制混杂因素，以避免研究中存在混杂偏倚。所以，匹配变量必须是已知的混杂因素，或有充分的理由怀疑为混杂因素，否则不应匹配。

（1）避免因匹配掩盖暴露与疾病的关联：某个变量被匹配之后，与匹配变量直接或间接相关的其他变量也将随之被匹配。假如这些无意中被匹配的变量恰好是研究因素，即使其原本与疾病之间存在关联，在该研究中这种关联也将不复存在。原因很简单，匹配无意中缩小了这些因素在病例与对照之间暴露水平的差别，从而掩盖了该因素暴露与疾病的关联。

（2）避免因匹配引入新的混杂因素：如果一项冠心病的病例对照研究将职业进行了匹配，则意味着可能经济收入、体力劳动、文化水平、社会地位、医疗保障、饮食结构、自我保护意识、居住环境、心理压力等因素也被随之匹配。进一步分析，上述因素的匹配又牵扯到血压、血脂等诸多生理、生化指标的匹配，该研究有可能获得冠心病与上述变量皆无关联的荒谬结论。因而，有时匹配在控制了混杂偏倚的同时又引入了另外的偏倚。为防止上述现象的发生，在进行匹配病例对照研究时，一定要对匹配变量有充分的了解，搞清它与哪些因素存在潜在关联，这些因素是不是研究因素。若没有把握，不要选择匹配病例对照研究。

（3）避免匹配过度：一旦对某个变量做了匹配，就不能分析它与疾病的关系，也不能分析它与其他变量对疾病的交互作用。同时，匹配还增加了选择对照的难度。把不必要的项目列入匹配，企图使病例与对照匹配因素尽量一致，就可能徒然丢失信息，增加工作难度，反而降低了研究效率，称为匹配过度（over-matching）。在实际研究工作中，应注意避免匹配过度。

知识拓展

巢式病例对照研究

巢式病例对照研究是传统病例对照研究的一种衍生类型，是以队列研究随访到的发病者和未发病者为研究对象进行的病例对照研究。该设计方法由美国流行病学家 Mantel于1973 年提出，当时称综合式病例对照研究，1982年被正式命名为巢式病例对照研究。该研究是先在暴露队列和非暴露队列中做研究队列，收集队列内每个成员的相关信息和生物标本，随访一段预定的时间，以队列中随访期内发生某疾病的全部病例作为病例组，未发生该疾病者的一个样本作为对照组，然后将两组成员的生物标本做必要的化验，结合已收集到相关信息进行统计分析，获得暴露与疾病是否有关联的判断。由于队列研究结束时，未发生疾病者数量众多，从中随机抽取对照组确有难度，所以，该研究多以匹配方式选取对照。巢式病例对照研究中，病例与对照的暴露信息均来自对研究对象的长时间随访，很少存在回忆偏倚，也不会出现现患病例-新发病例偏倚，信息质量要明显优于传统病例对照研究。

四、主要用途

病例对照研究是一种应用广泛的分析流行病学研究方法。“病例”可以是患有某种研究疾病的病人，也可以是发生某事件（如车祸、自杀）或具有某特征（如高血脂、高血糖）的个体，在很大限度上扩大了病例对照研究的应用范围。病例对照研究不仅可用于疾病的研究，还可用于某种健康状态或社会问题的研究，广泛用于病因探索、公共卫生事件的暴发调查、干预措施的评价等。

1. 疾病病因或危险因素的探索　病例对照研究最常用于疾病病因或危险因素的研究，特别适用于研究某些潜伏期长以及发病率低的罕见疾病，或容易漏诊、误诊疾病的危险因素。在有病因假设的前提下，病例对照研究将可疑病因作为研究因素，其研究结果可以初步检验病因假设是否成立，这是病例对照研究最常见的用途。病例对照研究特别适用于研究那些必需就医的疾病，如恶性肿瘤、骨折；可以广泛探索病因或危险因素，也可在描述性研究或探索性研究初步形成病因假说的基础上检验病因假说。

2. 评价防治策略和措施的效果　在病例与对照之间比较接受某预防措施者所占的比例，若病例组接受某预防措施者明显少于对照组，或者根本就没人接受过该措施，而对照组接受该措施者比例明显高于病例组，则可提示预防措施效果明显。

3. 用于疾病预后因素的研究　病例对照研究也可用于筛选和评价影响疾病预后的因素。以同一疾病的不同结局，如死亡与痊愈或并发症的有无，分为“病例组”和“对照组”，做回顾性调查，追溯产生某种结局的有关因素，如曾经接受的各种治疗方法，以及病期、病情及年龄、社会经济水平等其他因素，通过对比分析发现影响疾病预后的主要因素，指导临床实践。

第二节 研究设计与实施

一、明确研究目的

开展研究前，需要查阅文献资料了解研究的基本现状，结合既往研究成果以及医药卫生工作中需要解决的问题确定研究目的，而后根据研究目的确定目标、研究内容、研究计划等。

二、确定研究类型

根据对照是否需要限制选择传统非匹配或匹配病例对照研究类型。随着流行病学研究的发展，病例对照研究产生了多种改进的、非传统意义上的病例对照研究的衍生类型，如病例-队列研究、巢式病例对照研究、病例-病例研究。根据研究的需要，选择合适的研究类型。

三、选择研究对象

病例对照研究涉及病例与对照两类研究对象。由于该类研究一般皆为抽样调查，所以要求无论是病例还是对照，均应是各自总体的随机样本。

（一）病例的选择

1. 选择病例的依据 选择病例时应考虑以下问题。

（1）疾病的诊断标准：病例对照研究以有无某种疾病为分组标准，因而，对有无疾病的判断尤为重要。疾病应有明确的诊断标准，而且该标准应尽可能是得到公认的。若需要自订标准，应注意控制诊断标准的假阳性率和假阴性率。有时研究因素的暴露剂量与疾病的严重程度有关，病因亦可能只与所研究疾病的某种病理型别有关。若有上述情况，诊断标准中还要有疾病分期、分型的相应规定。

（2）病例的确诊时间：收集病例时，所研究疾病的新发病例、现患病例和死亡病例均可见到。死亡病例仅能从医院病历记录或他人代述中获得其暴露资料，误差更大，尽量不用。由于新发病例刚刚确诊，尚未接受临床干预措施，平时的行为习惯尚未因患病而改变，同时收集资料的时间与暴露时间接近，所以容易获得较为全面且真实的信息，可作为首选研究对象。现患病例是过去发生的病例中的存活者，他们一方面因患病后接受治疗、健康教育等干预措施，生活习惯和生理、生化许多指标等已发生改变；另一方面因时间过长对既往暴露情况有所遗忘。从该类病例中获得的信息往往不够准确或根本就不是患病前的真实情况。因而，从现患病例获取可疑病因的暴露信息时应格外注意，否则会产生现患病例-新发病例偏倚。

（3）病例的代表性：抽样调查的目的是以样本说明总体。病例不仅要在病情、疾病分型等方面能代表总体，而且要在人口学特征（如年龄、性别、种族），所处的社会环境、生活环境等与疾病发生有关的诸多方面也能代表其总体。

应该辩证地看待病例对照研究中的总体问题。总体的范围越大，收集病例的费用越高、困难越多、代表性越差。通常，研究者只需划定一个有限总体，并将研究结论推论至该总体即可。切不可，也没有必要给研究划定一个无限总体，使其成为工作中不可逾越的障碍。由于是有限总体，在解释研究结果时应特别注意对总体推论的表述，不可随意外延。理由显而易见：不同有限总体对同一因素的暴露水平不同，结论也截然不同。例如，吸烟是肺癌的病因，在吸烟暴露率较高的某地区男性人群中，此关联易被发现。而在暴露率很低或无暴露的该地区女性人群中，吸烟就不会被纳入肺癌的病因模型。结论是：在该地区，男性肺癌的病因之一是吸烟，女性肺癌的发生与吸烟无关。此时，两个人群的研究结论虽然不同但都是真实的，若将一个人群的结论推至另一人群，则会产生谬误。还需注意，虽然因暴露率低或无暴露，吸烟没有成为该地区女性肺癌的病因，但不等于该地区女性吸烟不会发生肺癌。吸烟能否导致该地区女性发生肺癌，还需进一步的流行病学研究。

（4）对病例某些特征的限制：有时为更好地处理干扰因素，病例对照研究允许在选择研究对象时对研究对象某些特征加以限制。如为避免年龄的干扰，可将病例和对照限制在某个年龄组。限制与匹配的作用是相同的，因匹配不当给研究结果带来的偏倚同样可出现在限制中，使用时应慎重。

2. 病例的来源 病例主要来自两方面，一是医院，二是社区。

（1）来源于医院的病例：该类病例为某一所或若干所医院在一定时期内诊断的全部病例或其随机样本，称为以医院为基础的（hospital-based）病例。医院来源的病例具有易收集、配合度高、信息质量高的优点，但具有易发生选择偏倚的明显缺陷。到某医院就医的病例在住址、病情、职业、经济水平、病种等方面可能具有某些特征，而这些特征又往往与病因有着千丝万缕的联系。因而，以医院为基础的病例对照研究，即使设计完美、真实性很好，其结论也只能推论至到该医院就医的人群（有限总体），不可能代表某地区全部人口中的某病病例，结论的外延性不好。

（2）来源于社区的病例：该类病例是在某一地区内，通过普查、疾病统计或医院资料得到的全部病例或其随机样本，称为以社区为基础的（community-based）病例。以社区为基础的病例对照研究，结论可推及该社区人群。若该社区人群在与疾病有关的诸多特征方面能代表更大的人群，则研究结论还可进一步外延。但进行以社区为基础的病例对照研究时，病例较难获得，除非有疾病筛检、队列研究、疾病监测等，发现的病例可以直接利用，否则费时、费力，不宜作为首选的病例来源。

（二）对照的选择

对照是病例来源的人群中未患所研究疾病者。与选择病例相比，选择对照更为复杂和困难。

1. 选择对照的依据 ①确认对照的标准：对照应是经过与病例相同的诊断技术确认的不患所研究疾病者。②对照的代表性：对照应是产生病例的人群中全体未患该病者的一个随机样本。即首先确定病例来源的总体，对照应当从该总体的非该病病人中随机抽取。在以医院为基础的病例对照研究中，到该医院就医的人群是一个特殊的有限总体，它的对照也应来自该总体。③对照与病例的可比性：要求除了研究因素，所有与疾病发生有关的因素在病例与对照之间均有可比性。这是求异法所要求的基本条件，否则研究将无科学性可言。④对照不应患有与研究因素有关的其他疾病：例如，研究吸烟与肺癌的关系时，不能以慢性支气管炎病人作为对照。因为，已知吸烟是支气管炎的病因，将支气管炎病例作为对照，对照组中必有较高的吸烟暴露史，即使吸烟与肺癌有关，也会得到吸烟在比较组间没有差别的研究结果。又比如研究阿司匹林与心肌梗死的关系时，不宜以风湿性关节炎病人作为对照，因为他们多常规服用阿司匹林。⑤可同时选择两种以上对照：一种方法是既从一般人口中选择对照，又从住院病人中选择对照，若研究结果一致，则能增加评价的依据；若研究结果不一致，则需分析其原因，找出可能存在的偏倚。

2. 对照的来源 根据实际需要，对照可来源于以下情况。①同一个或多个医疗机构中诊断的其他疾病病例。②社区人口中未患该病者。③病例的邻居中未患该病者。④病例的配偶、同胞亲戚或同事。不同来源的对照说明不同的问题。前两种对照是为了实现“对照应代表病例来源的人群中未患所研究疾病者”的原则。邻居对照可能有助于控制社会经济地位、居住环境等因素的混杂作用。同胞对照可以均衡遗传因素的干扰。配偶或同事对照则主要用于排除生活环境或工作环境的影响。

四、确定样本量

影响病例对照研究样本量的主要因素如下。

（1）研究因素在对照人群估计暴露率（P_0）和病例组中暴露率（P_1）。

（2）估计的研究因素引起的相对危险度或比值比。

（3）希望达到的检验显著性水平。

（4）检验把握度：即$1-\beta$，β是假设的假阴性错误概率。

五、确定研究因素

研究因素主要根据研究目的来确定。研究因素可以是宏观因素，如生活方式、社会经济地位；也可以是微观因素，如基因多态性。研究因素可通过描述性研究、不同地区和人群中进行的病例对照研究、临床观察或其他专业领域提出的研究线索确定，同时尽可能采取统一的标准对每项研究因素的暴露与否或暴露水平作出明确而具体的规定，以便于比较。

暴露的剂量和暴露持续时间是评价暴露水平的主要依据。暴露持续时间长和/或暴露的剂量大，发生某疾病的危险会增高。对于隐匿期长的发病过程，如肿瘤，暴露的持续时间非常重要。因此，要明确规定测量在疾病发生之前哪个时间窗的暴露情况。另外，除了与病因假设有关的暴露，研究因素还需要包括可能的混杂因素，以便在资料分析时排除其对结果的干扰。

测量指标尽量选用定量或半定量指标，也可按明确的标准进行定性测定，如将吸烟者确定为每日吸烟至少一支且持续一年以上者，否则即视为不吸烟，同时结合每日吸烟量和吸烟年限进一步将吸烟者的吸烟程度半定量或定量。将所确定的研究因素及其测量标准归纳于调查表中，以便于收集资料。

研究因素也不是越多越好，应以满足研究目的的需要为原则。与研究目的有关的变量不可缺少，而且应当尽量详细，如在饮酒与肝癌关系的研究中，有关调查对象饮酒或不饮酒的信息必不可少，而且应收集调查对象开始饮酒的年龄、酒的种类、饮酒的频率、每次的饮酒量等信息，即从多个侧面反映该变量的特点，以获得较多的信息；反之，与研究目的无关的因素则不要列入。

六、收集资料

研究对象一经确定，就应按事先考虑好的研究内容收集资料。具体收集何种资料因研究内容不同而异。应该注意的是，病例对照研究中应以同样的方式收集病例与对照的资料，如相同的调查表、相同的态度、相同的提问方式、相同的调查环境，以避免出现信息偏倚。

第三节　资料的整理与分析

一、整理资料

1. 复核原始资料　要对调查所得来的资料进行检查，并核对资料，纠正错误，补齐缺少的项目，复核过程既是一个使资料完整、可靠的过程，也是研究者熟悉资料的过程。

2. 资料的整理　对资料进行复核之后就要对资料进行整理，病例对照研究资料的整理一般是对资料中的有关信息进行编码，建立计算机数据库，将有关的研究因素录入计算机通过计算机进行有关的数据处理。常用的计算机软件有SPSS等。

二、分析资料

（一）统计描述

1. 均衡性分析 均衡性检验可分析两组之间是否可比。检验的主要特征指标有年龄、性别、职业、文化程度、民族等。

2. 资料基本整理模式 病例对照研究资料整理表见表4-1。

表4-1 病例对照研究资料整理表

暴露或特征	病例	对照	合计
有	a	b	$a+b$
无	c	d	$c+d$
合计	$a+c$	$b+d$	$a+b+c+d$

病例对照研究中表示疾病与暴露之间关联强度的指标为比值比（odd ratio，OR）。根据表4-1，病例对照研究中病例组的暴露比值见公式4-1。

$$\frac{a/(a+c)}{c/(a+c)}=a/c \quad \text{公式4-1}$$

病例对照研究中病例组的暴露比值见公式4-2、公式4-3。

$$\frac{b/(b+d)}{d/(b+d)}=b/d \quad \text{公式4-2}$$

$$OR=\frac{\text{病例组的暴露比值}}{\text{对照组的暴露比值}}=\frac{ad}{bc} \quad \text{公式4-3}$$

病例对照研究不能计算发病率，所以计算不了相对危险度，只能用OR作为反映关联强度的指标。OR的含义与RR类似，指暴露组的疾病危险性是非暴露组的多少倍。当$OR>1$，且OR的95%可信区间的下限也大于1，说明暴露是疾病发生的危险因素，随着暴露的增加疾病发生的危险度也增加，暴露与疾病呈“正相关”。当$OR<1$，且OR的95%可信区间的上限也小于1，说明暴露是疾病发生的保护因素，随着暴露的增加疾病发生的危险度降低，暴露与疾病呈“负相关”。当$OR=1$，或OR的95%可信区间包含1，说明暴露因素与疾病的发生不相关。

（二）统计推断

通过比较病例组与对照组某因素暴露率的差异，分析暴露与疾病的关系及其关联强度。

1. 非匹配设计资料的分析 例4-1：选择100例某手术部位感染病人和从对照人群中选取的200例未发生某手术部位感染病人，对其进行手术部位感染与术中低体温关系的病例对照研究。调查发现，100例病人中有50人发生术中低体温，200例对照中也有50人发生术中低体温。

（1）整理四格表：将上述研究结果整理成四格表，见表4-2。

表4-2　术中低体温与手术部位感染的病例对照研究

暴露或特征	感染	未感染	合计
术中低体温	50	50	100
对照组	50	150	200
合计	100	200	300

（2）χ^2检验：利用χ^2检验判断病例组与对照组的暴露率差异是否有统计学意义。其计算见公式4-4。

$$\chi^2=\frac{(ad-bc)^2n}{(a+b)(c+d)(a+c)(b+d)}$$ 公式4-4

当$N\geqslant 40$，如果四格表中任意一个格子的$1\leqslant T<5$时，需要用四格表χ^2检验校正公式计算χ^2值（公式4-5）。

$$\chi_c^2=\frac{(|ad-bc|-n/2)^2n}{(a+b)(c+d)(a+c)(b+d)}$$ 公式4-5

例4-1中，$\chi^2=\frac{(ad-bc)^2n}{(a+b)(c+d)(a+c)(b+d)}=\frac{(50\times150-50\times50)^2\times300}{100\times200\times100\times200}=18.75$

已知$\chi^2_{0.05,1}=3.84$，本例$\chi^2=18.75>3.84$，故$P<0.05$。在$\alpha=0.05$的水准，差异有统计学意义，即手术部位感染组与无感染组病人术中低体温率不同。

（3）计算关联强度：具体如下。

$$OR=\frac{ad}{bc}=\frac{50\times150}{50\times50}=3$$

（4）计算OR值的可信区间：前面计算的OR值是关联强度的一个点值估计，即用一次研究（样本人群）计算出来的一次OR值。由于抽样误差的存在，需要计算OR的可信区间。OR的可信区间估计常用的方法有Miettinen法和Woolf法，下面主要介绍Miettinen法。Miettinen法主要利用χ^2值来估计，其计算见公式4-6。

$$OR（95\%可信区间）=OR^{(1\pm1.96/\sqrt{\chi^2})}$$ 公式4-6

公式4-6中一般不用校正的χ^2值。

对于例4-1，$OR（95\%可信区间）=OR^{(1\pm1.96/\sqrt{\chi^2})}=3^{(1\pm1.96/\sqrt{18.75})}=(1.83\sim4.92)$，结果表明术中低温者发生手术部位感染的95%可信区间为1.83～4.92。

2. 1∶1匹配设计资料的分析　例4-2：为探讨幽门螺杆菌（Helicobacter pylori，Hp）感染与胃癌的关系，某研究者基于描述性研究发现Hp感染率与胃癌死亡率呈正相关，采用病例对照研究的措施探讨Hp感染是不是胃癌的危险因素。选用某市常住人口中，确诊为胃癌的新发病例298例作为病例组；选用与病例同性别、居住在同村或同一街道、年龄与病例相差不超出2岁，并是常住户口的非肿瘤居民，与病例组进行1∶1配对。结果病例组与对照组Hp均为阳性78例、均为阴性90例，病例组阳性而对照组阴性124例，病例组阴性而对照组阳性6例。

（1）整理四格表：具体如下。

1∶1匹配设计病例对照研究资料的四格表整理形式见表4-3。例4-2的资料整理见表4-4。

表4-3　1∶1匹配设计病例对照研究资料整理四格表

对照	病例		合计
	阳性	阴性	
阳性	a	b	$a+b$
阴性	c	d	$c+d$
合计	$a+c$	$b+d$	$a+b+c+d$

表4-4　Hp感染与胃癌相关性的病例对照研究

对照	病例		合计
	Hp阳性	Hp阴性	
Hp阳性	78	6	84
Hp阴性	124	90	214
合计	202	96	298

（2）χ^2检验：具体如下。

若$b+c\geqslant 40$，配对四格表资料χ^2检验专用公式见公式4-7。

$$\chi^2=\frac{(b-c)^2}{b+c}$$ 公式4-7

若$b+c<40$，应对公式4-7进行校正，校正公式为公式4-8。

$$\chi_c^2=\frac{(|b-c|-1)^2}{b+c}$$ 公式4-8

因为例4-1 $b+c>40$，所以$\chi^2=\frac{(b-c)^2}{b+c}=\frac{(124-6)^2}{124+6}=107.11$。

已知$\chi^2_{0.05,1}=3.84$，本例$\chi^2=107.11>3.84$，故$P<0.05$。在$\alpha=0.05$的水准，差异有统计学意义，即胃癌组与对照组病人Hp感染率不同。

（3）计算关联强度：对于配对资料，其计算见公式4-9。

$$OR=\frac{c}{b}\ (b\neq 0)$$ 公式4-9

对于例4-1，计算如下。

$OR=\frac{c}{b}=\frac{124}{6}=20.67$。

（4）计算OR值的可信区间：用Miettinen法估计OR值的可信区间。

OR（95%可信区间）$=OR^{(1\pm 1.96/\sqrt{\chi^2})}=20.67^{(1\pm 1.96/\sqrt{107.11})}=(11.63\sim 36.75)$，结果表明Hp感染与

胃癌的 *OR* 的 95% 可信区间为 11.63 ～ 36.75。

第四节 常见偏倚及其控制

一、选择偏倚

病例对照研究所选择的研究对象只是源人群的一个样本，由于选入与未选入的研究对象在某些特征上存在差异而引起的系统误差称为选择偏倚。病例对照研究中常见的选择偏倚包括入院率偏倚、现患病例-新发病例偏倚等。

1. 入院率偏倚 入院率偏倚（admission rate bias）也称伯克森（Berkson）偏倚在以医院为基础的病例对照研究中常发生这种偏倚，即当选择医院病人作为病例和对照时，病例只是该医院或某些医院的特定病例而不是全体病人的随机样本，对照是医院的某一部分病人而不是全体目标人群的一个随机样本。由于医院的医疗条件、病人的居住地区及社会经济文化等多方面因素的影响，病人对医院以及医院对病人都有一定的选择性，特别是因为各种疾病的入院率不同可导致病例组与对照组在某些特征上的系统误差。因此，尽可能在社区人群中选择病例和对照，保证较好的代表性。如进行以医院为基础的病例对照研究，最好能在多个不同级别、不同种类的医院中选择一定期间内连续观察的某种疾病的全部病例或其随机样本，在与病例相同的多个医院的多个科室、多病种的病人中选择对照。选择因已知与所研究的暴露因素有关的病种就诊的病人作为对照，可导致入院率偏倚。

2. 现患病例-新发病例偏倚 现患病例-新发病例偏倚（prevalence-incidence bias）也称奈曼偏倚（Neyman bias），即如果调查对象选自现患病例，即存活病例，特别是病程较长的现患病例，得到的一些暴露信息可能只与存活有关，而未必与该病的发病有关，从而错误地估计这些因素的病因作用；或者某病的幸存者由于疾病而改变了原有的一些暴露特征（如生活习惯），当他们被调查时容易误将这些改变了的暴露特征当作疾病前的状况，从而导致这些因素与疾病的关联误差。选择新发病例作为研究对象可避免或减少此类偏倚。

3. 检出症候偏倚 检出症候偏倚（detection signal bias）也称暴露偏倚。某因素虽然不是所研究疾病的病因，但有该因素的个体容易出现某些症状或体征，并常因此而就医，从而提高了所研究疾病早期病例的检出率。如果病例对照研究中病例组包括了较多的这种早期病例，致使过高地估计了病例组的暴露程度，由此产生的系统误差即为检出症候偏倚。

二、信息偏倚

信息偏倚是在收集整理信息过程中由于测量暴露与结局的方法有缺陷造成的系统误差。在病例对照研究中常见的信息偏倚包括回忆偏倚、调查偏倚等。

1. 回忆偏倚 回忆偏倚（recall bias）是由于研究对象对暴露史或既往史回忆的准确性和完整性存在系统误差而引起的偏倚。由于病例对照研究主要是调查研究对象既往的暴露情况，因此回忆偏倚是病例对照研究中最常见的信息偏倚。回忆偏倚的产生与调查时间和事件发生时间的间隔长短、事件的重要性、被调查者的构成以及询问技术有关。充分利用客观记录资料，问卷调查时重视提问方式，适当采用一些调查技巧，如选择一个与暴露史有联系的、不易被人们所忘记的重要指标进行调查来帮助研究对象联想回忆，有助于减少回忆偏倚。选择新发病例作为调查对象也可减少回忆偏倚的发生。

2. 调查偏倚 调查偏倚（investigation bias）是指可能来自调查者或调查对象产生的偏倚。病例与对照的调查环境与条件不同，或者调查者对病例与对照采取不同的询问方式，或者对暴露的测量方法、采用的仪器设备或试剂不统一、不准确等均可产生调查偏倚。做好调查员的培训，统一对病例和对照的提问方式和调查技术，尽可能使用量化或等级化的客观指标，由同一调查员调查病例和对照，调查环境尽量一致，可减少调查偏倚。调查员向被调查者讲清调查的目的，尽量取得他们的信任与合作，可以减少报告偏倚。此外，使用的检查仪器、试剂应精良、统一，使用前校准，并在使用过程中经常进行检查，可减少调查偏倚。

三、混杂偏倚

当我们研究某个因素与某种疾病的关联时，由于某个既与疾病有关系，又与所研究的暴露因素有联系的外来因素的影响，掩盖或夸大了所研究的暴露因素与疾病的联系，造成的偏倚称为混杂偏倚（confounding bias）。该外来因素称为混杂因素（confounding factor）。位于研究的暴露与疾病病因通路上的因素不是混杂因素。在研究设计阶段，可以对研究对象采取限制、配比等方法控制混杂偏倚；在资料分析阶段，可采取分层分析或多因素分析的方法控制混杂偏倚。

第五节　优点与局限性

一、病例对照研究的优点

（1）因为病例对照研究可在病例的集散地——医院收集病例，与其他研究方法相比，该方法收集病例更方便，更适用于罕见病的研究，有时甚至是唯一可行的选择。

（2）该方法所需研究对象的数量较少，节省人力、物力和财力，容易组织。

（3）一次调查可同时研究一种疾病与多个因素的关系，既可检验病因的假设，又可经广泛探索提出病因假设。

（4）收集资料后可在短时间内得到结果。

二、病例对照研究的局限性

（1）不适于研究暴露率很低的因素的研究，因为暴露率越低，样本量越大。

（2）暴露与疾病出现的先后顺序常常难以判断，因此难以判断暴露与疾病发生的因果关系。

（3）选择研究对象时易发生选择偏倚。

（4）获取既往信息时易发生回忆偏倚。

（5）易发生混杂偏倚。

（6）不能计算发病率死亡率等，因而不能直接分析相对危险度。

本章小结

教学课件

执考知识点总结

本章涉及的2019版及2024版公共卫生执业助理医师资格考试考点对比见表4-5。

表4-5　2019版及2024版公共卫生执业助理医师资格考试考点对比

单元	细目	知识点	2024版	2019版
病例对照研究	概念	（1）定义与基本原理	√	√
		（2）主要用途	√	√
	设计与实施	（1）病例的选择	√	√
		（2）对照的选择	√	√
		（3）匹配及其注意事项	新增	—
		（4）研究因素的确定	√	√
		（5）影响样本大小的因素	√	√
	资料分析	（1）*OR*值及95%可信区间	√	√
		（2）成组资料、匹配资料	√	√
	主要偏倚及其控制	选择偏倚、信息偏倚、混杂偏倚	√	√
	主要优缺点	优点及局限性	√	√

拓展练习及参考答案

（张玉领）

第五章　队列研究

学 习 目 标

素质目标：形成病因假设与推断的流行病学思维，更好地服务于基层疾病预防控制工作需要，保障人民群众的健康。

知识目标：掌握队列研究的原理、设计与实施的基本原则；熟悉队列研究的基本特点、用途和局限性；了解*RR*、*AR*等指标的内涵及意义。

能力目标：能够独立开展队列研究的设计与实施，能够独立开展队列研究结果的分析与评价，能够对偏倚来源进行分析与控制。

案例导入

【案例】

吸烟与高血压发病关系的人群调查研究

某研究者欲研究吸烟与高血压的关系，选取了某地30～40岁吸烟者和非吸烟者各2000人，随访观察了5年，其中吸烟组高血压发病人数为150人、发病率为7.5%，非吸烟组高血压发病人数为60人、发病率为3%。

【问题】

1. 能否认为吸烟者容易患高血压？
2. 该研究属于什么类型的研究？
3. 该研究有哪些优缺点？

核心知识拆解

队列研究（cohort study）是将人群按照是否暴露于某可疑因素及其暴露程度分为不同组，追踪各组的结局，比较不同组之间结局频率的差异，从而可以判断暴露因素与结局之间有无因果关联及其强度的观察性研究方法。队列研究在检验病因假设的能力较强，因此在流行病学病因研究中被广泛应用。

第一节 概 述

队列（cohort）在流行病学中表示具有某种共同暴露的一组人群，队列研究中研究对象通常包括暴露组和非暴露组两个队列，例如吸烟与肺癌关系的队列研究分为吸烟组（暴露组）和不吸烟组（非暴露组）。根据观察期间队列成员是否相对固定，队列可分为固定队列和动态队列。

暴露（exposure）泛指能影响结局（如疾病或死亡）的各种因素，即研究对象接触过某种待研究的物质（如X线照射、重金属）或具有某种待研究的特征（如某基因位点突变）或行为（如年龄、性别、职业、遗传、行为、生活方式）。暴露在不同的研究中有不同的含义，可能是有害健康的危险因素，也可能是有益健康的保护因素。

危险因素（risk factor），又称危险因子，泛指能引起某特定不良结局（如疾病）发生或使其发生概率增加的因子，包括环境、遗传、生活方式等多种因素。危险因素的反面称为保护因素（protective factor），两者都可作为研究因素，统称为决定因素或影响因素。

一、基本原理

队列研究（cohort study）是将一个范围明确的人群按是否暴露于某可疑因素或暴露程度分为不同的亚组，追踪各组的结局并比较其差异，从而判定暴露因素与结局之间有无关联及关联程度大小的一种观察性研究方法。

队列研究根据研究对象是否暴露于某研究因素或其不同水平将研究对象分成暴露组与非暴露组，随访一定时间后，比较两组之间所研究结局（outcome）发生率的差异，以分析暴露因素与研究结局之间的关系。共同暴露于某种因素的人群称为暴露队列，反之则称为非暴露队列，这两种队列构成了队列研究的研究对象。无论是暴露队列还是非暴露队列，研究对象都必须是有可能出现研究结局的人群。

在队列研究中，所选研究对象必须是在随访开始时没有出现所研究结局，但在随访期间可能出现该结局的人群。非暴露组除了未暴露于某因素，其他各方面应该尽可能与暴露组相同，保证两组的可比性。队列研究的基本原理见图5-1。

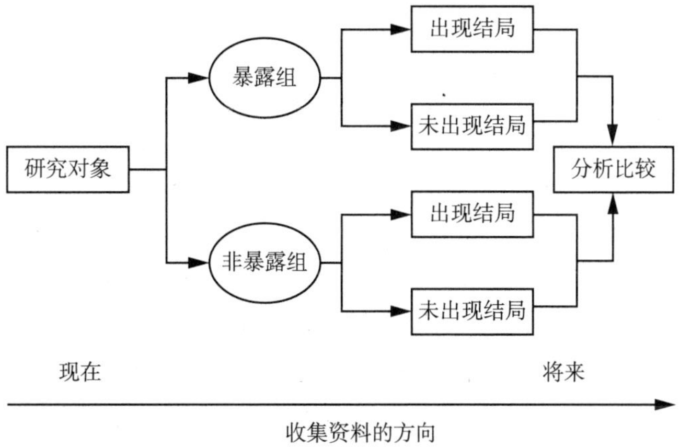

图5-1 队列研究的基本原理示意图

队列研究统计时基本格式如表5-1，暴露组的发病率为$a/a+b$，对照组的发病率为$c/c+d$。如暴露组的发病率（$a/a+b$）显著高于对照组发病率（$c/c+d$），且差异有统计学意义，同时研究中又无明显的偏倚，说明暴露因素与研究的疾病有关系，且很有可能有因果关系。

表5-1 队列研究资料数据整理

分组	病例	非病例	合计
暴露组	a	b	$a+b$
对照组	c	d	$c+d$
合计	$a+c$	$b+d$	$a+b+c+d$

二、主要特点及用途

（一）特点

1. 前瞻性研究 在队列研究开始时，入选的研究对象都没有发生所研究的疾病等结局，通过随访、前瞻性观察一段时间以后发现病例或其他结局发生的情况。因此，队列研究有前瞻性的特点。

2. 属于观察法 队列研究中所研究的可疑暴露因素不是人为给予或随机分配的，而是研究之前就在研究人群中客观存在或自然形成的，研究结局也是在非干预情况下产生的，这是队列研究区别于实验流行病学研究的一个重要方面。

3. 按暴露与否对研究对象进行分组 队列研究按有无暴露或暴露的水平将研究对象进行分组，以非暴露组或低暴露组作为对照组进行比较。

4. 从“因”到“果”的研究 从病因链的角度来看，队列研究是由“因”到“果”的研究，即疾病发生之前已确立了研究对象的暴露状况，纵向观察其结果，在病因推断上合乎先因后果的逻辑推理顺序，证明暴露与结局的因果联系的强度较高。

（二）用途

1. 检验病因假设 在研究的时间顺序上，队列研究是由“因”到“果”的研究，检验病因假设的能力较强，因此它的主要用途是探讨健康影响因素与一种疾病或多种疾病的关联。例如，在研究吸烟与肺癌的发生是否有关联的同时，还可研究吸烟与高血压、冠心病和慢性支气管炎等的发生是否有关联。

2. 评价预防效果 当某些可能的预防措施（暴露因素）不是人为给予的，而是研究对象自发产生的行为，如摄入足量的蔬菜可以预防结肠癌的发生，可以通过队列研究评价这种预防措施产生的效果。

3. 研究疾病自然史 队列研究经过前瞻性的随访，观察到人群从暴露到发生疾病直至出现各种结局的全貌，包括亚临床阶段的变化与表现。这些信息对临床医生作出诊断和治疗决策至关重要。因为不了解疾病自然史就不知道疾病不同阶段的症状和体征，也就无法作出及时而准确的诊断；不了解疾病自然史就不知道疾病可否自愈，也就无法辨别治与不治孰优孰劣。

4. 检测新药上市后的不良反应 虽然新药上市前已经经过严格的三期临床试验，但有些药物的不良反应可能没有被发现。在新药用于临床，大量人群应用新药后，可通过队列研究观察应用新药（暴露因素）所产生的各种不良反应（研究结局）。

知识拓展

吸烟与肺癌关系的前瞻性研究

20世纪上半叶，英国肺癌的发病率和死亡率迅速上升，且与烟草的消耗量呈平行关系，使得医疗卫生工作者考虑肺癌和吸烟可能存在联系。英国医师Doll和Hill于1951—1976年间，用前瞻性调查方法研究了吸烟与肺癌的关系达20余年，结果表明吸烟者比不吸烟者发生肺癌危险性大，吸烟量愈大、吸入肺部愈深，患肺癌的危险性愈大。戒烟后可以减少患肺癌的危险性。Doll和Hill应用流行病学方法阐明了吸烟和肺癌的关系，为研究多种癌症的病因和原因未明的疾病提供了典范。

三、研究类型

根据研究对象进入队列及终止观察时间的不同，可以将队列研究分为前瞻性队列研究、历史性队列研究和双向性队列研究三种类型（图5-2）。

1. 前瞻性队列研究（prospective cohort study） 前瞻性队列研究是队列研究的基本形式。根据研究对象现在的暴露情况进行分组，通过一段时间的前瞻性观察才能出现研究结局。该方法是从现在开始至将来结束，可以直接获得暴露与结局的第一手资料，因而信息准确，不易产生信息偏倚。但因该研究需长时间随访，费时、费力。

2. 历史性队列研究（retrospective cohort study） 历史性队列研究是研究者根据已掌握的关于研究对象在过去某个时点的暴露情况的历史资料进行分组，研究开始的时候结局已经出现，不需要前瞻性观察，研究开始之时便是观察结束之日。该方法虽然收集暴露资料和判断结局同时完成，但性质还是属于前瞻的，是从过去暴露记录或档案中获得有无暴露，追踪到现在的结局。尽管暴露与结局资料的搜集方法是回顾性的，但研究性质仍然是从因到果的，要注意与病例对照研究的区别。

3. 双向性队列研究（ambispective cohort study） 有时历史资料积累的时间较短，达不到疾病的潜隐期，需继续观察一段时间以满足研究的要求。这种在历史性队列研究之后继续前瞻性地观察

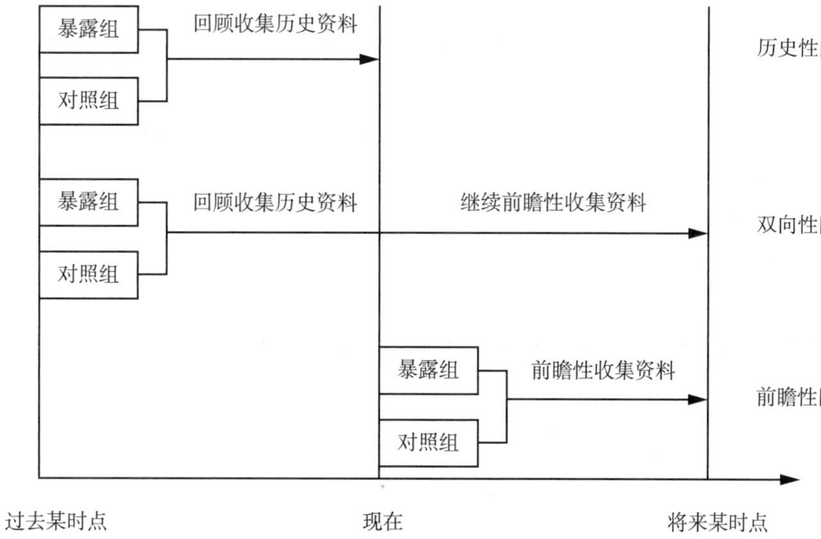

图5-2 队列研究类型示意图

一段时间的研究称双向性队列研究，也称历史前瞻性队列研究。

第二节　研究设计与实施

设计与实施是一项研究成败的关键，研究设计包括研究因素的确定、观察结局的确定、研究人群的选择、样本量的确定以及资料的收集与随访等。

一、确定研究因素与观察结局

（一）研究因素

由于队列研究是一项费时、费力、费钱的研究，因此，队列研究中研究因素的确定是至关重要的。研究因素（暴露因素）通常是在描述性研究和病例对照研究的基础上确定的。在研究中要考虑如何选择、定义和测量暴露因素。一般应对暴露因素进行定量，除了暴露水平，还应考虑暴露的时间，以估计累积暴露剂量。同时还要考虑暴露的方式，如间歇暴露或连续暴露、直接暴露或间接暴露、一次暴露或长期暴露。暴露的测量应采用敏感、精确、简单和可靠的方法。

除了要确定主要的暴露因素，还应同时确定需要收集的其他相关因素，包括各种可疑的混杂因素及研究对象的人口学特征，以利于在后续阶段对研究结果作深入分析。

如研究吸烟与肺癌的关系，研究因素是吸烟，吸烟作为肺癌的危险因素已在大量的描述性研究和病例对照研究中得到确认，接下来需要队列研究验证。吸烟为暴露因素，研究因素比较明确，易于判断。同时还需要收集研究对象的社会人口学资料和生活方式的信息。

（二）观察结局

结局变量（outcome variable）又称结果变量，简称结局，是指随访观察中将出现的预期结果事件，即研究者希望追踪观察的事件。结局就是队列研究观察的自然终点（natural endpoint）。

研究结局的确定应全面、具体、客观。结局不仅限于发病、死亡，也有健康状况和生命质量的变化；既可是终极的结果（发病或死亡），也可是中间结局（如分子或血清的变化）；结局变量既可是定性的，也可是定量的，如血清抗体的效价、尿糖及血脂；结局变量既可是负面的（如疾病发生）也可是正面的（如疾病康复）。

结局变量的测定，应给出明确统一的标准，并在研究的全过程中严格遵守。考虑疾病的诊断标准时要注意一种疾病往往有多种表现，有轻型和重型、不典型和典型、急性和慢性等区别。因此，妥善的解决办法是，既按国际或国内统一的标准判断结局，又按自定标准判断，准确记录下其他可疑症状或现象供以后分析时参考。

队列研究的优点之一是一次可以同时收集到多种结局资料，可以研究一因多果的关系，故在队列研究中除确定主要研究结局外，还可考虑同时收集多种可能与暴露有关的结局，提高一次研究的效率。

二、选择研究人群

（一）暴露人群的选择

暴露人群即暴露于待研究因素的人群。根据研究目的和研究条件的不同，暴露人群通常可以分为以下四类人群。

1. 职业人群 如果要研究某种可疑的职业暴露因素与疾病或健康的关系，必须选择相关职业人群作为暴露人群。另外，由于职业人群有关暴露与疾病的历史记录往往较为全面、真实和可靠，故在历史性队列研究中，所选择的暴露人群常为职业人群。

2. 特殊暴露人群 特殊暴露人群是研究某些罕见的特殊暴露的唯一选择，如选择原子弹爆炸的受害者、接受过放射治疗的人，以研究射线与白血病的关系。由于对某些职业暴露和某些特殊暴露的危险多半不是一开始就认识到的，一旦认识到了，大多都采取了防护措施以减少暴露，所以一般不易或不允许进行前瞻性队列研究，而常使用历史性队列研究。

3. 一般人群 即某一区域范围内的全体人群，选择其中暴露于欲研究因素的人做暴露组。在一般人群中选择暴露组，通常考虑两点：①不打算观察特殊人群发病的情况，而着眼于一般人群及今后在一般人群中的防治，使研究结果具有普遍意义。②所研究的因素和疾病都是一般人群中常见的，没有必要选择特殊人群或没有特殊人群可寻，特别是在研究一般人群的生活习惯或环境因素时。如美国的Framingham心脏研究。

4. 有组织的人群团体 该类人群可看作是一般人群的特殊形式，如医学会会员，工会会员，机关、社会团体、学校或部队成员。选择这类人群的主要目的是利用他们的组织系统，便于有效地收集随访资料。而且他们的职业和经历往往是相同的，可增加其可比性。如Doll和Hill选择英国医师协会会员以研究吸烟与肺癌的关系。

（二）对照人群的选择

设立对照是分析流行病学研究的基本特征之一。其目的是比较，以更好地分析暴露的作用。因此，选择对照组的基本要求是尽可能保证其与暴露组的可比性，即对照人群除未暴露于所研究的因素外，其他各种影响因素或人群特征（年龄、性别、民族、职业、文化程度等）都应尽可能地与暴露组相同或相近。做到对照组与暴露组有良好的可比性是很不容易的，关键在于选择恰当的对照人群。对照人群的常用形式有下列四种。

1. 内对照（internal control） 即先选择一组研究人群将其中暴露于所研究因素的对象作为暴露组，其余非暴露者即为对照组。也就是说在选定的一群研究对象内部既包含了暴露组，又包含了对照组。这样做的好处是，选取对照比较省事，可以无误地从总体上了解研究对象的发病率情况，并且可比性较好。

当研究的暴露变量不是定性变量，而是定量变量时，可按暴露剂量分成若干等级。如果高剂量暴露可增加疾病危险性，则以最低暴露水平的人群为对照组。饮用水中的氟、蔬菜中的硝酸盐、人的血压值等均可以这样做。

2. 外对照（external control） 当选择职业人群或特殊暴露人群作为暴露人群时，往往不能从这些人群中选出对照，而常需在该人群之外去寻找对照组，故称之为外对照。如以放射科医生为研究射线致病作用的暴露对象，可以不接触射线或接触射线极少的五官科医生为外对照。选用外对照的优点是随访观察时可免受暴露组的影响，即暴露组的“污染”，缺点是需要费力去另外组织一项人群工作。

3. 总人口对照（total population control） 这种对照可被认为是外对照的一种，是利用整个地区的现成的发病或死亡统计资料，即以全人群为对照，而不是与暴露组平行地设立一个对照组进行调查。它的优点是对比资料容易得到；缺点是资料比较粗糙，往往不十分精确或缺乏欲比较的详细资料，可比性差。另外，对照中可能包含暴露人群。总人口对照一般用于总人群中暴露者的比例很小的情形，如在研究某种职业危害因素时，如果从事该职业的人很少，则可考虑采用总人口对照。

4. 多重对照（multiple control） 同时用上述两种或两种以上的形式选择多组人群作对照，以减少只用一种对照所带来的偏倚，增强结果的可靠性。但多重对照无疑增加了研究的工作量。

三、估计样本量

（一）计算样本量时需考虑的问题

1. 暴露组与对照组的比例 一般说来，对照组的样本量不宜少于暴露组的样本量，二者通常是等量的。只有当暴露组样本不够时，为了达到统计学要求，才考虑增加对照组样本。

2. 失访率 队列研究通常要追踪观察相当长一段时间，这期间内研究对象的失访几乎是难免的。因此在计算样本量时，需预先估算失访率，适当扩大样本量，防止在研究的最后阶段因失访导致样本量不足而影响结果的分析。假设失访率为10%，则可按计算出来的样本量再加10%作为实际样本量。

（二）影响样本量的因素

（1）一般人群（对照人群）中所研究疾病的发病率。

（2）暴露组与对照组人群发病率之差。差值越大所需样本量越小。如果暴露组人群发病率p_1不能获得可设法取得其相对危险度（*RR*）的估计值，由公式$p_1 = RR \times p_0$，可求得p_1。

（3）要求的显著性水平。即检验假设时的第一类错误（假阳性错误）值。要求假阳性错误出现的概率越小，所需样本量越大。通常取$\alpha = 0.05$或0.01，α取0.01时所需样本量较取0.05时大。

（4）把握度（$1-\beta$）又称效力，β为检验假设时出现第二类错误（假阴性错误）的概率，而$1-\beta$为检验假设时能够避免假阴性的能力，即效力。若要求效力（$1-\beta$）越大，即β值越小，则所需样本量越大。通常β取0.10。

由于手工法计算样本量比较复杂，具体样本量计算的方法本书不做探讨。

四、收集资料与随访

（一）基线资料的收集

在研究对象选定之后，必须详细收集每个研究对象在研究开始时详细的基本情况，包括暴露的资料及个体的其他信息，这些资料一般称为基线资料或基线信息（baseline information）。这些信息一方面可作为判定暴露组与非暴露组的依据，另一方面可为今后仔细分析和调整其他影响研究结局的因素提供保证。基线资料一般包括待研究的暴露因素的暴露状况，疾病与健康状况，年龄、性别、职业、文化婚姻等个人状况，家庭环境、个人生活习惯及家族疾病史等。获取基线资料的方式一般有下列四种：①查阅医院、工作单位及个人健康保险的记录或档案。②访问研究对象或其他能够提供信息的人。③对研究对象进行体格检查和实验室检查。④环境调查与检测。

（二）随访

研究对象的随访（follow up）是队列研究中一项十分艰巨和重要的工作，其随访的对象、内容方法、时间、随访者等都直接与研究工作的质量相关。因此，应事先计划、严格实施。

1. 随访对象与方法 所有被选定的研究对象，不论是暴露组或对照组都应采用相同的方法同等地进行随访，并坚持追踪到观察终止期。对失访者需要进行补访，未能追访到的，应尽量了解其原因，以便进行失访原因分析。同时可比较失访者与继续观察者的基线资料，以估计可能导致的偏差。

随访方法包括对研究对象的直接面对面访问、电话访问、自填问卷、定期体检、环境与疾病的监测、医院医疗与工作单位的出勤记录的收集等。随访方法的确定应根据随访内容、随访对象及投入研究的人力、物力等条件来考虑。应该强调的是，对暴露组和对照组应采取相同的随访方法，且在整个随访过程中，随访方法应保持不变。

2. 随访内容 一般与基线资料内容一致，但随访收集的重点是结局变量，其具体项目视研究目的与研究设计而不同。将各种随访内容制成调查表在随访中使用，并贯彻始终。有关暴露状况的资料也要不断收集，以便及时了解其变化。

3. 观察终点 观察终点（end-point）就是指研究对象出现了预期的结果，达到了这个观察终点就不再对该研究对象继续随访。这里强调的是出现预期结果，如观察的预期结果是冠心病，但某研究对象患了高血压，不应视为已达到观察终点，而应继续当作研究对象进行追踪。如果某研究对象猝死于卒中，尽管已不能对其随访，但仍不作为到达观察终点对待，而应当作一种失访，在资料分析时作为失访处理。

一般情况下，观察终点可以是疾病或死亡，但也可是某些指标的变化，如血清抗体的出现、血脂升高或其他生物学标志的出现等，根据研究的要求不同而不同。对观察终点的判断应在设计中制定明确的标准，规定明确的判断方法，这种规定自始至终不能改变，即使实际医疗工作中已有所改变但在本研究中也不能改变，以免造成疾病错分的误差。发现终点的方法要敏感、可靠、简单、易被接受。

4. 观察终止时间 观察终止时间是指整个研究工作截止的时间，即预期可以得到结果的时间。终止时间直接决定了观察期的长短，而观察期长短是以暴露因素作用于人体至产生疾病结局的时间，即以潜伏期（或潜隐期）为依据；另外，还应考虑所需的观察人年数。观察期要在考虑上述两个因素的基础上尽量缩短，以节约人力、物力，减少失访。观察时间过短，可能得不出预期的结果；但追踪时间越长，失访率越高，消耗越大，结果也可能受影响。

5. 随访间隔 如果观察时间较短，在观察终止时搜集一次资料即可。如果观察时间较长，则需多次随访，其随访间隔与次数将视研究结局的变化速度，研究的人力、物力等条件而定。一般慢性病的随访间隔期可定为1～2年。

6. 随访者 根据随访内容的不同，调查员可以是普通的询问调查者，也可以是实验室的技术人员、临床医生等，但随访调查员必须认真接受培训。研究者可以参加随访，但最好不亲自参与，因为研究者随访易带来主观的偏倚，而不知情的局外人士反而能够获取更客观的信息。

第三节　资料的整理与分析

一、整理资料

资料分析前，首先应对资料进行审查，了解资料的正确性与完整性。对有明显错误的资料应进行重新调查、修正或剔除；对不完整的资料要设法补齐。在此基础上，先对资料做描述性统计，即描述研究对象的组成、人口学特征、随访时间及失访情况等，分析两组的可比性及资料的可靠性；如果为了质量控制做了抽样重复调查，则还需要比较重复调查的符合率；然后才作推断性分析，分析两组率的差异，推断暴露的效应及其大小。

根据统计分析的要求和资料性质，队列研究的资料一般整理成表5-2的模式（对累积发病率资料）或表5-3的模式。

表5-2　固定队列研究资料的整理（累积发病率）

分组	病例	非病例	合计	累积发病率
暴露组	a	b	$a+b$	$a/(a+b)$
对照组	c	d	$c+d$	$c/(c+d)$
合计	$a+c$	$b+d$	$a+b+c+d$	$(a+c)/(a+b+c+d)$

表5-3　动态队列研究资料的整理（发病密度）

分组	病例数	人时数	累积发病率
暴露组	A_1	T_1	A_1/T_1
对照组	A_0	T_0	A_0/T_0
合计	M	T	M/T

二、分析资料

（一）人时的计算

队列研究由于时间跨度较长，观察对象经常处于动态之中，队列内对象被观察的时间可能不一致，此时以人为单位计算率就不合理。较合理的办法是加入时间因素，引入人时的概念来描述观察对象的暴露经历，人时即观察人数与观察时间的乘积，常用的人时单位有人年、人日等。常用的人年计算方法有下列三种。

1. 精确法　即将每个人精确的观察时间（精确到天）相加，最后折算成年。该法结果精确，手工计算时资料处理麻烦，通常使用计算机程序处理。

2. 近似法　如果不知道每个队列成员进入与退出队列的具体时间（精确到天），就不能用上述方法直接计算人年数；另外，如果样本量很大，对人年计算的精确性要求不高时，也没有必要应用精确法计算。此时，都可应用近似法计算人年。近似法即用每年观察的平均人数（一般取相邻2年的年初人口的平均数或年中人口数）作为该年的观察人年数，然后将各年的观察人年数相加即得到观察的总人年数。该法计算简单，但精确性较差。

3. 寿命表法 计算人年利用简易寿命表方法也可以计算人年。该法计算简单，并有一定的精确度。常用的计算方法是规定观察当年内进入队列的个人均作1/2人年计算，失访或出现终点结局的个人也作1/2人年计算。具体计算方法可参阅相关统计学教材。

（二）常用率的计算

1. 累积发病率（cumulative incidence） 如果研究人群的数量较大且比较稳定，则无论其发病强度大小和观察时间长短，均可用观察开始时的人口数作分母，以整个观察期内的发病（或死亡）人数为分子，计算某病的累积发病率（或累积死亡率）。累积发病率反映的是特定时间内的发病风险，累积发病率的量值变化范围为0～1，报告累积发病率时必须说明累积时间的长短，否则，其流行病学意义不明。其计算见公式5-1。

$$\text{累积发病率}=\frac{\text{观察期内的发病人数}}{\text{观察开始时的人数}} \qquad \text{公式5-1}$$

2. 发病密度（incidence density） 如果队列研究观察的时间比较长，就很难做到研究人口的稳定。如研究对象进入队列的时间可能先后不一；在观察截止前，可能由于迁移，竞争性死亡或其他原因退出，造成各种失访；研究对象出现终点结局的时间不同等原因，均可造成每个对象被观察的时间不一样。此时以总人数为单位计算发病（死亡）率是不合理的，因为提早退出的研究对象若能坚持到随访期结束，仍有发病可能。此时需以观察人时为分母计算发病率，用人时为单位计算出来的率带有瞬时频率性质称为发病密度，反映的是速率。理论上，发病密度的量值变化范围是0到无穷大。其计算见公式5-2。

$$\text{发病密度}=\frac{\text{观察期内的发病人数}}{\text{观察总人时数}} \qquad \text{公式5-2}$$

3. 标化死亡比与标化比例死亡比 当研究对象数目较少，结局事件的发生率比较低时，无论观察的时间长或短，都不宜直接计算率，而是以全人口发病（死亡）率作为标准，算出该观察人群的理论发病（死亡）人数，即预期发病（死亡）人数再用观察人群实际发病（死亡）人数与此预期发病（死亡）人数之比，得到标化发病（死亡）比。最常用的指标为标化死亡比（standardized mortality ratio，SMR），这一指标在职业流行病学研究中常用。其计算见公式5-3。

$$SMR=\frac{\text{研究人群中的观察死亡数}}{\text{以标准人口死亡率计算出的预期死亡数}} \qquad \text{公式5-3}$$

*SMR*虽然是在特殊情况下用来替代率的指标，但实际上不是率，而是以全人口的发病（死亡）率作为对照组计算出来的比，其流行病学意义与效应指标（*RR*）类似。

例5-1：某厂30～40岁组工人有500名，内有2名死于肺癌。已知该年全人口30～40岁组肺癌的死亡率2‰，求其*SMR*。

已知研究人群中的观察死亡数为2，以标准人口死亡率计算出的预期死亡数为1，所以$SMR=1$，即某厂30～40岁年龄组工人死于肺癌的危险达到相应一般人群的2倍。

如果某单位的历年人口资料不能得到，而仅有死亡人数、原因、日期和年龄，则可改算标化比例死亡比（standardized proportional mortality ratio，SPMR）。其计算方法是以全人口中某病因死亡占全部死亡的比例乘以某单位实际全部死亡数而得出某病因的预期死亡数，然后计算实际死亡数与预期死亡数之比。*SPMR*计算见公式5-4。

$$SPMR=\frac{\text{研究人群中的观察死亡数}}{\text{以全人口中某病因死亡占全部死亡的比例计算出的预期死亡数}}\qquad \text{公式5-4}$$

例5-2：某厂某年30～40岁年龄组工人死亡总数为100名，其中因肺癌死亡5名，全人口中该年30～40岁组肺病死亡占全死因死亡的比例为2.2%，求其*SPMR*。

$$SPMR=\frac{5}{100\times 2.2\%}=2.27$$

即某厂30～40岁年龄组肺癌死亡的危险为一般人群的2.27倍。

由于队列研究多为抽样研究，当发现两组或多组样本率之间存在差别时，要考虑抽样误差的可能性，需要进行统计学显著性检验。常用的检验方法有率的Z检验、χ^2检验、Fisher确切概率法等。

（三）关联强度的估计

队列研究的主要效应测量指标是相对危险度（relative risk，RR）与归因危险度（attributable risk，AR），即暴露组与对照组之间的危险度比和危险度差。队列研究的最大优点就在于它可以直接计算出研究对象的结局的发生率，因而也就能够直接计算出*RR*和*AR*，从而可直接评价暴露的效应。

1. 相对危险度（relative risk，RR） 又称危险度比，是暴露组的危险度（测量指标是累积发病率）与对照组的危险度之比。暴露组与对照组的发病密度之比称为率比（rate ratio）。危险度比与率比都是反映暴露与发病（死亡）关联强度的指标。

$$RR=\frac{I_e}{I_0}\qquad \text{公式5-5}$$

公式5-5中，I_e为暴露组人群中某病的发病率或死亡率，I_0为对照组人群中某病的发病率或死亡率。*RR*值表示暴露组发病或死亡是对照组的多少倍。*RR*值越大，说明暴露的效应越大，暴露与结局关联的强度越大。

由公式5-5计算出的相对危险度是*RR*的样本值，若用来推论总体参数水平应考虑到抽样误差的存在，需计算其可信区间，通常用95%可信区间。计算相对危险度95%可信区间的法很多，常用的有Woolf法和Mietinen法，具体计算方法本书不做详细介绍。

2. 归因危险度（attributable risk，AR） 又称特异危险度，指暴露组发病率或死亡率与对照组发病率相差的绝对值，它表示危险特异地归因于暴露因素的程度。*AR*计算见公式5-6。

$$AR=I_e-I_0\qquad \text{公式5-6}$$

由于$RR=\frac{I_e}{I_0}$，所以$I_e=RR\times I_0$，所以*AR*计算也可采用公式5-7。

$$AR=RR\times I_0-I_0=I_0(RR-1)\qquad \text{公式5-7}$$

*RR*与*AR*都是表示关联强度的重要指标，彼此密切相关，但其流行病学意义却不同。*RR*说明暴露者发生相应疾病的危险是非暴露者的多少倍；*AR*则是指暴露人群与非暴露人群比较所增加的疾病发生数量，如果暴露因素消除，就可减少这个数量的疾病发生。前者具有病因学的意义，后者更具有疾病预防和公共卫生学上的意义。

3. 归因危险度百分比（AR%） 又称病因分值，是指暴露人群中的发病或死亡归因于暴露的部分占全部发病或死亡的百分比。其计算见公式5-8、公式5-9。

$$AR\% = \frac{I_e - I_0}{I_e}$$ 公式5-8

$$\text{或者} AR\% = \frac{RR-1}{RR}$$ 公式5-9

4. 人群归因危险度（population attributable risk，PAR） 指总人群发病或死亡率中归因于暴露的部分。*PAR*的计算见公式5-10。

$$PAR = I_t - I_0$$ 公式5-10

公式5-10中，I_t代表全人群的发病或死亡率，I_0为非暴露组的发病或死亡率。

*PAR*反映了暴露导致一般人群所增加的疾病发生率的大小，*PAR*增加，暴露因素消除后在总人群中所减少的疾病数量也增加。

5. 人群归因危险度百分比（PAR%） 表示人群中由于暴露于某种因素所导致的发病率或死亡率占人群发病率或死亡率的百分比。*PAR%*不仅考虑了暴露的*RR*，而且与某因素在人群中的暴露率（P_0）有关。*PAR%*可提示在完全控制了该暴露因素之后，人群中某病发病或死亡率可能下降的程度，可用于评价疾病预防控制效果。其计算见公式5-11。

$$PAR\% = \frac{P_0(RR-1)}{P_0(RR-1)+1} \times 100\%$$ 公式5-11

例5-3：假设饮酒与心血管疾病的一项队列研究结果发现，饮酒者的心血管疾病发病的*RR*值为1.6，而人群中饮酒者的比例为48%，求其*PAR%*

$$PAR\% = \frac{0.48(1.6-1)}{0.48(1.6-1)+1} \times 100\% = 22.36\%$$

表示人群中22.36%的心血管疾病病人由饮酒导致，若完全控制饮酒，人群中心血管疾病发病率将下降22.36%。

第四节 常见偏倚及其控制

偏倚（bias）即错误，是一种系统误差，队列研究在设计、实施和资料分析等各个环节都可能产生偏倚。队列研究常见的偏倚有选择偏倚（如失访偏倚）、信息偏倚和混杂偏倚。

一、选择偏倚

选择偏倚（selection bias）是由于研究对象的选择不当如缺乏代表性（暴露组不能代表暴露人群，对照组不能代表非暴露人群）和暴露组与对照组没有可比性等，而导致的研究结果偏离真实的情况。队列研究中选择偏倚常发生以下情况：最初选定参加研究的对象中有人拒绝参加；在进行历史性队列研究时，有些人的档案丢失了或记录不全；研究对象由志愿者组成，他们往往或是较健康的，或是有某种特殊倾向或习惯的；在研究开始时未能发现的早期病人等。这些情况都可造成研究对象的选择偏倚。这些都是在抽样方法正确的基础上仍可能出现的偏倚。如果抽样方法不正确，或者执行不严格，则将导致严重的选择偏倚。

队列研究需要对全部研究对象进行随访。由于队列研究的随访时间长，总会有研究对象因为各种原因退出研究，如因身体不适不便继续参加研究、移居外地或其他原因死亡，这种退出队列称为失访。对于队列研究，失访难以避免。如果暴露组和对照组的失访比例相近，而且各组中失访者与未失访者的研究结局的发生频率也相近，则失访对研究结果影响较小。否则，暴露与结局之间的关系可能因失访而被歪曲，这种歪曲称为失访偏倚（follow-up bias）。失访偏倚本质上属于选择偏倚。

选择偏倚一旦产生，往往很难消除，因此应采取预防为主的方针，严格遵守随机化的原则选择便于随访的人群；研究对象一旦选定，必须尽可能提高其依从性，克服困难，坚持随访到底。

对于失访偏倚的控制主要包括以下几个方面。

（1）在研究设计时，选择便于随访和依从性好的对象。如果有条件，可以通过签订“知情同意”的方式，把研究目的、意义和主要方法告知研究对象，征得他们的同意后再进入队列，可以有效减少失访率。

（2）在实施过程中，可以通过采取以下措施控制失访率：①加强对随访员的业务技术培训与日常管理。②制订契合实际的随访计划和监测措施，及时发现存在的困难和问题，及时调整随访计划。③进行期中分析，预测研究结束时可能发生的失访率，做好下一阶段随访的规划。

（3）在资料整理分析时，对收集的数据与资料进行核对时，若发现缺项或漏项，如有可能，尽量予以补查。在分析结果前，应先对失访对象与完成随访对象之间进行均衡性检验，估计失访对研究结果可能的影响及影响程度。结果分析后，应报告随访措施与失访情况，讨论失访偏倚的大小及其对研究结果可能产生的影响。

一项队列研究的失访率最好不超过10%，如果失访率达到20%以上，则本次研究的真实性值得怀疑。

二、信息偏倚

在获取暴露、结局或其他信息时所出现的系统误差称为信息偏倚（information bias）。信息偏倚又称错分偏倚，如将有病判断为无病，有暴露判断为无暴露。信息偏倚主要是在测量各种研究因素时，因所用仪器、设备校正不准确，试剂不符合要求，测定方法的标准或程序不统一，分析、测试的条件不一致，以及操作人员的技术水平较差等均导致不正确的测量结果所产生测量偏倚。另外，记录错误或数据造假也可导致信息偏倚。

另外，在判断是否发生研究结局的过程中，研究者若事先了解研究对象对研究因素的暴露情况，在主观上倾向于应该或不应该出现某种结局，在进行诊断或分析时，可能会有意无意地倾向于自己的判断，或对暴露者进行的检查比对照组更为细致等，从而得出错误结论。由此导致的系统误差称为诊断怀疑偏倚。

信息偏倚主要来自研究者。对于信息偏倚的控制，在疾病或死亡原因的诊断应尽量使用统一的公认标准，采用先进的仪器和监测手段，尽量避免主观因素的影响。

三、混杂偏倚

混杂偏倚（confounding bias）指由于某个第三变量的作用，致使研究因素与结果的联系被歪曲和混淆，这个第三变量称为混杂变量或混杂因子。混杂因子一定是疾病的一个影响因素，又与所研究的因素有联系，它在暴露组与对照组中的分布是不均衡的。在流行病学研究中，性别、年龄是常见的混杂因素。

采用匹配法、分层分析与多因素分析能够有效消除混杂偏倚。在数据分析时，通过率的标准化法也能够有效消除混杂偏倚。

第五节　优点与局限性

一、队列研究的优点

（1）由于研究对象暴露资料的收集在结局发生之前，并且都是由研究者亲自观察得到的，所以资料可靠，一般不存在回忆偏倚。

（2）可以直接获得暴露组和对照组人群的发病或死亡率，可直接计算出*RR*和*AR*等反映疾病危险关联的指标，可以充分而直接地分析暴露的病因作用。

（3）由于病因发生在前，疾病发生在后，因果现象在发生时间的顺序上合理，加之偏倚较少，又可直接计算各项测量疾病危险关联的指标，故其检验病因假说的能力较强，一般可证实病因联系。

（4）有助于了解人群疾病的自然史。有时还可能获得多种预期以外的疾病的结局资料，分析一种病因与多种疾病的关系。

二、队列研究的局限性

（1）不适于发病率很低的疾病的病因研究，因为发病率很低的罕见病的队列研究需要的研究对象数量太大，一般难以达到。

（2）由于随访时间较长，研究对象不易保持依从性，容易产生失访偏倚。

（3）研究耗费的人力、物力、财力和时间较多，对组织与保障工作要求较高，难以实施。

（4）设计要求严密，资料的收集和分析难度较大。

（5）在随访过程中，未知变量引入人群或人群中已知变量的变化等，都可使结局受到影响使分析复杂化。

本章小结　　教学课件

执考知识点总结

本章涉及的2019版及2024版公共卫生执业助理医师资格考试考点对比见表5-4。

表5-4　2019版及2024版公共卫生执业助理医师资格考试考点对比

单元	细目	知识点	2024版	2019版
队列研究	概念	（1）定义与基本原理	√	√
		（2）主要用途	√	√
		（3）研究类型	√	√
	设计与实施	（1）研究因素及结局的确定	新增	—
		（2）暴露人群的选择	√	√
		（3）对照人群的选择	√	√
		（4）影响样本大小的因素	√	√
		（5）资料的收集与随访	√	√
	资料分析	（1）人时的概念，以人时为分母计算频率的适用性	√	√
		（2）累积发病率与发病密度	√	√
		（3）*RR*、*AR*、*AR*%、*PAR*、*PAR*%的概念、计算与应用	√	√
	主要偏倚及其控制	选择偏倚（如失访偏倚）、信息偏倚、混杂偏倚	增加了混杂偏倚	√
	主要优缺点	优点及局限性	√	√

拓展练习及参考答案

（张玉领）

第六章　实验流行病学研究

学习目标

素质目标：对实验流行病学研究产生浓厚兴趣，能严肃谨慎对待实验流行病学工作，能自觉遵循实验伦理道德，具备批判性思维、团队合作和科研素养等素质。

知识目标：掌握实验流行病学研究的基本概念、类型、用途，研究设计的原则和步骤，随机化分组、盲法、设立对照的目的和应用；熟悉实验流行病学研究中可能出现的偏倚及其对结果的影响。

能力目标：能初步开展实验流行病学研究的设计、资料分析，能用实验流行病学知识解决相关问题。

案例导入

【案例】

Salk 疫苗现场实验

脊髓灰质炎（俗称小儿麻痹症）在20世纪初期曾一度成为美国最令人恐惧的儿童疾病之一，在疫情最为严重的1952年，美国共报告57 628例脊髓灰质炎病例，大量儿童因此瘫痪。科学家们为预防脊髓灰质炎流行作出了大量努力，其中病毒学家Salk博士在1952年率先成功研制出脊髓灰质炎灭活疫苗（Salk疫苗）。为证实其有效性且能加以推广，科学家们于1954年启动了一项大规模的疫苗现场试验。

Salk疫苗的现场试验在美国的44个州、加拿大和芬兰的部分地区进行。其中美国33个州（共1 080 680名1～3年级儿童）采用观察对照设计，2年级学生接种疫苗（愿意且按规定完成3次接种的共221 998人），1年级和3年级学生不做任何注射，仅对其进行观察（共725 173人）；其他11个州（总共749 236名1～3年级儿童）采用安慰剂对照设计，将同意参加的455 474人随机分为2组，一组接种Salk疫苗，另一组接种没有任何作用的安慰剂。当地的医生和被接种者都不知道具体的分组情况，只有疫苗评价中心（Vaccine Evaluation Center）的工作人员了解。自1954年4月26日疫苗接种开始，这项工作一直持续到6月中旬。第三次接种后2周起至1954年12月31日为观察期，由地方卫生官员和疫苗评价中心的工作人员对研究对象进行监测。试验结束时完成3次规定注射（0周、1周和5周，肌内注射）的，疫苗组共200 745人，安慰剂组共201 229人。除此之外，试验还在接种前、接种结束2周后和5个月后采集了接种组和对照组共40 000多名儿童的血清，用以检测和观察个体抗体水平的变化及持续时间。整个试验期间，研究对象共发生脊髓灰质炎863例，接种组没有因疫苗引起的脊髓灰质炎病例或死亡。最后，Salk疫苗的现场试验虽然受到一些质疑，但仍取得了巨大的成功。

【问题】

1. 本次研究设计的方法是什么?

2. 研究目的是什么? 如何做到明确研究目的?

3. 本次试验现场为什么选择脊髓灰质炎疫情最严重的地区和脊髓灰质炎发病率最高的1～3年级学生?

4. 本案例在研究对象的选择上存在什么问题?

5. 什么叫作观察对照? 有什么特点和不足?

核心知识拆解

观察与实验是医学科学研究的基本方法。所谓"观察"(observation)是在不干预、自然的情况下认识自然现象的本来面目，描述现状，分析规律；而"实验"(experiment)则是在研究者的控制下，对研究对象人为施加或去除某种因素，进一步观察研究对象发生的改变，由此评价这些人为措施的效果。所以，流行病学研究方法也可以分为观察流行病学和实验流行病学研究。实验流行病学研究的基本特点是随机、对照、干预和前瞻性观察。它是流行病学研究的高级阶段，既可对病因研究中的假设进行验证，也可以用于评价预防和治疗性措施对疾病或健康的效果。

第一节 概　述

一、概念

实验流行病学研究又称干预实验或流行病学实验，是指研究者根据研究目的，按照预先确定的研究方案将研究对象随机分配到实验组和对照组，对实验组人为地施加或减少某种处理因素，然后追踪观察处理因素的作用结果，比较和分析两组人群的结局，从而判断处理因素的效果。实验流行病学研究的基本原理见图6-1。

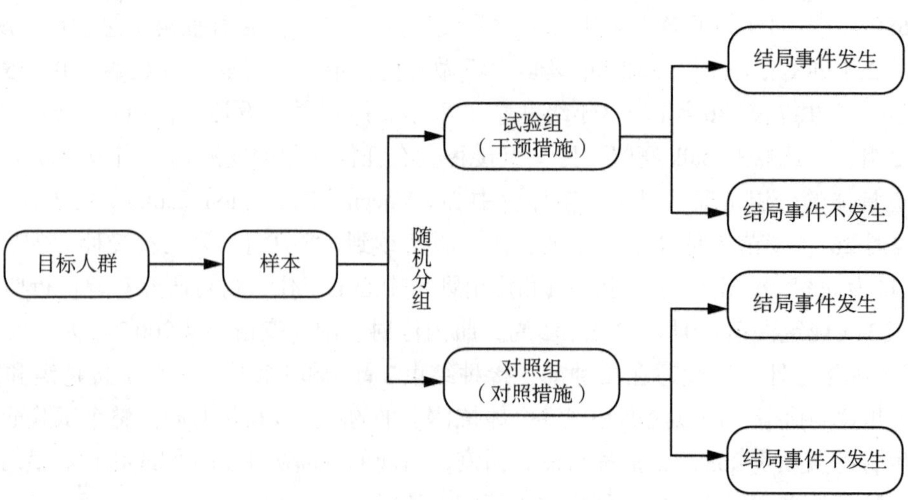

图6-1　实验流行病学研究原理示意图

二、基本特点与用途

（一）基本特点

实验流行病学研究具有以下特点。

1. 属于前瞻性研究　实验流行病学研究必须是干预在前，效应在后，所以属于前瞻性研究。

2. 存在人为施加的干预因素　这是与观察性研究的一个根本的不同点。干预措施可以是一种或多种，可以是治疗某病的药物、预防某种疾病的疫苗或干预的方法措施等。

3. 随机分组　严格的实验流行病学研究应把研究对象通过随机分组的方法形成实验组和对照组，这样可保证实验开始时，两组在有关各方面相当近似和可比，从而将实验结果的组间差异归因于干预因素的效应结果。如果条件所限，不能采用随机分组方法，则属于类实验（见本章第五节）。

4. 具有均衡可比的对照组　实验流行病学研究中的对象来自同一总体的样本人群，其基本特征、自然暴露因素应相似。研究对象虽然分成实验组和对照组，但两组或多组间应具有均衡可比性。

根据上述特征可以看出，实验流行病学研究不同于描述流行病学研究和分析流行病学研究，后者在研究实施中只是描述或分析人群中的某些现象，从中找出规律性的结论。而实验流行病学研究存在人为给予的干预措施，并强调随机分配和对照。

（二）用途

实验流行病学研究具有以下用途。

1. 验证假设　由于实验流行病学研究中的干预措施由研究者所控制，实验效应由实验者追踪观察，研究对象又随机分组，从而能够较好地排除那些外部因素的干扰作用，因此其检验因果关系假设的能力强于分析流行病学研究，可以作为确证因果关系的最终手段。当然，在实践过程中，出于伦理学的考虑，不可能迫使人群暴露于某种危险因素，通常采用动物实验或者通过去除危险因素的研究，来验证危险因素的致病作用，如研究戒烟、降血压、降血脂对降低冠心病死亡风险的随机化的一级预防试验。

2. 评价疾病防治效果　实验流行病学研究主要用于评价疾病的防治效果。可用于评价预防性措施的效果，如疫苗接种预防传染病、饮食调节、适当运动、戒烟限酒等综合措施预防心血管疾病的效果；也可用于评价治疗措施的效果，如单一药物、联合药物、手术等措施治疗某种疾病的效果。

三、主要类型

在人群中开展实验流行病学研究，对实验条件的控制不可能像实验室和动物研究那么严格，因此把它称为试验，而不是实验。根据研究目的和研究对象的不同，通常把实验流行病学研究分为临床试验、现场试验和社区试验三类。

1. 临床试验（clinical trial）　又称随机对照试验（randomized controlled trial，RCT）或随机临床试验，是以病人为研究对象的实验研究，常用于新药的研制与开发以及对目前临床上应用的药物或治疗方法进行评价。

（1）临床试验的分期：在新药的研制和开发中，临床试验根据研究的阶段和深入程度不同，可分为以下四期。

Ⅰ期：新药在实验室经动物试验证实有效后，经过相关部门批准才能进行Ⅰ期临床试验。通常在

20～80个志愿者身上进行临床药理学和人体安全性评价，观察人体对药物的耐受程度和药代动力学，以确定新药的安全有效剂量范围及药物在人体内的吸收、代谢和排除的规律，为制定给药方案提供依据。

Ⅱ期：应用不超过200例病人作为研究对象，以严密的随机对照盲法试验设计评价药物的有效性、适应性和不良反应，推荐临床用药剂量。

Ⅲ期：在更多数量的病例中进行，采用多中心（>3）的随机化对照试验，研究对象数百至3000人，进一步确定有效性、适应性，药物间的相互作用，监测副作用，并同标准疗法比较。

Ⅳ期（上市后监测）：新药被批准上市后开展的进一步研究，通常是开放试验或队列研究，监测、观察不同人群用药效果、药物的新的适应证、药物间的相互配伍及疗效，并观察药物的远期或罕见的不良反应。

上述Ⅰ～Ⅲ期一般在药物上市前完成，因此又统称为上市前临床试验。因为上市前临床试验存在许多局限性，如样本量有限、观察时间短、病种单一、老弱妇幼等特殊人群常被排除在外，因此一些罕见的不良反应、迟发反应和发生在某些特殊人群的不良反应难以发现，所以新药上市后仍需开展监测和研究，此即Ⅳ期临床试验。

（2）临床试验的特点：①以病人作为研究对象。②研究多在医院进行。③多为治疗性试验。④研究对象基线特征尽可能一致。⑤尽可能使用盲法随机分配治疗措施。对分配的治疗不依从，应当测量其程度与原因。⑥如果对于所研究的疾病没有可接受的疗法，可以应用安慰剂作为比较。

2. 现场试验（field trial） 是在实地环境下进行、以尚未患病的人作为研究对象的实验研究。常用于评价预防疾病措施的效果，如评价疫苗预防传染病的效果。与临床试验一样，现场试验中接受干预措施的基本单位是个体，而不是亚人群，即干预措施是具体分配到每个个体的。

现场试验的特点：①研究对象通常为非病人。②研究地点为社区、学校、工厂等现场。③多为预防性试验。④通常需要较多研究对象。⑤需以个体为单位随机分配措施。⑥对分配的措施的不依从，应当测量其程度与原因。⑦尽可能应用盲法。从上述的特点可见，现场试验与临床试验相比，需要较多的研究对象和较高的花费，因此多用于极常见和极严重的疾病的预防研究，如大剂量维生素C预防普通感冒的效果评价。我国近年来开展的甲型H1N1流感疫苗试验、EV71疫苗Ⅱ期和Ⅲ期临床试验等均是现场试验的优秀范例。

3. 社区试验（community trial） 又称社区干预项目（community intervention program，CIP），是以人群作为整体进行试验观察的研究，常用于对某种预防措施效果的评价。整体可以是一个社区，或某一人群的各个亚人群，如某学校的班级、某工厂的车间或某城市的街道。如评价食盐加碘预防地方性甲状腺肿的效果，将碘统一加入研究地区的食盐中，让当地人群食用，而不是分别给每一个个体。当某种疾病的危险因素广泛存在，不易确定高危人群时，也应采用社区试验，比如评价戒烟对降低心血管疾病发病率和死亡率的效果。社区试验往往难以贯彻随机化分组原则，因此常属于类试验。

社区试验的特点：①研究场所为社区。②以社区人群或某类人群组/亚组为单位分配干预措施。③常用于对某种预防措施或方法进行考核或评价。④一般采用整群随机分配措施的方法保证比较组之间应尽可能均衡可比。

随着疾病模式的转变，人们越来越意识到疾病预防的全人群策略更为经济有效，改善社区或人群所处的整体环境比改变个体者的行为更加有效，社区干预也更接近人们的自然生活状况，因此也更易推广实施。

临床试验、现场试验和社区试验的比较见表6-1。

表6-1　临床试验、现场试验和社区干预试验的比较

项目	临床试验	现场试验	社区干预试验
实验场所	医疗机构	社区、学校、工厂等现场	社区等
研究对象	病人	未患病者	正常人
分组单位	个体	个体	群体
干预措施	治疗措施	预防措施	预防措施
主要用途	治疗效果检验和评价	疾病的预防研究	某种预防措施或方法的评价

第二节　研究设计与实施

实验流行病学研究的设计与实施至关重要，它不仅决定了研究能否科学、准确地评估干预措施或暴露因素对疾病或健康状况的影响，还直接关系到研究结果的可靠性、有效性和可推广性，因此在研究开展之初，必须制定一份详细的设计书，同时提交医学伦理委员会批准。设计和实施通常要考虑以下要素。

一、明确研究问题

在进行研究设计时首先要根据临床需要和系统的文献查阅，提出明确具体的研究问题。研究问题应根据PICO的框架进行构建，即对实际临床或公共卫生决策中所涉及的病人（patient）或人群（population）、干预（intervention）、对照（control）、结局（outcome）四个方面分别进行明确的定义。例如，我国“氯吡格雷联合阿司匹林与阿司匹林单独治疗急性非致残性脑血管事件高危人群研究”（简称CHANCE研究）中，研究对象是急性非致残性脑血管事件高危人群，待评价的干预措施是氯吡格雷与阿司匹林联合使用，对照是阿司匹林单用，结局是卒中复发。

在构建问题以后，还要对问题框架的四个方面进行非常详细的定义。病人的定义不仅应包括疾病的诊断标准，还应考虑年龄、性别、病程、既往史、治疗史等方面的信息。干预和对照应考虑治疗的强度、频率、途径等。结局方面要定义测量的方法和时间。详细的定义不仅可以使研究问题变得清晰，而且有助于决策者评价研究结果的外推性。

二、确定试验现场

根据不同实验目的选择具备一定条件的试验现场。现场试验和社区试验在选择试验现场时通常应考虑以下几个方面。

（1）试验现场人口相对稳定，流动性小，并要有足够的数量。

（2）试验研究的疾病在该地区有较高而稳定的发病率，以期在试验结束时，能有足够的发病人数达到有效的统计分析。

（3）评价疫苗的免疫学效果时，应选择近期内未发生该疾病流行的地区。

（4）试验地区有较好的医疗卫生条件，卫生防疫保健机构比较健全，登记报告制度较完善，医疗机构及诊断水平较好等。

（5）试验地区（单位）领导重视，群众愿意接受，有较好的协作配合的条件等。

三、选择研究对象

研究对象通常是无目标结局的人群，如研究心血管疾病预防效果的研究对象必须是无心血管疾病的人群。根据研究目的不同，研究对象选择的标准也不同，应制定严格的入选和排除标准，入选标准界定了研究者希望未来使用该干预措施或该研究结果的病人范围，排除标准主要限定病人的范围和避免外来干扰因素对结局的影响，考虑排除标准的因素包括：①疾病的严重程度。②有无并发症和伴发症。③病人的年龄、性别。④既往病史和治疗史。研究对象范围的界定需要平衡代表性、可行性和伦理性三方面的因素，不能太宽也不能太窄，范围太窄，大大影响研究结果的外推，太宽又会混淆干预措施的效果，导致错误的结果或将干预措施应用至不需要的病人。选择研究对象的主要原则有以下方面。

1. 选择对干预措施有效的人群 如在现场试验中，对某疫苗的预防效果进行评价，应选择某病的易感人群为研究对象，要防止将病人或非易感者选入。在临床试验中，选择病例要有统一的、公认的诊断标准，而且最好利用客观的诊断指标，避免把未患病者选入而影响研究的真实效果。另一方面，要注意研究对象的代表性，样本应具备总体的某些基本特征，如性别、年龄、疾病类型、病情轻重及有无合并症，其比例要能代表总体；还要注意轻型病例固然能取得较好的药物治疗效果，但有自然康复的趋向，且即使设立了严格的对照组，并得到阳性结果，也仅说明对轻型病人有效，还不能说明对各类病人都有效。

2. 选择预期发病率较高的人群 如评价疫苗的预防效果，应选择在疾病高发区人群中进行。药物疗效试验亦多选择高危人群及容易观察试验效应的人群。如研究治疗心肌梗死药物的药效时，最好选择近期心绞痛频繁发作的病人作为研究对象，而不是病情稳定的病人。

3. 选择干预对其无害的人群 若干预对其有害，不应选作研究对象。因此，在新药临床试验时，往往将老年人、儿童、孕妇除外，因为这些人对药物易产生不良反应。尽量入选的对象能从试验中受益，在试验结束后病人能得到有效的治疗或症状得到缓解。

4. 选择能将试验坚持到底的人群 预计在试验过程中就有可能被剔除者不应作为研究对象。例如用一种新药治疗脑出血后肢体瘫痪的临床试验研究，常将伴有癌症者、有严重肝肾功能异常者除外，因为这些人可能在研究尚未结束前即死亡或因病情严重而被迫停止试验。

5. 选择依从性好的人群 所谓依从性是指研究对象能服从试验设计安排并能密切配合到底。

四、估计样本量

实验组与对照组应有足够的数量，以保证研究结束时有足够的把握度拒绝无效假设。但不是研究对象越多越好，样本量过大不仅导致人力、物力、财力和时间的浪费，而且给试验的质量控制带来许多困难。

1. 影响样本量大小的主要因素

（1）实验组和对照组结局事件指标的数值差异大小：差异越小，所需的样本量越大。

（2）显著性水平：即检验假设时的第Ⅰ类错误α值。

（3）检验效力（power）：即$1-\beta$，为拒绝无效假设的能力或避免假阴性的能力。

（4）单侧检验或双侧检验：单侧检验比双侧检验所需样本量小。如果肯定实验组的效果好于对照组或只检验当实验组效果优于对照组时，就用单侧检验；当不能肯定是实验组和对照组哪一组效果好时，即可能实验组优于对照组或对照组优于实验组时，则用双侧检验。

（5）研究对象分组数量：分组数量越多，则所需样本量越大。

2. 试验样本量的计算

（1）计数资料：如发病率、感染率、死亡率、病死率、治愈率等，在实验组和对照组之间进行比较时可按公式6-1计算样本量。

$$N=\frac{\left[Z_{1-\alpha/2}\sqrt{2\bar{p}(1-\bar{p})}+Z_{\beta}\sqrt{p_1(1-p_1)+p_2(1-p_2)}\right]^2}{(p_1-p_2)^2}$$ 公式6-1

公式6-1中，p_1为对照组发生率；p_2为实验组发生率；$\bar{p}=(p_1+p_2)/2$；$Z_{1-\alpha/2}$为α水平相应的标准正态差；Z_β为$1-\beta$水平相应的标准正态差，可查表获得；N为计算所得一个组的样本量

（2）计量资料：如身高、体重、血压、血脂和胆固醇等，若按样本均数比较，当两组样本量相等时，可按公式6-2计算样本量。

$$N=\frac{2(Z_{1-\alpha/2}+Z_{\beta})^2\sigma^2}{d^2}$$ 公式6-2

公式6-2中，σ为估计的标准差，d为两组样本均值之差（一般为期望值），$Z_{1-\alpha/2}$、Z_β和N所示意义同上述计数资料的计算公式。

以上公式适用于$N\geqslant 30$时。

3. 样本量计算注意事项

（1）以上计算所得的N是一组人群（实验组或对照组）的样本量大小。如果两组人数相等，则全部实验组所需要的样本量为$2N$。

（2）α和β值一般由研究者根据需要确定，α和β值越小，结果更可靠，样本量会更大。

（3）为了避免失访对实验结局及统计学检验产生的影响，一般在计算样本量的基础上增加10%～15%作为实际应用的样本量。

五、设立对照

在研究干预措施的效果时，直接观察到的往往是多种因素的效应交织在一起的综合作用，合理的对照能成功地将干预措施的真实效应客观地、充分地暴露出来，使研究者得出正确的结论，比如某单位观察应用某一中草药治疗慢性消化道疾病，经随访12个月，发现80例慢性消化道病患控制率高达60%，但由于没有对照组，无法说明疾病的好转是药物的疗效还是疾病的自然恢复。另外，设立对照还有助于确定治疗的副作用或疾病本身的并发症。

（一）影响研究效应的主要因素

1. 不能预知的结局（unpredictable outcome） 个体生物学因素可能会从不同的方向影响结局效应，这些因素具体如下。①一般人口学特征：年龄、性别、种族等。②机体的免疫状态。③机体的遗传因素。④精神心理状态等。由于个体生物学因素差异的客观存在，往往导致同一种疾病在不同个体中表现出来的疾病特征不一致，也就是疾病的发生、发展和结局的自然史不一致。不同的研究对象，对干预措施的反应也可能不同。这样，如果不设立对照，很难将干预措施的真实效应区分开来。

2. 向均数回归（regression to the mean） 这是临床上经常见到的一种现象，即一些极端的临床症状或体征有向均数回归的现象。例如血压水平处于特别高的5%的人，即使不治疗，过一段时间再

测量血压时，可能会降低一些。

3. 霍桑效应（Hawthorne effect） 指被研究者由于知道自己成为研究对象之后所表现出改变自己行为或状态的一种倾向，是被研究者的一种心理、生理效应，往往会对研究效应产生正向效应影响。如某些研究对象因迷信有名望的医生和医疗单位，而产生一种正向心理和生理效应。当然，有时也可因为厌恶某医生或不信任某医疗单位而产生负面效应。

4. 安慰剂效应（placebo effete） 某些研究对象，由于依赖医药而表现的一种正向心理效应，这种心理效应甚至可以影响到生理效应。因此，当以主观症状的改善情况作为疗效评价指标时，其"效应"中往往包括有安慰剂效应在内。

5. 潜在的未知因素的影响 人类的知识总是有局限性的，很可能还有一些影响干预效应的因素，但目前尚未被我们所认识。

鉴于上述情况，为了避免偏倚，在设置试验组和对照组时，要求除了试验组接受的干预措施，对照组也应该接受对照措施。

（二）对照方法

1. 根据对照措施分类

（1）标准疗法对照（有效对照）：是临床试验中最常用的一种对照方式，是以常规或现行的最好疗法（药物或手术）作对照。适用于已知有肯定疗效的治疗方法的疾病。

（2）安慰剂对照：在所研究的疾病尚无有效的治疗药物或使用安慰剂后对研究对象的病情无影响时才使用。

2. 根据研究对象接受单一对照措施还是交替接受干预和对照措施分类

（1）平行对照：在实验过程中将研究对象随机分为A和B两组，分别给予干预措施和对照措施，中间不更换干预措施。

（2）交叉对照：即在实验过程中将研究对象随机分为A和B两组，在第一阶段，A组人群接受干预措施，B组人群为对照组，经一段时间的干预后，两组对换，B组人群接受干预措施，而A组人群成为对照组。这样一来，每个研究对象均兼作实验组和对照组成员，干预措施的效果可以汇总个体内的差异而得出。由于个体内的变异通常小于个体间的差异，因此，要达到相同的精确度，交叉对照设计所需要的样本量小于平行对照。但这种对照必须有一个前提，即第一阶段的干预一定不能对第二阶段的干预效应有影响，这在许多试验中难以保证；而且由于每个对象要经历两段时期，需要的时间就比较长，反而易造成研究对象的退出；数据的分析也比较复杂，因此，这种对照的应用受到一定限制。

3. 其他 自身对照是指试验前后以同一人群作对比。如评价某预防规划实施效果，在试验前需要规定一个足够的观察期限，然后将预防规划实施前后人群的疾病和健康状况进行对比。

此外，尚有历史对照、空白对照等非均衡对照，由于这类对照缺乏可比性，除某些特殊情况外，一般不宜采用。

六、随机化分组

在实验研究中，随机化是一项极为重要的原则，即将研究对象随机分配到实验组和对照组，使每个研究对象都有同等的机会被分配到各组，以平衡实验组和对照组中各种已知和未知的混杂因素，从而提高两组的可比性，避免造成偏倚，提高研究结果的正确性。常用的随机化分组方法如下。

1. 简单随机分组（simple randomization） 研究对象以个体为单位利用随机数字表或随机排列

表、掷硬币（正、反两面分别指定为实验组和对照组）和抽签等方法进行分组。简单随机法的应用和操作简单，但分配到各组的样本量可能不等，如果组间样本量差异较大的话，有必要再次经随机化原则调整。多中心试验研究时，不适合用单纯随机法，因其可使各医院两组人数比例不等，甚至可相差悬殊，从而产生偏倚。

2. 区组随机分组（block randomization） 当研究对象人数较少，而影响实验结果的因素又较多，简单随机分组不易使两组具有较好的可比性时，可以采用区组随机化法进行分组。其基本方法是将特征（如年龄、性别、病情）相近的一组受试对象作为一个区组，每一区组内的研究对象（通常4～6例）数量相等，然后应用单纯随机分配方法将每个区组内的研究对象进行分组。该法的优点是在分组过程中，可尽量使实验组与对照组病例数保持相对一致，并可根据实验要求设计不同的区组。

3. 分层随机分组（stratified randomization） 按照对实验结局产生较大影响的特征进行分层，再在每一层内进行简单随机化方法，将每层的研究对象分到实验组和对照组。例如，某种疾病男性和女性的预后有较大差别，当评价一种干预措施的效果时，如果采用简单随机分组，两组男女比例可能不同，这样一来，试验结束时即使两组结局不同，也无法完全归因于干预措施的作用。这种情况下，可以先按性别分层，再在各层内随机分组，从而保证两组在性别分布上完全一致，以减少性别这一混杂因素对结局的影响，增加组间可比性，使结论更可靠。分层随机分组的优点是所用样本量小，效率高；缺点是分层不可太多，分层越多，选择有可比性的研究对象越难，需要的样本量越大。

4. 整群随机分组（cluster randomization） 按社区或团体分配，即以一个家庭、一个学校、一个医院、一个村庄或居民区等为单位随机分组。这种方法比较方便，但必须保证两组资料的可比性。

知识拓展

分组隐匿

为了防止研究人员、实施人员和研究对象在分组前知晓随机分组的方案，避免研究者和研究对象因主观因素对方案有所选择而造成的选择偏倚，就需要对随机分组治疗方案进行隐匿，简称分组隐匿（allocation concealment）。简单的分组隐匿可以采用信封法，就是将每个分组方案装入一个不透光的信封，信封外写上编码，密封好交给研究者。待有对象进入研究后，将调查对象逐一编号，再打开相应编号的信封，按照信封中的分配方案进行分组，并采取相应的干预措施。当然，也可以采用中央随机化语音交互系统实现分组隐匿。

没有分组隐匿的随机分组是有缺陷的，不能起到预防选择偏倚的作用。研究表明，与采用分组隐匿的随机临床试验比较，没有采用分组隐匿的随机对照试验会高估疗效达40%。随机分组联合分组隐匿，才是真正意义上的随机分组，否则，随机分组很可能成为随意分组。

七、应用盲法

实验流行病学研究信息的真实性往往容易受到研究对象和研究者主观因素的影响，从而产生信息偏倚。这种偏倚可产生于设计阶段，也可来自资料收集或分析阶段。为了避免偏倚，可采用盲法。

1. 单盲（single blind） 是指只有研究者了解分组情况，研究对象不知道自己是实验组还是对照组。单盲法简便，容易进行，且研究者知道研究对象分组的情况，对研究对象的健康和安全有利。单盲法可以减少来自研究对象的偏倚，但不能防止来自研究者主观因素的偏倚。如研究者潜意识地在研究过程中给研究对象以暗示或引导他们按照研究者的意图回答，或是有目的地增加某些辅助处理以得到阳性或阴性结果，从而影响结果的可靠性和研究结论的正确性。另外，研究者可能通过许多方面影响病人的治疗，如医生对试验组的病人观察特别细致、护士对试验组病人的关心和照顾，这些都可能影响或暗示研究对象作出不同的应答反应。

2. 双盲（double blind） 是指研究对象和研究者都不知道分组情况，而是由研究设计者来安排和控制全部试验。双盲法较复杂，执行起来也比较困难，应用时必须考虑其可行性，在执行中要有严格的管理制度和方法，比如试验用药和安慰剂两种制剂在颜色、气味、大小、外形等各方面要相同，一般常用胶囊制剂。为保证研究对象的安全，应由设计者预先制定出停止盲法的指标和条件，如当医生发现研究对象出现了严重的副作用、治疗无效或病情加重时，不应单纯为追求完整的资料而继续试验，必须从医德的观点出发，对该病人立即停止盲法治疗，并公开该病人所用的真实药物，因此双盲法不宜用于危重病人。

3. 三盲（triple blind） 是研究对象、研究者和资料整理分析者均不知道研究对象的分组情况。只有研究的设计者知道分组情况，直到试验结束时才公布分组和处理情况。这种方法在理论上可减少资料分析时产生的偏倚，使研究结果更符合客观情况。但该法减弱了对整个科研工作的监督作用，使科研的安全性得不到保证，应用并不普遍。在实际应用中通常用双盲随机对照试验。

未用盲法的试验，称为开放性实验，即研究对象和研究者均知道实验组和对照组的分组情况，试验公开进行。这多适用于有客观观察指标或难以实施盲法的临床试验，如关于外科手术、改变生活习惯（包括饮食、锻炼、吸烟）的干预效果的观察。其优点是易设计和实施，主要缺点是容易产生偏倚。

八、确定结局变量及其测量方法

实验流行病学研究的效应是以结局变量（outcome variable）衡量的，在研究设计时就要明确主要结局（primary outcome）和次要结局（secondary outcome）的具体测量指标。主要结局指标最好选择能够预测（疾病）临床结局的主要终点（primary endpoint），比如卒中临床试验的主要终点是致残率、死亡率，这样可以更好地评价干预措施的效果。但主要终点的获得通常需要更长的观察时间，更大的样本量和更多的耗费，故临床研究也会考虑一些替代终点（surrogate endpoint）/次要终点（secondary endpoint），如神经功能缺损程度评分。

结局变量的选择要视研究目的和研究阶段而定，主要结局指标为1～2个，次要结局指标可以多一些，尤其要包括安全性评价的指标。但样本量的估算要以主要结局指标为准。选择结局变量时还要规定测量的方法和判断的标准，否则将导致测量偏倚，造成结果的误差。

九、确定试验观察期限

根据试验目的、干预时间和效应（结局事件）出现的周期等，规定研究对象开始观察、终止观察的日期。一般而言，传染病观察期限较短，慢性病观察期限较长。如评价疫苗预防某传染病的效果，可从接受干预措施日为开始观察时间，以该传染病的最长潜伏期为最短观察期限，如果为了观察保护时间的长短，可根据实际情况延长观察期限。对肿瘤、心血管疾病等慢性病的干预效果则须观察较长时间，甚至可长达数十年。原则上观察期限不宜过长，以能出结果的最短时间为限。

十、收集资料

收集资料前，应根据研究目的设计不同的病例报告表（case report form，CRF），以收集研究对象的基线、随访和结局资料。基线资料一般包括研究对象的基本人口特征、结局指标的基线水平、其他可能影响研究结果的因素等。需要注意的是，在调查的全过程中确定基线数据的方法必须相同，以便正确评价干预效果。随访观察的内容主要包括三方面：①干预措施的执行状况。②预后影响因素的信息。③结局变量。随访间隔周期的长短和次数主要视干预时间、结局变量出现时间和变异情况而定。为了收集高质量的资料，需要对研究的全过程进行质量控制。

第三节　资料整理和分析

一、资料的整理

资料整理是资料分析的首要步骤，要依据研究目的和设计对研究资料的完整性、规范性和真实性进行核实，并进一步录入、归类，使其系统化、条理化，便于进一步分析。需要注意的是，要对进入研究的所有对象的资料都进行整理，与研究目的相关联的正反两方面资料都应当选取，不能只选用与预期结果相符合的所谓“有用资料”，而舍弃与预期结果不符的资料，要说明退出者和缺失资料情况。

（一）排除

排除（exclusions）是指在随机分组之前，通过短期的试验了解研究对象的依从、不能耐受的不良反应等情况，从而排除不符合标准或可能无法坚持试验的研究对象，如对干预措施有禁忌者、可能失访者、拒绝参加试验者，最后只选取能够参加试验者进行随机分组试验。排除对研究结果的内部真实性不会产生影响，但可能影响研究结果的外推（extrapolation），被排除的研究对象愈多，结果推广的面愈小。因此，从评估潜在的受试者到真正随机分组研究对象的过程中，需要整理被排除者及其被排除原因的资料。

（二）退出

退出（withdrawal）指研究对象在随机分配后从实验组或对照组退出。这不仅会造成原定的样本量不足，使研究功效（或把握度）降低，而且易产生选择偏倚。退出的原因可能有以下几种。

1. 不合格（ineligibility） 在资料整理时，一般要把不合格的研究对象剔除，包括不符合纳入标准者、一次也没有接受干预措施或没有任何数据者。但需注意的是，在试验研究时，研究者对实验组往往观察仔细，因此实验组中的不合格者比较容易发现，结果造成因不合格而被剔除的人数多于对照组。另外，研究者对某些研究对象的反应的观察与判断可能有倾向性，如对效果差者可能特别注意，造成更易于从中发现其不符合标准并将其剔除，而留在组内的往往是效果较好的研究对象，由此而得出的结论往往比实际的效果要好。

2. 不依从（noncompliance） 是指研究对象在随机分组后，不遵守试验所规定的要求。实验组成员不遵守干预规程，相当于退出或脱落（dropout）实验组，对照组成员不遵守对照规程而私下接受干预规程，相当于加入（drop-in）实验组。研究对象不遵守试验规程的原因一般有以下几种：①试验或对照措施有副作用。②研究对象对试验不感兴趣。③研究对象的情况发生改变，如病情加重。研究过程中，应尽量采取有效措施争取研究对象的支持与合作，减少不依从率。不依从率的高低和不依从的原因也是资料分析的重要内容之一。

3. 失访（loss to follow-up） 是指研究对象因迁移或与本病无关的其他疾病死亡等而造成的失访。在实验流行病学研究中应尽量设法减少失访，一般要求失访率不超过10%，在试验中出现失访时，尽量用电话、通信或专门访视进行调查并详细记录失访的原因、失访发生的时间。

在资料整理时，对研究对象随机分组后出现的不合格、不依从的情况，应针对性进行意向性分析、效力分析、接受治疗分析等，以获得更全面的信息，使结果的解释更为合理。

二、资料的分析

（一）常用分析方法

主要包括意向性分析、效力分析以及接受治疗分析。意向性分析是指所有病人被随机分入RCT中的任意一组，不管他们是否完成试验，或者是否真正接受了该组治疗，都保留在原组进行结果分析。意向性治疗分析（intention-to-treat analysis，ITT）的目的在于避免选择偏倚，并使各治疗组之间保持可比性。由图6-2可见，试验结束时将有四组病人。ITT是比较①＋②组和③＋④组。除了ITT，还有效力分析以及接受治疗分析。效力分析（又称依从者分析）是比较②组和③组，而忽略①组和④组。接受治疗分析是比较（①中转组者＋③）组与（②＋④中转组者）组。

三种分析方法各有用途，在评价试验效力时，如果失访、不依从的情况很少，或者各组之间的失访和不依从是均衡的，那么ITT分析可以得到试验效力的有效信息；但若不均衡或失访、不依从情况较多，则ITT分析不能完全评价试验效力，如果试验方法确实有效，则ITT可能会低估治疗效果，而依从者分析和接受治疗分析将高估治疗效果。因此评价试验效力时，建议同时使用上述三种分析方法，以获得更全面的信息，使RCT结果的解释更为全面。

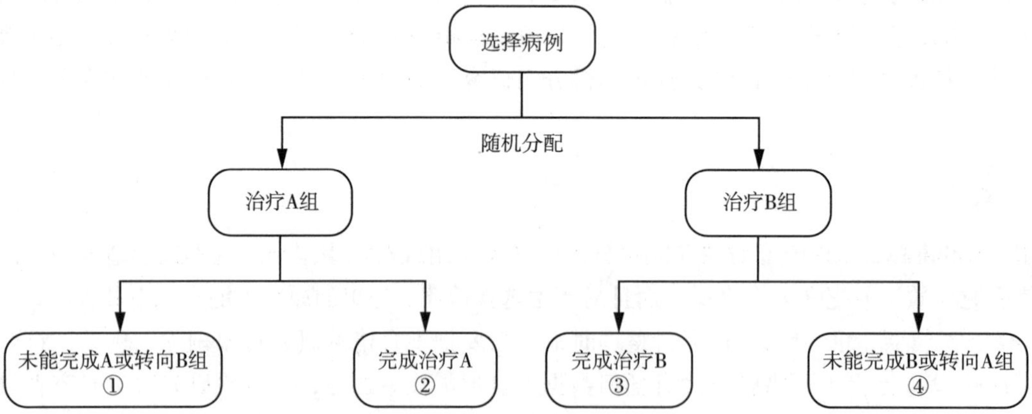

图6-2 RCT分组框架图

（二）评价指标

试验效果评价指标的选择应视试验目的而定，但基本原则如下。①不但用定性指标并尽可能用客观的定量指标。②测定方法有较高的真实性（效度）和可靠性（信度）。③要易于观察和测量，且易为受试者所接受。具体指标如下。

1. 评价治疗措施效果的主要指标

（1）有效率（effective rate）：其计算见公式6-3。

$$有效率=\frac{治疗有效例数}{治疗的总例数}\times 100\%（治疗有效例数包括治愈人数和好转人数）\quad 公式6\text{-}3$$

（2）治愈率（cure rate）：其计算见公式6-4。

$$治愈率=\frac{治愈例数}{治疗总人数}\times 100\% \quad 公式6\text{-}4$$

（3）生存率（survival rate）：其计算见公式6-5。

$$N年生存率=\frac{N年存活得病例数}{随访满N年的病例数}\times 100\% \quad 公式6\text{-}5$$

这是直接法计算生存率的公式。当观察期较长，观察对象加入观察的时间不一致，观察期间因其他原因死亡或失访，为了充分合理利用研究的资料信息，可用寿命表法进行分析。

2. 评价预防措施效果的主要指标

（1）保护率（protective rate）：其计算见公式6-6。

$$保护率=\frac{对照组发病（或死亡）率-实验组发病（或死亡）率}{对照组发病（或死亡）率}\times 100\% \quad 公式6\text{-}6$$

（2）效果指数（index of effectiveness）：其计算见公式6-7。

$$效果指数=\frac{对照组发病（或死亡）率}{实验组发病（或死亡）率} \quad 公式6\text{-}7$$

（3）抗体阳转率（antibody postive conversion rate）：其计算见公式6-8。

$$抗体阳转率=\frac{抗体阳性人数}{疫苗接种人数}\times 100\% \quad 公式6\text{-}8$$

此外，治疗措施效果的考核还可用病死率、病程长短、病情轻重及病后携带病原状态、后遗症发生率、复发率等指标评价；预防措施效果考核可用抗体效价几何平均数、病情轻重变化等指标评价；考核病因预防可用疾病发病率、感染率等指标评价。

3. 需治疗人数（number needed to treat，NNT） 在评价治疗或预防疾病措施效果的实验研究中，*NNT*表示在特定时间内，为防止1例某种不良结局或获得1例某种有利结局，需要用某种干预方法处理的人数，从数学关系上讲，*NNT*等于绝对危险度（absolute risk reduction，ARR）的倒数。如一项关于加强胰岛素治疗减少视网膜病变恶化的随机对照临床试验，*ARR*为25%，那么$NNT=1/ARR=4$，即用加强胰岛素治疗每4例病人，可防止1例发生视网膜病变恶化。如*NNT*为负数，则表示在特定时间内，用某种干预引起1例某种不良事件所需要的人数，用于评价干预造成的有害效应。

第四节　常见偏倚及其控制

偏倚可以发生在研究工作的任何阶段，从而影响结果的正确性。实验流行病学研究中常见的偏倚如下。

1. 选择偏倚 主要是选择研究对象和分组时，由于人为干预而导致的偏倚。防止的方法为严格掌握研究对象的入选标准，并使用随机抽样和随机分组法。

2. 信息偏倚 收集资料过程中，因所用仪器、设备校正不准确，试剂不符合要求，测量方法的标准或程序不统一，分析、测试的条件不一致，以及操作人员的技术水平较差等，均可导致不正确的测量结果，产生测量偏倚。防止的方法主要是试验前对所使用的仪器进行标定，试验过程中使用统一的试剂，而且对操作规程进行规范。另外，研究者若事先了解研究对象分组情况，主观上倾向于应该或不应该出现某种结局，在做诊断或分析时，有意无意地倾向自己的判断，或对试验组进行的检查比对照组更为细致等，从而导致错误的结论，所以该偏倚多可通过培训调查员、盲法收集信息等来控制。

3. 失访偏倚 在现场实验中，往往样本量大、现场范围广，比临床试验更容易存在失访问题。因此在估计样本量时可适当增加一定的数量，选择现场以及人群需考虑到便于随访的问题，如可选择居住地离医院较近的病人等，试验开始后充分做好宣传工作，让受试者了解研究的重要性，与研究对象保持密切联系，争取获得社区和受试者的配合。

4. 混杂偏倚 现场试验如不是随机分组，则两组间的特征可能差异较大，存在混杂偏倚。控制的方法包括在设计时尽可能做到平衡两组人群的基本特征，如可采用匹配措施；在资料分析时可采用分层分析、标准化或多因素分析等方法控制混杂。对自身前后对照的类实验资料，要注意可能存在时间效应偏倚。

5. 干扰和沾染 干扰是指试验组或对照组额外地接受了类似试验药物的某种制剂，从而人为地夸大了疗效。如试验组接受了“干扰”药物，导致疗效提高，引起试验组与对照组疗效差异的增大；反之，如果对照组接受了“干扰”药物，则可引起对照组疗效增高，使两组间的疗效差异缩小。沾染指对照组的病人额外接受了试验组的药物，从而人为地造成一种夸大对照组疗效的现象。干扰和沾染的控制方法为使用盲法，并严格按治疗方案进行，不要随意增加和减少药物种类。

第五节　优缺点和应注意的问题

一、主要优点

（1）研究者根据试验目的预先制定试验设计，能够对选择的研究对象、干预因素和结果的分析判断进行标准化。

（2）按照随机化的方法，将研究对象分为实验组和对照组，做到了各组具有相似的基本特征，提高了可比性，减少了混杂偏倚。

（3）试验为前瞻性研究，在整个试验过程中，能随访研究对象从处理到效应结局的全过程，论证强度高。

二、局限性

（1）整个试验设计和实施条件要求高、控制严、难度较大，在实际工作中有时难以做到。

（2）受干预措施适用范围的约束，所选择的研究对象代表性不够，以致会不同程度地影响试验结果推论到总体。

（3）研究人群数量较大，试验计划实施要求严格，随访时间长，因此依从性不易做得很好，影响试验效应的评价。

三、应注意的问题

（一）类实验

一个完全的实验流行病学研究必须具备随机、对照、干预、前瞻四个基本特征，如果一项实验研究缺少其中一个或几个特征这种实验就叫类实验（quasi-experiment）。根据类实验是否设立对照组可分为两类。

1. 不设平行对照组 其对比是通过下列两种方式进行的：一是自身前后对照，即同一受试者在接受干预措施前后比较。如观察某种药物降血糖的效果，可比较糖尿病病人服用该药物前后的血糖水平。二是与已知的不给该项干预措施的结果比较。例如已知我国携带乙型肝炎表面抗原（hepatitis B surface antigen，HBsAg）的母亲发生乙型肝炎病毒（hepatitis B virus，HBV）母婴传播的概率为40%～50%，在现阶段欲观察乙型肝炎疫苗阻断母婴传播的效果，不一定要设对照组。

2. 设对照组 虽然设立了平行对照组，但研究对象的分组不是随机的。如在社区试验中，并不是总能获得随机对照的，如果只能对整个居民区人群实行预防，随机分组就不可能进行，可选择具有可比性的另一个社区人群作为对照组。如某疫苗预防效果的评价，甲校为实验组，注射某种疫苗，乙校为对照组，不注射疫苗，然后对比两组血清学和流行病学观察指标的差异，最后对某疫苗的预防效果进行评价。类实验常用于研究对象数量大、范围广而实际情况不允许对研究对象作随机分组的情况。

（二）伦理道德问题

实验流行病学研究以人作为对象开展研究，是一项十分严肃谨慎的工作，为了确保研究对象的人身安全，防止在试验中自觉或不自觉地发生不道德行为，必须在试验中遵循伦理道德。如在开始人群试验前，必要时应先做动物实验，初步验证此种实验方法合理有效、无危害性；在设置对照时，必须以不损害受试者身心健康为前提；通常应将试验目的、方法、预期效果以及危险告知受试者及其家属，征得他们的同意，此即知情同意（informed consent）。

（三）预试验

在正式试验前，应先在小范围作一次少量人群的预试验（pilot study），其目的是检验试验设计的科学性和可行性，以免由于设计不周，盲目开展试验而造成人力、物力和财力的浪费。预试验既不能随便选择一个地方和人群做预试验，也不能给预试验施以多种特殊条件，使之得天独厚，而必须像正式试验一样地认真进行才具有科学的意义。只有在避免了各种主观因素干扰，经过预试验并取得成功，才能按设计方案进行正式的大规模试验。

（四）研究注册问题

临床试验注册制度是指在临床试验实施前就在公共数据库公开试验设计信息，并跟踪和报告试验结果。这不仅可以增加试验信息的透明度、减少发表偏倚，而且有利于保障试验质量、增加试验的规范性和结果的可信度，已经成为当今临床试验发展的主流趋势。目前国际上有十余个注册平台，ClinicalTrials.gov数据库作为世界上最重要的临床试验注册机构之一，其注册和查询临床试验均免费，被誉为公开化、国际化临床试验注册的典范。中国循证医学中心也建立了我国临床试验注册平台，可以提交中文的注册信息。

（五）结果报告的完整透明问题

近年来，如何有效报告随机对照试验备受重视，诸多杂志都要求试验报告应遵循试验报告统一标准（Consolidated Standards of Reporting Trials，CONSORT），以提高试验报告质量，使报告能反映研究真实实施过程。目前国际上绝大部分医学期刊明确规定，投稿作者须按照CONSORT或者其扩展版本组织临床试验论文的撰写，方可进入审稿程序。

本章小结

教学课件

执考知识点总结

本章涉及的2019版及2024版公共卫生执业助理医师资格考试考点对比见表6-2。

表6-2　2019版及2024版公共卫生执业助理医师资格考试考点对比

单元	细目	知识点	2024版	2019版
实验流行病学	概念	（1）定义、特征、主要类型	√	√
		（2）主要用途	√	√
	临床试验	（1）概念、目的、分期和特点	√	√
		（2）研究人群的选择	√	√
		（3）分组方法	√	√
		（4）影响样本大小的因素	√	√
		（5）设立对照	√	√
		（6）盲法	√	√
		（7）资料的收集与整理	√	√
		（8）疗效评价指标	√	√
	现场试验和社区试验	（1）概念、目的	√	√
		（2）效果评价指标	√	√
	需要注意的问题	（1）伦理与知情同意	新增	—
		（2）常见偏倚及其控制	√	√
	主要优缺点	优点及局限性	√	√

拓展练习及参考答案

（刘成武）

第七章　筛　　检

学习目标

素质目标：理解目前国家项目支持的一些疾病筛查，早期发现及治疗病人，提高人民群众的健康水平。

知识目标：掌握筛检的应用及评价指标；熟悉筛检的概念、目的、用途、分类、截断值的确定原则。

能力目标：能够在实际工作中对新的筛检方法进行评价，并掌握联合试验的应用。

案例导入

【案例】

“两癌”筛查

乳腺癌是女性常见的恶性肿瘤之一，据资料统计，发病率占全身各种恶性肿瘤的7%～10%。它的发病常与遗传有关，40～60岁、围绝经期妇女发病率较高。乳腺癌是通常发生在乳房腺上皮组织的恶性肿瘤，是一种严重影响妇女身心健康甚至危及生命的常见的恶性肿瘤之一。

宫颈癌也是女性常见的恶性肿瘤之一。宫颈癌的发病率在女性生殖系统肿瘤中仅次于乳腺癌，居第二位。随着性传播疾病发病率的上升，年轻妇女宫颈癌的发病率有上升趋势，每年增速达2%～3%。我国宫颈癌发病率和死亡率逐渐上升，并明显趋向年轻化。宫颈癌发病较隐蔽，难以第一时间发现。要想早期发现宫颈癌，需要借助医务人员帮助，进行妇科普查和必要筛查，做到对宫颈癌的早发现、早诊断、早治疗。

2022年1月18日，国家卫健委发布《宫颈癌筛查工作方案》和《乳腺癌筛查工作方案》，指出要坚持预防为主、防治结合、综合施策，以农村妇女、城镇低保妇女为重点，为适龄妇女提供宫颈癌、乳腺癌筛查服务，促进疾病早诊早治，提高妇女健康水平。到2025年底，要实现适龄妇女宫颈癌筛查率达到50%以上，乳腺癌筛查率不断提高等具体目标。其中，筛查对象由农村适龄妇女扩大为城乡适龄妇女，优先保障农村妇女、城镇低保妇女。

宫颈癌筛查主要包括妇科常规检查、阴道/宫颈分泌物检查、宫颈脱落细胞巴氏检查或醋酸目视检查（visual inspection with acetic acid，VIA）/鲁氏碘液目视检查（visual inspection with Lugol iodine，VILI）。乳腺癌筛查主要包括接受检查的妇女均进行乳腺视诊和触诊，可疑和高危人群进行乳腺彩超检查，彩超检查可疑或阳性者进行钼靶X线检查。

截至2020年，“两癌”筛查工作已经覆盖了全国近2600个县（市、区），对近2亿人次开展了免费“两癌”筛查，其中宫颈癌筛查1.3亿人次，乳腺癌筛查6400万人次。

【问题】

1. 什么是筛查?
2. 我国为什么要对乳腺癌、宫颈癌进行筛查?
3. 如何确定筛查的方法?
4. 如何对筛查的方法进行评价?
5. 开展“两癌”筛查后，如何对筛查效果进行评价?

核心知识拆解

随着科学技术的进步，新的筛检和诊断方法不断研制成功；与此同时，现有的筛检和诊断方法不能完全满足筛检和临床诊断需要，也需要不断地改进和提高。新的或已有的筛检和诊断方法的应用效果如何？如筛检或诊断方法检验为阳性，病人真正患病的可能性有多大？要解决和回答这些问题就要对筛检和诊断试验进行评价。对筛检和诊断试验的评价不但能评价、提高筛检和诊断的效果和水平，而且能为开展准确、合理的诊断提供方法和思路，还能为临床合理治疗提供可靠的依据。

第一节 概 述

一、筛检的概念

筛检（screening）是运用快速、简便的检验、检查或其他措施在健康人群中将那些可能有病或有缺陷但表面健康的人同那些真正无病或无缺陷的人区别开来。筛检提出的背景是如能尽早地使用一种或几种检测方法检测出疾病在临床前期出现的一些可识别的异常特征，如肿瘤早期标志物，血脂、血糖、血压升高等，并在此基础上，对异常或可疑异常的人进一步进行临床诊断、治疗，就可以在疾病早期发现疾病以达到延缓或阻止疾病发生发展的目的。筛检所用的各种手段和方法称为筛检试验（screening test），包括常规体格检查、问卷调查、物理学检查、实验室检验和分子标志物检测等。

筛检的程序：首先应用筛检试验将受检人群分为两部分，结果阴性者和结果阳性者；对结果阳性者作进一步的诊断，确诊病人接受治疗；非病人和结果阴性者进入随访和下一轮筛检。

筛检一般是由国家或地区政府主导，动员全社会参与的系统工程，又称“三早”预防，包括对目标疾病的早期发现、早期诊断，对各阶段筛检结果阳性者的早期治疗及筛检结果阴性者进行医学随访的一系列医疗卫生服务活动。

二、筛检的分类和实施原则

（一）筛检的分类

1. 根据筛检对象的不同分类

（1）整群筛检（mass screening）：指用一定的方法对一般人群开展筛检，找出该人群中可疑患某病的人，然后对可疑患病人群开展进一步的诊治。

（2）目标筛检（targeted screening）：又称选择性筛检（selective screening）、高危人群筛检（high-risk screening），对具有某种暴露的人群或高危人群开展定期健康检查，以达到早发现病人、早诊断、早治疗的目的。例如，对矿工作业工人开展尘肺筛检。

2. 根据筛检方法的数量分类

（1）单项筛检（single screening）：只应用一种试验对疾病开展筛检。

（2）多项筛检（multiple screening）：同时应用多种试验对一种或多种疾病开展筛检。

3. 根据筛检目的分类

（1）治疗性筛检（therapeutic screening）：如大肠癌或乳腺癌的筛检，可早期发现并早期治疗病人，为治疗性筛检。

（2）预防性筛检（preventive screening）：如通过开展高血压筛检可预防卒中，为预防性筛检。

4. 根据筛检的组织方式分类

（1）主动性筛检（active screening）：采取"主动出击"的方式，通过有组织的宣传介绍，动员群众到筛检服务地点进行检查。例如，新生儿疾病筛查通常是妇幼保健机构组织所辖社区范围内的所有新生儿接受相关疾病的筛检。

（2）机会性筛检（opportunistic screening）：属于被动性筛检，是将日常性的医疗服务与筛检结合起来，在病人就医过程中，医务人员对非专科就诊的人群进行筛检。如要求各级医院在非高血压门诊开展"首诊病人测血压"项目，目的是发现其中血压升高者或隐匿的高血压病人，该筛检方案的优点是能扩大筛检的覆盖面，增加受检者的参与度。

（二）筛检的实施原则

筛检的对象是表面健康的人群，且人数众多，不易合作。为确保受试者的利益，顺利完成筛检工作，必须制订好筛检计划，明确筛检目的、估计筛检收益，权衡利弊。一项完整的筛检计划应包括：①选择筛查疾病的依据。②明确的目标人群。③合理的筛查程序，包括筛查起始年龄、筛查间隔、不同阶段的筛检试验和诊断试验。④干预和随访方案。

1968年，世界卫生组织（World Health Organization，WHO）颁布了由威尔逊（Wilson）和琼格（Junger）提出的10条疾病筛检原则和实践准则，又称Wilson's准则。经过40年的筛检实践以及随着基因组等技术的出现，该准则在不同国家应用时有所改进和调整。2008年WHO进行了综合、修订，并颁发了新的10条准则，其主要内容如下。

（1）筛检项目应该是公认确实需要的。

（2）筛检之初一定要明确筛检的目的。

（3）筛检的目标人群应该明确。

（4）有筛检项目有效的科学证据。

（5）筛检项目应该与教育、检测、临床服务及项目管理相结合。

（6）筛检项目应该有质量保证机制，使筛检的潜在风险降低至最小。

（7）筛检项目应该做到知情同意，保护隐私，并尊重筛检对象的自主选择权利。

（8）筛检应该保障整个筛检目标人群的公平性和可及性。

（9）项目伊始就应该规划项目的评价。

（10）筛检的总体益处应该大于危害。

三、筛检的目的和用途

筛检的目的和用途主要体现在以下四个方面。

1. 早期发现可疑病人 在表面健康的人群中筛检出可能患有某病的个体，做到早发现、早诊断、早治疗，提高治愈率，实现疾病的二级预防。例如，由于糖尿病发病隐匿，健康人群中隐藏着大量未诊断的糖尿病病人，开展糖尿病筛检可尽早发现这部分病人，达到早诊断、早治疗，预防和延缓并发症的发生和发展的目的。

2. 发现高危人群 通过筛检发现人群中某些疾病的高危个体，并从病因学的角度采取措施，以便实施相应的干预措施，降低发病率，实现疾病的一级预防。近年来，筛检一级预防中的应用越来越广泛，如筛检高血压预防卒中、筛检高胆固醇血症预防冠心病。

3. 了解疾病的自然史，揭示疾病的“冰山现象” 筛检按计划定期开展，可了解疾病的自然史，也起到疾病监测的作用。例如，我国持续开展的农村女性宫颈癌筛检，可以得出不同年龄段人群的各阶段宫颈病变的现患率和转换概率，从而勾画出中国女性宫颈癌的自然演进历程和年龄别风险，这对确定筛检的起始年龄、筛检间隔、筛检及治疗方案有重要意义。

4. 指导合理分配有限的卫生资源 利用高危评分的方法，筛检出孕妇中的高危孕妇，将其安排到条件较好的县市级医院分娩，而危险性低的孕妇则留在当地乡卫生院或村卫生室分娩，以降低产妇死亡率，并达到合理分配医疗卫生资源的目的。

第二节 筛检的设计与实施

评价筛检试验的核心思想是对比。首先需要选定一个“金标准”，依据“金标准”去确定是否患某种疾病的研究对象，再用待评价的筛检试验或方法对这些研究对象进行检测，将其获得的结果与“金标准”的诊断结果比较，从而评价该筛检试验的价值。

一、确定“金标准”

“金标准”（gold standard）又称标准诊断、标准试验，是指目前医学界公认的诊断某种疾病最准确的方法。临床常用的“金标准”包括病理诊断、活检、外科手术发现、特殊的影像学检查、尸检等。对于目前临床上还没有“金标准”的疾病，临床医学专家等共同制定公认的诊断标准也可作为其“金标准”。确定合适的“金标准”是开展筛检试验评价的前提，如果“金标准”选择不当，可能会造成对受试者诊断分类上的错误，使整个试验的评价失去准确性的基础。

二、研究对象的选择

选择研究对象应该能够代表筛检试验可能应用的目标人群。若筛检试验应用于某病一般人群的诊断，“金标准”判断为阳性组应包括各临床类型，如不同病情严重程度、不同病程、典型与非典型病例。“金标准”判断为阴性者应考虑年龄、性别等对诊断疾病有影响的重要状态，使其与阳性组具有可比性，此外，阴性对照组中还可纳入患有与所研究疾病易混淆的其他疾病病人，以评价筛检试验的鉴别能力。

三、样本量

影响样本量大小的因素主要包括筛检试验的灵敏度、筛检试验的特异度、检验水准、容许误差。灵敏度和特异度均在20%～80%区间，可用公式7-1。

$$n=\left(\frac{Z_\alpha}{\delta}\right)^2 p(1-p) \qquad \text{公式7-1}$$

n为所需样本量。δ为容许误差，一般定为0.05或0.1。p为待评价筛检试验的灵敏度或特异度的估计值，计算金标准诊断阳性组样本量时为灵敏度，计算对照组样本量时为特异度。α为第一类错误的概率，一般取0.05。Z_α为标准正态分布中累积概率等于$\alpha/2$时的界值，如$Z_\alpha=1.96$。

当灵敏度或特异度小于20%或大于80%时，样本率的分布呈偏态分布，需要对率进行平方根反正弦转换，样本量计算见公式7-2。

$$n=\left[\frac{57.3\times Z_\alpha}{sin^{-1}\left(\frac{\delta}{\sqrt{p(1-p)}}\right)}\right]^2 \qquad \text{公式7-2}$$

四、确定筛检试验的界值

筛检试验的结果需要有明确的阳性和阴性判断标准，对筛检试验结果为分类或等级指标的，可根据专业知识判断阳性或阴性；对检测值为连续性指标的，如血糖、血压、抗体水平或筛查问卷得分，需确定阳性结果的具体取值，即截断值（cut-off value）。如果判断标准不一致，根据其所计算的发病率、患病率等都不一致，不同标准的试验结果不能直接比较。

（一）确定截断值的原则

如何确定筛检试验阳性结果的截断值，与筛检试验测得受试对象观测值的分布有关。对于某一筛检试验而言，受试对象观测值的分布有两种情况。

第一种情况是正常者与异常者的测定值分布完全不重叠，这时，筛检试验的灵敏度和特异度均为100%［图7-1（a）］，但是实际应用中几乎不存在这种情况。

第二种情况是病人与正常人的测定值分布相互交叉重叠［图7-1（b）］，实际应用中这种情况较为常见。如果患病人群的指标高于正常人，将截断值定在病人分布的最低点［图7-2（a）］，不会漏掉一个病人，但会把部分正常人误诊为病人，出现假阳性；若将截断值定在正常人分布的最高点［图7-2（b）］，虽没有误诊，但会漏诊部分病人，出现假阴性；将截断值定在二者之间，则既有漏诊，又有误诊［图7-2（c）］。因此，在确定筛检试验的截断值时，一般要遵循以下原则。

（1）预后差，漏诊可能给病人带来严重后果，目前又有有效的治疗方法，而且早期诊断的治疗效果较好，应将截断值定在高灵敏度的水平，尽可能发现更多病人，但会使误诊增多。这类疾病包括结核病、梅毒、霍奇金淋巴瘤等。

（2）疾病目前的诊疗效果不理想，或疾病预后不严重，但误诊会对病人的生理心理和经济负担等带来严重影响，则将截断值定在高特异度的水平，尽量排除非病人，如艾滋病。

（3）当漏诊和误诊同样重要时，通常把截断值定在病人与非病人分布的交界处，也可利用受试者工作特征曲线（receiver operator characteristic curve）（简称ROC曲线）来决定截断值。

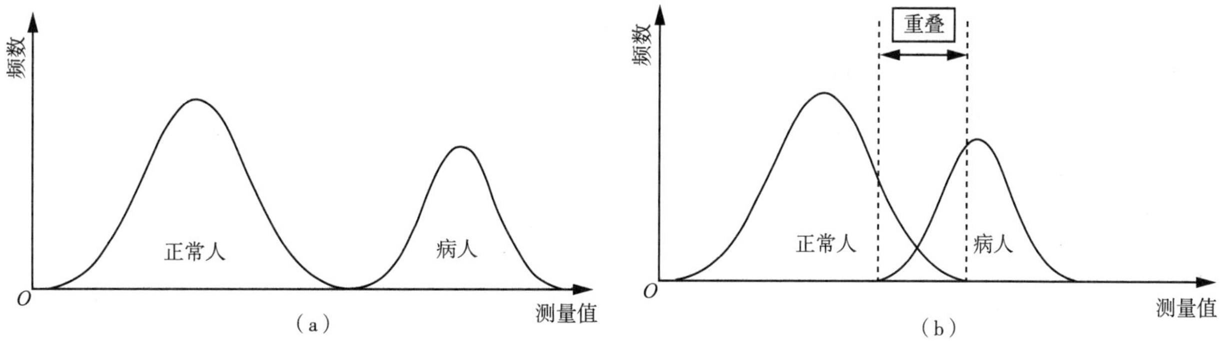

图7-1　正常人与病人测量指标水平分布

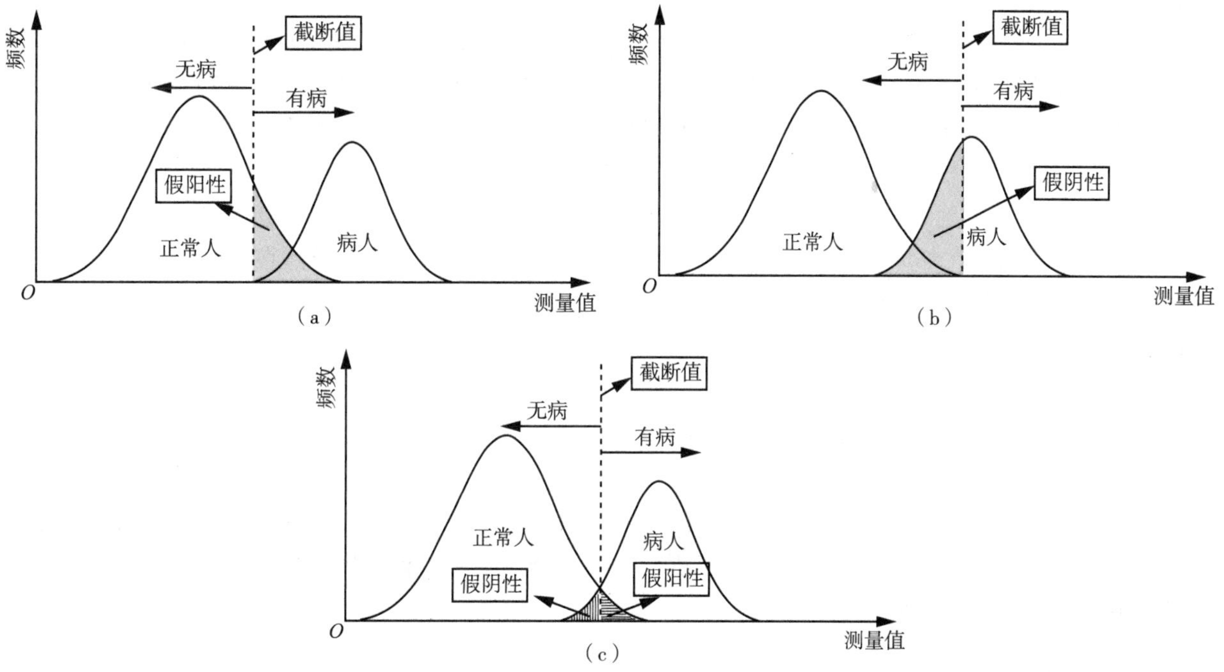

图7-2　正常人与病人测量指标水平分布及截断值变化的影响

（二）确定截断值的方法

1．统计学方法　通常有如下三种方法。

（1）正态分布法：当筛检试验的指标为定量指标且呈正态分布时，通常用（$\bar{X}\pm1.96S$）表示双侧正常值范围；若测量值只有过高或过低为异常时，则其单侧5%是异常的，正常值范围为（$-\infty$，$\bar{X}+1.64S$）或（$\bar{X}-1.64S$，$+\infty$）。

（2）百分位数法：当筛检试验的指标呈偏态分布或分布类型尚不能确定时，以$P_{2.5}$、$P_{97.5}$表示双侧正常值范围，以P_5或P_{95}界定单侧正常值。

（3）ROC曲线法：将受试对象的测量值按从小到大排序，即可划分一系列截断值，从而计算出对应的灵敏度/特异度的对子，以灵敏度为纵坐标，（1−特异度）为横坐标，在坐标轴上标记出每个灵敏度/特异度对子的坐标点，将坐标点连接在一起所绘制的曲线即为ROC曲线。ROC曲线上距离坐标左上角最近的坐标点所对应的取值为最佳截断值，该点可同时满足筛检试验灵敏度和特异度相对最优，如图7-3。

ROC曲线的优点是能直观反映灵敏度与特异度的关系，是评价筛检试验的一种全面、准确、有效

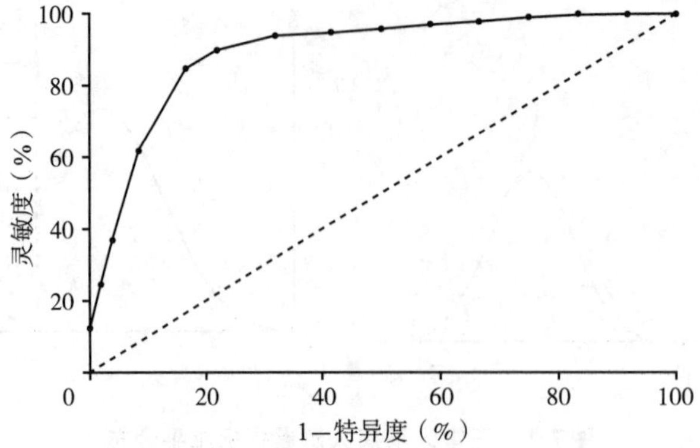

图7-3　糖尿病血糖试验的ROC曲线

的方法，可以用以比较两种或多种筛检试验的诊断价值。ROC曲线下面积（area under the curve，AUC）反映筛检试验的准确性。AUC越大，越接近1.0，筛检试验的准确度越高；越接近0.5，则准确度越低；当等于0.5时，没有诊断价值。对两种或多种筛检试验的AUC进行比较，可以帮助临床医生作出合理选择。

2. 依据临床需要确定界值　依据大量的临床经验了解到某些致病因素损害健康的阈值，可作为正常与异常的分界值。在临床实际应用中，某些人体生理生化指标的观察值虽然在统计学上处于正常值范围内，且未观察到严重的临床表现，但疾病发生发展速度可能较快或有发生严重并发症的可能。因此，可结合预后来确定临界值。

五、盲法测试

对用“金标准”所确定的病人和非病人的研究对象，用待评价的筛检试验进行盲法测试，以控制信息偏倚。保证病人和非病人在整个检查流程，包括建档、生物材料采集、检测程序，结果分析报告中各环节所得到的处理一致。

六、资料的整理与分析

由“金标准”确定的病人和非病人，经筛检试验检测后，可出现四种情况：经“金标准”诊断的病人被筛检试验判断为阳性，称为真阳性（true positive，TP）；判断为阴性，称为假阴性（false negative，FN）。经“金标准”诊断的非病人被筛检试验判断为阳性，称为假阳性（false positive，FP）；判断为阴性，称为真阴性（true negative，TN）。筛检试验评价结果整理成四格表，见表7-1。

表7-1　筛检试验评价结果整理

筛检试验	金标准		合计
	病人	非病人	
阳性	真阳性a	假阳性b	$a+b$
阴性	假阴性c	真阴性d	$c+d$
合计	$a+c$	$b+d$	N

七、质量控制

在收集和分析试验资料时，使用盲法具有非常重要的意义，可以减少人为的主观偏差。除采用盲法测试以保证结果的真实性外，对试验所用的仪器型号、试验条件、试验方法、所用试剂的质量、标号等要均统一化、标准化，尽量采用客观指标，对调查员要进行严格统一的培训，将误差减小到最低。

第三节 筛检试验的评价

对于筛检试验的评价，除了考虑方法本身的安全和操作上的简单、快速、方便及价格低廉等因素外，还要考虑试验的真实性、可靠性及收益三个方面。

一、真实性评价

真实性（validity）又称效度、有效性、准确性，是指筛检试验的测量值与实际值相符合的程度。评价筛检试验真实性的指标包括灵敏度、特异度、假阴性率、假阳性率、正确指数及似然比等。

（一）灵敏度和假阴性率

1. 灵敏度（sensitivity，Se） 又称敏感度、真阳性率（true positive rate），即实际有病且被该筛检试验正确判断为有病的百分比，评价筛检试验发现病人的能力。其计算见公式7-3。

$$\text{灵敏度} = a/(a+c) \times 100\% \qquad \text{公式7-3}$$

2. 假阴性率（false negative rate，FNR） 又称漏诊率，即实际有病但被该筛检试验判断为非病人的百分比，反映筛检试验漏诊病人的情况。其计算见公式7-4。

$$\text{假阴性率} = c/(a+c) \times 100\% \qquad \text{公式7-4}$$

灵敏度＝1－假阴性率，二者为互补关系。

（二）特异度和假阳性率

1. 特异度（specificity，Sp） 又称真阴性率（true negative rate），即实际无病且被该筛检试验正确判断为无病的百分比，评价筛检试验排除非病人的能力。其计算见公式7-5。

$$\text{特异度} = d/(b+d) \times 100\% \qquad \text{公式7-5}$$

2. 假阳性率（false positive rate，FPR） 又称误诊率，即实际无病但被该筛检试验判断为有病的百分比，反映筛检试验误诊病人的情况。其计算见公式7-6。

$$\text{假阳性率} = b/(b+d) \times 100\% \qquad \text{公式7-6}$$

特异度＝1－假阳性率，二者为互补关系。

灵敏度与特异度是评价筛检试验真实性的两个基本指标。临床上，病人和医生都希望获得高灵敏度和高特异度的诊断试验或筛检试验，即尽可能没有漏诊和误诊，但大多数情况下是难以达到的。

（三）正确指数

正确指数又称约登指数（Youden index，YI），为灵敏度与特异度之和减1，表示筛检试验正确识别病人与非病人的总能力。正确指数的范围为0～1，指数越大，真实性越高，理想的正确指数为1。该指标可用于两个或多个筛检试验的比较。其计算见公式7-7。

正确指数＝（灵敏度＋特异度）-1＝1-（假阳性率＋假阴性率）　　公式7-7

需要注意的是，正确指数大时，并未明确是灵敏度高还是特异度高，因此，它不能代替前述的四项指标。

（四）似然比

似然比（likelihood，LR）是同时反映灵敏度和特异度的综合指标，即病人中出现某种筛检试验结果（阳性或阴性）的概率与非病人中出现相同结果的概率比值，说明病人中出现该结果的机会是非病人的多少倍。该指标的计算只涉及灵敏度与特异度，不受患病率的影响，全面反映了筛检试验的诊断价值，非常稳定。

根据筛检结果分为阳性与阴性，可计算阳性似然比（positive likelihood ratio，PLR）和阴性似然比（negative likelihood ratio，NLR）两种指标。

阳性似然比为真阳性率与假阳性率之比。说明病人中筛检试验为阳性结果的概率是非病人中筛检试验为阳性结果概率的倍数。比值越大，试验结果阳性时为真阳性的概率越大。其计算见公式7-8。

PLR＝真阳性率/假阳性率＝灵敏度/1-特异度　　公式7-8

阴性似然比为假阴性率与真阴性率之比。说明病人中筛检试验为阴性结果的概率是非病人中筛检试验为阴性结果概率的倍数。比值越小，试验结果阴性时为真阴性的概率越大。其计算见公式7-9。

NLR＝假阴性率/真阴性率＝1-灵敏度/特异度　　公式7-9

在选择筛检试验时应选择阳性似然比高，阴性似然比较低的方法，此时试验的准确性最佳。试验分析时有时还会计算PLR和NLR的比值，来评价试验的阳性和阴性，一般认为PLR/NLR＜50试验效果弱。

例7-1：为了研究液基薄层细胞学检查（thin-prep cytology test，TCT）对宫颈癌的筛检效果，某医生用TCT试验开展一次宫颈癌筛查，共检查950人，其中宫颈癌病人100人、非宫颈癌病人850人，筛检结果见表7-2。

表7-2　TCT筛检宫颈癌的结果

TCT	宫颈癌		合计
	有	无	
阳性	710	30	740
阴性	140	70	210
合计	850	100	950

真实性的各项指标计算如下。

灵敏度（真阳性率）=（710/850）×100% = 83.53%
漏诊率（假阴性率）=（140/850）×100% = 16.47%
特异度（真阴性率）=（70/100）×100% = 70.00%
误诊度（假阳性率）=（30/100）×100% = 30.00%
阳性似然比（PLR）=（710/850）/（30/100）= 2.78
阴性似然比（NLR）=（140/850）/（70/100）= 0.24
约登指数 = 0.83 + 0.70−1 = 0.53

上述结果说明，用TCT诊断宫颈癌时，能正确诊断出83.53%的宫颈癌病人，同时有16.47%的病人被漏诊；有70%的非宫颈癌病人被正确地排除了，同时也有30%的非宫颈癌病人被误诊。

宫颈癌病人出现TCT试验阳性结果的概率是非宫颈癌病人出现阳性结果的概率的2.78倍，宫颈癌病人出现TCT试验阴性结果的概率是非宫颈癌病人出现阴性结果的概率的0.24倍。

二、可靠性评价

可靠性（reliability）又称信度、精确度（precision）、可重复性（repeatability）和稳定性（stability），是指在相同条件下，使用相同的筛检试验对同一研究对象重复检测时其结果的稳定程度，因此可靠性又称重现性。

（一）可靠性指标

1. 连续性测量资料的定量指标 对同一样品或同一组个体差异较小的样品，进行多次重复测量，可用标准差和变异系数两个参数反映可靠性，两个参数的值越小，说明可靠性越好。对同一批不同质的样本进行两次重复测量，可用配对t检验评价重复测量结果的一致性，若两次测量的结果差异无统计学意义，可认为该筛检试验重复测量的一致性较好。此外，还可用两次测量值的相关系数（r）来评价一致程度，一般认为$r \geqslant 90\%$，说明筛查的一致性较好。

2. 分类测量资料的定性指标 一般整理成配对四格表形式（表7-3），格子内的数字表示两次检测结果一致或不一致的频数。评价指标有符合率和*kappa*值，检验频数分布差异可用配对c^2检验。

表7-3 筛检试验一致性结果整理

第二次检测	第一次检测		合计
	阳性	阴性	
阳性	a	b	$a+b$（r_1）
阴性	c	d	$c+d$（r_2）
合计	$a+c$（c_1）	$b+d$（c_2）	n

（1）符合率（agreement rate）：又称一致率，是指同一批研究对象两次试验结果均为阳性的人数与均为阴性的人数之和占所有进行筛检试验人数的比率。符合率也可用于比较两个医师诊断同一组病人，或同一个医师两次诊断同一组病人结果的稳定程度。其计算见公式7-10。

$$符合率 = (a+d)/n \times 100\% \qquad 公式7\text{-}10$$

（2）*Kappa*值：是评价两次试验结果一致性的指标，它考虑了机遇因素对一致性的影响并且加以校正，从而提高了判断的有效性，是更为客观的指标。*Kappa*值的取值范围介于−1和+1之间。一般认为

*Kappa*值≥0.75为一致性较好，0.40～0.75为中、高度一致，*Kappa*值≤0.40为一致性差。*Kappa*值、实际观察一致率、机遇一致率的计算见公式7-11、公式7-12、公式7-13。

$$Kappa=\frac{\text{实际观察一致率}-\text{机遇一致率}}{1-\text{机遇一致率}}$$ 公式7-11

$$\text{实际观察一致率}=(a+d)/n\times100\%$$ 公式7-12

$$\text{机遇一致率}=[(r_1c_1/n)+(r_2c_2/n)]/n\times100\%$$ 公式7-13

根据表7-3，*Kappa*值的计算可用公式7-14。

$$Kappa=\frac{n(a+d)-(r_1c_1+r_2c_2)}{n^2-(r_1c_1+r_2c_2)}$$ 公式7-14

（二）影响筛检试验可靠性的因素

1. 受试对象 许多生理、生化或免疫学测量指标受受试对象生物学变异、生理、精神状态和生物节律等影响，使得同一受试对象在不同时间获得的临床测量结果会表现出不一致的现象。例如，同一个体的血压在一天内不同时间的测量值会存在变异。

2. 观察者 同一观察者或不同观察者对相同受试对象的同一指标测量时，由于观察者之间、同一观察者在不同时间的技术水平不一，判断尺寸掌握差异，预期偏倚等均可导致重复测量的结果不一致，如不同的阅片者报告的X线片检查结果不同。

3. 实验室条件 重复测量时，由于测量仪器不稳定，试剂盒的纯度、有效成分的含量、试剂的稳定性等均有不同，可导致测量结果不同。

因此，在开展筛检试验评价前，在评价筛检试验的可靠性时，应充分了解影响因素的来源及控制方法，如仪器设备统一校准、试剂同批次、检测步骤标准化、试验条件和方法严格控制，对工作人员统一培训等，将这些因素的影响控制在最低限度，保证可靠性评价的准确性。

三、预测值

预测值是根据筛检试验结果估计受试对象患病与否及其可能性大小的指标。由于筛检试验的结果分为阳性和阴性，因此预测值分为阳性预测值和阴性预测值。预测值反映的是筛检试验实际应用到人群中开展筛查后获得的收益大小。

（一）直接计算法

1. 阳性预测值（positive predictive value，PPV） 阳性预测值是筛检试验结果为阳性者中真正病人（金标准阳性）所占的比例。对于一项筛检试验来说，阳性预测值越大越好。其计算见公式7-15。

$$PPV=a/(a+b)\times100\%$$ 公式7-15

2. 阴性预测值（negative predictive value，NPV） 阴性预测值是筛检试验为阴性者中真正非病人（金标准阴性）所占的比例。该值也是越大越好。其计算见公式7-16。

$$NPV = d/(c+d) \times 100\%$$ 公式7-16

（二）间接计算法

基于病例-非病例设计在医院开展的筛查试验研究，由于病例组和非病例组的构成不能代表目标人群自然状况下患病与未患病的比例，因此不能直接计算预测值。可以根据灵敏度、特异度、现患率与预测值的关系式（贝叶斯公式）来估算预测值。PPV和NPV的间接计算法分别见公式7-17、公式7-18。

$$PPV = \frac{p \times Se}{p \times Se + (1-p) \times (1-Sp)}$$ 公式7-17

$$NPV = \frac{(1-p) \times Sp}{(1-p) \times Sp + p \times (1-Se)}$$ 公式7-18

（三）灵敏度、特异度和疾病现患率与预测值的关系

1. 灵敏度、特异度与预测值的关系　一般来说，当人群患病率相同时，灵敏度越高，阴性预测值越高，医生更有把握判断筛检试验阴性者为非病人；反之，特异度越高，阳性预测值越高，医师更有可能判断筛检试验阳性者为病人。

如果灵敏度$Se = a/(a+c) \times 100\%$越高，越接近100%，假阴性例数$c$越接近0，则阴性预测值$d/(c+d) \times 100\%$也就趋于接近100%，即阴性预测值越大。

如果特异度$Sp = d/(b+d) \times 100\%$接近100%，假阳性例数$b$越接近0，则阳性预测值$a/(a+b) \times 100\%$趋于接近100%，即阳性预测值越大。

2. 疾病的患病率　当筛检试验的灵敏度和特异度一定，患病率越高，阳性预测值越高，阴性预测值越低。

由于不同医院的诊疗水平不同，以及相同疾病在不同地区的患病率也有差异，因此在某个医院或某个地区开展的筛检试验评价，其预测值不能推算至其他医院或其他地区。似然比的计算只与灵敏度和特异度有关，不受患病率的影响，因此在医院评价筛检试验中也可作为一种有效方法。

TCT试验筛检宫颈癌的效果评价，以及灵敏度、特异度、患病率与预测值的关系见表7-4。

表7-4　灵敏度、特异度、患病率与预测值的关系

患病率（%）	灵敏度（%）	特异度（%）	TCT试验	宫颈癌		合计	阳性预测值（%）	阴性预测值（%）
				是	否			
0.5	80.00	99.50	+	40	50	90	44.44	
			−	10	9900	9910		99.90
			合计	50	9950	10 000		
0.5	90.00	98.90	+	45	100	145	31.03	
			−	5	9850	9855		99.95
			合计	50	9950	10 000		
1.0	90.00	98.90	+	90	109	199	0.45	
			−	10	9791	9801		99.90
			合计	100	9900	10 000		

第四节　筛检效果的评价

一、筛查项目评价内容及指标

（一）收益

收益（yield）又称收获量，指经过筛检试验后，能有多少原来未发现的病人（临床前期病人或高危人群等）得到诊断和治疗。该类指标反映人群在短期内由于筛查而得以早诊早治的获益情况。最常用的评价指标是阳性预测值，阳性预测值越高，说明筛查出的阳性者中，真病人的比例越高，说明该筛查的效率较高。为了提高筛检试验的收益，可采用以下方法。

1. 选择高危人群进行筛检试验　疾病在某些年龄、性别、职业及某些危险因素暴露的人群中的患病率较高，在这些高危人群中进行筛检试验，阳性预测值会更高，也可发现较多病人，更符合低成本高效益的原则。如将50岁以上且具有一级亲属患高血压家族史、烟龄10年以上者定义为高危人群，在该人群中开展高血压筛查，可获得较高的检出率。

2. 选择高灵敏度的筛检试验　如果筛检试验的灵敏度较低，筛查出来的病人数量就比较少，此时的收益就比较低，因此应尽量选择高灵敏度的方法。特别是所筛查的疾病早期诊断意义重大，筛查目的是尽可能不存在漏诊时。

3. 采用联合试验　在实施筛检时，可对同一受试对象采用两种或两种以上筛检试验进行检查，以提高筛检的灵敏度或特异度，从而达到增加筛检收益的目的，这种方式称为联合试验。根据联合的形式，分为串联试验与并联试验。

（1）串联试验（serial test）：也称系列试验，即将两种或两种以上的筛检试验按一定顺序相连，依次对受试对象进行筛查，全部试验结果均为阳性者才可判断为阳性。该法使得特异度提高，灵敏度降低。因此，筛检顺序排前的应尽量选择灵敏度高的试验，顺序排后的筛查则尽量选择特异度较高的方法。例如开展糖尿病筛查先做尿糖检查，阳性者再查餐后2小时血糖，只有两者都阳性时才作为筛检阳性，最后再用糖耐量试验确诊。

（2）并联试验（parallel test）：又称平行试验，即多个筛检试验同时进行，任意一项筛检试验结果阳性就可判断为阳性。该方法可以提高灵敏度、降低特异度，可弥补两种方法灵敏度都较低的问题。

例7-2：采用试验A和试验B筛检宫颈癌的结果如表7-5。

表7-5　采用试验A和试验B筛检宫颈癌的结果

试验结果		宫颈癌病人	非宫颈癌病人
试验A	试验B		
+	−	4	13
−	+	8	14
+	+	29	27
−	−	9	9896
合计		50	9950

试验A：

灵敏度＝（4＋29）/50×100%＝66.00%

特异度＝（14＋9896）/9950×100%＝99.60%

试验B：

灵敏度＝（8＋29）/50×100%＝74.00%

特异度＝（13＋9896）/9950×100%＝99.59%

并联试验：

灵敏度＝（4＋8＋29）/50×100%＝82.00%

特异度＝9896/9950×100%＝99.46%

串联试验：

灵敏度＝29/50×100%＝58.00%

特异度＝（13＋14＋9896）/9950×100%＝99.73%

（二）生物学效果评价

生物学效果评价是根据筛查是否改善疾病发病或预后的观察终点来设定的，通常比较筛检和未筛检人群的治愈率、复发率、病死率、死亡率和生存率，以及效果指数、相对危险度、绝对危险度等指标。

（三）卫生经济学评价

一项好的筛检计划，要求能够发现更多的病人，而投入更少的卫生资源成本。因此筛检效果的评价还需要从卫生经济学的角度开展，筛查评估涉及成本、效果、效用和效益的综合分析。评价主要从以下几个方面进行。

1. 成本效果分析（cost-effectiveness analysis） 是指分析实施筛检试验计划投入的费用与取得的生物学效果，如每延长一年的生存期所消耗的成本等。

2. 成本效益分析（cost-benefit analysis） 是指分析实施筛检试验计划投入的费用与所取得的经济效益，如经过筛检早期发现病人所节约的医疗费用，正确诊断后因避免误治而节省的医疗费用等。

3. 成本效用分析（cost-utility analysis） 是指分析实施筛检试验计划投入的费用与获得的生命质量改善。

二、筛检效果评价中常见的偏倚

1. 领先时间偏倚（lead time bias） 领先时间（lead time）是指临床前筛检诊断的时间至常规临床诊断时间之间的时间间隔，该间隔是疾病的自然病程阶段，被错误地解释为由于筛检而延长的生存时间，即领先时间偏倚。如宫颈癌常规临床诊断的平均年龄为50岁，而患病人群可能会由于筛查而将平均诊断年龄提前至45岁，即领先时间为5年。

2. 病程偏倚（length bias） 疾病被检出的可能性和疾病的进展速度有关。恶性程度高的肿瘤增长速度快，在临床前期被筛检发现的概率较低，例如肺癌的非小细胞癌；而恶性程度低的肿瘤，由于生长缓慢，临床前期较长，筛查能检出的概率较大，例如腺癌。实际上病程生长缓慢的肿瘤本身要比生长速度快的肿瘤生存期长，而不是由筛检导致的生存期延长。

知识拓展

甲状腺癌筛查

甲状腺癌筛查目前全球没有标准化的检查方案，甲状腺癌筛查利大于弊还是弊大于利，仍有待探讨。

目前，2015年美国甲状腺协会《甲状腺结节及甲状腺癌诊治指南》、2017年美国预防服务工作组、2023年中华医学会《甲状腺结节和分化型甲状腺癌诊治指南（第二版）》均不推荐在非高危人群中开展甲状腺癌筛查。过去30年，甲状腺癌的发病率显著上升，但死亡率一直维持在较低水平，甚至出现一定程度的下降。群众体检概率的增加，是导致甲状腺癌病例数升高的直接原因，从社会层面来看弊大于利。

支持方认为，甲状腺癌长期筛查后生存率100%。韩国支持并在健康人群中进行筛查，从1999年开始，正式拉开甲状腺癌筛查的序幕，随之而来的是韩国甲状腺癌病例数大幅上升。2012年韩国甲状腺癌诊断率是1999年的12倍，到2018年，韩国19岁以上成人甲状腺癌筛查率高达66.4%；甲状腺癌特异性死亡率在开展筛查项目5年后开始下降，2003—2015年死亡率约下降4.3%；甲状腺癌病人的5年生存率筛查前为94.5%，2006年后上升至100%；手术的甲状腺癌病人数量的降幅高达30%。

甲状腺癌筛查不是一个简单的医疗技术问题，它背后是国家经济进步、社会发展以及国民健康意识的觉醒，可以说是一个国家发展过程中必然面临的疾病发展阶段。但不讲时机大面积开展甲状腺癌筛查，也不是可取的，开展甲状腺癌筛查的时机仍需要进一步探讨。当广大社会群众对甲状腺癌的正确处置了然于心时，也就是全民推广健康检查和甲状腺癌筛查的最佳时机。

本章小结

教学课件

执考知识点总结

本章涉及的2019版及2024版公共卫生执业助理医师资格考试考点对比见表7-6。

表7-6 2019版及2024版公共卫生执业助理医师资格考试考点对比

单元	细目	知识点	2024版	2019版
筛检	概念	（1）筛检的概念、目的、用途、类型	√	√
		（2）筛检的实施原则	√	√
	筛检试验的评价	（1）筛检试验的定义	√	√
		（2）筛检试验的评价方法	√	√
		（3）真实性评价指标	√	√
		（4）可靠性评价指标	√	√
	筛检效果的评价	（1）预测值及其影响因素	√	√
		（2）收益的定义及提高收益的方法	已删除	√
		（3）生物学效果评价指标	√	√
		（4）卫生经济学效果评价指标	已删除	√
		（5）需要注意的问题	已删除	√
		（6）主要偏倚及其控制	新增	—

拓展练习及参考答案

（周 旋）

第八章　病因及其推断

学 习 目 标

素质目标： 初步培养学生的推理分析能力，帮助学生实事求是、科学客观地分析疾病现象。

知识目标： 掌握流行病学病因的定义；熟悉流行病学病因模型及病因推断的标准；了解病因的推理方法及穆勒法则。

能力目标： 在学习有关章节后，能科学客观地分析疾病现象，运用病因推断的知识解决相关问题。

案例导入

【案例】

糙皮病是如何被证明是一种营养性疾病的？

糙皮病（pellagra）是一组因维生素B_3缺乏导致的临床综合征，典型的三联征为皮炎、腹泻和痴呆，严重者可导致死亡。20世纪初，糙皮病在美国南部暴发，病人以贫民窟里的黑人居民为主。1914年，美国公共卫生部派出专家对病例进行逐户调查，专家们在报告中写道：糙皮病在卫生条件最差的地方传播，与糙皮病病人共住的人也会出现糙皮病。因此，几乎所有人都把糙皮病当作传染病。

约瑟夫·戈德伯格（Joseph Goldberger）受命前去调查糙皮病的感染源头。约瑟夫在调查期间发现一个细节：家境贫困和家境殷实的人都会发生糙皮病。同时，他还发现糙皮病病人几乎都喜欢吃肥肉、玉米和糖蜜组成的食物；贴身照顾病人的医护人员并未感染糙皮病。于是约瑟夫和助手与糙皮病病人零防护接触、同住一个病房，期间约瑟夫一行人保持着营养的饮食，最后一行人均未感染糙皮病。因此，约瑟夫认为糙皮病可能并不是传染病，而是一种营养不良导致的疾病。

随后，约瑟夫在两个患病率很高的孤儿院中进行饮食干预试验。试验期间两组儿童的居住条件和生活习惯如常，唯一改变的是每天都能吃到营养、丰富的美食。几个月后，医生惊奇地发现，没有一名健康儿童被感染，而且几乎所有患糙皮病的儿童都治愈了。但是当时的人们对糙皮病就是传染病这个结论深信不疑，约瑟夫的理论受到大量抨击。之后约瑟夫决定直接在自己团队成员身上做试验，他们不仅注射病人的血液，还把病人的排泄物制成丸子吃进去。试验结束时，没有人出现任何糙皮病症状，试验结果被外界认可。后期约瑟夫将研究重心转向探究疾病模型。他通过分析糙皮病病人的日常食物提出假设：糙皮病由氨基酸缺乏引起，且很可能由色氨酸缺乏引起。可惜的是，他还没研究清楚就患癌离世了。最后，他的一位同事康拉德发现了糙皮病的真正病因——缺乏维生素B_3。约瑟夫对色氨酸的假设被科学证实，维生素B_3也被证明是糙皮病的预防因子。糙皮病是传染病这一学说终被推翻。

【问题】

1. 人们为什么刚开始认为糙皮病是一种传染病?
2. 约瑟夫·戈德伯格为什么认为糙皮病不是一种传染病?
3. 约瑟夫·戈德伯格是如何证明糙皮病不是一种传染病的?
4. 约瑟夫·戈德伯格所做的试验，对于病因的推断有何作用?
5. 如果是你，你会如何找出糙皮病的真正病因?如何进行因果推断?

核心知识拆解

寻找和控制病因是预防疾病的前提，是流行病学发展的开端，也是流行病学研究的主要内容之一，病因和因果关系的理论是流行病学理论和实践的重要理论基础。探索病因和危险因素、评估干预措施的效果，以及评估干预措施的安全性，都属于寻找和验证因果关系的流行病学研究活动。流行病学研究设计，如病例对照研究、队列研究和随机对照试验，都是在人群中探索与医学相关的因果关系的研究方法。因此，认识病因、疾病以及二者之间的因果关系，对掌握和理解流行病学的历史、概念、理论和方法十分重要。本章将以病因为主线，讨论和分析因果关系的本质、病因模型的概念和意义以及病因的种类和区别，并分析病因理论与研究设计的关系。本章从理论框架上，连接了流行病学理论和方法各章的主要概念和理论，有助于全面理解和贯通流行病学的理论和方法学体系。

第一节 病因的概念

一、病因的定义

病因（cause of disease）是一个复杂的概念，不同的学科有不同的定义和表述。基础学科和临床医学通常从发病机制的角度阐述病因，注重病理机制研究，常把病因理解为产生疾病的唯一必需的因素，如认为冠心病的病因就是冠状动脉管壁组织硬化增生引起细胞病变的机制。病因是流行病学的重要概念，从流行病学观点来看，病因的概念必须更为广泛，不只是针对发病机制，而是需要从多因素病因角度及可以影响这些因素的预防策略来考虑。

20世纪80年代美国流行病学教授利林菲尔德（Lilienfeld）从流行病学角度提出，病因就是那些能使人群发病概率增加的因素，当其中某个或多个因素不存在时，人群疾病发生的概率就会下降。该定义具有多因素性、群体性和可预防性的特点，体现了现代流行病学的重要特征。

相关致病因素在未明确为疾病的病因之前，流行病学上一般将其称为危险因素（risk factor），其含义就是能使疾病发生概率升高的因素，包括化学、物理、生物、精神心理以及遗传等方面的因素。危险因素可能是疾病发生的原因或条件，也可能是疾病发生的一个中间环节。危险因素是与疾病发生有明显正相关，但又不足以单独引起疾病的因素。例如，在分析冠心病病因时，常把肥胖、吸烟、缺乏锻炼、高血糖、高脂血症、高血压等均称为危险因素。

1976年美国流行病学家肯尼斯·罗斯曼（Kenneth Rothman）从另一个角度提出，病因是疾病发生中起重要作用的事件、条件或特征，没有这些因素的存在，疾病就不会发生。并且进一步论述了必要病因和充分病因的概念（详见本章第二节有关内容）。充分病因强调了疾病发生过程中多种病因因素的联合作用。由此可见，人们已从过去的特异性单病因学说逐渐演变为多病因学说。

流行病学的病因认识在疾病的防控上具有重要意义，一旦从流行病学角度清楚了某种病因的作用，即可针对该病因采取措施。例如，研究发现吸烟是肺癌发病的主要危险因素，在还不知道肺癌其他发病危险因素的情况下，可以采取控烟的手段降低肺癌的发病率。

二、因果关系

因果关系（causal association）是人类认识和解释事物发展变化的一种方式，是指两个事物之间关系的一种，是一种由事物变化关联和时间因素构成的复杂的抽象关系。因果关系必须同时满足以下三个基本条件，缺一不可：①时间顺序（temporal order）。②因变性（consequential change）。③关联关系（association）。

1. 时间顺序 时间顺序是指因事件必须发生在果事件之前。例如，误服足量砒霜一定会致死，砒霜是原因在前，死亡是结果在后，两者间是典型的因果关系。砒霜和死亡的关系的第一个特征是，误服砒霜必须发生在死亡之前，这是事件发生的时间先后顺序。

但是，按照时间顺序先后发生的事件之间不一定都是因果关系，可能存在偶然性。两个事件间成为因果关系，还必须具有可重复性。可重复性指当因事件发生时，果事件一定或经常会发生。例如，误服砒霜会致死，何时何人都不例外。但是，某个人打喷嚏某地就下雨则是不可重复的。

2. 因变性 即使是有固定先后时间顺序的、可重复的两事件间的关系，也不能肯定都是因果关系，还需要存在因变性。如鸡鸣天晓，鸡鸣在先，天晓在后，有时间顺序关系，可重复性很高。然而，即使世界上没有鸡，缺少鸡鸣，第二天太阳照常升起，说明鸡鸣对日出没有影响，“鸡鸣而天晓”没有因果关系。因事件和果事件之间必须存在因变性，即果事件的变化是由于因事件的变化引起的。

因变性必须通过改变因事件来观察果事件的变化而确定。例如，打开电灯开关，电灯会亮起；关闭电灯开关，电灯会熄灭，理论上可一直重复，说明灯的亮和灭是随着开关的开和关而变化的。又如，假设不吸烟者的肺癌终身累积发病率是1%，而吸烟者的肺癌终身累积发病率是11%，从不吸烟到吸烟的变化导致肺癌终身累积发病率增加10倍。如果吸烟10支以下，肺癌的终身累积发病率为5%；吸烟10～30支为10%、吸烟30支以上为15%，随着吸烟量的变化，肺癌终身累积发病率变化则更加明显和确定。

3. 关联关系 上述吸烟和肺癌的关系只能称为关联关系，但是，关联关系不是严格意义的因变性，因为吸烟者和非吸烟者肺癌发病率的差别可能是由吸烟以外的因素（如混杂）造成的，而吸烟和肺癌可能并没有任何关系。但是，因变性不是流行病学研究可以直接观察的特征，而需要通过对其他因素的控制，推论其可能性。

在流行病学研究中，时间顺序和关联关系是可以直接观察的特征，因变性可通过排除其他因素的可能性来间接证明。在人群中探索和确定医学中的因果关系是流行病学的核心内容，因果关系的特征奠定了现代流行病学研究设计的理论基础。

三、因果关系的多样性

1. 单因单果 即一种因素只引起一种疾病或结局，而且该疾病或结局只由这一种因素引起，该病因既是必要的，又是充分的（详见本章第二节有关内容）。这是人类早期朴素的病因观，也是早期病因学说和推断方法的基础，是因关关联的特异性的概念。但是，现代病因理论认为，单因单果的病因关系几乎不存在，即使是存在必要病因的传染病，其病因也不是单一的，因为除了病原体，还需要宿主易感性等因素，疾病才能发生。例如，机体感染了结核分枝杆菌后是否发生结核病，还与个人体质、营养、环境条件等有关。

2. 单因多果　即一个因素可引起多种疾病或结局。单因多果的现象是常见的。例如，车祸既可以引起皮肤软组织损伤，又可以引起骨折，还可以引起内脏损伤。又如，吸烟可引起肺癌、心脏病、慢性支气管炎等多种疾病。单因多果的关系揭示了病因的多效应性，指出了阻断或控制某个病因可以预防多种不同疾病的可能性。

3. 多因单果　即多种因素可以引起一种疾病或结局。多因单果的现象也是常见的。例如，服毒、车祸、疾病等均可以引起死亡。又如，高血压、高脂血症、糖尿病、吸烟等均可起冠心病。多因单果的关系揭示了疾病的多因性，指出了控制某种疾病的发生和发展时多管齐下的可能性。

4. 多因多果　由于单因多果和多因单果的存在，多因多果的现象必然存在，即多种因素可以引起多种疾病或结局。例如，高血压、高脂血症、吸烟等可引起冠心病、卒中等其他疾病。不同疾病的多个病因可以完全相同，但多数情况下只是部分相同。多因多果的病因现象增加了病因研究的复杂性和不确定性，同时也揭示了多种途径预防疾病的可能性。

第二节　病因模型

病因模型（causal models）是现代医学里用来区分不同病因以及阐述它们与疾病的关系、它们彼此之间的关系以及它们作用机制的理论框架，用简洁的概念模式图来表达病因与疾病间的相互作用的思维框架和关系路径。

病因模型的提出与发展，加深了人们对疾病发生的认识，有力推动了疾病的防治实践，目前具有代表性的病因模型包括三角模型、轮状模型、健康生态学模型、病因链、病因网、充分病因-组分病因模型。

一、三角模型

传染病病因的三角模型又称流行病学三角（epidemiologic triangle），1954年由约翰·高登（John Gordon）提出。该模型明确提出，影响传染病在人群中发生和发展的因素是宿主、病原体和环境三大因素相互作用的结果（图8-1）。三者对传染病流行缺一不可，各占等边三角形的一个角，表明它们之间相互平等、相互关联和相互制约的关系。在一定的时间框架里，三者保持动态平衡，使人群疾病的发病率维持常态。一旦三者中的一个或一个以上的因素发生了变化，超过三角平衡所能维持的最高限度，打破平衡状态，人群疾病的发病率就会下降或上升，甚至消失或引起暴发流行。

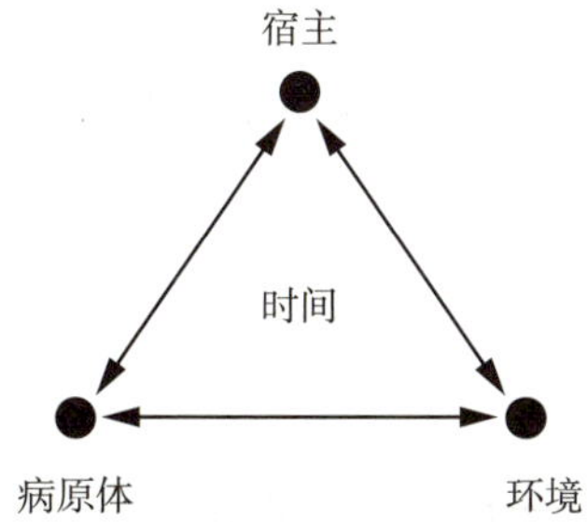

图8-1　传染病病因的三角模型示意图

传染病病因的三角模型是对传染病病因认识的总结，适用于传染病的病因研究，充分考虑了宿主和环境因素在疾病发生中的重要作用，表明在病原体之外存在可以用来预防和控制传染病的因素，揭示了在病原体不明的情况下预防传染病的可能性，是人类用来控制传染病的重要理论基础。但该三角模型中三大因素等量齐观，有失偏颇；同时三角模型不适用于慢性病的病因研究。

二、轮状模型

20世纪中叶，慢性病成为人类健康的主要威胁。为了更好地描述病因与病因、病因与疾病之间的关系，1985年莫斯纳（Mausner）和克雷默（Kramer）提出了病因的轮状模型（causation wheel）。在轮状模型中，宿主占据中心的位置，其中遗传物质有重要的作用。外围表示环境，包括理化环境、生物环境和社会环境（图8-2）。机体生活在环境之中，而病因存在于机体和环境之中，传染病的致病因子只是生物环境的一个部分。该模型认为宿主、致病因子和环境不是对等和分离的关系，有主次之分，强调宿主与环境的密切关系。同时，轮状模型也扩充了环境的概念，提示更多的环境因素可以致病，指出了更多的干预靶点，为预防疾病提供了更多的选择。

轮状模型构成的各部分大小具有伸缩性，随不同的疾病而发生变化。例如：①对以宿主的遗传背景为主要病因的疾病，遗传内核作用相对比较大。②对于麻疹、疟疾等传染病，生物学致病因子是必要因素，生物环境、宿主免疫等生物因素作用相对较大。③对于地方性疾病，人们居住的自然物理和化学环境则起着主要的作用。④对应职业病则以理化环境相对作用大些。⑤对于癌症等慢性病，病因较多，似乎没有单一明确的病因起着主导作用。

早期的轮状模型是围绕传染病的三个因素展开，其病因占比的可伸缩的理念更贴近病因与病因、病因与疾病间的实际关系，为研究复杂的慢性疾病的病因打开了新的窗口，有利于疾病病因的探讨和防治，是当前流行病学研究在应用最广泛的模型之一。但是，轮状模型揭示的病因的范围存在局限性，限制着人们认识和控制慢性病的能力和作为，因此是一个过渡性的模型。

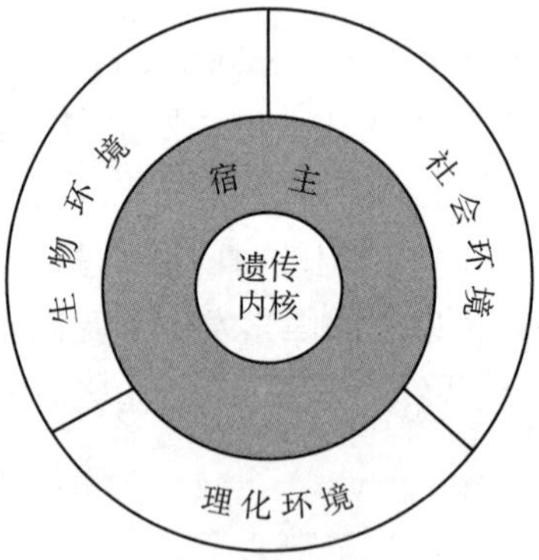

图8-2 病因的轮状模型示意图

三、健康生态学模型

上述的三角模型和轮状模型的提出都是以个体为基础，并不完全符合现代流行病学病因观的群体性特点。近年来，人们提出了以群体为中心构建的健康生态学模型（health ecological model）（图8-3）。该模型的中心仍是人体，向内为个体因素，包括个人的性别、年龄、遗传等特征；向外其他病因归类，并分成不同的层次，包括家庭、社会等整个生态系统因素，每层又包含很多相关但不同的因素。健康生态学模型强调各种因素的相互作用对健康的影响，构建出复杂的病因模型。

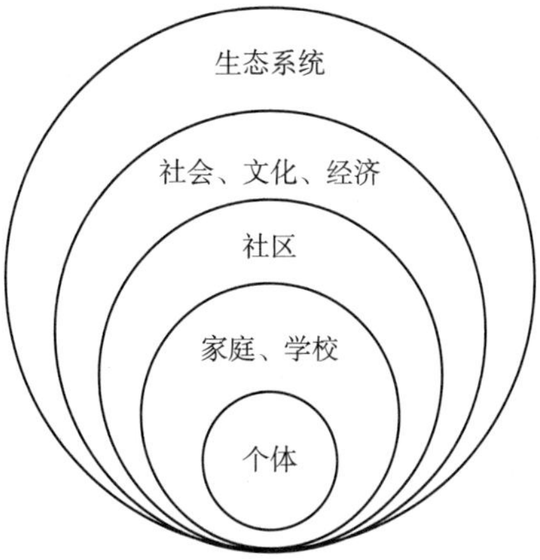

图 8-3　健康生态学模型示意图

人们通过健康生态学模型进一步认识到流行病学的研究对象是由个体组成的一个更高层次上的有机整体。从某种意义上讲，个体与群体的区别就如单个细胞同组织、组织器官同有机体的区别。例如，个体想要不患麻疹需接种麻疹疫苗降低个体的易感性；而群体想要降低麻疹的感染率只要大部分个体接种麻疹疫苗就可以形成群体免疫屏障，大大降低麻疹的人群易感性，而群体中个别没有接种麻疹疫苗的个体也不易感染麻疹。

该模型具有早期疾病轮状模型的基本特征，但是健康生态模型还意味着那些可影响健康但不影响发病的因素也可以被利用，进一步拓宽了病因的范围和领域，揭示了更多可以用来提高健康、预防疾病的因素。

健康生态学模型具有早期疾病轮状模型的基本特征，进一步拓宽了人类对病因认识的范围和领域，从而揭示了更多新的促进健康、预防疾病的方法，指出了改善社会生态环境对预防疾病的作用。但是，在呈现病因之间的关系上，健康生态学模型还是笼统的、不完善的。

四、病因链

根据健康生态学模型提供的框架可以寻找疾病多方面的病因，这些病因相互之间可能存在十分复杂的联系，即病因的交互作用。例如，一些因素对发病的作用是直接的，一些是间接的；一些因素的作用可能是独立的，而更多的是相互协同（或拮抗）的；各因素间互为因果，即有些是原始病因，有些是继发因素，它们相继发生作用，最终导致疾病的发生。

病因链（chain of causation）是指一种疾病的发生常是多种致病因素先后或同时连续作用的结果，将导致某种疾病发生的多种致病因素按照先后或同时连续作用的顺序连接起来，就构成该疾病的一条病因链。例如，龋齿的产生首先是由于变形链球菌的作用，食物黏附在牙齿表面形成菌斑，菌斑长期与食物中的糖发生反应，产生酸性物质，最终导致牙釉质被破坏，形成龋齿。这样就形成了一条以时间为主线的龋齿发生的病因链。

在一个病因链上，去除任何一个病因，都可以切断整个病因链，从而预防疾病通过此病因链发生。这使得切断一个病因链有了多种选择，增加了预防疾病的可能性。这也是最有效方法，因为不需要针对一个病因链上的所有因素进行干预，就能够达到预防的效果。

五、病因网

研究表明，大多数疾病的发生并不是由单个病因、单一的病因链导致的，而是由多个独立的或相互关联的病因链并行作用导致的，同一疾病不同病因链相互连结、纵横交错，形成一个更为复杂的完整的病因关系网，麦克马洪（MacMahon）把这个从病因到发病的联系的整体网状结构称为病因网（web of causation），用概念关系图来表示就是病因网模型（web of causation model）。病因网模型能够提供疾病与病因因果关系的完整路径，更接近客观实际情况，系统性强，能很好地阐述复杂的因果关系，指导疾病的有效预防。

在多病因学说里，一切可以负面影响健康的因素或事件都可以称为病因，而且无论传染病还是慢性病，其病因都是多重的，病因与病因、病因与疾病之间都存在复杂的关系，疾病的发生是各种因素共同作用的结果。病因网的概念可以从理论上更清楚地解释疾病预防中的很多现象。

（1）在一个疾病的病因网里，去除一条病因链中的任何一个因素都可以完全切断整个病因链，从而预防疾病通过此病因链发生，这使得阻断病因链有了多种选择，增加了预防的方法和可能性。

（2）在一个疾病的病因网里，不同的病因链对疾病发生的作用的大小可能不同，有效的预防应切断主要的病因链。例如，有很多因素可以引起肺癌，但是吸烟是人群中引起肺癌发生的主要因素，因此控烟就成了预防人群肺癌的主要策略。

（3）在一个疾病的病因网里，不同的病因链可能独立地影响疾病的发生，同时切断多个病因链必然可以预防更多的病例。例如，高血压、高脂血症、高血糖均可能独立地增加心血管疾病的风险，切断其中任何一个病因链，最多可预防人群中50%的心血管疾病，但是同时切断三个病因链，如同时使用降血压、降血脂和降血糖的药物，可将人群心血管疾病发病风险降低80%以上。

六、充分病因－组分病因模型

德国学者Robert Koch等提出了确定特异性病原体的Koch法则，该法则是微生物说的代表性理论，其主要内容如下。①每一例病人体内都可以通过纯培养分离到该病原体。②在其他疾病病人中没有发现该病原体。③该病原体能够使实验动物引发同样的疾病。④被感染的实验动物体内也能分离到该病原体。

然而，在慢性病的病因上，微生物说不能解释为什么有些人有某个病因却没有生病（有因无病），也不能解释为什么有些人患病却没有某个病因（无因发病）。病因与疾病的这种复杂关系可以用充分病因－组分病因模型来解释。

（一）充分病因和组分病因

1976年，Kenneth Rothman在《美国流行病学杂志》对充分病因－组分病因模型（sufficient-component causal model）进行了系统的阐述。该模型首先认为，疾病的发生必须由一个充分病因（sufficient cause）引起。充分病因是指最低限度导致疾病发生的一系列条件、因素和事件，是疾病发生的充分条件，其形成就等于疾病的发生。一个充分病因可以由一个或多个组分组成，而且每个组分缺一不可，任何一个组分病因（component cause）缺失，疾病就不会发生。

充分病因是疾病发生所需要的最低条件或需要的组分病因的最少组合，组分病因就是充分病因的一个组成成员或亚单位。最少的意思是，少一个则疾病不会发生，多一个对疾病发生也不必要。而且，一个疾病可以由一个或多个充分病因引起，一个组分病因可以出现在一个疾病的一个或多个充分病因里。

图8-4描述了某个疾病的一个充分病因，它共有5个组分病因，分别标为A、B、C、D、E。在同一充分病因里，组分病因彼此形成互补，互为彼此的互补病因（complementary causes），比如B、C、D和E为A的互补病因，而A、C、D和E则为B的互补病因。这5个组分病因缺一不可，否则疾病不会发生，一个充分病因的每个组分病因对疾病发生的作用或贡献都是等同的和必要的。因此，人们不需要知道某个充分病因中的所有组分病因，只要除去或阻断其中任何一个组分病因，就可以预防通过该充分病因发生的所有病例。

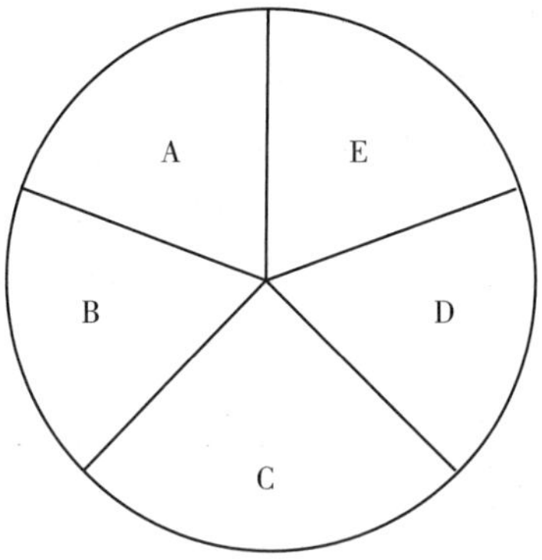

图8-4　充分病因-组分病因模型示意图

组分病因对充分病因缺一不可，但这不等于说所有组分病因必须同时存在，更可能的情况是组分病因需要按照一定的时间顺序逐次发生，当最后一个组分病因发生或出现时，充分病因完成，疾病发生。

大多数情况下，疾病的发生可以通过多个不同的充分病因实现，同一疾病的充分病因也彼此互为互补病因。图8-5描述了某个疾病三个不同的充分病因，且假设该疾病只有三个充分病因。充分病因Ⅰ有5个组分病因，它们分别是A、B、C、D、E。充分病因Ⅱ也有5个组分病因，它们分别是A、B、F、G、H。充分病因Ⅲ也有5个组分病因，它们分别是B、F、Q、Y、Z。现实中某个疾病充分病因的总数可能更多，一个充分病因的组分病因不一定是5个，不同充分病因的组分病因总数也可能不相等。

必要病因（necessary cause）是指某种疾病的发生必须具有的某个组分病因，该类病因对特定疾病来讲是必不可少的。如图8-5所示，组分病因B是所有三个充分病因都需要的组分，组分病因B则为必要病因。必要病因的缺乏，疾病就不会发生，如果疾病已经发生了，该病因必然存在。最典型的必要病因就是传染病的病原体。例如，结核分枝杆菌感染是结核病发生的必要病因，没有结核分枝杆菌感染就不会发生结核病；疫苗预防传染病的效果好，是因为疫苗阻断了传染病的必要病因。但有必要病

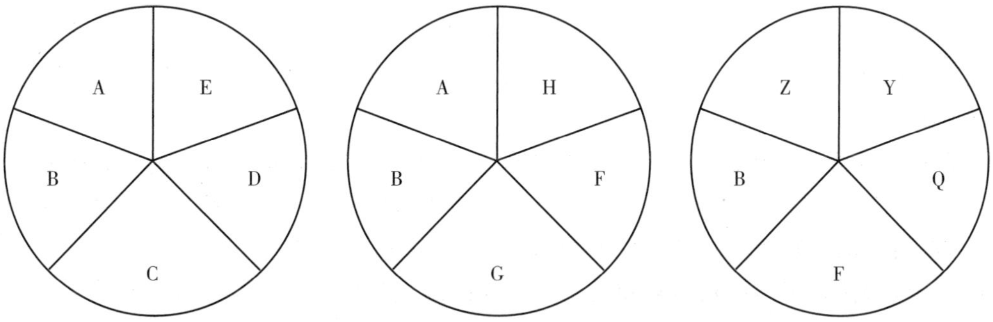

（a）充分病因Ⅰ　（b）充分病因Ⅱ　（c）充分病因Ⅲ

图8-5　某病的三个充分病因及其组分病因的分布示意图

因存在，不一定会发病。比如感染结核分枝杆菌的人，不一定都发生结核病。在必要病因未知的情况下，人们还是可以通过阻断多个组分病因从而阻断与其相关的充分病因来有效地预防传染病。

组分病因、充分病因、必要病因和互补病因的概念如下。

（1）组分病因：充分病因的构成成分或亚单位，人们常说的病因（如吸烟）都是组分病因。

（2）充分病因：由一个或多个组分病因构成，是疾病发生所需要的最低条件或组分病因的最小组合，充分病因形成等于疾病发生。

（3）必要病因：是一个疾病发生必须的组分病因，是该疾病所有充分病因都需要的组分病因；若该病因不存在，疾病就不会发生，因此所有病人都具有该病因。

（4）组分病因的互补病因：在同一个充分病因里的组分病因互为互补组分病因。

（5）充分病因的互补病因：同一疾病的所有充分病因互为互补充分病因。

另外，根据病因的必要性和充分性，可以把组分病因分为四类（表8-1）：①必要病因且充分病因。②必要病因非充分病因。③充分病因非必要病因。④非必要非充分病因。

表8-1　病因的分类和举例

病因分类	必要性	充分性	举例和注解
必要且充分	+	+	天花病毒与天花，这类病因很少
必要非充分	+	−	所有传染病的病原体
充分非必要	−	+	飞机失事与死亡，但死亡有多种原因
非必要非充分	−	−	高脂血症和冠心病，以及绝大多数慢性病的病因

（二）充分病因－组分病因模型的应用

充分病因－组分病因模型回答了病因学说的两个重要的悖论。

1．“无因”有病　某个病因不存在疾病却发生，是因为关注的病因不是必要病因，绝大多数慢性病没有明显的必要病因，疾病可以通过不需要所关注病因的其他充分病因实现。例如，吸烟是肺癌病因，但是不吸烟者同样可能患肺癌，因为肺癌还可以通过其他充分病因而发生，如接触氡气和其他放射性物质。

2．“有因”无病　某个病因存在疾病却未发生，是因为关注的病因不是充分病因，只有当其互补病因都存在时，疾病才会发生，绝大部分慢性病的病因都属于这类病因。例如，吸烟可以引起肺癌，但是绝大多数吸烟者终身也不会发生肺癌。

在疾病的预防和控制中，找到并消除或有效控制某种疾病的必要病因，就可以达到减少或防止该疾病发生的目的。然而现实中，大多数慢性病尚未找到或缺少确切的必要病因，因此无法针对性地对该类疾病进行预防和控制。但如果能发现众多非必要非充分病因，采取相应的有效措施消除或控制，也可降低该类疾病的发病率。

另外，如果能够发现充分病因中的各个组分病因，通过有效防控同样可以降低该病在人群中的发生频率。因此，倡导流行学研究要致力于测量疾病发生中可归因于某因素的比例，评估某因素使疾病发生率升高的程度，而不是片面追求存在充分病因或必要病因。

充分病因－组分病因模型还可以解释发病率、暴露或治疗作用的大小、效应修饰作用、归因危险度、疾病潜隐期等流行病学的核心概念。

第三节　验证病因的法则

一、发现病因的法则与方法

病因模型仅仅指出了病因存在的范围以及病因之间和病因与疾病之间的关系，但并不能用来作为现实中发现病因的方法。时间顺序、关联关系和因变性是因果关系的三个必要特征和寻找病因的理论基础，在如何观察因果关系三个条件存在与否的问题上，1843年英国哲学家约翰·斯图亚特·穆勒（John Stuart Mill）提出了研究因果关系的5个逻辑归纳法则，简称穆勒法则（Mill's canons）。它们分别是求同法、求异法、同异共求法、共变法和剩余法，这些法则是依据因果关系的基本特征提出的，为现实中发现和验证病因提供了可操作的逻辑法则。

从设计上讲，探索因果关系的流行病学研究就是依据穆勒法则在人群中收集有关因果关系三个基本条件证据的方法（表8-2）。所谓“发现”病因，是指如何寻找未知的病因（如吸烟是否引起肺癌），而不是根据已知的病因推断某已经发生的事件的具体原因（如该病人肺癌是否由吸烟引起的）。

表8-2　穆勒法则与其对应的流行病学研究设计理念

穆勒法则	流行病学研究设计理念
求同法	病例系列：病人共有的因素
求异法	病例-对照的概念：病人有、非病人无的因素
同异共求法	病例对照研究，队列研究
共变法	剂量-反应关系
剩余法	个案发生原因推测，主要病因推测

二、穆勒的因果关系推论法则

1. 求同法　求同法（method of agreement）又称异中求同法，是指在不同事件或场合中寻找其共同点。在病因研究中，如果所有患同一疾病的病人都具有某一共同因素，而且其他因素并非每个病人都有，则说明该因素可能是该疾病的病因。例如，在某一地区一起婚宴导致的食物中毒暴发调查中发现，不同年龄、性别、职业的食物中毒者均喝过冰豆浆，则提示冰豆浆可能是导致这起食物中毒的原因。

2. 求异法　求异法（method of difference）又称同中求异法，是指在相似的事件或场合之间寻找其不同点。在病因研究中，如果未患某病的个体与患有某病的个体相比，除了某一因素，其他因素均相同，则说明该因素可能是该疾病的病因。例如，在上述食物中毒暴发调查中，喝冰豆浆者比未喝冰豆浆者的发病率明显更高，则提示冰豆浆可能是导致这起食物中毒的原因。

3. 同异共求法　同异共求法（joint method of agreement and difference）简称共求法，是指求同法和求异法同时使用。在病因研究中，某病的不同人群均暴露于某因素，而不患该病的不同人群均未暴露于该因素，则说明该因素可能是该疾病的病因。例如，发生食物中毒的病人均喝过或大多数喝过冰豆浆，而未发生食物中毒的对照者均未喝过或喝过很少的冰豆浆，则提示冰豆浆很可能是这次食物中毒的病因。

4. 共变法 共变法（method of concomitant variation）是指在病因研究中，某因素出现的频率和强度发生变化，某病发生的频率与强度也随之变化，则该因素很可能是该病的病因，二者间往往呈剂量－反应关系。例如，在吸烟与肺癌的研究中发现，平均每日吸烟量越多的人，发生肺癌概率越大，说明共变关系的存在，从而提示吸烟可能是肺癌的病因。共变法强调的是对剂量－反应关系的考量，当剂量－反应关系存在时，因果关系存在的可能性更大。

5. 剩余法 剩余法（method of residues）是指当某事件的发生由多种因素导致时，把已知有关联的因素去掉后，仍不能排除的因素就有可能是病因。例如，1972年上海发生桑毛虫皮炎的流行，调查组在逐一排除工厂废气、植物花粉和吸血节肢动物及其他毒蛾后，怀疑该病为桑毛虫所致，最后也证实了该假设。

在病因研究中，剩余法主要用于判断是否发现了一个疾病的主要病因。如果发现一个疾病的多个已知病因的累积归因百分比很低（如低于10%），说明不能由这些已知病因解释的“剩余”病例占大多数，由此可推测该疾病的重要病因还没有被发现，探索新病因的研究是有意义的。相反，如果发现一个疾病的多个已知病因的累积归因百分比接近100%，说明不能由这些病因解释的“剩余”病例已经很少，由此可推测已发现的病因是该疾病的主要病因，如果它们又都是容易干预的因素，探索新病因的研究的意义已经不太大了。

剩余法也可以用于推测个案事件发生的原因。例如，如果心血管疾病发生原因主要是高血压、高脂血症和糖尿病，如果一个人已经发生了冠心病，但他既没有高脂血症也没有糖尿病，那么该病人很可能有高血压。

三、病因研究的方法

流行病学的病因研究首先依靠描述性研究探索疾病发生的影响因素，再运用逻辑推理建立初步的病因假设，然后通过分析流行病学研究和实验流行病学研究对该病因假设进行检验和验证。

1. 描述流行病学研究 描述流行病学研究是提出病因假说的主要方法，主要包括现况调查、生态学研究和病例报告。现况调查通过描述疾病在不同时间、不同地区和不同人群中的分布特征中找出有关病因线索。生态学研究通过对某一自然群体与某些可能致病因素的相关分析来探索可能的病因。病例报告则是通过分析病人的暴露特征而获得可能的病因线索。

2. 分析流行病学研究 分析流行病学研究是比描述流行病学研究更深入的探索和检验病因的研究方法，包括病例对照研究和队列研究。病例对照研究通过病例组和对照组危险因素暴露水平的调查、比较，估计所研究危险因素暴露所致患病风险。队列研究在基线调查后通过若干年的随访观察，比较暴露组和非暴露组的发病率，估计危险因素暴露所致疾病发生的风险。

3. 实验流行病学研究 实验流行病学研究是验证病因的方法。主要包括临床试验、个体试验和社区试验。三种试验分别以病人、自然人群和社区人群为研究对象，通过人为干预减少危险因素的暴露水平，比较试验组与非试验组人群结局发生频率，估计危险因素与结局发生风险的关联强度。实验流行病学研究是验证病因假设较为可靠的手段之一，其中随机对照试验利用随机分组的方法，保证了组间的可比性，可彻底排除已知和未知的混杂，发现因果关系的可靠性高于队列研究，是在人群中验证因果关系最可靠的方法。

另外，利用现代科学技术，在人为的条件下对动物、组织细胞和基因分子等进行不同实验，为病因学研究提供了丰富的手段，尤其是在解决暴露与疾病之间的黑匣子、疾病发生的易感标志物、筛查高危人群等问题中均发挥着重要作用。

四、病因研究的主要步骤

流行病学病因研究主要根据疾病在人群中的分布特征提出病因假设，进而予以验证并进行因果推断，其主要步骤如图8-6所示。

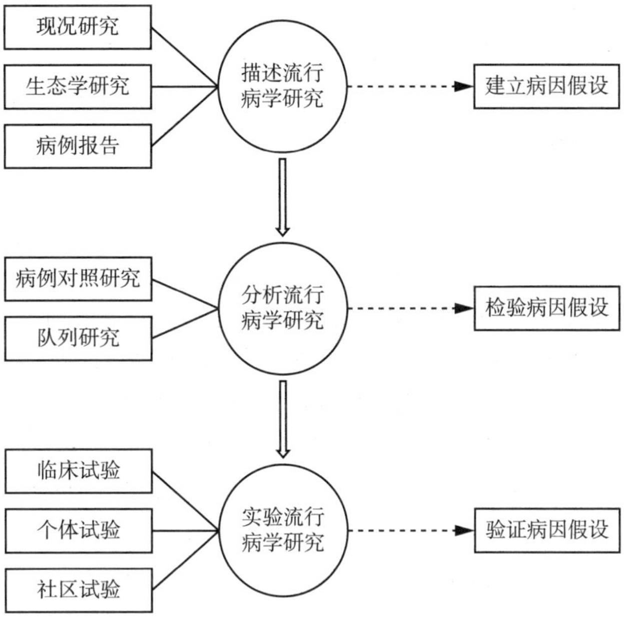

图8-6　流行病学病因研究的方法与主要步骤

1. 建立病因假设　提出假设是病因研究的起点。流行病学通过描述流行病学研究方法，可以得到某疾病在人群中的三间分布特征，比较分布差异的原因而提出病因线索。研究者结合已有的调查资料、对疾病自然史的了解及其他相关文献资料进行分析推理，建立病因假设。在形成病因假设的思维、分析和推理中，穆勒法则是常用的逻辑推理方法。

2. 检验病因假设　病因假设提出后，需经分析流行病学研究进一步检验病因假设。论证的步骤一般是先做病例对照研究，后做队列研究。病例对照研究不受疾病发生频率限制，可以同时研究一种疾病和多个因素的关联，比较不同因素与疾病的关联强度（用*OR*表示），短时间能得到与疾病关联最为密切的危险因素，但研究设计是由“果”到“因”，只能确定两者间的相关性。选出的危险因素再进一步开展队列研究检验。队列研究是由“因”及“果”的研究，比较暴露组和非暴露组件发病率和关联强度（用*RR*表示），因此检验病因假设的能力较强。

3. 验证病因假设　无论是通过流行病学，还是通过基础医学或临床医学研究方法获得的病因假设，最终仍需回到人群中，用实验流行病学研究的方法进行验证。通过实验干预或类实验，减少人群中暴露因素的存在，疾病的发病率或死亡率与对照组或干预前相比随之下降或消失，最终证明病因假设。但实际中，由于实验流行病学研究涉及伦理学问题，往往难以进行。因此，病因研究中多采用分析流行病学研究方法检验病因假设。必要时或可行的情况下，再用实验流行病学研究方法。

第四节 因果关系推论

探索因果关系的流行病学研究是在人群中寻找因果关系三个基本条件的研究。经过分析流行病学研究，发现某因素与疾病有关联时，并不意味着二者之间具有因果关系，必须经过大量的流行病学推断，才能进行因果关系的推论，而因果关系的推论是确定所观察到的疾病与因素间的关联是否为因果关系的过程。然而，所有流行病学研究都不可能完全排除误差存在的可能性，根据研究设计和研究过程的特征，对研究中误差及其大小进行评估，并利用现有知识进一步判断研究结果的合理性，最后对因果关系存在的可能性作出判断。

一、因果关系推论：希尔准则

1840年亨利（Henle）首先提出病因诊断的标准，后被Koch扩展，即Henle-Koch原理，它是病因推断标准的第一个里程碑。美国学者于1964年在“吸烟与健康”报告中确认吸烟引起肺癌时建立了判断病因的5条标准，弥补了Koch法则只能确定特异性病原体的不足，适用于所有疾病的病因推断，它是病因推断标准的第二个里程碑。1965年希尔在皇家职业医学分会上又将此标准扩展为9条。该标准常被简称为希尔准则（Hill's criteria），目前仍广泛地作为人群研究中判断因果关系的标准应用，具体如下。

1. 时间顺序 时间顺序（temporality）是指因事件一定先于果事件发生的时间关系，是判断因果关系的必要条件。时间顺序是任何一项流行病学研究必须提供的证据，在实验流行病学研究、前瞻性研究中容易判断先因后果的时间顺序，病例对照研究或横断面研究中常常难以判断。例如，大气中细颗粒物（$PM_{2.5}$）污染短期暴露浓度上升后，人群中呼吸道疾病的发病率也随之增加，提示了明确的时间先后关系。在时间顺序的可信度上，临床试验、队列研究、病例对照研究和横断面研究依次降低。

2. 关联强度 关联强度（strength of association）是两事件发生频率的相对比，用来评价病因和疾病之间关联度高低的指标，在流行病学研究中一般常用*RR*和*OR*值来描述。关联强度指标是任何一项流行病学研究必须提供的信息。一般情况下，研究因素与结局间关联强度越高，该结果完全由于偏倚产生的可能性就越小，两者间存在因果关联的可能性就越大。例如，饮酒与61种疾病的发生有关，每周多摄入280 g酒精，白内障和痛风的发病风险分别增加21%（$RR=1.21$）和57%（$RR=1.57$），提示饮酒与痛风存在因果关联的可能性比饮酒与白内障存在因果关联的可能性大。在设计和分析都正确的前提下，一般认为$RR>2$时，关联强度可被考虑为较强。

然而，有时弱的关联强度也可作为一种因果关联，不能排除其因果关系。因为按多病因学说的理论，单独暴露于某一致病因素时，机体可不发病，但当同时有其他一些共同致病因素存在时，则会引起机体发病。例如，研究发现饮食和冠心病之间呈弱相关，但生态学研究发现很多发达国家的冠心病发生率较高，支持饮食与冠心病间的因果关联。主要原因可能是个体间的饮食差异较小，还需要其他危险因素（如吸烟、精神紧张、高血压）的协同作用。需要注意的是，病因与疾病呈弱关联时更需要考虑偏倚作用的可能性，因果判断时更慎重。

3. 剂量-反应关系 剂量-反应关系（dose-response relationship）是指疾病的发生率随可疑病因的强度或数量的变化而变化的现象。这种现象出现的原因是生物个体之间对暴露因子的耐受性可表现出较大的差异，暴露于低剂量和/或短时间时，仅高敏感者发病；暴露高剂量和/或长时间时，高、低敏感者均发病，因而暴露高剂量和长时间组比低剂量和短时间组的发病率要高。例如，研究发现，长期低剂量电离辐射与实体瘤死亡率之间存在线性关联，辐射累计量每增加1Gy，因癌症死亡风险增加53%，辐射累计量与因癌症死亡风险呈明显的剂量-反应关系。剂量-反应关系的存在可作为支持因果关系的有力证据，但有些因素的生物学效应存在剂量-反应关系，而有些则表现为“全有”或“全无”的形式。因此，当剂量-反应关系不存在时，不能否认因果关系的存在。

4. 研究的一致性 研究的一致性（consistency）指同类研究结果的一致性，一致性越高，因果关系的可能性就越大。一致性又称可重复性（repeatability），是不同时间、不同地点、不同人群、不同研究者使用类似的研究方法可重复获得相同或类似结果的可能性。被重复的次数越多，一致性越高，因果关系存在的可能性就越大。评估一致性需要比较不同的研究，不能在一个研究内得出一致性的结论。与观察性研究相比，实验流行病学研究的可重复性较好，这是因为实验流行病学研究的控制条件较好。如关于吸烟与肺癌的关系的流行病学研究中，大多数的研究均有相似结果，提示吸烟与肺癌存在因果关联的可能性较大。但是，不同研究结果间缺乏重复性不能作为排除存在因果联系的依据，可能与不同研究方法对结果的论证强度的权重不同、样本量的大小、观察人群中病因暴露的频率不相同有关。

5. 实验证据 实验证据（experimental evidence）指关于某关联的实验流行病学研究证据。用实验方法证实去除可疑病因可引起某疾病发生频率的下降或消失，则表明该因果关联存在终止效应，其作为因果关联的判断标准论证强度很高。在人群中的病因研究都属于观察性研究，观察性研究的结论可能出错，可以用实验流行病学研究加以确证。实验证据可来自人群现场试验，也可来自临床试验或基础医学实验。例如，用随机对照试验证明在人群中减少吸烟可以降低肺癌的发病率，强有力地说明了两者之间的关联。来自随机对照试验的结果虽然是最有力的因果证据，但由于伦理问题，随机对照试验只能用来评估治疗和干预的效果，不能用来直接研究疾病的病因。

6. 生物学合理性 生物学合理性（biologic plausibility）指某病因假设与该疾病有关的事实、知识和理论相符合或一致的程度，或前者与后者不相悖的程度，即能从生物学发病机制上建立和解释因果关联的合理性。生物学合理性越高，因果关系的可能就越大。例如，环境化学污染物金属铅暴露与心血管疾病的因果关联，与心血管疾病的病理证据及动物实验结果相吻合。但是，在当前虽不能用已有的生物学知识解释的因果假设，不一定没有成立的可能性，因为有可能在未来被科学的进步所证实。所以尚不能用生物学合理性证实的因果关联，不能认为其不存在。

7. 生物学一致性 生物学一致性（coherence）指某病因假设与现有更一般的生物医学事实、知识和理论相符合或一致的程度，或者前者可以被后者解释的程度。生物学一致性越高，因果关系的可能就越大。有人认为，生物学合理性和生物学一致性十分近似，可以合二为一。同样，没有一致性证实的因果关联不能认为其不存在。

8. 特异性 特异性（specificity）指病因和疾病之间的排他性或特异程度，病因与疾病有严格的对应关系，特异性越高，因果关系的可能就越大。如果某种因素只能引起某一特定疾病或只在某特殊人群引起疾病，某种疾病只能由某种因素引起，则该因素与疾病的关系具有高度特异性。如果某病与多种因素有关，或某种因素与多种疾病有关，就不能称为特异性。需要注意的是，关联的特异性一般只适用于传染病，而对大多数慢性病而言，强调的是多病因论，病因的特异性并不十分明显，所以这一标准并不是因果推断标准中必要条件。当关联具有特异性时，可增强病因推断的可靠性；但当关联不存在特异性时，也不能因此而排除因果关联的可能。例如，吸烟与肺癌的关系，吸烟除可引起肺癌外，还可引起膀胱癌、口腔癌、心肌梗死及胃溃疡等。另外，肺癌也可由其他因素引起，两者不存在严格的特异性。但我们不能说吸烟与肺癌是发生不存在因果关系。特异性的概念与流行病学多病因论有矛盾之处，需要有所扩展。

9. 相似性 相似性（analogy）指存在已知的类似的病因和疾病的因果关系，由于可以类比的因果关系的存在，将加强新的因果关系的可能性。例如，如果已知某化学物有致癌作用，当发现另一种类似的化学物与同一种癌症存在关联时，类似的化学物质与致癌存在因果关系可能性也较大。

10. 预测力 美国流行病学家Mervyn Susser在1991年增加了预测力（predictive performance），将希尔准则从前述9条拓展到10条。科学上对一个理论检验最有力的方法就是评估它的预测能力，即利用该理论对未来或是过去的预测，然后再收集数据评估预测的正确性。比如，观察性研究发现高血压可能是心血管疾病的病因，据此可以预测降低血压可以减少心血管疾病的发生，该预测得到了抗高血压药物随机对照试验的支持，更进一步证明了高血压是心血管疾病的病因的假说。

在上述因果关系推论的标准中，关联的时间顺序是必须满足的条件，关联强度、剂量-反应关系、研究的一致性及实验证据有非常重要的意义；其他标准可作为判断病因时的参考。两事物满足上述标准越多，存在因果关系的可能性就越大。但若有些标准不满足，也不能否定因果关联的存在，还要对研究设计的科学性和合理性评估，以判断各研究结果作为因果关联证据的可靠性。需要注意的是，上述10条标准都不是充分条件，即使两个事件的关系满足了10条标准，也不能完全肯定两者间存在因果关系。

二、因果关系推论应用实例

既往多项研究表明，幽门螺杆菌与十二指肠溃疡和胃癌的发生很可能存在着因果关联，改变了人们这些疾病发生的认知，引发了胃和十二指肠溃疡治疗学上的一场革命。现将幽门螺杆菌与十二指肠溃疡的因果关系推论条件归纳如下。

1. 时间顺序 既往研究结果表明，大多数成人的感染发生在婴幼儿期，而十二指肠溃疡的好发年龄为成人；前瞻性队列研究发现，基线幽门螺杆菌感染者中发生十二指肠溃疡率（4.7%）高于基线幽门螺杆菌未感染者（1.7%）（$P<0.01$）。以上研究均支持幽门螺杆菌感染早于十二指肠溃疡的发生。

2. 关联强度 综合多项研究表明，幽门螺杆菌感染与十二指肠溃疡间存在强的关联性，其*OR*值范围在4～16。

3. 剂量-反应关系 随着幽门螺杆菌感染率的下降，十二指肠溃疡的发病率和复发率也呈下降趋势，存在较为明显的剂量-反应关系。

4. 研究的一致性 世界上不同国家的大多数研究均支持两者间的关联。综合40项前瞻性研究分析发现，幽门螺杆菌感染相关消化道疾病在该非洲地区常见，其中以十二指肠溃疡为主，与其他地区的研究结果一致。

5. 实验证据 福特（Ford）等对世界上52项随机对照试验进行的meta分析表明，在促进十二指肠溃疡愈合方面，幽门螺杆菌根除治疗组明显优于抑酸组和未治疗组；在预防溃疡复发方面，根除治疗组效果也远优于未治疗组。这种消除或增加某种因素，观察其与疾病间关系的流行病学试验是判断疾病病因的最有力证据之一。

6. 生物学合理性 幽门螺杆菌与十二指肠溃疡存在关联可以从医学和生物学上得到解释。幽门螺杆菌感染后定植于胃窦部黏膜的上皮细胞表面，释放细胞毒素，引起胃窦炎，直接刺激胃窦G细胞增加胃泌素的分泌导致胃酸过多，同时可造成胃窦D细胞释放生长抑素导致胃肠黏膜上皮细胞修复功能损害。

7. 生物学一致性 诸多基础与临床研究表明，幽门螺杆菌可引起胃窦炎和胃酸过度分泌。

8. 特异性 幽门螺杆菌感染与十二指肠溃疡关联的特异性表现在：70%～95%十二指肠溃疡病人的胃窦部可检出幽门螺杆菌；用幽门螺杆菌感染动物，能使之发生胃十二指肠溃疡、慢性胃炎，病理改变与人类感染相似。

知识拓展

孟德尔随机化

孟德尔随机化（Mendelian randomization，MR）是一种在流行病学领域应用广泛的实验设计方法。该方法通过引入一个称之为工具变量的中间变量，来分析暴露因素和结局之间的因果关系，以解决传统观察性研究在发现疾病病因及因果推断中遇到诸多问题和挑战。

观察性研究是在自然状态下对研究对象的特征进行观察、记录，并对结果进行描述和对比分析。其得到的结论往往是相关而不是因果。观察性研究的结果很容易被一些混杂因素干扰，导致其因果关系实际上并不成立。解决这些问题的最佳方法是前瞻性随机对照试验。随机对照试验具有能够最大限度地避免临床试验设计、实施中可能出现的各种偏倚，平衡混杂因素，提高统计学检验的有效性等诸多优点，被公认为是评价干预措施和因果推断的“金标准”。但是很多时候，因为伦理、经济、实际操作等原因，随机对照试验无法实现。因此，需要更合适的方法来使用观察数据评估因果关系，而MR就是这样一种方法。

卡坦（Katan）在1986提出MR这一概念：不同基因型决定不同中间表型，若该表型代表个体的某暴露特征，用基因型和疾病的关联效应能够代表暴露因素对疾病的作用，由于等位基因遵循随机分配原则，该作用不受传统流行病学研究中的混杂因素和反向因果关联所影响（反向因果关联指的是暴露和结局的时间顺序颠倒）。由于基因与疾病结局的关联不会受到出生后的环境、社会经济地位、行为因素等常见混杂因素的干扰，且因果时序合理，使效应估计值更接近真实情况，因此基因作为工具变量进行疾病关联研究已经成为近年来流行病学研究的热点。

近年来，各种统计新方法、大样本全基因组关联分析（genome wide association study，GWAS）数据、分子表观遗传学以及各种“组学”技术的应用，为MR研究复杂暴露因素与疾病结局因果关联提供了广阔的基础，也使得流行病学与多种学科交叉上升到新的台阶。孟德尔随机化研究的两个优势：①有效避免了混杂因素的干扰、排除反向因果影响。②大量的全基因组关联研究结果为MR分析提供了可实施性。在某种意义上，MR刚好是对观察性研究和随机对照试验进行补充。当然MR也存在一些问题，如难以发现合适的遗传工具变量、把握度较低、比维斯（Beavis）效应、合理的生物学解释。

本章小结

教学课件

执考知识点总结

本章涉及的2019版及2024版公共卫生执业助理医师资格考试考点对比见表8-3。

表8-3　2019版及2024版公共卫生执业助理医师资格考试考点对比

单元	细目	知识点	2024版	2019版
病因及其推断	病因的概念	（1）基本概念	√	√
		（2）疾病发生的多因性	√	√
	病因研究的方法与步骤	（1）主要方法	新增	—
		（2）实施步骤	新增	—
	流行病学病因推断	（1）关联与因果	√	√
		（2）因果推断的基本原则	√	√

拓展练习及参考答案

（谢链光）

第九章　预防策略

学习目标

素质目标：认识疾病的三级预防策略，愿意主动肩负起疾病防治、健康保护和健康促进的重任。

知识目标：掌握健康的内涵和疾病的三级预防策略、健康保护和健康促进的概念；熟悉影响健康的因素；了解医学模式以及国内外疾病预防策略和实践。

能力目标：能对疾病提出合适的三级预防策略及干预。

案例导入

【案例】

探索慢性病防控模式

我国不断探索具有中国特色的慢性病防控模式，慢性病防控工作经历了从点的突破到系统提升的发展历程。多部门在环境整治、烟草控制、医疗保障救助等方面联合行动，构建全方位的支持性环境。

在危险因素控制方面，深入推进全民健康生活方式行动，累计建设健康社区、健康步道、健康公园等8.7万个。广泛倡导“健康一二一”“三减三健”等健康理念，“日行万步，吃动平衡”“管住嘴、迈开腿”等健康口号深入人心，广大群众自觉践行健康生活方式的意识和能力显著提升。

在慢性病的早防、早筛、早诊、早治方面，依托国家重大公共卫生项目，目前每年向400多万高发地区居民提供癌症、心脑血管疾病等早期筛查干预惠民服务，促进慢性病的早发现、早干预。每年为1600多万适龄儿童免费开展口腔检查、窝沟封闭和局部用氟，保护孩子们的口腔健康。强化高血压、糖尿病的规范健康管理服务，有效预防心肌梗死、卒中等重大慢性病的发生发展。

在疾病监测和数据支持方面，我国居民慢性病及危险因素的监测体系不断完善，实现慢性病患病、发病、死亡和危险因素流行情况以及变化趋势的动态监测。每5年向全社会发布全国居民的营养和慢性病状况报告，为国家及时调整完善防控策略提供循证支持。

世界卫生组织将发生在30～70岁的死亡定义为“过早死亡”，过早死亡率是指每个人在30～70岁死亡的概率。慢性病是导致人群过早死亡的重要原因。从2016年《“健康中国2030”规划纲要》实施开始，重大慢性病过早死亡率成为我国慢性病防控工作的重要指标。2021年，我国居民因心脑血管疾病、癌症、慢性呼吸系统疾病和糖尿病四类重大慢性病过早死亡率为15.3%，这意味着每个人在30～70岁死于四类重大慢性病的可能性为15.3%。与2015年18.5%相比，下降超过了3%。今后，我国将继续以重大慢性病过早死亡率为核心指标，积极推动慢性病的防、治、康、管整体融合发展，不断减少因慢性病导致的劳动力损失。

【问题】

1. 我国在慢性病危险因素控制上，倡导了怎样的理念？有哪些口号深入人心？
2. 我国在疾病监测上，已实现哪些方面的慢性病动态监测？
3. 2021年，我国在慢性病控制上取得了怎样的成绩？
4. 在慢性病控制上，我国运用了哪些预防医学策略？

核心知识拆解

健康是促进人的全面发展的必然要求，是经济社会发展的基础条件。实现国民健康长寿，是国家富强、民族振兴的重要标志，也是全国各族人民的共同愿望。公共卫生是以保障和促进公众健康为宗旨的公共事业。通过国家和社会共同努力，预防和控制疾病与伤残，改善与健康相关的自然和社会环境，提供预防保健与必要的医疗服务，培养公众健康素养，创建人人享有健康的社会。实现公共卫生宗旨的核心和基础，是制定和实施有效地促进健康的预防策略、政策及措施。

第一节　健康的概念及医学模式

一、健康的概念

1. 个体健康　WHO最早在1984年给健康下了一个比较完整的定义：健康是身体、心理和社会幸福的完好状态，而不仅仅是没有疾病和虚弱。而后，1986年《渥太华宪章》对健康进行重新解读，强调要实现身体、心理和社会幸福的完好状态，人们必须有能力识别和实现愿望、满足需要及改善或适应环境。

2. 人群健康　人群健康特征由个体特征直接衍生而来，人群的疾病风险是个体风险的平均水平。例如，人群的平均血胆固醇水平是个体血胆固醇水平的算数平均数。此外，部分人群特征虽然源于个体体征，但被看作是一个全新的属性，如群体免疫力。当社区中有足够多个体具备某种传染病免疫力，最终会因易感者数目太少而无法实现该病的传播。

二、影响健康的因素

健康是众多因素综合作用的结果。1974年，加拿大卫生部部长提出影响健康的四个领域，即人体生物学、环境、生活方式、卫生保健体系。1985年，汉考克（Hancock）和珀金斯（Perkins）提出人类生态系统模型，将影响因素个体行为、人体生物学、物质环境和心理社会经济环境。近年来，WHO又提出健康的决定因素包括收入和社会状态、受教育水平、饮水、空气等。参考众多分类，我们将影响健康的因素归纳如下。

（一）个体因素

1. 遗传和生物学因素　如遗传基因、个体人口学特征。

2. 生活方式因素　如吸烟、饮酒、体力活动、毒品、饮食。

3. 社会经济状态因素　如婚姻、受教育程度、职业、收入。

（二）环境因素

1. 自然环境 如空气、水、土壤及其生物、理化性质。

2. 建成环境 指人为建设或改造的建筑物、场所、设施等，如城市规划与土地利用，道路、交通运输系统。

3. 社会和经济环境 区别于个体的社会经济状态，是社会整体环境，如社会支持网络、社会文化、风俗习惯、信仰、政策。

（三）卫生服务因素

如卫生服务质量、可获得性、可及性和可负担性。

此外，健康影响因素还可以根据其在病因链上的位置分为近端、中间和远端因素。远端因素以各类环境因素为主，这些因素决定了个体暴露于某些近端因素的概率，能够帮助回答：为什么有些人会吸烟？为什么有些人饮食不健康？为什么有些人从事高危工作？对这些因素的干预，要联合财政、劳动保障、教育、农业等多个部门共同努力。

三、医学模式

20世纪初，生物医学模式随着抗生素的诞生，成为主流的医学模式。然而，自20世纪60年代起，生物医学模式逐渐受到医学学者的质疑。人们逐渐认识到该模式对于维护和促进健康的局限性。生物－心理－社会医学模式开始受到重视。

1. 生物医学模式 生物医学模式从西方细菌论的基础上发展而来，重视疾病的生物学因素，并用该理论解释、诊断、治疗和预防疾病、制定保健措施。该医学模式认为，健康就是没有疾病，疾病是生物学因素作用的结果，卫生服务是以治疗疾病和伤残为发展方向。生物医学模式使得人们对机体的了解程度有了极大的改善，人群的期望寿命大大提高。

2. 生物－心理－社会医学模式 生物－心理－社会医学模式是从生物、心理和社会等方面来观察、分析和思考，并且处理疾病和健康问题的科学观和方法论。该模式下，健康涵盖生理、心理、精神和社会四个层面。影响健康的因素包括个体生物学因素、生活方式因素、外界环境因素等，是多种因素综合作用的结果。在这个认识基础上，疾病的预防、管理以及促进健康比疾病治疗更为重要，单纯依靠医学措施不足以实现这样的目标，要联合政策、经济措施、环境工程措施等才可能发挥更大的作用。

第二节 预防策略与措施

一、策略与措施

策略是为了实现某一特定目标而制定的引领全局的指导思想、行动方针，是战略性的和全局性的；而措施是为了实现预期目标所采取的具体方法、步骤，是具体防制手段，是战术性的和局部的。两者密切相关，相互影响。在有效策略指导下，采取对疾病或健康问题行之有效的一系列必要的措施，才能达到预期结果。如不考虑措施可行性和有效性，很难实现预期目标。

以全球消灭天花行动为例。1958年，全球消灭天花行动启动，策略的重点为提高人群疫苗接种率。10年后，全球天花发病率显著降低，但某些国家发病率仍居高不下。综合考虑天花流行特征新旧证据后，全球消灭天花策略发生改变。新策略设计监测、确定病例以及相关密切接触者、接种疫苗等具体措施。在这个新策略的指导下，1979年WHO正式宣布全球消灭天花。

二、疾病预防

（一）概述

1. 疾病预防 即预防疾病（或伤害）和残疾发生，阻止或延缓其发展的一系列活动。预防的主要目的是消灭或消除疾病（或伤害），或者将疾病（或伤害）和残疾对生活质量的影响降到最低，如果这些难以实现，至少推迟疾病的发生，或者延缓疾病和残疾的发展。其中消灭的目的是终止所有疾病传播，消除的目的是将疾病传播减少到非常低的水平。

2. 疾病自然史 疾病大致分为易感期、亚临床疾病期、临床疾病期和康复期。在亚临床疾病期，传染病中，常用潜伏期表示从病原体侵入机体至开始出现临床症状和体征的一段时间；慢性病中，常用诱导期表示从暴露于病因因子到疾病开始所经历的时间，用潜隐期表示从暴露于病因因子到出现疾病表现所经历的时间。（图9-1）

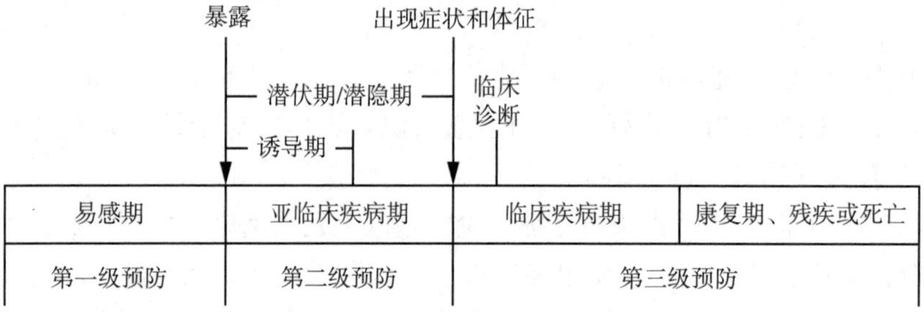

图9-1 疾病自然史和疾病预防阶段

（二）疾病的三级预防

20世纪60年代，美国哈佛大学卡普兰提出了三级预防理论。三级预防理论认为健康的动态平衡受众多因素影响，通过干预这些因素可以维护健康，从健康到疾病是连续谱，人们可以通过三级预防手段来调控这个过程，即用三级预防的思维方式，对影响健康的环境因素、生活行为方式、卫生服务和生物因素进行研究和干预，到达维护健康的目的。

1. 第一级预防 又称病因预防，是在疾病（或伤害）尚未发生时针对病因或危险因素采取措施，降低有害暴露水平，增强个体对抗有害暴露的能力，预防疾病（或伤害）的发生，或至少推迟疾病的发生。第一级预防应该是消灭或消除疾病（或伤害）的根本措施。

实现第一级预防可以采取多类措施，如提高机体免疫力（免疫接种）、健康教育改变危险行为（如戒烟、限酒、增加体力活动）、预防环境有害暴露（如传染病病人排泄物进行消毒）。此外，第一级预防可分为高危人群策略和全人群策略。

高危人群策略以临床医学思维为导向，对未来发病风险高的个体针对致病危险因素采取措施，降低危险暴露水平及未来发病风险。如对心血管疾病风险高的个体进行戒烟、控制食盐摄入等危险因素干预。

全人群策略以公共卫生思维为导向，不需要确定个体未来发病风险高低，通过消除有害暴露，或对有害暴露的决定因素采取措施，从而降低人群有害暴露的水平，进而降低人群疾病负担。

2. 第二级预防 又称“三早”预防（早发现、早诊断、早治疗），是在疾病早期，症状体征尚未表现出来或难以觉察，通过及早发现并诊断疾病，及时给予适当的治疗，有更大的概率实现治愈；或者如果疾病无法治愈，可以通过治疗阻止疾病发展到更严重的阶段或至少减缓发展进程，减少对复杂的治疗措施的需要。

实现第二级预防可以通过筛检、病例发现、定期体检等实现，如在高危人群中定期检测HIV，50岁以上成人中通过粪便隐血试验、乙状结肠镜检查等筛检结直肠癌。

3. 第三级预防 又称临床预防或疾病管理，是在疾病的症状体征明显表现出来之后，早期通过适当的治疗缓解症状，预防疾病进一步恶化，预防急性事件的发生和复发，预防合并症和残疾的发生；晚期通过早期发现和管理合并症，对已经发生的残疾进行康复治疗，最大限度地恢复个体的机体功能和社会功能，提高生活质量，延长寿命。

疾病自然史在概念上或实践中有一定重叠，很难划分出明确的界限。例如，治疗高血压以控制血压水平到正常范围，对于心血管疾病的预防来说属于第一级预防，即危险因素的干预，而对于高血压病的预防来说，属于第二级和第三级预防。

知识拓展

新型冠状病毒感染的预防策略

新型冠状病毒感染是2019年的一种新发疾病，国家卫健委根据当时对该疾病的认识制定了预防指南，适用于疾病流行期间公众个人预防指导。

1. 尽量减少外出活动 ①避免去疾病正在流行的地区。②建议春节期间减少走亲访友和聚餐，尽量在家休息。③减少到人员密集的公共场所活动，尤其是空气流动性差的地方，例如公共浴池、温泉、影院、网吧、KTV、商场、车站、机场、码头、展览馆等。

2. 个人防护和手卫生 ①外出佩戴口罩。外出前往公共场所、就医和乘坐公共交通工具时，佩戴医用外科口罩或N95口罩。②随时保持手卫生。减少接触公共场所的公共物品和部位；从公共场所返回、咳嗽手捂之后、饭前便后，用洗手液或香皂流水洗手，或者使用含乙醇成分的免洗洗手液；不确定手是否清洁时，避免用手接触口鼻眼；打喷嚏或咳嗽时，用手肘衣服遮住口鼻。

3. 健康监测与就医 ①主动做好个人与家庭成员的健康监测，自觉发热时要主动测量体温。家中有小孩的，要早晚摸小孩的额头，如有发热要为其测量体温。②若出现可疑症状，应主动戴上口罩及时就近就医。若出现新型冠状病毒感染可疑表现（包括发热、咳嗽、咽痛、胸闷、呼吸困难、轻度食欲缺乏、乏力、精神稍差、恶心、呕吐、腹泻、头痛、心悸、结膜炎、轻度四肢或腰背部肌肉酸痛等），应根据病情，及时到医疗机构就诊。并尽量避免乘坐地铁、公共汽车等交通工具，避免前往人群密集的场所。就诊时应主动告诉医生自己的相关疾病流行地区的旅行居住史，以及发病后接触过什么人，配合医生开展相关调查。

4. 保持良好卫生和健康习惯 ①居室勤开窗，经常通风。②家庭成员不共用毛巾，保持家居、餐具清洁，勤晒衣被。③不随地吐痰，口鼻分泌物用纸巾包好，弃置于有盖垃圾箱内。④注意营养，适度运动。⑤不要接触、购买和食用野生动物（即野味）；尽量避免前往售卖活体动物（禽类、海产品、野生动物等）的市场。⑥家庭备置体温计、医用外科口罩或N95口罩、家用消毒用品等物资。

三、健康保护与健康促进

随着健康内涵的发展，公共卫生的目标已不再只是预防疾病，还包括了积极的维护和促进健康。而实现这一目标的主要策略包括健康保护和健康促进。

（一）健康保护

1. 健康保护概念 健康保护又称健康防护，即采取有针对性的措施保护个体或人群免受来自外界环境的有害物质（如生物、物理、化学类有害物质）对健康的威胁。健康保护广泛涉及众多健康相关领域：传染病，职业卫生，环境卫生，放射卫生，食品卫生，学校卫生，药品、医疗器械和化妆品安全，意外伤害，突发公共卫生事件应急准备和处理等。

2. 健康保护措施 健康保护措施既包括医学类措施（免疫接种、预防性用药），也包括环境工程措施、经济措施和法律措施等。

（1）消除外界环境中的有害物质或将其控制到不会对人体健康造成有害影响的水平。如经巴氏杀菌等工序对生牛乳进行消毒，建筑行业采用无危害或危害较小的建筑材料、采取不产生或少产生粉尘的施工工艺、施工设备和工具。

（2）为个体提供保护屏障，如使用个人防护用品，在施工机械的驾驶室或操作室密闭隔离，并在进风口设置过滤装置等。

（3）增强个体对抗有害物质的能力，或采取措施预防发病、减轻症状，如接种疫苗、预防性用药。

（二）健康教育

健康教育是通过信息传播和行为干预，帮助个体和群体掌握卫生保健知识，树立健康观念，在获得信息、提升认识的前提下，自愿采纳有利于健康的行为和生活方式的教育活动与过程。健康教育强调个体主观能动性，注重人群对教育内容的内化过程。健康教育在三级预防中都可以发挥作用。例如：科普结核病的基本症状，让出现可疑症状的人群及时就诊；告知结合病人治疗的基本知识以及国家免费治疗的政策，提高规范治疗的依从性。

（三）健康管理

健康管理是对个人或人群的健康危险因素进行全面监管的过程，目的是以最小的投入获取最大的健康目的。与健康教育不同点在于，健康管理是先评价个人的疾病危险因素，由医生进行个体指导，再追踪危险因素并进行干预，最终评估干预效果。健康管理主要用于慢性病的预防，如高血压、糖尿病、冠心病、卒中。

（四）健康促进

健康促进是增强人们控制影响健康的因素，改善自身健康的能力的过程。健康促进既包括直接加强个体行为和生活技能的健康教育，又包括政策、立法、经济手段和其他形式的环境工程，改善社会、经济和环境中对个体健康的不利影响因素，营造社会支持性环境，促使人们实施维护和改善健康的行为。

塔纳希尔（Tannahill）于1988年提出健康促进模型，该模型认为健康促进涵盖三种策略，包括以医学干预措施为主的预防、健康教育和以立法、经济或社会措施为主的健康保护。

第三节 国内外疾病预防策略

一、中国预防为主卫生工作方针

《黄帝内经》之《素问·四气调神大论》中这样描述："……是故圣人不治已病治未病，不治已乱治未乱，此之谓也。夫并已成而后药之，乱已成而后治之，譬犹渴而穿井，斗而铸锥，不亦晚乎？"这句话告诉我们，不要等病了才来治病，要防患于未然，犹如未渴就要先穿井、未打仗就要先铸造兵器，这是一种积极的预防思想。秦汉时期，已有用狂犬脑敷于被狂犬咬伤的伤口上预防狂犬病的做法。

1932—1937年，我国著名公共卫生学家陈志潜与教育学家晏阳初密切配合，在河北省定县（今河北省定州市）开展了一项农村卫生项目，目的是设计出一个为中国农民提供保健和现代医疗的模式体系，解决贫穷的、教育落后的、以农业为主的社会的问题。项目从现场调查开始，搜集当地健康与社会经济状况的基本信息作为制定卫生规划的基础，这种做法是首创的。继而充分考虑了当地贫瘠的经济现状，建立起一个综合的以村为基础的区、乡、村三级卫生保健服务体系。现场工作包括建立出生和死亡的统计登记制度；提供医学救助；通过水井改建和消毒处理，供给卫生合格的饮用水；建立公共浴室，改善个人卫生；针对传染病开展预防接种等。定县的经验和卫生组织体系是史无前例的，联合国儿童基金会前执行主席詹姆斯·格兰特（James Grant）评价定县："中国在定县的第一次科学试验中证实了前述原则的正确性，即基层卫生保健必须有人民的参与才能获得成功，而且证实了自下而上的医疗体制，只有和其他活动结合起来共同从事社会发展和建设的问题，才能真正有效或站得住。基层卫生保健必须包括卫生教育以及合理的食物和营养、洁净的饮用水、住所和衣着等环境保护措施，我们发现在中国，卫生不单是某一部门的事，而是由群众参与的经由所有部门来实现的明确的目标。"

1949年10月，军委卫生部召开了全国卫生行政会议，提出"对于疾病着重预防""预防在先""预防第一"等指导思想，确定了以"预防为主"的卫生工作方针。1950年第一届全国卫生会议确定了"面向工农兵，预防为主，团结中西医"为全国卫生工作的方针。1952年第二届全国卫生会议上增加了"卫生工作与群众运动相结合"，成为全国卫生工作的四大方针。1991年七届全国人民代表大会四次会议通过的《国民经济和社会发展十年规划和第八个五年计划纲要》中，再次确立了我国新时期卫生工作方针为"预防为主，依靠科技进步，动员全社会参与，中西医并重，为人民健康服务"，同时把医疗卫生工作的重点放在农村。1997年提出新时期卫生工作方针，为"以农村为重点，预防为主，中西医并重，依靠科技教育，动员全社会参与，为人民健康服务、为社会主义现代化建设服务"。2016年召开的全国卫生与健康大会上，提出了新形势下，我国卫生与健康工作方针是"以基层为重点，以改革创新为动力，预防为主，中西医并重，把健康融入所有政策，人民共建共享"。2017年，党的十九大报告响亮地提出了"实施健康中国战略"号召，用国家战略来服务人民健康。2019年7月，经党中央同意，国务院印发《国务院关于实施健康中国行动的意见》(以下简称《意见》)，从全方位干预健康影响因素、维护全生命周期健康和防控重大疾病3方面提出开展15项行动，并对组织实施进行部署。根据该《意见》，到2022年，我国居民的人均预期寿命要达到77.7岁；2030年，我国人均预期寿命要得到较大提高，居民主要健康指标水平进入高收入国家行列，健康公平基本实现。

爱国卫生运动源于1952年抗美援朝期间美国发起的细菌战。鉴于中华人民共和国成立初期落后的卫生状况，中国共产党从经济建设和国防建设的角度出发，发起爱国卫生运动，要求发动群众，坚持标本兼治，以治本为主。治标为灭鼠、灭蝇、灭蚊、灭蚤以及其他病媒昆虫；治本为在城市开展管理上下水，建立公厕、垃圾点工作，在农村开展管水、管粪、改水井、改厕所、改畜圈、改炉灶、改造环境的“两管五改”工作。

二、当代全球主要健康策略

1977年第三十届世界卫生大会上，WHO成员国一致通过了一项全球性战略目标：“2000年人人享有健康。”其内涵在于：①人们在其生活和工作的家庭、学校和单位中都能保持健康。②人们将运用更有效的方法预防疾病，减轻不可避免的疾病和伤残所带来的痛苦，并且更好地成长、变老，最后安乐地死去。③所有卫生资源在全体社会成员中均等分配。④人们将意识到自己有能力摆脱可以避免的疾病负担，塑造自己和家人的生活，赢得健康，并且明白疾病不是不可避免的。

1978年国际初级卫生保健会议通过了《阿拉图木宣言》，正式提出“初级卫生保健”这个概念，并明确指出初级卫生保健是实现“2000年人人享有健康”这个战略目标的基本策略和关键途径。初级卫生保健是指那些国家和地区能够负担得起的基本的卫生保健服务，这些服务采用的方法和技术是可行、科学上合理且能为社会所接受的。社区中每个个体和家庭都能获得这些基本的服务。针对不同国家和地区中的主要卫生问题，初级卫生保健系统应能提供相应的健康促进、疾病预防、诊断、治疗和康复服务。

1986年在渥太华召开了首届国际健康促进大会，通过了《渥太华宪章》，正式提出了健康促进的基本概念和理论。《渥太华宪章》中确定的健康促进的三个手段是倡导、赋权和协调，五个行动策略包括制定促进健康的公共政策、创造支持性环境、加强社区的行动、发展个人技能、调整卫生服务方向。

本章小结

教学课件

执考知识点总结

本章涉及的2019版及2024版公共卫生执业助理医师资格考试考点对比见表9-1。

表 9-1　2019 版及 2024 版公共卫生执业助理医师资格考试考点对比

单元	细目	知识点	2024版	2019版
预防策略	基本概念	（1）健康及其影响因素	√	√
		（2）医学模式的发展	√	√
	疾病的三级预防	（1）第一级预防	√	√
		（2）第二级预防	√	√
		（3）第三级预防	√	√
	健康保护与健康促进	（1）健康保护的概念	√	√
		（2）健康促进的概念	√	√
	高危人群策略与全人群策略	（1）概念	√	√
		（2）优点及局限性	√	√

拓展练习及参考答案

（王晓旭）

第十章 公共卫生监测

学习目标

素质目标： 认识到公共卫生监测的重要意义，培养学生从事公共卫生相关工作的责任感和使命感。

知识目标： 掌握公共卫生监测的概念、目的和意义以及监测的分类；熟悉公共卫生监测的方法；了解公共卫生监测系统的评价。

能力目标： 能说出公共卫生监测的概念、目的和意义，能根据监测内容选择合适的公共卫生监测方法。

案例导入

【案例】

全国新型冠状病毒感染疫情情况（2023年12月）

2023年12月1日至2023年12月31日，全国31个省（自治区、直辖市）及新疆生产建设兵团报告新增重症病例88例、死亡病例11例（其中新型冠状病毒感染导致呼吸功能衰竭死亡病例2例、基础疾病合并新型冠状病毒感染死亡病例9例）。全国31个省（自治区、直辖市）及新疆生产建设兵团发热门诊（诊室）诊疗量在23.0万～36.0万波动。自12月5日的34.8万波动下降，12月16日降至近期最低的23.0万后开始波动增加，12月28日达本月最高的36.0万后小幅下降，12月31日降至31.5万。全国哨点医院流感样病例占门（急）诊就诊人数比例从第49周（12月4日至12月10日）的8.6%下降至第51周（12月18至12月24日）的8.2%，第52周（12月25日至12月31日）小幅反弹至9.1%。2023年4月3日至2024年1月7日（以实验日期统计），A（H1N1）pdm09亚型流感病毒1852株（97.3%）为A/Victoria/4897/2022的类似株，（H3N2）亚型流感病毒861株（47.0%）为A/Darwin/9/2021（鸡胚株）的类似株，790株（43.2%）为A/Darwin/6/2021（细胞株）的类似株，B（Victoria）系514株（98.3%）为B/Austria/1359417/2021的类似株。

【问题】

1. 根据案例数据，你认为每月监测新型冠状病毒感染的目的是什么？
2. 常用的公共卫生监测方法有哪些？
3. 你认为做好公共卫生监测应该从哪些方面考虑？

核心知识拆解

公共卫生监测是公共卫生实践的重要组成部分，是制定公共卫生策略的基础，公共卫生监测所获得的信息是制定、完善和评价疾病预防控制及其他公共卫生措施与策略的科学依据。随着现代医学模式的转变以及现代科学技术的发展，监测对象、范围不断扩大，目前公共卫生监测内容一般包括疾病（传染病、慢性病、伤害）、死因、行为危险因素、环境因素、预防接种不良反应及药物不良反应等。公共卫生实践的发展，推动着公共卫生监测内容的不断丰富，监测方法不断完善，监测数据分析效率明显提高。

第一节 概 述

一、公共卫生监测的基本概念

公共卫生监测（public health surveillance）指长期、连续、系统地收集人群中有关公共卫生问题的资料，经过科学分析和解释后获得重要的公共卫生信息，并及时反馈给需要这些信息的人或机构，用以指导制定、完善和评价公共卫生干预措施与策略的过程。其目的是为决策者提供决策依据，并评价决策效果。1992年国际卫生监测大会将公共卫生监测定义为系统地、连续地收集、分析、解释和反馈与促进人群健康有关的公共卫生资料，用于制订公共卫生计划、评价公共卫生措施和效果的一系列活动。

以往的监测工作是基于监测内容而言的疾病监测（surveillance of disease），主要是对人群疾病的产生和死亡进行监测。疾病监测是公共卫生监测的基础，也是公共卫生监测的重要组成部分，是制定与完善疾病预防控制措施和策略的科学依据和基础。在医疗卫生事业大力发展背景下，公共卫生监测的内涵也得到了有效的丰富，监测范围不断拓宽，监测工作的内容逐渐从传染病扩展到慢性病、伤害、行为危险因素等，从单纯的生物医学角度发展到生物、心理、社会的各个方面，其内涵更丰富。

二、公共卫生监测的目的

公共卫生监测信息获取渠道丰富，主要包括人口特征资料与疾病信息、医疗卫生数据、各类环境监测数据、动物相关数据以及其他有关信息。监测信息能反映社区内某一特定疾病或公共卫生问题的现状，预测发生某种健康事件的可能性及其规模，为探寻事件发生的原因和影响因素提供线索，为制定相应控制措施提供参考依据，并为评价控制措施是否得当、有效提供证据。

（一）描述与健康相关事件的分布特征和变化趋势，开展针对性的预防控制工作

通过系统、连续地收集疾病或卫生问题的资料，并对资料进行分析，可以了解影响人类健康的主要疾病或卫生问题的发生情况、分布特征及发展趋势，确定当前的主要公共卫生问题，有针对性地开展预防干预工作。主要包括以下方面。

1. 评估公共卫生问题的严重性，确定主要公共卫生问题 通过系统、连续地收集疾病或者卫生问题的资料，并对资料进行分析，决策者才能掌握重要卫生问题分布特征，确定当前或今后一段时期的主

要公共卫生问题，进而制定正确的、有针对性的公共卫生政策、规划或措施。例如，近年来通过对慢性病的监测，发现心脑血管疾病等慢性病是严重威胁我国居民健康的一类疾病，已成为影响国家经济社会发展的重大公共卫生问题。此后，便将心脑血管疾病纳入《中国防治慢性病中长期规划（2017—2025年）》，力争使30～70岁人群心脑血管疾病死亡率较2015年下降15%，并在《健康中国行动（2019—2030年）》中，将心脑血管疾病防治专项行动作为15个专项行动之一，提出到2030年心脑血管疾病死亡率下降到190.7/10万及以下的目标。

2. 及时发现健康相关事件的异常分布并采取干预措施 长期、连续的监测，有助于发现异常变化的疾病和健康相关事件，可快速地向卫生机构和相关单位发出预警，迅速组织和开展必要的流行病学调查，找出原因，以便采取措施，控制疾病和健康相关事件的进一步发展。例如，2020年，新冠病毒在全球肆虐，全球范围采取了一系列的防控措施和发布最高级别疫情警报，积极研制新冠疫苗与特效药物，根据监测的病毒变异调整预防控制措施，最终在2023年5月新冠疫情全球卫生紧急状态结束。

3. 研究疾病的影响因素，确定高危人群 除了疾病，公共卫生监测的内容还包括行为危险因素、环境污染物、食品安全与营养缺乏或过剩等多方面的监测，通过对连续、动态的数据进行分析，有助于研究疾病危险因素，确定相应疾病的高危人群，还可以预估卫生服务需求，为制定有针对性的干预措施及合理有效的策略提供科学依据。2010年，根据中国艾滋病流行特点和趋势，结合防制工作需求，全国共设置1888个哨点艾滋病监测哨点，覆盖吸毒者、男男性接触者（men who have sex with men，MSM）、性工作者、性病门诊男性就诊者、男性长途汽车司乘人员、孕产妇、青年学生和流动人群8类监测人群。经过多部门的共同努力，近年来经输血传播、注射吸毒传播和母婴传播的艾滋病疫情得到了有效控制，艾滋病病毒感染者和病人（以下简称感染者和病人）发现率提高68.1%，病死率降低57.0%，重点地区疫情快速上升势头得到基本遏制，全国整体疫情控制在低流行水平，受艾滋病影响人群的生活质量不断提高，社会歧视进一步减轻。但是，艾滋病流行形势依然严峻，新报告病例中90%以上是经性传播，男男性行为人群感染率较高，老年男性、青年学生等重点人群发病率上升明显。针对新的流行态势和高危人群特点，2017年4月我国又制定了《中国遏制与防治艾滋病“十三五”行动计划》，确定了“十三五”防治总体目标，旨在将艾滋病继续控制在低流行水平，推进健康中国建设。

（二）评价疾病预防措施的效果，制定科学的公共卫生策略

公共卫生监测可以了解健康相关因素的动态变化过程，通过比较不同时期、采取干预措施前后疾病或相关事件的变化趋势，评价干预效果，可以为干预策略和措施的效果评价提供最直接和最可靠的依据。我国碘缺乏病监测工作始于1989年，碘缺乏病防制监测系统是我国疾病监测的组成部分之一，通过对碘盐和碘缺乏病的监测，一方面及时了解和掌握碘缺乏病病情、人群碘营养水平和防治措施落实情况，评价防治效果；另一方面为各级卫生行政部门调整防治措施提供技术支持，同时还促进了我国碘缺乏病防治技术水平的提高。碘缺乏病监测系统是我国公共卫生监测系统的成功典范之一。

三、公共卫生监测的应用

根据公共卫生监测的目的，2002年世界银行将公共卫生监测的应用分为以下6大类型。

（1）确认一个或多个案例并进行干预，以便预防传染或者减少发病率和死亡率。

（2）评价卫生事件对公共卫生的影响或判断和测定它的趋势。

（3）论证公共卫生干预项目和资源的需要，并在制定的公共卫生计划中合理地分配资源。

（4）监测预防和控制方法及干预措施的有效性。

（5）辨析高风险人群和地理区域以便进行干预和指导分析研究。

（6）建立假说，引导疾病发生的原因、传播和进展的危险因素的分析流行病学研究。

四、公共卫生监测的发展

（一）全球公共卫生监测的发展

最早记录的流行病是在公元前3180年，是首次开始的数据收集和记录的实践活动。首次使用收集和分析数据的概念要追溯到古希腊的被人们称为医学之父和首位流行病学专家的内科医生希波克拉底（Hippocrates，公元前460年至公元前370年）。根据希波克拉底的定义，地方病就是由特定地区的自然环境、气候、水文和主要的行为决定因素作为主要推动力决定的一种疾病。这为疾病的确定提供了收集关于地区、自然环境和人群数据的概念。首次由监测引起的公共卫生行动发生于1348年，是由鼠疫引起的“黑死病”瘟疫。威尼斯共和国任命公共卫生的3名保卫人员来发现和隔离甲板上有感染鼠疫人群的船只。1532年伦敦市议会在首次应用了系统地持续地收集死亡率资料的概念，当时英国开始统计在传染病中死亡的人数，这些死亡数据的收集持续了100多年。然而，直到16世纪，当伦敦市的公务人员向教区执事公司报告了葬礼的数量和每周的死亡清单，这些数据才被用于公共卫生监测。英国统计学家约翰·格朗特（John Graunt，1620 —1674年）利用伦敦各教堂保存的死亡登记来分析居民的健康状况，发现死亡率和死亡原因有一定的规律，并提出了出生和死亡统计的原则，他的研究工作被认为是最原始的疾病监测，也是疾病监测的萌芽。美国在1741年首次提出为公共卫生监测立法，罗得岛（Rhode Island）殖民地通过了要求旅馆老板报告他们顾客传染病的法案。1743年，罗得岛殖民地通过了要求报告天花、黄热病和霍乱的法案。从此有了强制性报道传染病的概念。威廉·法尔（William Farr）（1807—1883年）被认为是现代公共卫生监测概念的创始人。1836年，为了得到更加准确和完整的死亡数据，英国和威尔士建立了登记总办事处。1837年，医学死亡证明和死亡登记被首次引用。法尔是登记总办事处的第一个医学统计工作人员。他开创了通过收集和分析生命统计资料，以便描述疾病对不同人群的影响的工作。在1838—1879年的41年里，他专注于努力收集、处理和评估这些生命统计资料，并向相关负责的管理部门和公众报告这些结果，创建了现代监测系统。

进入20世纪，监测的概念进一步扩大、发展并衍生出许多不同的监测系统。1901年美国各州都制定法律列出本州的法定报告传染病，到1925年所有的州都加入了全国发病报告系统。1943年丹麦建立了癌症登记制度，这是非传染病监测的开端。20世纪40年代末，美国疾病预防控制中心开展了符合现代概念的疾病监测工作，该中心1950年开始对疟疾、1955年开始对脊髓灰质炎、1957年开始对流行性感冒、1961年开始对肝炎进行监测，随后又陆续对多种传染病开展监测工作。1968年，在第21届世界卫生大会上，确立了疾病监测的地位，明确了其范围包括传染病在内的所有卫生问题。此后数十年，世界卫生组织作为全球公共卫生的领导机构，制定了多项与监测有关的技术文件，并在消灭天花、消除脊髓灰质炎和防控流行性感冒大流行等全球性传染病防控项目中高度强调监测的作用。

20世纪90年代后，计算机和网络技术飞速发展并应用到监测活动中，显著提高了数据收集及处理的效率，也使信息反馈的速度大大提高，有力地推动了公共卫生监测的发展。如欧盟意识到监测是传染病防制工作的重要环节，逐步构建了基于网络的欧盟传染病快速预警系统（early warning and response system，EWRS），在整个欧洲开展监测并协调和统一监测方法，从而提高所收集数据的可比性和兼容性。

（二）我国公共卫生监测的发展

中华人民共和国成立前，我国没有系统的疾病监测系统，最早的监测工作是伍连德博士1910年在东北开展的鼠疫流行病学调查和监测工作。中华人民共和国成立后，我国在1950年建立了法定传染病报告制度，这是针对传染病最基本的监测系统，报告的传染病病种由最初的18种增加到目前的41种。20世纪70年代起，又陆续建立了流感、流行性乙型脑炎（乙脑）、流行性脑脊髓膜炎（流脑）、霍乱、出血热、鼠疫等许多单病种监测系统，将全国性传染病报告与重点地区和人群的重点疾病病原学、血清学监测结合起来，显著提高了我国传染病监测和防控能力。1979年何观清教授（1911—1995年）提出在我国建立综合疾病监测点，收集人口特征、出生与死亡、传染病和计划免疫等资料，借助监测资料来确定主要卫生问题。在卫生部的支持和领导下，我国1980年建立了以传染病为主的全国疾病监测点综合监测系统，由当时的中国预防医学科学院牵头负责实施。2003年，该系统改为全国疾病监测系统（national disease surveillance system），增加了非传染病病种、婴儿死亡率、死因分析、期望寿命和其他人口学资料，吸烟与健康、饮水与健康和居民营养状况等信息，以及干预的成本效益分析和社区卫生服务评价等监测内容，目前由中国疾病预防控制中心牵头负责实施。

进入20世纪80年代后，我国又相继建立了一批全国性的公共卫生监测系统，包括出生缺陷监测系统、HIV感染哨点监测系统、碘缺乏病防制监测系统、妇幼卫生监测系统等。自2003年抗击SARS以来，中国持续加大对公共卫生事业的投入，并成功构建全球最大的突发急性传染病预警、监测、实验研究体系。自2004年初就开通的疫情信息网络直报系统，经过十几年的发展，已成为全球最大的传染病疫情和突发公共卫生事件网络直报系统。这一系统使我国突发公共卫生事件信息平均报告时间从原来的5天缩短到现在4小时，疾病监测预警能力显著提高。目前，此类卫生直报系统的发展方向是向数字化转型，实现数据汇集联通、数据开发、数据体系建设、数据资产管理、数据服务体系建设等。

2022年，为动态掌握新型冠状病毒感染水平和变化趋势，及时监测病毒变异及生物学特性变化，评估医疗资源负荷情况，国家卫生健康委、国家疾控局会同有关部门在传染病网络直报的基础上，进一步拓展监测渠道，形成多个监测子系统，包括病例报告监测系统、医疗机构发热门诊（诊室）监测系统、哨点医院监测系统、病毒变异监测系统、污水监测系统、重点机构聚集性疫情监测系统、人群核酸和抗原检测系统、医疗机构在院病例监测系统、社区人群哨点监测系统、网络调查系统等。

第二节　公共卫生监测的种类与内容

随着公共卫生活动的发展，公共卫生监测的种类和内容不断丰富。目前，公共卫生监测的种类主要包括疾病监测、症状监测、行为及行为危险因素监测以及环境、食品与营养、药物不良反应等其他公共卫生监测。

一、疾病监测

根据疾病种类和监测范围不同，疾病可分为传染病监测、慢性病监测、医院感染监测和死因监测。

（一）传染病监测

传染病监测是疾病监测的起源，也是疾病监测最重要的内容。WHO规定的国际监测传染病共5种，即流行性感冒、脊髓灰质炎、疟疾、流行性斑疹伤寒和回归热。我国根据国情增加了登革热，共规定了6种国际监测传染病。

根据《中华人民共和国传染病防治法》，我国目前法定报告传染病分为甲类（2种，强制管理传染病）、乙类（28种，严格管理传染病）和丙类（11种，监测管理传染病），共41种。2020年1月21日，国家卫健委将新型冠状病毒感染纳入《中华人民共和国传染病防治法》规定的乙类传染病，并采取甲类传染病的预防、控制措施。2022年12月26日，新型冠状病毒感染从"乙类甲管"调整为"乙类乙管"。2023年9月20日起将猴痘纳入乙类传染病进行管理，采取乙类传染病的预防、控制措施。在我国领土范围内凡发现有法定报告传染病病例，所有责任报告人都应向当地疾病预防控制机构报告。

目前传染病监测的主要内容包括人口学资料，传染病发病和死亡及其分布，病原体型别、毒力、抗药性变异情况，人群免疫水平的测定，动物宿主和媒介昆虫种群分布及病原体携带状况，传播动力学及其影响因素的调查，防制措施效果的评价，疫情预测。

（二）慢性病监测

随着疾病谱的改变，疾病监测的范围扩大到慢性病。监测内容根据各国及各地区的主要卫生问题或监测目的不同而异，包括恶性肿瘤、心脑血管疾病、糖尿病、精神病、出生缺陷、伤害等。我国从2004年开始，在全国31个省（自治区、直辖市）确定了161个监测点，开展了居民死因监测、慢性病及其危险因素监测、伤害监测等工作。2013年，全国疾病监测系统再次进行调整，慢性病及其危险因素监测扩大到302个监测点，建立了省级代表性的监测系统。目前开展的慢性病监测包括高血压、心脏病、卒中、糖尿病、肿瘤、慢性呼吸系统疾病等。

我国部分地区也开展了恶性肿瘤、心脑血管疾病、出生缺陷等非传染病的监测。例如，由北京心肺血管医疗研究中心牵头组织了我国16省市、19个监测区对心血管疾病发展趋势及其影响因素进行监测［即多国心血管疾病趋势和决定因素监测（multinational monitoring of trends and determinants in cardiovascular disease，MONICA）项目的中国部分，1984—1993年］。1984年天津市社区人群中开展了"恶性肿瘤、冠心病、卒中、高血压"（简称"四病"）的防治研究等。始建于1986年的"全国出生缺陷监测网"开展了以医院为基础的出生缺陷监测。此外，在恶性肿瘤方面，国家肿瘤登记报告与疾病监测相似，它是按一定的组织系统连续地收集、保存、整理、分析和评价恶性肿瘤发病、现患、死亡、诊断方法、肿瘤期别分布、治疗方法和生存资料的统计，包括以人群和医院为基础的肿瘤登记。2022年负责全国肿瘤登记数据收集、质量控制、汇总、分析及发布工作的国家癌症中心发布了最新一期的全国癌症统计数据，此次数据从全国682个癌症监测点中遴选487个高质量监测点，覆盖人口达3.8亿，详尽阐述了2016年中国癌症疾病负担情况。与2015年相比，上报统计数据的监测点数量增加181个，高质量监测点增加119个，表明我国的肿瘤登记工作覆盖面逐步推进，数据质量和规范程度进一步提高，为国家卫生政策制定提供更有力的科学依据。数据显示，2016年中国新增癌症病例约406.4万例，新增癌症死亡241.35万例。从癌种发病角度看，肺癌、结直肠癌、胃癌、肝癌和女性乳腺癌是我国主要的5种恶性肿瘤，占新发病例总数的57.4%；肺癌、肝癌、胃癌、结直肠癌和食管癌是死亡率排名前5的恶性肿瘤，占死亡总数的69.3%。

（三）医院感染监测

医院感染监测是长期、系统、连续地收集、分析医院感染在一定人群（主要是住院病人）中的发生、分布及其影响因素，并将监测结果报送和反馈给有关部门和科室，为医院感染的预防、控制和管理提供科学依据。我国现行的《医院感染监测规范》（WS/T 312—2023）由中华人民共和国国家健康委员会于2023年8月发布，于2024年2月1日正式实施。

根据监测范围，医院感染监测包括全院综合性监测和目标性监测。

1. 全院综合性监测 监测对象为住院病人（监测手术部位感染发病率时手术部位感染病例数可包括出院后一定时期内的病人）和医院工作人员。监测内容如下。

（1）基本情况：监测月份、住院号、科室、床号、姓名、性别、年龄、入院日期、出院日期、住院天数、住院费用、疾病诊断、疾病转归（治愈、好转、未愈、死亡、其他）、切口类型（清洁切口、清洁—污染切口、污染切口、感染切口）。

（2）医院感染情况：感染日期、感染诊断、感染与原发疾病的关系（无影响、加重病情、直接死亡、间接死亡）、医院感染风险因素（动静脉插管、泌尿道插管、使用有创呼吸机、气管插管、气管切开、使用肾上腺皮质激素、放射治疗、抗肿瘤化学治疗、免疫抑制药）、病原体培养标本名称、送检日期、病原体名称、药物敏感试验结果。

2. 目标性监测 包括以下内容。

（1）开展目标性监测前宜进行风险评估，根据风险大小确定监测目标并启动或终止监测。

（2）手术部位感染监测。

（3）成人及儿童重症监护病房（intensive care unit，ICU）医院感染监测。

（4）新生儿病房医院感染监测。

（5）细菌耐药性监测，包括多重耐药菌感染监测。

（6）临床抗菌药物使用监测，包括住院病人抗菌药物使用率，抗菌药物治疗前病原学送检率、1类切口手术抗菌药物预防使用率。

（7）门诊血液透析感染事件监测及门诊血液透析病人血源性病原体监测。

（8）医院工作人员感染性疾病职业暴露监测。

（9）手卫生监测。

（10）医院环境卫生学及消毒灭菌效果监测。

医院监测要求医院建立有效的医院感染监测与通报制度，及时诊断医院感染病例，分析发生医院感染的危险因素，采取针对性的预防与控制措施；培养医院感染控制专职人员和临床医务人员识别医院感染暴发的意识与能力；医院发生的医院感染和医院感染暴发属于法定传染病的，还应当按照《中华人民共和国传染病防治法》和《国家突发公共卫生事件应急预案》的规定进行报告；医院应根据风险评估结果制订切实可行的医院感染监测计划，如年度计划、季度计划。

（四）死因监测

死因监测是统计居民死亡率及其死亡原因规律的工作，主要通过持续、系统地收集人群死亡资料并进行综合分析来研究死亡水平、死亡原因及变化趋势和规律。居民死亡率及其死亡原因的变化是反映人民健康状况的重要指标之一，是制定卫生政策、评价卫生工作质量和效果的科学依据，也是研究人口自然变动规律的一个重要内容。

我国1989年和1992年分别建立了“全国孕产妇死亡监测网”和“全国5岁以下儿童死亡监测网”，监测信息用于反映我国妇女和儿童的健康状况。中国疾病预防控制中心分别于2005年和2007年制定并下发了《全国疾病监测系统死因监测工作规范（试行）》和《全国死因登记信息网络报告工作规范（试行）》，使死因监测工作更加规范，其中《死亡医学证明书》是死因报告和统计分析的重要凭证，正确的死因判定是死因监测的最主要基础。至2021年，我国已在全国建立了605个死因监测点。

二、症状监测

症状监测又称综合征监测或症候群监测，是指通过长期、连续、系统地收集特定临床综合征或与疾病相关现象的发生频率，从而对某类疾病的发生或流行进行早期探查、预警和作出快速反应的监测方法。我国的症状监测包括以下几点。

1. 流感样病例监测 我国自2005年6月开展流感样病例监测，监测对象为监测点医院就诊的流感样病例。流感样病例定义为体温≥38℃，伴有咳嗽或咽痛之一者。标本采集对象为发病3天之内的流感样病例。监测时间规定为北方省份实行6个月监测（每年10月1日至次年3月31日），南方省份实行全年监测。2017年3月30日，国家卫生计生委办公厅印发了《全国流感监测方案（2017年版）》，要求所有国家级流感样病例监测哨点医院和流感监测网络实验室均全年开展流感样病例监测。

2. 不明原因肺炎监测 我国不明原因肺炎监测系统是在2003年SARS暴发后开始建立的。卫生部确定开展全国不明原因肺炎病例监测，目的是筛查可能的SARS病例和人感染高致病性禽流感病例，以及其他呼吸道传染性疾病，早期发出预警并采取相应的防控措施，从而防范疫情的扩散蔓延和可能出现的人感染高致病性禽流感疫情。根据对福建省2013年1月至2014年6月不明原因肺炎病例的监测结果分析发现，不明原因肺炎监测对人感染H7N9禽流感病例的发现有重要作用。

3. 发热出疹性疾病（rash and fever illness）监测 加强麻疹监测是消除麻疹的主要策略之一。为进一步加强麻疹监测工作，我国于2009年2月修订了麻疹监测方案。监测的病例定义为具备发热、出疹，并伴有咳嗽、卡他性鼻炎症状或结膜炎症状之一者；或者传染病责任疫情报告人怀疑为麻疹的病人。到2013年，根据麻疹发生情况依然严峻的态势，国家卫生计生委办公厅又发布了《关于进一步加强麻疹监测工作的通知》，该通知将麻疹监测病例定义为发热、出疹，伴咳嗽、卡他性鼻炎症状、结膜炎症状、淋巴结肿大、关节炎/关节痛症状之一者；或者传染病责任疫情报告人怀疑为麻疹或风疹的病例。监测病例分为三类，即实验室确诊的麻疹风疹病例、临床诊断病例和排除麻疹风疹病例。监测的内容包括病例报告、病例监测、暴发疫情监测和风险评估及预警。

4. 感染性腹泻监测 是一类以腹泻为主要症状的症候群监测。我国感染性腹泻的监测主要在医院的肠道门诊进行，近年来也有扩展到儿科、感染科和急诊科等监测的报道。监测病例（腹泻样病例）指≥1岁的儿童及成人排便≥3次/天，并伴有大便性状的改变，呈稀便、水样便、黏液便或脓血便等临床表现的病人。

三、行为及行为危险因素监测

在慢性病、意外伤害、艾滋病和其他性传播疾病的发生和发展过程中，个人的不健康行为起着很大的作用。例如，吸烟，高脂、高盐和低蛋白质的饮食方式，缺少体力活动，以及缺乏防护措施（如不佩戴安全头盔驾驶摩托车）等，是发生慢性病、交通事故等的危险因素，这些都称为行为危险因素。越来越多的国家意识到行为危险因素监测的重要性，美国、英国、加拿大等都建立了国家级的行为危险因素监测系统（behavior risk factors surveillance system，BRFSS）。该系统是通过收集人群中与健康相关的资料，了解人群健康状态及威胁健康的因素等信息的一种调查系统，它服务于健康行为和健康趋势的监测，并影响健康干预项目、公共卫生立法及政策的制定与评价。BRFSS通常以问卷访谈的形式进行，问卷内容分为核心问卷、可选模块问卷及各地区附加问卷三部分。

中国行为危险因素监测系统是由中国预防医学科学院主持的公共卫生监测系统之一，于1996年依托于中国世界银行第七次卫生贷款项目-健康促进子项目建立，整个监测系统覆盖全国七市一省，是以城市为单位的入户调查监测系统。目的是通过每月连续性的入户调查，搜集16～69岁人群与疾病发生、发展或死亡有关的行为危险因素资料，包括吸烟、饮酒、缺乏体育锻炼、不良饮食、交通安全、艾滋病和其他性传播疾病等，为政府部门制定、评价预防政策及干预措施提供有力的参考依据。

四、其他公共卫生监测

其他公共卫生监测包括环境监测（针对大气、水、土壤、生活居住环境、劳动生产环境等）、食品卫生监测、营养监测、学校卫生监测、药品不良反应监测、计划生育药具使用及不良反应监测等。这些监测既可分属于不同的学科，又常常同时包含多个学科的内容，如美国关于食源性疾病的监测包含了法定传染病报告中对通过食物传播的特定肠道疾病的报告监测系统、食源性疾病主动监测系统与暴发报告系统、公共卫生实验室信息系统、消费者对潜在疾病的投诉系统、行为风险因素监测、环境卫生专家网络对环境卫生评价系统、国家食源性疾病病原体分子分型网络及抗生素耐药性监测系统等，各系统从不同的角度获取各种监测信息，同时共享信息，并充分利用各种监测信息建立起暴露与疾病的关联性，从而为食源性疾病的识别、防控以及治疗提供了重要依据。

为了解决不同的卫生问题，达到特定的卫生目标，可以有选择地开展各种内容的公共卫生监测。

第三节　公共卫生监测的方法与基本程序

一、公共卫生监测的方法

在监测过程中正确利用监测方法与技术，有助于提高监测的质量和效率。随着现代信息科技的发展，公共卫生监测中越来越多地应用了计算机网络、地理信息系统等技术，这使监测信息的收集、整理、分析、传递、反馈等更加便捷，从而大大提高了监测系统的工作效率，也使公共卫生策略的制定和干预措施的实施更加及时。常用的监测方法如下。

1. 被动监测（passive surveillance） 被动监测是由下级单位常规上报监测资料和数据，而上级单位被动接受的一种监测方法。常规法定传染病报告、肿瘤登记、死因报告、突发公共卫生事件报告、药品不良反应监测自发报告等都属于被动监测。由于被动监测决定于不同机构的人提供的数据，所以数据的质量和时效性很难控制。

2. 主动监测（active surveillance） 主动监测是指根据特殊需要，由上级单位进行专题调查或要求下级单位严格按照规定收集资料的监测。我国的免疫接种率监测、为修正传染病报告监测数据所开展的传染病漏报调查，以及对某些重点疾病（如不明原因发热）或某些行为因素（如吸烟、吸毒）的监测活动，则多属于主动监测范畴。主动监测往往可以提供最准确和及时的信息，但是费用也非常高。

3. 常规报告（routine report） 常规报告是指针对卫生行政部门所规定的疾病或各种健康相关问题进行常规监测报告。如我国的法定传染病报告信息系统，明确规定了报告病种，报告范围覆盖全国，主要由法定责任报告机构和报告人执行。

4. 哨点监测（sentinel surveillance） 哨点监测是为了更清楚地了解某些疾病在不同地区、不同人群的分布以及相应的影响因素等，根据被监测疾病的流行特点，选择若干有代表性的地区和/或人群，按统一的监测方案连续地开展监测。最典型的是艾滋病哨点监测，选择有代表性的地区和艾滋病相关高危人群，按照统一的监测方案和检测试剂，连续开展定点、定时、定量的HIV抗体检测，同时收集监测人群与艾滋病传播相关的高危行为信息，从而获得不同地区、不同人群HIV感染状况和行为危险因素及变化趋势的资料。

5. 病例登记（case registry） 病例登记是指日常工作中对监测相关病例的发现、检测、诊断及信息登记，是监测工作的基础，也是疾病及死因监测中必不可少的重要环节。

6. 无关联匿名监测（unrelated surveillance） 当监测的目的仅仅是了解人群中某病的流行状况，而不是要发现具体病例时，可利用其他研究所收集的资料，在不识别个体的情况下开展监测，称为无关联匿名监测。例如收集医院检验科血样或某人群健康体检血样，在不识别个人身份的情况下，进行HIV抗体检测，以了解该人群的HIV感染率。这样的监测可在一定程度上减少伦理学问题。

二、公共卫生监测的基本程序

开展疾病监测首先需要建立监测组织和监测系统，在此基础上，有组织、有计划地进行资料收集、分析和解释，并进行信息反馈和信息利用。

（一）建立监测组织和监测系统

监测组织是负责设计、制定、管理和评估全球或国家疾病监测系统的专门机构。WHO是负责全球疾病监测的机构，除在总部设有负责全球监测的部门外，还在世界各地设置了专门机构，如血清保存中心、流行性感冒中心、虫媒病毒中心。中国疾病预防控制中心是负责管理全国疾病监测系统的机构。

监测系统是在监测组织机构管理下的有组织、有计划地执行监测工作的操作系统。监测系统就是为了达到特定目标而对某种疾病或某个公共卫生问题开展有组织、有计划的监测体系，这些监测体系可以分别或同时采用以人群为基础、以医院为基础和以实验室为基础的监测方式。此外，还有以案例为基础的监测，以及基于指标和基于事件的监测。

1. 以人群为基础的监测系统 此类系统以人群为对象开展监测工作，不仅可以是覆盖整个目标人群的常规报告监测，也可以是监测点或哨点监测，而且具有良好代表性的监测点监测，能获得比较准确、可靠、及时的资料，其耗费更低、效率更高。例如出生、死亡监测系统。

2. 以哨点医院和实验室为基础的监测系统 此类系统主要利用哨点医院和实验室方法对病原体或其他致病因素开展监测，例如WHO及我国的流感实验室监测系统，所开展的常规流感病毒分离与分型鉴定工作，即为以实验室为基础的流感病毒监测。在多个国家迅速发展起来的病原体分子分型网络（pulse net）是几乎覆盖全球主要国家的以实验室为基础的病原体监测。

3. 以医院为基础的监测系统 此类系统以医院为现场开展工作，例如我国的传染病监测系统、医院感染监测系统、出生缺陷监测系统、性传播疾病监测系统等。

4. 以高危人群为对象的哨点监测系统 如我国的艾滋病哨点监测系统，是根据流行特点由设在全国各地的近2000个监测哨点对高危人群进行定点、定时、定量的HIV抗体检测，由此可以大致了解我国艾滋病的感染状况和变化趋势。

（二）公共卫生监测的步骤

公共卫生监测是从按数据类型收集资料开始的，通过以下4个步骤进行公共卫生监测的过程循环：数据收集、分析和解释、及时地发布结果和信息利用。当现有的监测系统不能回答某个特殊的公共卫生问题或解释新信息需求时，就需要通过一步步的指导创建一个新的监测系统。

1. 数据收集 根据监测的特定目标系统全面地收集相关监测数据，同时在资料收集中要有统一的标准和方法以及规范的工作程序，保证收集到的资料具有全面性、代表性、准确性。

监测数据主要包括：①人口学资料。②人群疾病发病或死亡的资料。③实验室检测的病原学和血清学资料（如血清抗体测定、水质检验）。④危险因素调查资料（如吸烟、职业暴露）。⑤干预措施记录资料（如免疫规划、食盐加碘）。⑥专题调查报告（如暴发调查、慢病危险因素调查）。⑦其他有关资料，如气象资料。

2. 资料的整理和分析 完成资料的收集之后还需要对收集到的监测资料进行加工、分析、解释，使其成为有价值信息的过程，它包括以下步骤。

（1）资料核实：首先将收集到的原始资料认真核对、整理，同时了解其来源和收集方法。剔除错误资料或无法补救的不完整的资料，保证资料的真实性、完整性。

（2）资料分析：数据分析是指利用统计学技术把各种数据转变为有关的指标并加以分析，进而揭示出所监测公共卫生问题的分布特征、变化规律及趋势、影响因素等。在数据分析过程中，需要正确选择统计学方法，如显著性检验、标准化法、相关性分析，还应该使用更高级的分析方法对数据进行充分的挖掘和利用，例如时空聚类分析、时间序列分析、地理空间分析、寿命统计表、Logistic回归。

（3）结果解释：解释这些指标的意义和内涵。数据解释必须紧随于数据分析之后，数据的解释需考虑是否疾病的发生率有明显的增长，在特定的人群、特定的时间和地点代表的真实的增长。变化原因的可能包括人群规模的增长、诊断水平的提高、报告准确性的提高、重复报告和系统地其他变化，在此过程中，了解可能出现研究偏倚能有益于结果的解释。

3. 信息的交流与反馈 信息反馈是把公共卫生监测和公共卫生干预连接起来的桥梁，监测系统必须建立反馈信息的渠道，使所有应该了解信息的单位和个人都能及时获得，以便迅速对公共卫生问题作出反应。信息反馈分为纵向和横向，纵向反馈包括向上反馈给卫生行政部门，向下反馈给下级监测机构；横向反馈包括反馈给有关的医疗卫生机构、科研单位，以及社区及居民。信息反馈形式可以是定期以公报形式发放，也可以采用电话、互联网形式反馈。

4. 信息的利用 通过监测获得的信息可以用来描述公共卫生问题的分布特征、确定流行的存在、预测流行的趋势、评价干预的效果，为开展公共卫生活动提供决策的依据。充分利用监测信息，及时制定公共卫生策略，并采取有效的干预措施是公共卫生监测的最终目的。

三、公共卫生监测中的注意事项

1. 病例定义和监测病例 在大规模的监测工作中，若要严格按照临床诊断标准来确定某病病例，常常受工作条件所限难以操作，因此确定一个统一的、操作性强的监测标准极为重要，采用监测标准定义的病例称为监测病例。例如不少传染病的诊断主要根据临床症状和体征，而不一定需要病原学检验，如流感监测时的流感样病例，是指发热（体温≥38℃），伴咳嗽或咽痛之一者。

我国法定传染病上报的病例中有很多都属于监测病例。在疾病监测中应尽可能提高实际病例在监测病例中的比例，并在一定程度上能估计这个比例。

2. 静态人群和动态人群 监测过程中无人口迁出、迁入的人群称为静态人群。如果一个具有较多人口的地区中仅有少量出生、死亡、迁出和迁入时，也可视为静态人群。针对静态人群计算率时，可采用观察期的平均人口数作为分母。如果监测过程中人口频繁地迁出、迁入，则为动态人群。针对动态人群计算率时，需要采用观察总人时数作为分母。

3. 监测信息的深入、及时分析和交流与共享 利用自动分析技术可更高效、清晰地分析监测数据，从中获取更有意义的信息；而自动预警技术则可以根据监测数据和分析信息发出及时有效的预警。不同的监测系统间实现一定权限内的数据信息共享和交流，可极大地提高监测工作的效益。

4. 保密制度 许多疾病涉及个人隐私（如性传播疾病），一些疾病病人或病原体感染者会遭受社会歧视（如HIV感染者/艾滋病病人、乙肝病毒感染者），在对这些疾病开展监测时要遵守保密制度。一方面维护监测对象的尊严和权益，另一方面增强社会公众对监测活动的信任感和参与意识。例如我国的HIV感染监测规定了严格的保密制度，要求监测机构不得公布或泄露病人和感染者的名单。

第四节　公共卫生监测系统的评价

为了提高公共卫生监测系统的有效性，更好地为公共卫生活动服务，需要对公共卫生监测系统的质量及效益等定期进行评价，以进一步改进和完善监测系统。

一、公共卫生监测系统评价的步骤

1. 发起评价、组织评价人员　评价工作可由政府部门或负责监测系统工作的部门发起。需要具有较高权威性的政策小组来监督管理整个评价过程。该小组负责制订评价计划、建立评价工作小组、做好充足的评价准备工作以及保证评价结果及建议的有效利用。具体实施评价工作的小组成员应包括监测系统运行各个阶段的工作人员和擅长政策制定、流行病学、卫生信息等方面的专家。各小组成员应职责分明，任务分配合理、公平。

2. 描述被评价的监测系统　要对监测系统有全面的认识和评价，需要从以下几个方面进行系统的描述：监测系统的目的、监测的事件或内容、监测的人群、监测系统的运作流程、监测系统所用的资源。为了实现更均衡和可靠的描述，可以从多个渠道获取相关信息，例如了解监测系统的工作手册、咨询各个监测系统的相关工作人员、查看监测系统直接的报告结果。

3. 评价监测系统的效能　评价监测系统的运行效能可以从简明性、灵活性、可接受性、敏感性、代表性、及时性、阳性预测值、数据质量、稳定性和有效性等几个基本指标进行评价。由于不同监测系统的监测内容、方式和性质不同，针对不同的监测系统需要拟定不同的评价属性指标。对此，可以咨询相关领域的专家建立适用于各监测系统评价或综合评价的指标体系。

4. 展示评价结果，提出建议　通过对监测系统效能评价指标进行适当的分析、综合、解释和判断得出最终的监测系统评价结果，并对评价结果进行全面系统的展示。同时，在结果中应当陈述监测系统是否实现了预期目标。针对评价的结果，评价工作小组应提出监测系统当前存在的问题和改进或解决问题的建议。政策小组应向国家级的决策部门汇报评价的结果和建议，并应确保评价结果的可用性和建议的可实施性，以促进监测系统的有效运行。此外，还要总结本次评价工作的经验教训，为下一次的评价工作做准备。

二、公共卫生监测系统评价的基本指标

不同监测系统由于其监测目的、内容、方式和性质的不同，需要制定相应的、适合的评价指标体系。但综合来说，对一个监测系统的基本属性评价，其一级评价指标基本包括简明性、灵活性、可接受性、敏感性、代表性、及时性、阳性预测值、数据质量、稳定性和有效性等。

1. 简明性　指公共卫生监测系统应在实现其目的的同时尽可能地保持结构简明和操作方便，可以从信息收集的数量和类型、各流程间沟通的方式、数据分析的深度等方面来评价简明性。

2. 灵活性　指监测系统可以仅需要较少的努力就能适应信息需要和操作条件的改变，可以通过回顾观察该系统是如何应对新的需求来评价其灵活性。

3. 可接受性　反映了人员和组织参与监测系统的意愿程度，可利用人群或机构的参与率、报表的

完整性、数据报告率等定量指标来评价系统的可接受性。

4. 敏感性 指监测系统发现和确认公共卫生事件的能力，一方面为报告事例与实际事例的比例，另一方面为判断疾病或公共卫生事件暴发或流行的能力。

5. 代表性 指公共卫生监测系统可以准确描述公共卫生事件的时间发展、人群和地区分布，一般通过对监测报告情况和由其他资源库中得到的真实情况进行比较来评价监测系统的代表性。

6. 及时性 反映了公共卫生监测系统各个流程之间的运作速度，包括数据上报的时间、数据分析的时间、发布报告的时间等，每个阶段应有合理的时间期限进行控制。

7. 阳性预测值 指监测系统报告的事例中实际存在健康相关事例所占的比例，反映了健康相关事件定义的灵敏度和特异度以及监测的人群中该事件的发生率。

8. 数据质量 体现着监测系统所记录数据的完整性和准确性，高质量的数据有较少的“未知”或“缺失”值出现，监测数据利用的价值也较高。

9. 稳定性 体现着监测系统的可靠性和可利用性，可通过系统软硬件出现故障的次数、修复故障所耗费用和时间等来评价。

10. 有效性 是评价监测系统有没有实现其预期目的和目标。监测系统的简明性、灵活性、可接受性、稳定性等属性均会影响监测系统的有效性。

三、监测系统的效益评价

1. 卫生经济学评价 任何监测系统的建立与运行都需要成本投入，有时甚至耗资巨大，监测系统的效益、效用和效果主要反映在对疾病或事件的早期预警与及时处置以及对疾病的防控指导与人群健康水平的提高，因此卫生经济学的评价必不可少。但评价时应注意，监测系统的效益可以是直接的，也可以是间接的，且常常需要较长时间才能显现。

2. 监测系统间的互联与共享性 多数监测系统是针对某一特定目的而开展监测工作的，在获取信息和信息利用上都可能存在一定的局限性，因此建立监测系统间的互联与共享，可极大地提高各监测系统的工作效率和信息利用率，减少资源浪费。能否较为便捷地实现监测系统间的互联与共享，是评价监测系统效益的重要指标之一。

我国已有不少的公共卫生监测系统评价研究，均对各个相关领域的工作开展有宝贵的指导意义，也对各个公共卫生问题的解决起着重要的促进作用。但是，目前我国缺少全国范围内大型监测系统的综合性评价工作，多数监测系统评价研究偏向于危害大、传播迅速、范围广的公共卫生问题监测系统（如流感监测、突发公共卫生事件监测），而对慢性病相关的监测系统（如慢性病及其危险因素监测、肿瘤登记系统、精神疾病监测系统）评价研究的重视程度不够。因此需要在各小范围研究成果的基础上，对我国已实施的各个监测系统开展完整、综合、全面的评价工作，以此来发现我们国家监测工作的短板，并及时进行完善，提高监测质量和结果利用，继续扩大评价研究范围，积极探索研究适合我国监测系统评价的新技术和新方法。

知识拓展

传染病网络直报系统平均报告时间从5天缩短到4小时

我国传染病网络直报系统，平均报告时间从5天缩短到4小时。所谓直报系统用通俗的话概括为8个字：纵向到底、横向到边。纵向到底，就是全国所有乡级以上的卫生机构都纳入这个系统，可以登录上报信息，且联网；横向到边，就是覆盖全国所有的卫生机构，包括医疗、监督、疾病预防控制的机构。该网络直报系统的具体运行机制是：无论是乡镇卫生院、县医院或三级甲等医院，只要医生发现临床传染病例，都需要在规定时限内将信息报告至医院传染病科（有的医院为防保科、院感办），由专人填传染病报告卡，登录网络直报系统的账户，录入信息、上报——甲类传染病和个别乙类传染病的报告时间是2小时内，大部分乙类传染病的报告时间是24小时内。

此外，我国建立了72小时内快速鉴定300种病原体的技术体系，100%的省级疾控中心和90%的市级疾控中心具备核酸检测和病毒分离能力。国家卫生应急队伍对各省份全覆盖。免疫规划疫苗接种率持续维持在90%以上，通过合理布点、网上预约、上门服务等方式，不断提升预防接种服务的可及性和便捷性。

我国传染病防控成效显著，公共卫生防护网进一步筑牢织密。在新发突发传染病防控方面，新型冠状病毒感染防控取得了决定性胜利，人禽流感、鼠疫、中东呼吸综合征等传染病疫情得到有效处置，在历次重大自然灾害中实现了灾后无大疫。在重大传染病防控方面，重点地区艾滋病疫情快速上升的势头得到有效遏制，总体控制在低流行水平；结核病发病率从2015年的65/10万下降至2022年的52/10万，死亡率维持在较低水平；血吸虫病流行县全部达到传播控制标准。建立覆盖全国的环境健康监测体系，地方病防治水平不断巩固提升。通过世界卫生组织消除疟疾认证。麻疹、乙脑、流脑等多种疫苗可预防传染病的发病率降至历史最低水平。

本章小结

教学课件

执考知识点总结

本章涉及的2019版及2024版公共卫生执业助理医师资格考试考点对比见表10-1。

表10-1　2019版及2024版公共卫生执业助理医师资格考试考点对比

单元	细目	知识点	2024版	2019版
公共卫生监测	概念	（1）基本概念	√	√
		（2）目的和意义	√	√
		（3）监测的分类	√	√

拓展练习及参考答案

（李　姗）

第十一章　传染病流行病学

学　习　目　标

素质目标：培养学生的组织协调意识和依法执医意识。

知识目标：掌握传染过程的概念、病原体、宿主防御机制及遗传易感性、感染谱及其流行病学意义，传染源定义及种类、潜伏期和传染期概念及其流行病学意义，传播因素和传播途径概念、各种传播途径的特点、垂直传播概念，人群易感性影响因素、人群易感性与流行的关系，疫源地发生条件、范围、消灭条件，影响流行过程的因素，传染病预防与控制策略概念、疫情管理内容，针对传染源、传播途径、易感人群的预防措施，传染病暴发的应急措施，免疫种类、免疫规划；熟悉传染病分类、甲类传染病预防控制措施的使用、医疗机构的职责；了解预防接种的效果评价。

能力目标：能明确潜伏期、疫源地、预防接种的意义，能初步制定传染病的预防措施。

案例导入

【案例】

2009年美国相继出现大量新型甲型H1N1流感（以下简称“甲流”）病例，4月25日，WHO宣布2009年甲流疫情为国际关注的突发公共卫生事件。甲流在美国大面积暴发，并蔓延到214个国家和地区，导致近20万人死亡。

疫情早期，我国采取强有力的“外堵”策略，在全国上下齐心协力配合下，延缓了病毒进入我国的进程，此时我国以输入性病例为主。6月10日4时，广州市疾病预防控制中心（以下简称“疾控中心”）接到白云区某职校一名学生吴某电话求助。吴某曾在6月7日与李某同乘成都至广州的列车，李某9日下午在回海口的列车上发热，李某检查甲流核酸呈阳性。吴某怀疑自己可能感染甲流，故向疾控中心报告。

【问题】

1. 假设你是疾控中心工作人员，如何帮助吴某？
2. 假设吴某确认感染甲流，请制定合理的预防措施。

核心知识拆解

传染病流行病学（infectious disease epidemiology）是研究人群中传染病发生、发展、分布的规律，探索传染病的临床标志物，评价影响传染病流行的因素，以此制定预防、控制和消灭传染病的策略与措施的学科。1854年，英国著名内科医生约翰·斯诺（John Snow）利用标点地图法，对伦敦宽街霍乱进行分析，被认为是现代流行病学的开端。近年来，2003年SARS暴发、2009年甲型H1N1流感大流行、2020年新型冠状病毒感染大流行等公共卫生事件的发生，也不断在提醒着，传染病仍然威胁着我们的生命健康。因此，传染病流行病学不仅是现代流行病学发展的源头，更是现代流行病学的重要组成部分。

第一节　概　　述

随着医学的发展，人们攻克了很多传染病，控制了传染病的传播。1990—2021年，威胁我国健康的危险因素和疾病谱发生了转变，慢性病成为导致我国人群死亡和疾病负担的重要公共卫生问题（表11-1）。人们预防疾病的重心逐渐从传染病转移至慢性病。虽然传染病已经不再是引起死亡的首要疾病，但由于城市化进程、全球化进程、气候变暖、人类生态环境和行为方式的变化，高密度的城市居住环境，为新发传染病的产生和传统传染病的死灰复燃提供了条件，对人类健康和生命安全构成了严重的威胁。对于传染病的预防，我们面临着新的挑战。

表11-1　2009年、2010年、2021年我国主要疾病死因排名

死因排名	2009年	2010年	2021年
1	恶性肿瘤	恶性肿瘤	心脏病
2	心脏病	心脏病	恶性肿瘤
3	脑血管疾病	脑血管疾病	脑血管疾病
4	呼吸系统疾病	呼吸系统疾病	呼吸系统疾病
5	损伤、中毒和外部原因	损伤、中毒和外部原因	损伤、中毒和外部原因
6	内分泌、营养和代谢疾病	内分泌、营养和代谢疾病	内分泌、营养和代谢疾病
7	消化系统疾病	消化系统疾病	消化系统疾病
8	泌尿生殖系统疾病	泌尿生殖系统疾病	神经系统疾病
9	神经系统疾病	传染病（含呼吸道结核）	泌尿生殖系统疾病
10	传染病（含呼吸道结核）	神经系统疾病	传染病（含呼吸道结核）

一、概念

传染病（infectious disease）是由各种病原体（如细菌、病毒、寄生虫、朊病毒、立克次体、螺旋体）引起的，能在人与人、动物与动物、人与动物之间相互传播的疾病，是许多疾病的总称。病原体通过感染人、动物或储存宿主直接或间接地引起传播，感染易感者。

二、流行概况

（一）全球传染病流行概况

东汉时期王充在《论衡》中曾写道："春秋之时，败绩之军，死者蔽草，尸且万数；饥馑之岁，饿者满道，温气疫疠，千户灭门。"从此中，我们可窥探出在人类发展史上，瘟疫、战争、饥荒，对于过

去的人口数量影响重大。传染病如天花、鼠疫、霍乱，造成的人类史上的创伤和死亡，不弱于战争对人的影响。19世纪以来，随着科学的进步和流行病学家不懈努力，人类对于传染病的认识逐步深入，加之抗生素、磺胺类药物及高效杀虫剂陆续投入使用，人们生产、生活条件明显提高，人类采取有效的控制措施（如接种牛痘预防天花），使得许多传染病得到了很好的控制。

1960年我国宣布彻底控制了天花，1980年WHO宣布人类成功消灭了天花。1988年全球启动了消灭脊髓灰质炎行动，全球经过30多年的努力，脊髓灰质炎野生病毒病例减少了99.9%，目前大多数国家被WHO认定为无脊髓灰质炎区域，脊髓灰质炎有望成为继天花之后第二个被人类消灭的传染病。同时麻风病、白喉、鼠疫等多种传染病也得到了有效控制。但是，传染病仍然是威胁人类健康的重要原因，尤其是在发展中国家。每年全球死于传染病的人数占总死亡人数的25%，主要是在非洲等发展中国家。某些传染病的再发和一些新的传染病如艾滋病、军团病、莱姆病、人感染高致病性禽流感、埃博拉出血热、新型冠状病毒感染的出现，使传染病的发病和死亡有明显回升。自2020年起，截至2022年11月，全球累计新型冠状病毒（以下简称新冠）感染病人6.3亿，其中658万例死亡。

（二）我国传染病流行概况

1. 我国传染病变化的总趋势　中华人民共和国自成立以来，坚持“预防为主”的卫生方针，经过几十年的努力，传染病防治工作已经取得了很大成就。我国通过实施疫苗接种、药物治疗、病媒控制、健康教育等综合防控措施，通过WHO认证，分别于2000年消除了脊髓灰质炎、2007年消除了丝虫病、2012年消除了新生儿破伤风、2021年消除了疟疾。同时血吸虫、狂犬病、麻疹和风疹的发病均保持较低水平，进入疾病消除前阶段。我国传染病的总发病率和死亡水平现长期保持在较低水平，死亡率也明显低于世界平均水平。传染病导致的死亡在死因顺位中降到了第十位。

2. 我国现在传染病流行现状

（1）艾滋病自1985年在我国发现首例感染者以来，在全国迅速蔓延，感染模式正在从高危人群向一般人群扩散，近10年来艾滋病死亡人数和死亡率排名第一。

（2）病毒性肝炎近10年来，发病率位居第一，虽然其发病率从2007年108.44/10万降至2021年86.98/10万，死亡率从9%下降至3.69%，但2021年报告发病人数足有1 226 165例，故控制难度仍然较大。

（3）肺结核预防面临新的挑战。据WHO统计，2021年我国肺结核发病人数位居全球第二，同时耐药结核流行较为严重。近年来，我国肺结核发病率、死亡率虽然在下降，但是其在法定传染病中一直位居第二。同时从人群分布来看，病人中学生占比约1/3，其中高中阶段、专科阶段学生发病数较多。时有报道中学、大学校园发生结核病暴发的情况。

（4）手足口病、感染性腹泻、流感等常见传染病发病率仍处于较高水平。

（5）新发和再发传染病频发。在全球新发的40多种新发传染病中，我国已有20余种，如新型冠状病毒感染、艾滋病、SARS、肠出血热大肠埃希菌O157：H7肠炎、O139型霍乱、军团病、空肠弯曲菌肠炎、莱姆病、丙型病毒性肝炎、戊型病毒性肝炎、庚型病毒性肝炎、肾综合征出血热、轮状病毒腹泻、人感染高致病性禽流感、巴尔通体感染、甲型H1N1流感、小隐孢子虫感染腹泻、猪链球菌感染等。中华人民共和国成立以来，已经控制的传染病，如黑热病、性传播疾病及个别地区接近消灭的血吸虫病又死灰复燃。21世纪以来，新发传染病在我国不断出现，2003年SARS暴发，相继在全球32个国家和地区发生和流行；2009年全球甲型H1N1流感大流行，波及我国，引起多起聚集性疫情；2019年新型冠状病毒感染首次被报道，2020年3月11日WHO宣布新型冠状病毒感染引发全球大流行。

综上，传染病防治依旧是我国将来的卫生防疫工作的重点。

3. 我国传染病流行特点　近年来我国传染病流行特征呈现以下特点。

（1）感染谱发生变化，中度和轻度病例所占的比例逐渐增加。

（2）传染源的流动性呈现快、远、广的特点。

（3）传染途径多样，疾病播散快速。

（4）疫源地范围难以界定。

（5）人口大量流动，流动人口基础水平不一。

（三）新发传染病

新发传染病（emerging and reemerging infectious disease，ERI）是新出现传染病（emerging infectious disease，EID）和再发传染病（reemerging infectious disease，RID）的总称，前者是指新种或新型病原体引发的传染病，后者是指已经存在但近年来其发病率增加或流行区域扩大的已有传染病。根据WHO的统计，20世纪70年代以来，全球约有40种新发传染病（表11-2）。新发传染病已经成为全球性重大公共卫生问题。

表11-2　20世纪70年代以来新发现的病原体与新发传染病

年份	病原体	疾病
1972	萼状病毒（calicivirus）	腹泻
1973	轮转病毒（rotavirus）	婴儿腹泻
1975	甲型肝炎病毒（hepatitis A virus）	甲型病毒性肝炎
1975	星状病毒（astrovirus）	腹泻
1975	人类细小病毒B19（human parvovirus B19）	慢性溶血性贫血，特发性再生障碍性贫血，传染性红斑
1976	埃博拉病毒（Ebola virus）	埃博拉出血热
1976	小隐孢子虫（Cryptosporidium parvum）	急性和慢性腹泻
1977	汉坦病毒属（hantavirus）	肾综合征出血热
1977	丁型肝炎病毒（hepatitis D virus）	丁型病毒性肝炎
1977	嗜肺军团菌（Legionella pneumophila）	军团病
1977	空肠弯曲菌（Campylobacter jejuni）	肠炎
1980	人类嗜T淋巴细胞病毒-1（human Tcell lymphotropic virus type-1）	成人T细胞白血病
1981	产毒素金黄色葡萄球菌（toxin producing strains of staphylococcus aureus）	中毒性休克综合征
1982	人类嗜T淋巴细胞病毒-2（human Tcell lymphotropic virus type-2）	毛状T细胞白血病
1982	大肠埃希菌O157：H7（Escherichia coli O157：H7）	出血性结肠炎
1982	伯氏疏螺旋体（Borrelia burgdorferi）	莱姆病
1983	幽门螺杆菌（Helicobacter pylori）	消化道溃疡、胃癌
1983	人类免疫缺陷病毒（human immunodeficiency virus）	艾滋病
1985	比氏肠细胞原虫（Enterocytozoon bieneusus）	顽固性腹泻
1986	人类疱疹病毒6型（human herpes virus 6）	婴儿玫瑰疹
1986	卡耶塔环孢子虫（Cyclospora cayetanensis）	持续性腹泻
1986	埃立克体（ehrlichia）	人埃立克体病
1989	丙型肝炎病毒（hepatitis C virus）	丙型病毒性肝炎
1989	戊型肝炎病毒（hepatitis E virus）	戊型病毒性肝炎

续 表

年份	病原体	疾病
1990	人类疱疹病毒7型（human herpes virus 7）	中枢神经系统感染
1991	瓜纳里托病毒（Guanarito virus）	委内瑞拉出血热
1991	新脑细胞内原虫（Encephalitozoon hellem）	弥漫性疾病
1992	霍乱弧菌O139（Vibrio cholerae O139）	新型霍乱
1992	汉赛巴尔通体（Bartonella henselae）	猫抓病，细菌性血管瘤病
1993	巴贝虫新体（Babesian.sp）	非典型巴贝虫病
1993	创伤弧菌（Vibrio vulnificus）	食源性白血病
1993	大肠埃希菌O12∶K1∶H7（Escherichia coli O12∶K1∶H7）	尿路感染，流产，败血症，脑膜炎
1993	辛诺柏里病毒（Sin Nombre virus）	肺综合征出血热
1994	马麻疹病毒（equine morbillivirus）	间质性肺炎，无菌性脑膜炎
1994	萨比亚病毒（Sabia virus）	巴西出血热
1995	人类疱疹病毒8型（human herpes virus 8）	卡波西肉瘤
1995	庚型肝炎病毒（hepatitis G virus）	庚型病毒性肝炎
1996	朊病毒（prion）	新型克-雅病
1997	莫哥洛脱盟立克次体（R.mongolotimonae）	蜱传淋巴结病
1998	尼帕病毒（Nipah virus）	尼帕病毒病
2003	SARS冠状病毒1（SARS-CoV-1）	严重急性呼吸综合征
2006	禽甲型流感病毒（H5N1）[avian influenza A（H5N1）virus]	人禽流感
2008	嗜吞噬细胞无形体（Anaplasma phagocytophilum）	人粒细胞无形体病
2009	甲型流感病毒（H1N1）[influenza A（H1N1）virus]	甲型流感
2013	中东呼吸综合征冠状病毒（Middle East respiratory syndrome coronavirus）	中东呼吸综合征
2019	SARS冠状病毒2（SARS-CoV-2）	新型冠状病毒感染

1. 新发传染病的特点

（1）发生和出现的不确定性，可呈散发、暴发、流行或大流行，大流行来势汹涌、传播快速，容易造成跨国界、跨洲际，甚至是全球性传播。

（2）病原体种类及其宿主种类多样，病原体具有较强的变异性，传播途径复杂。

（3）人体除了天然屏障，缺乏特异性免疫力。

（4）常呈人畜共患性，新发传染病中3/4以上都是人兽共患病。

（5）早期发现及诊断较为困难，一般缺乏特效治疗方法，发生疫情时针对性防疫措施也有限。

（6）急性新发传染病病死率较高，不仅严重危害人群健康与生命安全，还严重影响经济发展，甚至威胁社会的稳定。

2. 流行因素 影响新发传染病流行的因素复杂繁多，如环境变化、经济活动、生活方式、生产方式、卫生保健、基础设施、防治措施，其发生是众多因素共同作用的结果。

（1）微生物变异：微生物在短时间内发生基因片段的获得或缺失，产生新的突变株，其中部分可以成为新的病原体。病原体通过以上机制还可获得对抗抗生素的耐药性，也可通过缺失部分基因，增强生命力，由弱毒株转变为强毒株。

（2）城市化、全球化进程推进：人口增长和日益加快的城市化进程，使得人们的居住环境逐渐恶化，疾病随着人口的增长以及人们向发达城市的迁移而肆虐；贫穷、战争和自然灾害引起的大规模人口迁徙，使大量人群对于药物和最基本的医疗服务都无法获得；贸易全球化伴随物流全球化，交通发达使海运量、空运量大幅度增加，结果导致沾染、污染或夹带病原体的物品在全球快速流动；全球旅游事业迅猛发展，国内、国外旅游人数增加，人口流动性增加，使得病原体很容易被旅客或交通工具携带到其他地区或国家。以上情况，均可导致原本局限在某一区域的传染病扩散和流行。

（3）行为与生活方式的改变：人类的生活方式发生变化，如性乱、吸毒、食用野生动物、个人卫生习惯、旅行、户外探险等行为对于传染病向新的人群传播起到了重要作用。

（4）自然环境变化：开垦荒地、砍伐森林、修建水利工程、破坏野生动物栖息地等人类活动，可能造成居住环境改变，从而引起传染病的发生与传播。砍伐森林或到原始环境旅游时，若接触到某些动物，使得原本在动物间传播的病原体传给人类，造成人群之间的传播。动物栖息地被破坏后，使得某些病媒动物迁移至人口密集地区，使人类接触到一些以往很少遇到的传染病虫媒或带病动物而受感染。全球气候变暖有利于一些病原体的生长和繁殖，造成某些传染病分布范围扩大。

（5）免疫受损人群的增多：由于人口老龄化、免疫抑制药等广泛使用等因素，使人体免疫功能下降或受损，更容易感染病原体。

（6）食品加工、储存方式的改变：随着生活水平的提高，人类对食品质量、种类的需求不断提高和增加，各种包装食品和冷藏食品大量增加。由于消毒不完善或长期保存，一些病原体得以存活，引发传染病流行。比如2020年10月中国疾病预防控制中心病毒所首次在冷链产品外包装上分离出新型冠状活病毒，确认了新型冠状病毒可经冷链传播。

（7）医疗手段改变：新型医疗设备和诊疗技术加速了病原体的扩散、变异和进化，出现一系列新病原体的传播；血液和血液制品的需求量逐年增加，通过输血、血液制品、注射器等引起的传染病增多；抗生素等各种药物的过度使用或滥用，一方面导致人群的自然抵抗力下降，另一方面又导致病原体产生新耐药菌株。

第二节 传染过程

传染过程（infectious process）是指病原体进入机体后，与机体相互作用、相互斗争的过程，即传染病发生、发展直至结束的整个过程。传染过程是个体现象。宿主接触病原体后，可以呈现出程度不同的反应，包括未发生感染、隐性感染、轻型感染、中型感染、重型感染和病死等。所以传染过程不一定都导致传染病。

一、病原体

病原体（pathogen）是指能够引起宿主致病的各类生物，包括病毒、细菌、立克次体、支原体、衣原体、螺旋体、真菌以及朊病毒等各类微生物及寄生虫等。病原体侵入宿主体内后能否致病，与病原体的特征、数量、侵入门户以及机体内的定位密切相关。

（一）病原体的特性

1. 传染力（infectivity） 指病原体侵入宿主体内生长繁殖，引起感染的能力，常用二代发病率（secondary attack rate）（又称继发率）来测量。病原体传染力可通过感染量来衡量。病原体的感染量是引起易感机体感染所需的最小剂量。不同病原体感染量不同，例如伤寒沙门菌需要105个才能引起易感者感染，但痢疾志贺菌仅需要5～10个即可，痢疾志贺菌传染力强于伤寒沙门菌。不同病原体的传染力有很大差异，例如天花、麻疹病毒的传染力强，而麻风分枝杆菌相对较弱。

2. 致病力（pathogenicity） 指病原体侵入宿主后引起疾病的能力。致病力受到宿主和病原体等诸多因素的影响。病原体在宿主体内繁殖的速度、所致组织损伤的程度以及病原体产生毒素的毒性，决定了病原体的致病力。致病力可用暴露者中发生临床疾病者的比例来衡量。脊髓灰质炎致病力低（1∶1000～1∶300），流行性腮腺炎致病力中等（40%～60%），麻疹致病力高（接近100%）。

3. 毒力（virulence） 指病原体感染机体后引起严重病变的能力。毒力强调引起疾病的严重程度，可用病死率和重症病例比例来评价。炭疽、狂犬病的病原体毒力较强，而麻疹、水痘的毒力相对较低。

4. 抗原性（antigenicity）或免疫原性（immunogenicity） 指病原体引起宿主产生特异性免疫的能力。不同病原体感染后免疫持续时间长短不一，如麻疹病毒较流感病毒产生的免疫强而持久。

（二）病原体变异

病原体在环境相互作用的过程中，能发生变异，甚至出现新型病原体，主要发生抗原性变异、毒力变异和耐药性变异。病原体变异对于传染病的流行、预防和治疗具有重要意义。2021年5月WHO开始对新型冠状病毒变异毒株进行命名，截至2022年12月时，已命名11种变异毒株。这就是病原体变异的结果。除此之外，2003年的SARS和2009年的甲型流感，同样也是由病原体变异导致的。

1. 抗原性变异 病原体的基因突变导致其抗原性发生改变，从而使得人群原来获得的特异性免疫力失去保护作用，导致疾病发生流行。例如流感病毒的变异引起流感流行，甚至是大流行。

2. 毒力变异 在环境因素和宿主抵抗力的影响下病原体毒力可发生变异，变异结果可能是病原体毒力增强，也可能是病原体毒力减弱。有些病原体可通过实验减毒，病原体的减毒株可以用于制备疫苗，预防相应传染病，如乙脑减毒活疫苗、甲肝减毒活疫苗、脊髓灰质炎减毒活疫苗。

3. 耐药性变异 指病原体从对某种抗菌（病毒）药物敏感变成不敏感或者耐药。耐药性变异通过耐药基因或基因突变传给后代，也可通过微生物共生而转移给其他微生物。病原体耐药性变异是多种传染病流行不能控制或复燃的重要原因，已经成为全球性问题。如结核病，据WHO估计，全球感染耐药结核分枝杆菌的结核病人约有1亿。

（三）病原体在宿主体外的生存力

病原体在宿主体外的生存能力对传染病的流行产生影响。大多数病原体在外界的生存力较弱。但也有一些病原体有较强的生存力（如能形成芽孢的细菌、结核分枝杆菌、乙肝病毒）。外环境中的诸多因素，例如紫外线、热、干燥、氧、放射线、声波、化学物质等不利于病原体的生长繁殖。

很多病毒在高温环境生存时间缩短，在低温环境生存时间延长，低温环境增加宿主感染风险。所以导致某些病毒相关疾病在夏秋季节少发，而在冬春季节高发。例如，轮状病毒腹泻、流感的发病率流行特征呈冬春季季节性升高。

二、宿主

宿主（host）是指在自然条件下能被传染性病原体寄生的人或动物。宿主不只是被动地接受病原体的损害，还可通过自身防御机制主动抵制、中和外来侵袭。当宿主的免疫力足够，抵抗力较强时，则病原体难以侵入或侵入后迅速被排除、消灭。病原体难以在宿主体内生存、繁殖、引起感染或疾病。

（一）宿主的防疫机制

1. 皮肤黏膜屏障 完整的皮肤和黏膜包裹着机体，作为宿主的第一道防线，可以机械性地阻挡病原体侵入体内；鼻孔中的鼻毛、呼吸道黏膜表面的黏液和纤毛，均能阻挡并排除病原体的侵入。皮肤及黏膜能分泌杀菌物质。皮肤皮脂腺分泌的脂肪酸、汗腺分泌的乳酸，均呈酸性，不利于细菌生长；唾液、泪液、乳汁以及呼吸道分泌液中的溶菌酶能溶解革兰阳性细菌。胃液中的胃酸也有很强的杀菌能力。皮肤及腔道黏膜表面生长的正常菌群，与人体保持相互依赖、相互制约的平衡状态。正常菌群不仅可以阻止和限制外来病原体的侵袭，而且能刺激机体产生对外来病原体有抵抗作用的抗体。当机体皮肤或黏膜受到损伤时，机体抵抗病原体入侵的能力下降，机体就容易发生感染。

2. 非特异性免疫作用 非特异性免疫（nonspecific immunity）又称先天免疫或固有免疫，指机体先天具有的生理防御能力，对各种不同的病原体入侵都能作出相应的免疫应答。

（1）吞噬作用：机体组织中的吞噬细胞，通过吞噬体摄取和消灭进入机体的病原体、清除受损或衰老的细胞。吞噬作用是生物体最古老的，也是最基本的防卫机制之一。对于其要消灭的对象无特异性，在免疫学中称之为非特异性免疫作用。

（2）固有免疫因子：在正常体液中有一些非特异性杀菌、抑菌物质，如补体、调理素、溶菌素、干扰素、乙型溶素、吞噬细胞杀菌素，常常配合其他杀菌因素发挥免疫作用。

3. 特异性免疫 特异性免疫（specific immunity）又称获得性免疫或适应性免疫，这种免疫只针对一种病原体。它是机体经后天感染或人工预防接种而使机体获得抵抗感染的能力，一般在病原体等抗原物质刺激后才能形成，并能与该抗原起特异性反应。特异性免疫反应包括细胞免疫和体液免疫。

（1）细胞免疫：T细胞是参与细胞免疫的淋巴细胞，受到抗原刺激后，增殖、分化、转化为致敏T细胞（也叫效应T细胞）。当相同抗原再次进入机体后时，致敏T细胞对抗原有直接杀伤作用，其释放的淋巴因子也有协同杀伤作用。

（2）体液免疫：B细胞是参与体液免疫的致敏B细胞。在抗原刺激下转化为浆细胞，合成免疫球蛋白，能与靶抗原结合的免疫球蛋白即为抗体。免疫球蛋白分五类，即IgM、IgG、IgA、IgE、IgD。一般而言，当机体被病原体侵袭时，最先产生IgM，然后出现IgG。故血清中检出特异性IgM，可作为传染病早期诊断的标志，揭示新近感染或持续感染。IgG抗体是保护性抗体，是血清中最多的抗体，具有抗菌、抗病毒、抗毒素等特性。IgA分为分泌型与血清型，分泌型IgA可将病原体黏附于黏膜表面，阻止其扩散。IgE是出现最晚的免疫球蛋白，可致敏肥大细胞及嗜碱性粒细胞，使之脱颗粒，释放组胺，常常涉及变态反应和对寄生虫感染的免疫。

（二）宿主的遗传易感性

宿主和病原体之间的相互作用过程非常复杂，宿主是否感染、感染后出现什么临床体征和症状，受到诸多因素的影响。除了上述病原体的各种因素以及宿主的健康状况，宿主的遗传因素也可能起到重要作用。麻风病目前已有7个易感基因被证实，艾滋病、慢性乙型肝炎、结核、疟疾等传染病的易感基因也陆续被发现。传染病遗传易感性的研究有望从基因水平揭示感染性疾病的发病机制，这将有助于为今后研究针对传染病新的防制措施提供思路。

（三）宿主的其他因素

宿主的年龄、免疫水平、营养状况、职业、个人习惯和生活方式等都可以影响宿主与病原体斗争的结果。预防接种能使机体产生特异性抗体或细胞免疫反应，提高宿主对某种传染病的抵抗能力。经常接触禽类，特别是活禽，如养禽业主、禽类工作者，容易暴露和感染高致病性禽流感病毒。由传播媒介引起的传染病，病人常具有与传播媒介分布一致的特征，例如热爱户外运动（野营、徒步）或林业工作者容易被蜱虫或蚊叮咬，导致蜱虫或蚊介导的人畜共患病发生。静脉吸毒者常常共用针具，致使艾滋病和丙型肝炎在该人群中传播。

三、传染过程结局

宿主暴露于病原体后，经过传染过程，会产生不同的结局。传染过程的结局可以通过感染谱反映。感染谱（spectrum of infection）又称宿主感染梯度（gradient of infection），是指宿主机体对病原体传染过程反应的轻重程度的频率。不同的传染病有不同的感染谱，可概括为3类。

1. 以隐性感染为主 此类传染病隐性感染者所占比例很大，临床上表现出典型症状和体征者仅占极少部分，重症和死亡病例罕见。该感染状态在流行病学上称之为“冰山”现象（iceberg phenomenon）。许多传染病以隐性感染为主，如脊髓灰质炎、流行性脑脊髓膜炎、乙脑。病原体通常致病力较弱。隐性感染为主的传染病通常必须借助实验室检测才能发现，难以准确报告疫情和执行传染源隔离。

2. 以显性感染为主 此类传染过程绝大部分呈显性感染，有明显症状和体征，隐性感染只占小部分，极少数病人有严重症状或死亡，如麻疹、水痘。病原体通常致病力强，但毒力较弱。显性感染为主的传染病通常根据临床症状和体征即可诊断，便于疫情报告和传染源隔离。

3. 大部分感染者以死亡结局 此类传染过程大部分感染者呈现严重临床症状，多数以死亡为结局，如狂犬病等。病原体通常毒力很强。

不同病原体引起的疾病传染过程中，显性感染与隐性感染的比例不同，宿主的抵抗力和免疫力可以影响疾病的严重程度。根据传染病的感染谱，有助于制定相应的防制对策和措施。

第三节 流行过程

流行过程（epidemic process）指传染病在人群中发生、蔓延的过程，即病原体从传染源体内排出，经过一定的传播途径，侵入易感者机体而形成的新的感染，并不断发生、发展的过程。与传染过程的个体现象不同，流行过程是在人群中发生的群体现象，受自然和社会因素制约。流行过程必须具备传染源、传播途径和易感人群3个基本条件，即流行过程的3个基本环节。这3个基本环节相互依赖、协同作用，共同影响传染病的流行。缺少其中任何一个环节，传染病就不能在人群中传播和流行。影响传染病流行也包括自然因素和社会因素。这些因素相互联系、相互作用、不断变化，使流行过程表现得更加错综复杂。流行过程与传染过程的区别见表11-3。

表11-3 流行过程与传染过程的区别

区别点	流行过程	传染过程
定义	传染病在人群中发生、蔓延的过程	病原体侵入机体，并与之相互作用、相互斗争的过程
特点	群体现象	个体现象
条件	具备传染源、传播途径、易感人群3个基本环节	病原体、宿主
影响因素	自然环境、社会环境	病原体的特性、宿主因素（如年龄、性别、生理功能）
结果	在人群中连续传播	隐性感染、显性感染、死亡

一、基本环节

（一）传染源

传染源（source of infection，reservoir of infection）指体内有病原体生长、繁殖，并能排出病原体的人和动物，包括传染病病人、病原携带者和受感染的动物。

1. 病人 传染病病人体内存在大量的病原体，其某些症状有利于病原体向外扩散，是传染病的重要传染源。如呼吸道传染病病人的咳嗽、肠道传染病病人的腹泻，均可排出大量病原体，增加了易感者受感染的机会。宿主感染病原体之后，并不是立即具有传染性，而是需要一定的时间。传染病的病程一般分为潜伏期、临床症状期和恢复期。各期作为传染源的意义不同，主要取决于是否排出病原体及排出病原体的数量和频率。病人排出病原体的整个时期称为传染期（communicable period）。传染期的长短需要根据病原学检查和流行病学调查确定。传染期的长短可以影响疾病的流行特征，传染期短的疾病继发病例常成组成簇出现；而传染期长的疾病，继发病例陆续出现，持续时间可能较长。传染期也是决定传染病病人隔离期限的重要依据。

（1）潜伏期（incubation period）：指从病原体侵入机体到最早临床症状或体征出现的一段时间。不同传染病的潜伏期长短不一，短者只有数小时，如细菌性痢疾；长者可达数年甚至数十年，如艾滋病。潜伏期长短受很多因素影响，如病原体侵入的途径、数量、毒力、繁殖能力以及机体抵抗力。即使是同一传染病，其潜伏期也不尽相同，但是多数局限于一定范围。通常所说的潜伏期是指平均（或常见）潜伏期，如普通流行性感冒，最短潜伏期为1天，最长为4天，平均潜伏期为2天。

潜伏期的流行病学意义及用途：①根据潜伏期的长短可判断病人受感染的时间，以追踪传染源，确定传播途径。②根据潜伏期的长短可确定接触者的留验、检疫或医学观察期限，一般为潜伏期加1～2天，危害严重的传染病可按传染病的最长潜伏期予以留验和检疫。③根据潜伏期的长短确定免疫接种时间。④根据潜伏期来评价预防措施效果，采取一项预防措施之后，如果发病数经过一个潜伏期明显下降，则可认为该措施可能有效。⑤潜伏期的长短可影响疾病的流行特征，一般潜伏期短的传染病常以暴发形式出现，潜伏期长的传染病流行持续时间较长。

（2）临床症状期（clinical stage）：指出现该病的特异性症状和体征的时期。此期间病人体内病原体数量多，同时存在有利于病原体排出的症状。虽然不少病人住院隔离，但也难以杜绝向外传播的可能，如隔离条件不好或亲友到医院探视均可导致传播。故此期病人作为传染源的流行病学意义最大。

（3）恢复期（convalescent period）：指病人的临床症状消失，机体遭受的各种损害逐渐恢复到正常状态的时期。此期病人的免疫力开始恢复，病人体内的病原体被清除，一般不再具有传染性，如天花、麻疹、水痘。但有些传染病的病人在恢复期仍可排出病原体，如乙型肝炎、痢疾、伤寒、白喉。有些传染病病人排出病原体的时间很长，甚至维持终身，如部分伤寒病人可成为慢性带菌者。

病人的病程（如潜伏期、临床症状期和恢复期）、病情以及类型影响传染病的流行情况，除此之外，病人的职业、行为特征，以及当时实施的防控措施同样也影响着传染病的流行过程。严格的隔离措施能有效限制病原体的传播，但是有些病人即使住院隔离治疗，也难以保证病原体不会扩散从而导致传染病向外传播。

根据临床表现可将病人分为典型和不典型两类。典型病人是重要的传染源。不典型或轻型病人，由于症状、体征不典型，不易被发现，又因病情一般较轻，往往不需要卧床休息，可以自由出入公共场所，活动范围和排出病原体范围广泛，且不易引起人们的警惕和防范。因此不典型或轻型病人作为传染源的意义同样不可忽视。

2. 病原携带者（carrier） 指没有任何临床症状而能排出病原体的人。带菌者、带病者和带虫者统称为病原携带者。病原携带者按其携带状态和临床分期可分为3类。

（1）潜伏期病原携带者（incubatory carrier）：指潜伏期内携带病原体的人。这类携带者多数在潜伏期末排出病原体。少数传染病有这种潜伏期病原携带的现象，如甲型肝炎、麻疹、白喉、痢疾和霍乱。

（2）恢复期病原携带者（convalescent carrier）：指临床症状消失后，仍能排出病原体的人。部分传染病可有这种病原携带者现象，如痢疾、伤寒、霍乱、白喉、流行性脑脊髓膜炎、乙型肝炎。一般情况下，恢复期病原携带者状态持续时间较短，但也有少数人持续时间较长，个别人甚至可携带终身。凡是临床症状消失后3个月内仍能排出病原体的人称为暂时病原携带者（temporary carrier），超过3个月的人称为慢性病原携带者（chronic carrier）。慢性病原携带者因其携带病原时间长，具有重要的流行病学意义。慢性病原携带者往往呈现间歇性排出病原体的现象，因此必须反复多次检查，至少连续3次检查结果显示阴性，才可以认为病原携带状态已经消除。如果对这类携带者管理不善，往往可以引起疾病暴发或流行。

（3）无症状病原携带者（asymptomatic carrier）：指未曾患过传染病，但却能够排出病原体的人，也称作健康病原携带者（healthy carrier）。无症状病原携带者一般排出病原体数量较少，时间较短，其流行病学意义不大。但是，那些以隐性感染为主的传染病，其无症状病原携带者人数较多，也可能成为非常重要的传染源，如流行性脑脊髓膜炎、脊髓灰质炎、流行性乙型脑炎、乙型肝炎。

病原携带者作为传染源的意义取决于携带者类型、排出病原体的数量和持续时间、病原携带者的职业、行为习惯、生活环境、活动范围和卫生防疫措施等。在饮食服务行业、托幼机构及集中式供水的自来水厂工作的病原携带者对人群健康威胁极大，应对这些单位的工作人员定期进行病原学检查及病后随访。

知识拓展

伤寒玛丽

1906年，伤寒疫情专家索柏（Soper）通过详细调查，发现一名叫玛丽·梅伦（Mary Mallon）的厨师在此前7年的工作中更换过7个工作地点，而每个工作地点都曾暴发过伤寒，累计共有22个病例，其中1例死亡，怀疑玛丽可能是传染源。后来玛丽相继传染多人，最终被隔离在纽约附近的北兄弟岛上的传染病房。通过检测，岛上的医师发现玛丽的胆囊内充满了活性伤寒沙门菌。证实玛丽是一名健康病原携带者。医生对隔离中的玛丽进行治疗，但伤寒沙门菌却一直存在于她的体内。但玛丽始终不相信医院的结论。2年后，她向美国卫生部门提起申诉。1909年6月，《纽约美国人报》刊出一篇有关玛丽的长篇报道，文章十分煽情，引起公众一片唏嘘，卫生部门被指控侵犯人权。

当时政府提供了两个方案，切除胆囊或是不再做厨师。1910年2月，当地卫生部门与玛丽达成和解，解除对她的隔离，条件是玛丽同意不再做厨师。在解除隔离后，政府向她提供了一份洗衣服的职业。

1915年，玛丽被解除隔离5年后，纽约一家妇产医院暴发了伤寒，25人被感染，其中2人死亡。卫生部门很快在这家医院的厨房里找到了已经改名为“布朗夫人”的玛丽。由于玛丽认定自己不是传染源，想多赚钱，所以又重新去做厨师。至此，公众对玛丽的同情心消失了。玛丽自觉理亏，回到了小岛上。玛丽最终于1938年11月11日死于肺炎，而非伤寒，享年69岁。

玛丽一生中直接传播了52例伤寒，其中7例死亡，间接被感染者不计其数。

3.受感染的动物 人类与动物之间可以自然传播的疾病和感染，称为人畜共患病（zoonosis），如鼠疫、狂犬病、血吸虫病。这类传染病绝大多数能在家畜、家禽或野生动物中自然传播。按照其传染特性，可分为4类。

（1）以动物为主的人畜共患疾病：这类疾病的病原体主要在动物间传播。在一定条件下可以传播给人类，但人与人之间一般不传播，如狂犬病、森林脑炎、钩端螺旋体病。

（2）以人为主的人畜共患疾病：疾病一般在人群中传播，偶尔感染动物，如人型结核病、阿米巴痢疾等。

（3）人畜并重的人畜共患疾病：人和动物均可作为传染源，并可互为传染源，如血吸虫病。

（4）真性人畜共患疾病：病原体必须以人和动物分别作为最终宿主和中间宿主，即病原体的生活史必须在人和动物体内协同完成，缺一不可，如牛绦虫病、猪绦虫病。

人类作为传染源的意义一般不大，因为通常人与人之间不会引起传播。动物作为人畜共患疾病的传染源的意义取决于受感染动物的种类和数量、人与受感染动物的接触机会和密切程度，是否存在该病传播的适宜条件，以及人们的卫生知识水平和生活习惯等。

动物源性传染病的流行特征：①在人群中多呈散发，但也有传染病传到人群后，原有的传播方式发生改变，造成人传人的流行。如鼠疫经鼠蚤传给人，发展为肺鼠疫后，可通过飞沫在人群间传播。②多数动物源性传染病有较明显的地区分布，此类传染病在人间流行之前，通常先有动物间的流行。③有些动物源性传染病有严格的季节性。

（二）传播途径

传播途径（route of transmission）是指病原体从传染源排出后，侵入新的易感宿主前，在外环境中所经历的全部过程。传染病可通过一种或多种途径传播。病原体停留和转移必须依附于各种媒介物（vehicle），这种参与传播病原体的媒介物，称为传播媒介（vector）（如虫媒等生物）或传播因素（如空气、水、食物、土壤等无生命物质）。传染病传播的方式主要有两种，即水平传播（horizontal transmission）和垂直传播（vertical transmission）。水平传播是指病原体在外环境中借助传播因素或传播媒介，实现人与人之间的传播。垂直传播则是指病原体通过母体直接传给子代。

1. 经空气传播（air-borne transmission） 是呼吸道传染病的主要传播途径，包括飞沫、飞沫核以及尘埃传播。

（1）飞沫传播（droplet transmission）：含有大量病原体的飞沫通过传染源呼气、说话、打喷嚏、咳嗽时经口鼻排入环境，直接被易感者吸入而引起的感染。由于飞沫在空气中停留时间短，局限于传染源周围，因此只能传播给周围的密切接触者。此类传播主要发生在环境拥挤、通风较差的公共场所，如火车站候车厅、公共交通工具、电梯、临时工棚。对环境抵抗力较弱的病原体，如脑膜炎球菌、流行性感冒病毒、百日咳鲍特菌等引起的疾病，常通过此方式传播。

（2）飞沫核传播（droplet nucleus transmission）：飞沫在空气中失去水分后由剩下的蛋白质和病原体形成飞沫核。飞沫核能够以气溶胶的形式漂浮至远处，在空气中悬浮较长时间，易感者吸入带病原体的飞沫核引起感染，称为飞沫核传播。白喉棒状杆菌、结核分枝杆菌等耐干燥的病原体可以通过这种方式传播。

（3）尘埃传播（dust transmission）：含有病原体较大的飞沫或分泌物落在地面上，干燥后随尘埃重新飞扬悬浮在空气中，易感者吸入后引起感染。结核分枝杆菌、炭疽芽孢杆菌等对外界抵抗力较强的病原体可以通过此方式传播。

经空气传播的传染病的流行病学特征：①传播途径容易实现，故表现为传播广泛，发病率高。②有明显的季节性，表现为冬春季季节性升高。③在免疫力较弱的人群中，发病呈周期性。④绝大多数呼吸道传染病多见于儿童与老年人。⑤居住拥挤和人口密度大的地区高发。

2. 经水传播（water-borne transmission） 许多肠道传染病及某些人畜共患病和寄生虫病均可经水传播，包括经饮用水传播和经疫水传播。

（1）经饮用水传播：饮用水水源、输水管道和储水装置被污染可致经饮用水传播疾病的发生和流行，比如粪便或污染物污染水源或自来水管道破损导致污水渗入，城市高层住宅蓄水池发生二次污染等。

经饮用水传播传染病的流行强度取决于病原体在水中存活时间、水源被污染的程度和频率、被污染水源的性质和供水范围、饮用水管理水平及居民的卫生习惯等。其流行特征如下。①病例分布与供水范围一致，有饮用同一水源的历史。②在水源经常受到污染处，病例终年发生，发病呈地方性。③除哺乳婴儿外，发病无年龄、性别、职业差别。④停止使用污染的水源或采取消毒、净化措施后，暴发或流行即可平息。

（2）经疫水传播：接触含有病原体的疫水（被污染而具有传染性的水体）可致易感者发生经疫水传播传染病（如钩端螺旋体病、血吸虫病）的发生与流行。其流行强度取决于接触疫水的人群数量和疫水接触的面积、次数和时间长短等。

经接触疫水传播的疾病，其病原体主要通过皮肤黏膜侵入体内。这类传染病有以下流行特征：①病人有接触疫水史，如抢险救灾、收割水稻、游泳。②呈地方性或季节性特点，多见于水网地区、雨季和收获季节。③有明显职业分布差异。④大量易感人群进入流行区，可呈暴发或流行。⑤对疫水采取措施或加强个人防护可控制疾病发生。

3. 经食物传播（food-borne transmission） 许多肠道传染病、某些寄生虫病及个别呼吸道传染病可经食物传播。

作为传播媒介的食物种类很多，大体可分为两类：一类是食物本身存在的病原体，如感染绦虫的猪肉、牛肉，患结核病或布鲁菌病的乳牛所产的奶，毛蚶、蛤等贝类被污染而携带病原微生物。人类食用未充分加热消毒的上述食品，可能会受到感染。另一类是食物被污染，食品在生产、加工、运输、贮存及销售等各个环节均可能被病人、病原携带者及鼠类、蝇类的排泄物等污染，引起传染病的发生和流行。

经食物传播的传染病的流行特征：①病人有进食同一食物史，不食者不发病。②病人一般潜伏期较短，一次大量污染可致暴发。③停止供应污染食物后，暴发即可很快平息。④如果食物被多次污染，暴发或流行可持续较长的时间。

4. 经接触传播（contact transmission） 包括直接接触传播和间接接触传播。

（1）直接接触传播（direct contact transmission）：指在没有外界因素参与下，传染源直接与易感者接触引起的传播，如性传播疾病、狂犬病、鼠咬热的传播。

（2）间接接触传播（indirect contact transmission）：指易感者接触了被传染源污染的物品所造成的传播。污染物品是指被传染源的排泄物或分泌物污染的日常生活用品，亦称日常生活接触传播。手在疾病传播中起着重要作用。许多肠道传染病、体表传染病及某些人畜共患病均可通过间接接触传播。对外界抵抗力强的呼吸道传染病和常见肠道传染病，如白喉、结核病，均可通过间接接触传播。

经间接接触传播传染病的流行特征：①一般呈散发，但可在家庭或同住者之间传播而呈现病例聚集的现象。②无明显季节性。③个人卫生习惯不良和卫生条件较差的地区发病较多。④加强传染源管理和消毒措施可减少病例的发生。

5. 经节肢动物传播（arthropod-borne transmission） 经节肢动物传播又称虫媒传播（vector-borne transmission），是以节肢动物为传播媒介而致的感染，包括机械性传播和生物学传播。传播媒介是蚊、蝇、蜱、螨、跳蚤等节肢动物。

（1）机械携带（mechanical vector）：肠道传染病（如伤寒、痢疾）的病原体可以在苍蝇、蟑螂等非吸血节肢动物的体表和体内存活数天，但不在其体内发育。节肢动物在觅食时通过接触、反吐或随粪便排出病原体，污染食物或餐具等。易感者因食入被污染食物或使用不洁餐具而被感染。

（2）生物学传播（biological vector）；是指病原体进入节肢动物体内，在其肠道或体腔内经过发育、繁殖，才能感染易感者。其传播特点是病原体在节肢动物间存在生物学依存关系，并具有一定的特异性。如疟原虫只能在按蚊体内进行有性繁殖；森林脑炎病毒仅能在蜱体内繁殖，并进入其卵巢，经卵巢传给下一代。病原体在节肢动物体内必须经过一段时间繁殖或完成其生活周期中某一阶段才具有传染性，所需的这段时间称为外潜伏期（extrinsic incubation period）。

经节肢动物传播的传染病流行特征具体如下。①地区性：病例分布与节肢动物分布一致。②季节性：发病率升高与节肢动物活动季节一致。③有明显的职业特点：如森林脑炎常见于伐木工等野外作业者。④发病有年龄差别，老疫区发病者多集中在儿童，新疫区病例年龄差异不明显。⑤一般无人直接传人的情况。

6. 经土壤传播（soil-borne transmission） 是指易感者接触被污染的土壤所致的传播。如传染源的排泄物或分泌物可以直接或间接方式污染土壤，或因埋葬传染病死亡者或病畜尸体污染土壤。土壤在蛔虫、钩虫、鞭虫等肠道寄生虫的传播中具有特殊意义和作用。因为这些寄生虫的卵从宿主体内排出后，需要在土壤中发育到一定阶段，才具有感染新易感者的能力。此外，一些能形成芽孢的病原体，如炭疽芽孢杆菌、破伤风梭菌、产气荚膜梭菌污染土壤后，其传染性可保持数十年之久。

经土壤传播传染病的意义大小取决于病原体在土壤中存活时间、人与土壤接触的机会及个人卫生习惯和劳动条件等。如赤脚下地劳动易感染钩虫病，皮肤有破损者接触土壤可能感染破伤风和气性坏疽。

7. 医源性传播（iatrogenic transmission） 是指在医疗、预防工作中，由于未能严格执行规章制度和操作规程，而人为地造成某些传染病的传播。其传播大体可分为两种类型：一类是易感者在接受治疗、检查或实施预防措施时，由于所使用的器械受污染或消毒不严而引起的传播；另一类是由于输血或生物制品和药物受污染引起的感染，如病人由于输血而罹患艾滋病、乙型肝炎、丙型肝炎等。

8. 垂直传播（vertical transmission） 在怀孕期间和分娩过程中，病原体由母体直接传给子代的传播则称为垂直传播或母婴传播。垂直传播包括经胎盘传播、上行性传播和分娩时传播这3种方式。

（1）经胎盘传播：有些病原体可通过胎盘屏障，受感染的孕妇经胎盘血液将病原体传给胎儿引起宫内感染。如风疹、乙型肝炎、艾滋病、梅毒均可经胎盘传播引起先天性感染。孕妇在孕早期患风疹可能导致胎儿畸形。

（2）上行性传播：指病原体从孕妇阴道经宫颈口达到绒毛膜或胎盘引起胎儿感染，如单纯疱疹病毒、葡萄球菌、大肠埃希菌及白念珠菌等感染均可经此途径传播。

（3）分娩时传播：指分娩过程中胎儿在通过严重感染的孕妇产道时所致的感染，如淋病奈瑟球菌（淋球菌）、疱疹病毒等均可经此方式传播。

（三）易感人群

人群作为一个整体对传染病的易感程度称为人群易感性（herd susceptibility）。人群易感性的高低取决于总人口中易感染人口所占的比例，也与人群的一般健康状况有关。与之相反的是人群免疫力（herd immunity），指人群对于传染病病原体的侵入和传播的抵抗力，可以总人口中免疫人口所占的比例来衡量。人群易感性高低与传染病的流行有密切关系。人群易感性高则传染病易于发生和传播，人群免疫力高则传染病发病率下降。具有免疫力的人除了免于发病，还可以对易感者起到屏障和保护作用，当人群中免疫人口达到足够比例时，传染病的流行即可终止。

1. 影响人群易感性升高的主要因素

（1）新生儿增加：出生后6个月以上的婴儿，由于从母体得到的抗体逐渐消失，而获得性免疫尚未形成，对许多传染病都是易感的。

（2）易感人口迁入：流行区的居民，因隐性感染或显性感染而获得特异性免疫力，一旦大量非流行区居民迁入，可导致流行区人群易感性升高。

（3）免疫人口免疫力自然消退：在病后（包括隐性感染）免疫或人工免疫水平随时间推移逐渐降低时，人群易感性将升高。

（4）免疫人口死亡：免疫人口的死亡可致人群易感性升高。

（5）新型病原体出现或病原体变异：在新型病原体出现或某些病原体发生变异之后，由于人群普遍缺乏特异性免疫力，会导致人群易感性升高。

2. 影响人群易感性降低的主要因素

（1）计划免疫：按照规定的免疫程序，有计划地对应免疫人群进行预防接种，提高人群的特异性免疫力，是降低人群易感性的重要措施。

（2）传染病流行：传染病流行后，总有相当数量的易感者由于患病或隐性感染而获得免疫力，使得人群免疫力提高，在传染病流行后的一段时间对该病的易感性降低。传染病的病后或隐性感染后免疫力的强弱及持续时间因病种不同而各异，但一般认为这种免疫不甚牢固。

二、疫源地与流行过程

（一）疫源地

疫源地（epidemic focus）是指传染源及其排出的病原体向周围所能波及的范围，即可能发生新病例或新感染的区域。疫源地是构成传染病流行过程的基本单位。每个传染源都可形成一个疫源地，但在一个疫源地内可同时存在多个传染源。一般把范围较小的疫源地或单个传染源所构成的疫源地称为疫点，例如以有病人的住户或其附近几户作为疫点。较大范围的疫源地或若干疫源地连成片时称为疫区，如一个村或几个村、居委会或街道。

1. 疫源地形成的条件　形成疫源地的条件有传染源、传播途径和易感人群的存在，有传染源和病原体能够持续传播的条件。疫源地范围大小主要取决于传染源的活动范围、传播途径的特点和周围人群的免疫状态。卧床病人与可以自由活动的病原携带者，携带病原体时间长短直接影响传染源能波及疫源地范围的大小。不同传播途径对于疫源地范围也有较大影响，如麻疹疫源地范围仅限于病人的居室，因为其只能经过飞沫传播，故疫源地范围小，仅限于密切接触者，但这些密切接触者感染后可继续传播病原体，所以疫源地范围会不断扩大；疟疾通过按蚊叮咬经节肢动物传播，疫源地范围多以按蚊吸血或飞行活动范围来划定，故其疫源地范围较广。传染源周围接触者的免疫状况直接影响到疫源地的范围，如果易感者比例较高，则疫源地的范围较大。

2. 疫源地消灭的条件　疫源地的消灭需要具备3个条件：①传染源被移走（如隔离、死亡）或不再排出病原体（治愈）。②传染源排出到外环境中的病原体通过各种措施被彻底消灭。③所有易感接触者经过该病最长潜伏期未出现新的病例或被证明未受到感染。当同时具备以上3个条件，可宣布疫源地消灭，针对疫源地的各种防疫措施可以结束。

（二）流行过程

疫源地是构成流行过程的基本单位，流行过程本质上是由一系列相互联系、相继发生的疫源地构成的。传染病的流行过程取决于传染源、传播途径和易感人群3个环节相互作用后产生的总体效应。当总效应有利于新的疫源地形成时，流行过程才得以延续。每个疫源地都是由前一个疫源地引起的，而其本身又是新的疫源地形成的基础。一旦疫源地被消灭，流行过程即终止。

三、影响因素

传染病的产生和流行过程受到自然因素和社会因素的共同影响，其中社会因素的作用尤为重要，甚至起着决定性的作用。

（一）自然因素

自然因素包括地理、气候、土壤和动物等，它们对传染病流行过程的影响十分复杂，其中气候因素和地理因素对传染病的影响最为明显。

气候、地理因素主要影响动物传染源，特别是野生动物，这些传染病常呈现出地方性和季节性特点。例如，野鼠鼠疫的传染源旱獭栖息在高山、草原，而作为肾综合征出血热传染源的黑线姬鼠栖息在潮湿、多草地区。动物繁殖与活动同气候因素关系更密切。布鲁菌病的高发时间是春季，因为春季是流产和产仔高峰期及哺乳期，被感染的动物的分泌物、排泄物、流产物及乳汁内含有大量布鲁菌，易感者因密切接触病畜或进食未严格消毒的乳制品及未煮熟的畜肉而感染。

地理、气候条件对传播途径影响更为明显。例如媒介生物的地理分布、季节消长、活动能力以及病原体在媒介生物体内的发育、繁殖等均受自然因素制约，从而影响到传染病的流行特征。因此，疟疾、流行性乙型脑炎等经节肢动物传播的传染病的流行都有明显的地方性和季节性特点。

俗语有云：大灾之后，必有大疫。发生大的自然灾害之后，必然会有各种疫病流行，如洪灾过后容易引起肠道传染病、钩端螺旋体病等流行。

自然因素还能影响人们受感染的概率，如夏季气候炎热，人们多食生冷食物、瓜果、凉拌菜等，易发生肠道传染病；冬季寒冷，人们多在室内活动，因而增加了飞沫传播的概率。自然因素对易感者的作用，主要是通过影响病原体侵入部位的非特异性免疫作用实现。如冬季寒冷，冷空气刺激呼吸道黏膜致使血管收缩，造成局部缺血，上呼吸道抵抗力降低，呼吸道疾病发生概率增加；夏季炎热，血液多流向体表，造成肠黏膜缺血，肠道抵抗力降低，肠道传染病发生概率增加。

（二）社会因素

社会因素包括社会制度及人类的一切活动，如文化水平、卫生习惯、生活条件、居住环境、医疗卫生状况、人口流动、社会动荡、风俗习惯、宗教信仰。近年来，新发、再发传染病的流行，很大限度上受到社会因素的影响。社会因素相较于自然因素对传染病的影响更大。

（1）城市化和人口爆炸促进传染病的流行。城市化造成大量平民窟的形成，贫穷、营养不良、居住环境拥挤、卫生条件恶劣、缺乏安全的饮水和食物，均有利于传染病的传播。

（2）生活方式、风俗习惯、宗教信仰等也可影响传染病的流行。喜欢食用生的或半生的水产品，如鱼、虾、蟹、毛蚶，可引起肺吸虫、甲型肝炎病毒感染。如1988年上海发生了一次甲肝大流行，30万人因食用未彻底加热的不洁毛蚶感染甲肝。吸毒、卖淫嫖娼、男男性行为等危险行为，导致性传播疾病发病率升高。

（3）医疗条件对传染病有着重要作用。如免疫规划实施较好的地区，脊髓灰质炎、麻疹、腮腺炎、百日咳、白喉及破伤风的发病率和死亡率明显下降。

（4）抗生素和杀虫剂的滥用使病原体和传播媒介的耐药性日益增强。近年来，我国细菌耐药性仍呈增长趋势，对临床构成严重威胁。长期大量使用杀虫剂导致蚊虫抗药性提高，影响灭蚊效果，从而引起经节肢动物传播传染病的流行，如疟疾、登革热、黄热病。

（5）经济危机、战争、动乱、难民潮、饥荒等因素，导致人们生活条件遭受严重破坏，人口大量流动，防疫措施难以有效实施，促进传染病的传播和蔓延。

（6）全球旅游业迅猛发展，随着国际、国内交流和旅游增加，各类传染病在不同国家间相互传播。同时航运速度不断增快，也加速了传染病在全球的蔓延。

（7）政府对传染病预防和控制的重视程度直接影响传染病的流行和蔓延。例如对于传染源（病人或病原携带者），采取强制、严格的管理，包括阻止传染源从境外输入、隔离、治疗等措施，可快速、有效控制传染病的扩散。若针对传染源无有效管理，则最终将导致传染病肆虐。

第四节　预防策略与措施

20世纪50年代以来，传染病对人类生存和健康的威胁日益减轻，疾病的防治重点从传染病逐渐转向慢性病。然而，近年来，全球传染病流行、暴发事件不断发生，一些之前已被控制的传染病死灰复燃，同时新的传染病不断出现，因此传染病的预防和控制仍是全球各国公共卫生工作的重点之一。

一、预防策略

1. 预防为主　预防为主是我国卫生工作的基本方针，我国传染病预防策略可概括为：以预防为主，群策群力，因地制宜，发展三级健康网，采取综合防治措施。传染病的预防就是要在疫情尚未出现前，针对易感人群采取措施。包括采取加强健康教育、强化人群免疫力，改善卫生条件等主要保护措施，提高人们预防疾病的能力。

2. 加强传染病的监测与管理　传染病监测内容包括传染病发病、死亡，病原体型别、特性，媒介昆虫和动物宿主种类、分布和病原体携带状况，人群免疫力水平及人口资料等。国家建立传染病预警制度，制定传染病预防、控制预案。制定严格的标准和管理规范，对病原微生物有关的生物标本等的管理；加强对从事传染病相关工作人员的培训。

3. 传染病的全球化控制　历史上天花、鼠疫、霍乱和流行性感冒曾多次发生世界性大流行。随着航运速度增快，国家之间往来频繁，促进了传染病的传播和蔓延。因此，制定传染病的全球化控制策略十分必要。就目前而言，制定传染病的全球化控制策略已取得了一些好的成效。1967年，WHO在全球实施天花免疫计划，1977年全球消灭了天花；1988年、2001年WHO先后启动了全球消灭脊髓灰质炎行动和全球“终止结核病”合作伙伴活动，也取得了显著成就。此外，针对艾滋病、疟疾和麻风病的全球性策略也在世界各国不同程度的展开。全球化预防传染病策略的效果正日益凸显。

二、预防措施

传染病的预防控制措施主要包括传染病监测、消除或减少传染源的传播作用、切断传染病传播途径、保护易感人群。

（一）传染病监测

传染病监测是疾病监测的一种，主要针对传染病的发生、流行以及影响因素进行监测。同时也对国内外发生、国内尚未发生的传染病或国内新发传染病进行监测。传染病监测是预防和控制传染病的重要措施，世界各国根据自身情况确定法定传染病报告种类。WHO规定的国际监测传染病有疟疾、流感、脊髓灰质炎、流行性斑疹伤寒、回归热等5种。美国法定报告传染病为52种，我国目前法定报告传染病为3类41种，其中甲类2种、乙类28种、丙类11种。

1. 法定报告传染病病种

（1）甲类传染病，也称为强制管理传染病，包括鼠疫、霍乱。

（2）乙类传染病，也称为严格管理传染病，包括猴痘、新型冠状病毒感染、严重急性呼吸综合征、艾滋病、病毒性肝炎、脊髓灰质炎、人感染高致病性禽流感、麻疹、流行性出血热、狂犬病、流行性乙型脑炎、登革热、炭疽、细菌性和阿米巴痢疾、肺结核、伤寒和副伤寒、流行性脑脊髓膜炎、百日咳、白喉、新生儿破伤风、猩红热、布鲁菌病、淋病、梅毒、钩端螺旋体病、血吸虫病、疟疾、人感染H7N9禽流感。对此类传染病要严格按照有关规定和防治方案进行预防和控制。其中肺炭疽、严重急性呼吸综合征、人感染高致病性禽流感等按照甲类进行管理。

（3）丙类传染病，也称为监测管理传染病，包括流行性感冒、流行性腮腺炎、风疹、急性出血性结膜炎、麻风病、流行性斑疹伤寒和地方性斑疹伤寒、黑热病、棘球蚴病、丝虫病、手足口病，以及除霍乱、细菌性和阿米巴痢疾、伤寒和副伤寒以外的感染性腹泻。对此类传染病要按国务院卫生行政部门规定的监测管理方法进行管理。法定传染病的种类不是固定不变，根据国内传染病流行情况的变化，法定报告传染病的种类也会进行调整。

2. 责任报告人 《传染病信息报告管理规范（2015年版）》规定各级各类医疗机构、疾病预防控制机构、采供血机构均为责任报告单位，其执行职务的人员和乡村医生、个体开业医生均为责任报告人。

3. 报告时限

（1）责任报告单位和责任疫情报告人发现甲类传染病和乙类按照甲类管理的传染病病人或疑似病人时，或发现其他传染病和不明原因疾病暴发时，应于2小时内将传染病报告卡通过网络报告。不具备网络直报条件的医疗机构及时于2小时内以最快的通讯方式（电话、传真）向属地乡镇卫生院、城市社区卫生服务中心或县级疾病预防控制机构报告。并于2小时内寄送出传染病报告卡。

（2）对其他乙类、丙类传染病病人、疑似病人和规定报告的传染病病原携带者在诊断后，应于24小时内进行网络报告。不具备网络直报条件的医疗机构及时向属地乡镇卫生院、城市社区卫生服务中心或县级疾病预防控制机构报告，并于24小时内寄送出传染病报告卡至代报单位。代报单位收到无网络直报条件责任报告单位报送的传染病报告卡后，应于2小时内通过网络进行直报。

4. 疫情报告工作考核

（1）各级卫生计生行政部门定期组织对本辖区内的传染病信息报告工作进行督导检查，对发现的问题予以通报并责令限期改正。

（2）各级疾病预防控制机构制定传染病信息报告工作考核方案，并定期对辖区内医疗机构和下级疾病预防控制机构进行指导与考核。

（3）各级各类医疗机构应将传染病信息报告管理工作纳入工作考核范围，定期进行自查。

（二）针对传染源的措施

针对传染源采取措施主要是为了消除或减少病原体传播，以此来阻断传染病的流行。

1. 对病人的措施 要早发现、早诊断、早报告、早隔离、早治疗。只有做到“五早”才能控制传染源，防治传染病在人群中传播蔓延。

病人一经确定为传染病或可疑传染病，立刻按照《中华人民共和国传染病防治法》的规定实行分级管理。

甲类传染病病人和乙类按甲类管理的传染病病人，应实施隔离治疗，必要时可提出请公安部门协助依法采取强制隔离治疗措施，隔离期限根据医学检查结果确定。疑似病人确诊前必须在指定场所单独隔离治疗。

乙类或丙类传染病病人，根据病情可住院隔离或在家中隔离治疗，直至痊愈，且没有传染性为止；疑似病人应根据病情采取必需的治疗或控制传播措施。对传染源作用不大的传染病病人，可不必隔离，如肾综合征出血热、钩端螺旋体病、布鲁菌病。而瘤型麻风病病人必须经临床和微生物学检查证实痊愈方可复工、复学。

2. 对病原携带者的措施 甲类传染病及乙类按甲类管理传染病的病原携带者需隔离治疗。对病原携带者做好登记并进行管理，指导病原携带者养成良好的卫生习惯；定期随访，经过连续3次病原检测为阴性时，方可解除。有些传染病病原携带者的职业和行为受到一定的限制。久治不愈的伤寒或病毒性肝炎的病原携带者不得再从事有传播给其他人危险的职业，比如餐饮行业。艾滋病、乙型和丙型肝病毒性肝炎、疟疾的病原携带者严禁献血。

3. 对接触者的措施 指曾接触传染源（病人、病原携带者、疑似病人）而可能受感染者均应接受检疫。检疫期限从最后接触之日起至相当于该病最长潜伏期。预防措施包括在指定场所进行留验、医学观察和其他必要预防措施。

（1）留验：即隔离观察。对甲类传染病及乙类按甲类管理传染病的接触者进行留验。将其收留在指定场所进行观察，限制活动范围，实施诊察、检验和治疗。

（2）医学观察：对其他乙类和丙类传染病接触者施行医学观察，即在正常工作、学习的情况下，接受体检、病原学检测和必要的卫生处理。

（3）应急接种：对潜伏期较长的传染病，可对接触者施行预防接种，如脊髓灰质炎、麻疹、白喉。越早进行应急接种效果越好。对于麻疹，一般在潜伏期早期或感染后3天内接种疫苗能防止发病。被狗咬伤或抓伤的人应及时接种狂犬病疫苗。

（4）药物预防：某些有特效预防药物的传染病，必要时可采用药物预防。如猩红热可服用青霉素或磺胺类药物进行预防，疟疾可服用乙胺嘧啶或氯喹进行预防。药物预防多用于密切接触者或特殊职业人群，预防性使用时要防止药物滥用，以免造成病原体耐药。医务人员发生HIV职业暴露后，采取暴露后预防性用药，可明显降低HIV感染的危险性。

4. 对动物传染源的措施 根据感染动物对人类危害程度和经济价值，采取隔离治疗、捕杀、焚烧、深埋等措施。对人类危害大且无经济价值的动物应予以消灭，如灭鼠；危害较大的病畜或野生动物，应予以捕杀、焚烧、深埋，如患疯牛病和炭疽的家畜、患狂犬病的狗；危害不大且有经济价值的病畜，应予以隔离治疗。此外，还需要做好家禽、家畜和宠物的预防接种和检疫工作。

（三）针对传播途径的措施

针对传播途径的措施主要是切断传播途径，即对传染源污染的环境采取有效措施消除或杀灭病原体。因各种传染病的传播途径不同，所以采用切断传播途径的措施也各不相同。肠道传染病主要由粪便排出病原体而污染环境，对污染物品和环境消毒、饮用水消毒和培养良好个人卫生习惯是十分重要的；呼吸道传染病主要通过空气污染环境，则通风、空气消毒和个人防护（戴口罩）是非常重要的；艾滋病可通过性传播和血液传播，应采取安全性行为（如使用安全套），杜绝吸毒时共用注射器，加强血液及其制品安全；虫媒传染病，可根据不同媒介节肢动物的生态习性特点采取不同的杀虫办法。消毒和杀虫是切断传播途径的有效措施，可防止传染病扩散和蔓延。

1. 消毒 消毒（disinfection）是采用化学、物理、生物等方法杀灭或消除环境中致病性微生物的一种措施。一般可分为预防性消毒和疫源地消毒。

（1）预防性消毒（preventive disinfection）：针对可能受病原体污染的场所和物品所施行的消毒。如空气消毒、饮用水消毒和乳制品消毒等。

（2）疫源地消毒（disinfection of epidemic focus）：对现有或曾有传染源存在的场所进行消毒。其目的是消灭传染源排出的病原体。疫源地消毒可分为随时消毒（current disinfection）和终末消毒（terminal disinfection）。随时消毒是指在有传染源存在的疫源地，对其排泄物及分泌物或被污染的物品、场所及时进行消毒。终末消毒是指传染源痊愈、死亡或离开后，对疫源地进行的一次彻底消毒，其目的是完全清除传染源播散在环境中的病原体。只有对外环境抵抗力较强的病原体才需要进行终末消毒，如鼠疫、霍乱、炭疽、伤寒、副伤寒、痢疾、病毒性肝炎、脊髓灰质炎、结核、白喉、猩红热。对外界抵抗力较弱的病原体，一般不需要进行终末消毒，如麻疹、水痘、流行性感冒。

2. 杀虫 杀虫是采用化学、物理、生物等方法杀灭有害昆虫，尤其是传播病原体的媒介节肢动物，如蚊、苍蝇、跳蚤、蜱虫。杀虫也可分为预防性杀虫和疫源地杀虫。疫源地杀虫又可分为随时杀虫和终末杀虫。

（四）针对易感人群的措施

1. 免疫预防 免疫预防是人类控制和消灭传染病的重要措施，包括主动免疫和被动免疫，其中计划免疫是预防传染病流行的重要措施。当脊髓灰质炎、麻疹、白喉等传染病发生局部流行时，应立即对一定范围的易感人群进行应急接种，以提高群体免疫力，防止大面积流行。当发生传染病时，被动免疫是保护易感者的有效措施，如注射胎盘球蛋白或丙种球蛋白，对预防麻疹、流行性腮腺炎、甲型肝炎等均有一定效果。

2. 药物预防 在某些有特效防治药物的传染病流行时，可对易感人群采取药物预防。如流行性脑脊髓膜炎可用磺胺类药物进行预防。流行性感冒可用金刚烷胺进行预防，金刚烷胺可抑制病毒复制，对甲型流感病毒各亚型均有预防效果，无明显副作用，对儿童也安全，可降低发病率或减轻症状。药物预防在特殊条件下可作为一种应急措施，但有一定的局限性，如预防作用时间短，效果不巩固，且易产生耐药性等。

3. 个人防护 在传染病流行时，易感者的个人防护措施对预防传染病感染有着重要作用。例如在某些传染病的流行季节，对易感者可采取一定的防护措施，戴口罩、手套、鞋套、护腿等都可以起到个人防护作用；对接触传染病的医务人员和实验室工作人员应严格遵守操作规程，配制和使用必要个人防护用品（如口罩、手套）；对有可能暴露于传染病生物传播媒介的个人，需要穿戴或使用防护用品，如蚊媒传染病，可使用杀蚊剂、驱蚊剂等；使用安全套可以有效地预防性传播疾病的传播。

三、传染病暴发、流行时的紧急措施

根据《中华人民共和国传染病防治法》，传染病暴发、流行时，县级以上地方人民政府应当立即组织力量，按照预防、控制预案进行防治，切断传染病的传播途径，必要时，报经上一级人民政府决定，可以采取下列紧急措施并予以公告。

（1）限制或停止集市、影剧院演出或其他人群聚集的活动。

（2）停工、停业、停课。

（3）封闭或封存被传染病病原体污染的公共饮用水源、食品以及相关物品。

（4）控制或扑杀染疫野生动物、家畜家禽。

（5）封闭可能造成传染病扩散的场所。

除上述措施外，还可对出入疫区的人员、物资和交通工具实施卫生检疫。县级以上地方人民政府

报经上一级人民政府决定，可以宣布本行政区域部分或全部为疫区；国务院可以决定并宣布跨省、自治区、直辖市的疫区。省、自治区、直辖市人民政府可以决定对本行政区域内的甲类传染病疫区实施封锁；但是，封锁大、中城市的疫区或封锁跨省、自治区、直辖市的疫区，以及封锁疫区导致中断干线交通或封锁国境的，由国务院决定。疫区封锁的解除，由原决定机关决定并宣布。

在采用紧急措施防治传染病传播的同时，疾病预防控制机构和省级以上卫生行政部门指派其他与传染病防制有关的专业技术机构开展传染病暴发调查、现场处理及效果评价；利用传染病监测信息，预测传染病的流行趋势；开展传染病实验室检测、诊断、病原学鉴定；对疫点、疫区进行卫生处理，开展应急接种措施；组织实施免疫、消毒、控制病媒生物的危害；普及传染病防治知识；医疗部门应积极治疗病人，尤其是抢救危重病人。

国务院卫生行政部门负责向社会及时、准确地公布传染病疫情信息，并可授权省、自治区、直辖市人民政府卫生行政部门向社会公布本行政区域的传染病疫情信息。

第五节　免疫规划及其效果评价

全球公共卫生实践证明，预防接种是预防、控制、消灭传染病最经济、安全和有效的措施。继天花消灭后，脊髓灰质炎被制定为人类消灭计划的第二个传染病，预防接种在消灭天花和脊髓灰质炎的过程中均发挥了重要作用。1988年，世界卫生大会发起了全世界消灭脊髓灰质炎行动（the global polio eradication initiative，GPEI），采取了预防接种、急性弛缓性麻痹病例监测、环境监测和全球脊髓灰质炎实验室网络等预防措施。自那时起，全球脊髓灰质炎发病率已经降低了99%，继1980年天花之后，世界有史以来第二次站在了消灭人类疾病的门槛上。1988年以来，野生脊髓灰质炎病毒病例减少了99%以上，从当时125个流行国家，减至仅剩2个流行国家（截至2023年10月）。

一、预防接种

预防接种（vaccination）是将人工制备的抗原或抗体通过适宜的途径对机体进行接种，使机体产生对某种传染病的特异性免疫力，以提高个人或群体的免疫水平，起到保护易感人群，预防和控制传染病的发生和流行。预防接种是一项由政府提供的重要基本公共卫生服务，也是社区性非常强的公共卫生工作。

（一）人工自动免疫

人工自动免疫（artificial active immunization）是指将免疫原物质（疫苗、菌苗、类毒素等）接种到人体，使机体自身的免疫系统产生对相关传染病的特异性免疫力。疫苗（vaccine）是指病原微生物或其代谢产物经处理后，使其失去毒性但保留抗原性，用于预防接种的生物制品。

1. 减毒活疫苗（live-attenuated vaccine） 由减毒或无毒力的活病原微生物制成的疫苗。常用的活疫苗有卡介苗、脊髓灰质炎疫苗、麻疹疫苗、甲肝减毒活疫苗、乙脑减毒活疫苗等。机体接种减毒活疫苗后，不会引起疾病的发生，但病原体可以引发机体免疫反应，刺激机体产生特异性的记忆B细胞和记忆T细胞。起到获得长期或终身保护的作用。与灭活疫苗（死疫苗）相比，这类疫苗免疫力强、作用时间长，但其安全性是一个问题，具有潜在的致病危险，减毒株有可能因发生逆行突变而在人体内恢复毒力。

2. 灭活疫苗（inactivated vaccine） 选用免疫原性强的病原体，经人工培养后，采用理化的方法灭活，使其失去致病力而保留抗原性，以此制备的疫苗。常用的灭活疫苗有百日咳疫苗、伤寒疫苗、流脑疫苗、霍乱疫苗等。灭活疫苗引起的免疫反应通常是体液免疫，很少甚至不引起细胞免疫。其产生的抗体有中和、清除病原微生物及其产生的毒素作用，对细胞外感染的病原微生物有较好的保护效果。灭活疫苗对病毒、细胞内寄生的细菌和寄生虫的保护效果较差或无效。灭活疫苗产生的免疫力较弱，持续时间较短，需要多次接种才产生保护性免疫。灭活疫苗具有稳定、易保存、有效期长等优点。同时由于其组分复杂，副作用较大。

3. 类毒素（toxoid） 是将细菌外毒素用甲醛处理脱去其毒性，保存其免疫原性所制成的疫苗。其毒性虽消失，但免疫原性不变，故仍然具有刺激人体产生抗毒素，以起到机体从此对某疾病具有自动免疫的作用。它们广泛地应用于预防某些传染病。如向人体注射白喉类毒素后可以预防白喉。其他的还有破伤风类毒素、葡萄球菌类毒素、霍乱类毒素等。

4. 亚单位疫苗（subunit vaccine） 只含有病原体中具有抗原性的部分，即可以诱发免疫反应的抗原成分制备而成的疫苗。如百日咳鲍特菌中提取百日咳毒素和丝状血凝素等保护性抗原成分，可制作成无细胞百日咳亚单位疫苗。与减毒活疫苗或灭活疫苗不同，“亚单位”疫苗不包含整个病原体，而是仅包含抗原部分，例如蛋白质、多糖或多肽。由于该疫苗不含病原体的“活”成分，因此不存在引发疾病的风险，相较于含有完整病原体的疫苗更安全、更稳定。亚单位疫苗更适合免疫功能低下的个体。但与某些疫苗相比，其制造相对复杂，可能需要佐剂和加强注射，并且需要时间来检查哪种抗原组合可能效果最好。

5. 合成肽疫苗（synthetic peptide vaccine） 合成肽疫苗是一种仅含免疫决定簇组分的小肽，即用人工方法按天然蛋白质的氨基酸顺序合成保护性短肽，与载体连接后加佐剂所制成的疫苗，是最为理想的安全新型疫苗。合成肽分子太小，免疫原性较弱，常需要交联载体才能有免疫应答。

6. 结合疫苗（conjugate vaccine） 是指采用化学方法将多糖共价结合在蛋白载体上所制备成的多糖-蛋白结合疫苗，用于提高细菌疫苗多糖抗原的免疫原性，如b型流感嗜血杆菌结合疫苗、脑膜炎奈瑟菌结合疫苗和肺炎链球菌结合疫苗。

7. 基因工程疫苗（gene engineering vaccine） 利用DNA重组技术，把天然或人工合成的遗传物质定向插入细菌、酵母菌或哺乳动物细胞中，纯化后制得的疫苗。包括重组抗原疫苗、重组载体疫苗和DNA疫苗等。如人群中使用的重组乙型肝炎疫苗。而动物中，已有口蹄疫亚单位疫苗可以有效防止猪的口蹄疫病毒感染；鸡传染性法氏囊病基因工程亚单位疫苗是中国兽医禽类疫苗中第一个具有完全自主知识产权的基因工程亚单位疫苗。

（二）人工被动免疫

人工被动免疫（artificial passive immunization）是将含有抗体的血清或其制剂接种人体，使机体被动地获得特异性免疫力而受到保护。其特点是产生作用快，输入后立即发生作用。但由于该免疫力非自身免疫系统产生，易被清除，故免疫作用维持时间较短，一般2～3周。主要用于疫情发生时治疗和应急预防。

1. 免疫血清 又称高免血清或抗血清，是抗毒素、抗菌和抗病毒血清的总称。免疫血清含有大量抗体，进入机体后即可产生保护作用，一般用于治疗，也可用于紧急预防。由于免疫血清是动物血清，含有大量异体蛋白，易产生变态反应，使用前必须作变态反应试验。

2. 免疫球蛋白 是从大量混合血浆或胎盘血中分离制成的免疫球蛋白浓缩剂。免疫球蛋白中所含的抗体即为人群中含有的抗体，因不同地区和人群的免疫状况差异，免疫球蛋白制剂所含抗体的种类和效价不尽相同。可用于甲型肝炎、乙型肝炎、丙型肝炎、麻疹、脊髓灰质炎等疾病的预防。

（三）人工被动自动免疫

人工被动自动免疫（artificial passive and active immunity）是指含有抗体的血清或其制剂接种人体的同时，将免疫原物质也接种于人体，使人体迅速获得特异性抗体的同时，产生持久免疫力。如HBsAg和乙型肝炎e抗原（hepatitis B e antigen，HBeAg）双阳性产妇所生的新生儿，在出生时同时注射乙型肝炎免疫球蛋白和乙型肝炎疫苗以阻断乙型肝炎病毒的母婴传播。

二、免疫规划

（一）免疫规划的概念

免疫规划又称计划免疫，是指根据国家传染病防治规划，使用有效疫苗对易感人群进行预防接种所制定的规划、计划和策略，按照国家或省、自治区、直辖市确定的疫苗品种、免疫程序或接种方案，在人群中有计划地进行预防接种，提高人群的免疫水平，达到预防、控制和消灭相应传染病的目的。

（二）免疫规划的主要内容

我国计划免疫工作的主要内容是7岁以下儿童开展“四苗”（卡介苗、脊髓灰质炎疫苗、百白破疫苗和麻疹疫苗）的基础免疫和以后的加强免疫，使儿童获得对结核、脊髓灰质炎、百日咳、白喉、破伤风、麻疹的免疫力。1992年国家又将乙型肝炎疫苗纳入计划免疫管理，2001年12月正式将乙型肝炎疫苗纳入儿童计划免疫。2007年，通过实施国家扩大免疫规划（expanded program on immunization，EPI），将甲肝疫苗、流脑疫苗、乙脑疫苗、麻腮风疫苗，无细胞百白破疫苗纳入国家免疫规划，对适龄儿童施行预防接种。根据传染病流行趋势，在流行地区对重点人群进行流行性出血热疫苗、炭疽疫苗和钩端螺旋体疫苗接种。

（三）免疫程序

免疫程序（program of immunization）是指儿童应该接种疫苗的先后次序、起始月（年）龄、剂量、间隔时间和要求，以达到合理使用疫苗的目的。我国扩大免疫规划疫苗程序见表11-4。

表11-4 我国扩大免疫规划疫苗的免疫程序

疫苗种类	接种年龄或接种对象	注意事项
乙肝疫苗	0、1、6月龄	
卡介苗	出生时	
脊髓灰质炎疫苗①	2、3、4月龄，4周岁	
百白破疫苗	3、4、5月龄，18～24月龄	
白破疫苗	6周岁	
麻腮风疫苗	8月龄，18～24月龄	
乙脑减毒活疫苗	8月龄，2周岁	
A群流脑多糖疫苗	6～18月龄	接种2剂次，间隔3个月
A群＋C群流脑多糖疫苗	3周岁，6周岁	2剂次间隔≥3年，第1剂次与A群流脑多糖疫苗第2剂次间隔≥12个月

续 表

疫苗种类	接种年龄或接种对象	注意事项
甲肝减毒活疫苗	18月龄	
出血热疫苗（双价）	16～60周岁	接种第1剂次后14天接种第2剂次，第3剂次在第1剂次接种后6个月接种
炭疽疫苗	炭疽疫情发生时，病例或病畜间接接触者及疫点周围高危人群	
钩端螺旋体病疫苗	流行地区可能接触疫水的7～60岁高危人群	接种第1剂次后7～10天接种第2剂次
乙脑灭活疫苗	8月龄，2、6周岁	共接种4剂次，8月龄接种2剂，第1、2剂次间隔7～10天
甲肝灭活疫苗	18月龄，24～30月龄	2剂次间隔≥6个月

注：①2、3月龄各接种1剂脊髓灰质炎灭活疫苗（inactivated poliovirus vaccine，IPV），4月龄和4周岁各接种1剂口服脊髓灰质炎减毒活疫苗（live oral poliovirus vaccine，OPV）。

（四）预防接种的组织形式

1. 常规接种 是指预防接种单位按照国家免疫规划疫苗的免疫程序和预防接种服务周期，为适龄儿童和目标人群提供的预防接种服务。

2. 群体性预防接种 是指在特定范围和时间内，针对可能受某种传染病感染的特定人群，有组织地集中的实施预防接种活动。任何单位或个人不得擅自进行群体性预防接种，如要开展群体性预防接种，需要根据接种范围，由相应级别的政府部门批准。

3. 应急接种 在传染病流行开始或有流行趋势时，为控制疫情蔓延，对易感人群开展的预防接种活动。

根据疫苗能预防的疾病对公众健康的危害程度、疫苗的效果和安全性、疫苗的生产供应能力、政府财政负担等因素，将我国疫苗分为两类。第一类疫苗一般用于预防严重危害儿童健康的常见传染病、发病率和死亡率相对较高的传染病、其他国家普遍纳入免疫规划的疾病以及全球要控制或消灭的疾病等。第一类疫苗由政府免费向公民提供，包括国家免疫规划的疫苗、群体性预防接种或应急接种使用的疫苗。第二类疫苗是指公民自费并自愿接种的其他疫苗。

（五）预防接种的注意事项

1. 预防接种禁忌证 不同疫苗禁忌证各异，具体参照疫苗说明书。接种工作人员在实施接种前，要仔细询问受种者的健康状况以及是否有接种禁忌证等情况。禁忌证一般分两大类。第一类是暂时禁忌证，早产儿、难产儿，正在发热或患一般疾病的急性期受种者就属于“暂时禁忌证”。待受种者疾病康复后可补种。第二类是绝对禁忌证，如果受种者具有免疫功能缺陷，或是严重过敏体质，就属于“绝对禁忌证”，接种疫苗可能发生异常反应，甚至危及生命，所以绝对不可接种疫苗。

2. 疑似预防接种异常反应 是在预防接种后发生的怀疑与预防接种有关的反应或事件，包括不良反应、疫苗质量事故、接种事故、偶合症、心因性反应。

（1）不良反应：合格的疫苗在实施规范接种后，发生与预防接种目的无关或意外的有害反应，包括一般反应和异常反应。

一般反应是指在预防接种后发生的，由疫苗本身所固有的特性引起的，对机体只会造成一过性生理功能障碍的反应，主要为发热或局部红肿，有时可能伴有全身不适、发热、倦怠、食欲缺乏、乏力等综合症状。

异常反应是指合格的疫苗在实施规范接种过程中或接种后，造成受种者机体组织器官、功能损害，相关各方均无过错的药品不良反应。包括局部感染、无菌性脓肿，晕针、癔症，皮疹、血管神经性水肿、变应性休克等，甚至疫苗相关麻痹型脊髓灰质炎、卡介苗骨髓炎、全身播散性卡介苗感染等。

（2）疫苗质量事故：由于疫苗质量不合格，接种后造成受种者机体组织器官、功能损害。疫苗质量不合格是指疫苗毒株、纯度、生产工艺、疫苗中的附加物、外源性因子、疫苗出厂前检定不符合国家规范的疫苗生产规范或标准。

（3）接种事故：由于在预防接种实施过程中违反预防接种工作范围、免疫程序、疫苗使用指导原则、接种方案，造成受种者机体组织器官、功能损害。

（4）偶合症：受种者在接种时正处于某种疾病的潜伏期或者前驱期，接种后巧合发病。偶合症不是由疫苗的固有性质引起的。

（5）心因性反应：在预防接种实施过程中或接种后因受种者心理因素发生的个体或者群体的反应。心因性反应不是由疫苗的固有性质引起的。

只有按照正确的疫苗使用卫生规范，才可以最大限度地减小因注射传播疾病的风险和保证疫苗效果。包括疫苗从生产到正确使用的一系列过程，通常包括注射安全性与疫苗安全性。

3. 冷链及冷链系统　冷链是指为保证疫苗从疫苗生产企业到接种单位运转过程中的质量而装备的储存、运输冷藏设施、设备，包括冷藏车、疫苗运输工具、冷库、冰箱、疫苗冷藏箱、疫苗冷藏包、冰排及安置设备的房屋等。冷链是保证疫苗质量的重要措施之一。冷链系统是在冷链设备的基础上加入管理因素，即人员、管理措施和保障工作体系。

三、免疫规划的效果评价

免疫规划的效果评价包括免疫学效果评价、流行病学效果评价和免疫规划管理评价3方面。

1. 免疫学效果评价　免疫学效果可以通过测定接种后人群抗体阳转率、抗体平均效价和抗体持续时间来评价。如脊髓灰质炎中和抗体≥1∶4或有4倍及以上增高，麻疹血凝抑制抗体≥1∶2或有4倍及以上增高等。抗体阳转率的计算见公式11-1。

$$\text{抗体阳转率}=\frac{\text{抗体阳转人数}}{\text{疫苗接种人数}}\times 100\% \quad \text{公式11-1}$$

2. 流行病学效果评价　流行病学效果可以根据同期随机对照双盲试验结果，计算疫苗保护率（公式11-2）和效果指数（公式11-3）来评价。

$$\text{疫苗保护率}=\frac{\text{对照组发病率}-\text{接种组发病率}}{\text{对照组发病率}}\times 100\% \quad \text{公式11-2}$$

$$\text{疫苗效果指数}=\frac{\text{对照组发病率}}{\text{接种者发病率}}\times 100\% \quad \text{公式11-3}$$

3. 免疫规划管理评价　免疫规划工作质量的考核内容包括组织领导、保障措施及社会动员、机构建设及专业人员培训、国家免疫规划工作的实施与管理、冷链管理及转运、疫苗的使用管理、国家免疫规划疫苗的接种率评价、国家免疫规划疫苗针对传染病的疫情监测及其控制、免疫监测完成情况、疑似预防接种异常反应报告、处理及安全注射管理等。主要考核评价指标为建卡率、疫苗合格接种率、国家免疫规划疫苗覆盖（全程接种）率等。

本章小结

教学课件

执考知识点总结

本章涉及的2019版及2024版公共卫生执业助理医师资格考试考点对比见表11-5。

表11-5 2019版及2024版公共卫生执业助理医师资格考试考点对比

单元	细目	知识点	2024版	2019版
传染病流行病学	传染过程	（1）概念及传染过程的三要素	新增	—
		（2）病原体	√	√
		（3）宿主：各种防御机制，遗传易感性	√	√
		（4）传染过程的结局（感染谱）及其流行病学意义	√ 新增流行病学意义	√
	传染源	（1）定义	√	√
		（2）种类	√	√
		（3）潜伏期、传染期的概念及流行病学意义	√	√
	传播途径	（1）传播因素及传播途径的概念	√	√
		（2）各种传播途径传播的特点	√	√
		（3）垂直传播及水平传播的概念	√	√
	人群易感	（1）影响人群易感性的因素	√	√
		（2）人群易感性与流行的关系	√	√
	流行过程	（1）疫源地发生条件、范围及消灭条件	√	√
		（2）影响流行过程的因素：自然因素及社会因素	√	√
	传染病的预防策略与措施	（1）预防与控制策略	√	√
		（2）疫情管理：报告病种类别、责任报告人、报告时限、疫情报告工作考核	√	√
		（3）针对传染源的措施	√	√
		（4）针对传播途径的措施	√	√
		（5）针对易感人群的措施	√	√
		（6）传染病暴发的应急措施	√	√
	免疫规划及其评价	（1）免疫种类	√	√
		（2）免疫规划	√	√
		（3）预防接种的效果评价	√	√

拓展练习及参考答案

（杨华君）

第十二章　慢性病流行病学

学习目标

素质目标：提高学生对慢性病的认识和了解，强化培养慢性病防控的实践能力和创新思维，为应对不断变化的慢性病防制工作打下坚实的基础。

知识目标：掌握慢性病流行病学概述、流行特征、危险因素及预防策略与措施；熟悉社区诊断和疾病负担的概念；了解优先干预措施与行动。

能力目标：能初步挖掘慢性病的危险因素和流行病学特征，能灵活应用慢性病防控策略解决实际问题。

案例导入

【案例】

2020年，全球共有1 089 103例胃癌新发病例。其中，东亚地区的新发病例数最高，达到65.19万，占据全球新发病例数的59.86%。其次为中南亚，新发病例数达到102 676例，占据全球新发病例数的9.43%。年龄标化发病率（age-standardized incidence rate，ASIR）最高的地区仍然是东亚，ASIR为22.74/10万，其次为东欧，ASIR为11.26/10万。而南非（Southern Africa）的ASIR最低，为3.33/10万。

值得注意的是，各地区的胃癌发病率与人类发展指数（human development index，HDI）及人均国民总收入（gross national income，GNI）水平的关系并不呈现简单的线性相关。以不同HDI及GNI水平比较各地区的胃癌发病率时，发现虽然粗发病率逐渐升高，但以ASIR衡量的发病率差异却更加明显。从高到低，ASIR依次为高HDI、极高HDI、低HDI及中等HDI地区，其中，高HDI地区的ASIR是中等HDI地区的2.82倍。按照GNI水平对ASIR进行分析，发现ASIR由高到低依次为中高GNI、高GNI、低GNI及中低GNI地区，其中，中高GNI地区的发病率是中低GNI地区的3.11倍。

在中国，2020年的新发胃癌病例数达到了478 508例，占据了全球新发病例数的43.94%以及东亚新发病例数的73.39%。我国的ASIR为20.74/10万，显著高于全球平均水平，是全球ASIR的1.87倍，仅低于东亚地区，但高于其余19个地区。尽管中国是高HDI、中高GNI国家，但其ASIR却高于同等HDI及GNI地区的平均水平。总体而言，中国的胃癌发病率在全球范围内处于相对较高的水平。

【问题】

1．造成胃癌高发的原因有哪些？

2．提出进行胃癌预防的相关对策？

核心知识拆解

近几十年来，威胁中国人群健康的危险因素谱和疾病谱发生了重要的转变。慢性病在中国的流行现状愈发严峻，心血管疾病、癌症、呼吸系统疾病、糖尿病等慢性病已经成为导致中国人群死亡和疾病负担的重要公共卫生问题，同时也对社会经济的可持续发展构成了威胁。本章将概述慢性病的影响、主要危险因素、流行状况以及主要的预防策略与措施。

第一节　概　　述

一、基本概念

慢性病是非传染病中慢性发作的疾病，具有病因复杂、病程长（指发病超过3个月）且病情迁延不愈、起病隐匿的特点，主要由行为因素、生活方式、环境因素、职业暴露以及遗传因素等引起，一般没有传染性。

二、慢性病的健康和社会经济影响

慢性病占全球疾病负担的很大一部分，逐年提高的发病率和死亡率，不仅影响身体健康、降低生活质量，还会给个人、家庭和社会带来沉重的负担。由于病人及家庭需要支付高昂的医疗费用，甚至由于疾病、残疾和过早死亡而无法正常工作，导致社会医疗支出的增加和生产率的下降，阻碍了社会和经济的发展。慢性病对贫困人口以及更大范围的社会弱势群体的影响更大，可加剧社会中的健康不平等。弱势群体有更多的机会暴露于慢性病的危险因素，如烟草、不健康的食物、职业危害暴露。同样发生慢性病后，相比高社会经济地位的群体，弱势群体对优质医疗服务和治疗措施（如药品）的可及性更差，且难以负担。慢性病需要更长期的治疗，且涉及很多自付费的药品或其他治疗措施，快速地消耗着家庭财产。如果病人为家庭中的主要劳动力，则更是雪上加霜。慢性病已经成为因病致贫、因病返贫的重要原因之一。

三、慢性病的主要危险因素

慢性病的发生受遗传因素和环境因素的共同影响。即使遗传基因缺陷者或易感者，在避免环境危险因素暴露的部分情况下，可能不发病，或者病情发生较轻、预后较好。因此，公共卫生更关注可实施干预、可改变的环境因素对慢性病的影响。目前公认的导致四类主要慢性病（即心脑血管疾病、癌症、呼吸系统疾病和糖尿病）的最重要的、共同的、可改变的四大行为危险因素是吸烟（包括二手烟暴露）、过量饮酒、不健康的膳食习惯（如蔬菜、水果摄入不足，过多摄入食盐、加工肉类、含糖饮料）、少体力活动。这些行为危险因素可进一步通过机体代谢性、生理性改变，如高血压、超重、高脂血症、高血糖等，增加慢性病风险。

除上述行为和生理性危险因素外，某些有害的环境和职业暴露、感染性病原体也可以增加慢性病风险。例如，户外空气污染、室内固体燃料（如煤、木材、禽畜粪便、农作物废料）燃烧导致的空气污染可增加慢性呼吸系统疾病、肺癌等风险。空气污染、高温热浪、与职业和失业相关的慢性压力也会增加心血管疾病的风险。工作环境和居住环境中暴露于致癌物（如石棉）、农业生产中滥用农药、化工企业排放有害污染物等可增加恶性肿瘤的风险。某些感染性病原体可增加恶性肿瘤（如宫颈癌、肝癌、口腔癌、胃癌）的风险或导致一些重要的残疾（如失明、失聪、心脏缺陷、智力残疾）。另外，从更宏观的角度来看，人口老龄化，快速的城镇化进程但又缺乏合理的规划，不健康生活方式的全球化（如企业对烟草、不健康食品的不负责任的市场营销策略），这些都是加剧发展中国家慢性病负担的根本原因。

增加慢性病风险的因素有很多，如果按照它们在病因链上的位置可大致分为近端因素（proximal factor）、中间因素（intermediate factor）和远端因素（distal factor）。远端因素包括自然环境、农业生产、食品营养标识、交通运输系统、公园绿地、运动娱乐设施、商业广告等；中间因素包括膳食、体力活动、烟草、酒等；近端因素包括血压、血脂、血糖、体重指数等。主要的慢性病包括心脏病、卒中、肿瘤、慢性呼吸系统疾病和2型糖尿病。有学者将远端因素称为病因链的“根本原因”。了解病因链不同环节的影响因素对于预防疾病具有非常重要的意义。传统的医学领域更加关注病因链靠近疾病结局的因素。这些因素在病因链上距离疾病结局比较近，因果关系和病因学机制相对明确，但受影响的人群面越来越窄，生理性改变的可逆性变差，导致预防的机会越来越小。相反，距离疾病结局越远的因素，其病因学机制可能不如近端因素明确，但是覆盖的人群面更广，可以进一步影响靠近病因链近端的因素，预防的机会也更大。

第二节　流行特征

一、主要慢性病的流行特征

（一）全球

全世界各区域慢性病死亡人数均有所增加，根据世界卫生组织的数据，2016年全球全死因死亡人数为5690万，其中死于慢性病约4100万，约占总死亡人数的72%。心血管疾病（每年导致1790万人死亡）、癌症（930万人）、呼吸系统疾病（410万人）和糖尿病（150万人）是慢性病死亡的最主要的原因，这四类疾病约占所有慢性病死亡人数的79%。2019年死亡人数排名前三位的是缺血性心脏病、卒中和慢性阻塞性肺疾病（慢阻肺），这些疾病均属于慢性病。综合考虑死亡和患病，使用伤残调整寿命年（disability-adjusted life year，DALY）。2019年，25～49岁年龄段（生产力最高的年龄段）中，慢性病占DALY前10位主要原因中的7位。这7种疾病导致的该年龄组的DALY总和占当年所有DALY的1/4。2019年，50～74岁人群DALY的前9位主要原因均为慢性病，占该年龄段所有DALY的45%。慢性病死亡人群的75%在低收入和中等收入国家。吸烟是心脑血管疾病、癌症和慢性呼吸系统疾病的主要危险因素。

由于经济收入差别，不同国家慢性病死亡情况及其构成比有所不同。在中低收入国家，心脑血管疾病占比最高，恶性肿瘤和慢性呼吸系统疾病占比次之，糖尿病占比最低；而在中高收入国家，尽管常见慢性病排序相同，但是呼吸系统疾病占比明显降低。

（二）我国

近几十年来，中国的疾病谱发生了巨大的变化，我国慢性病在死亡死因中所占比重越来越大。从1990年的21 123.59人/10万人，上升到2019年的22 824.04人/10万人，增长了8.1%。

我国慢性疾病负担加重也在逐年加重，并呈年轻化发展趋势，已经进入慢性病的高负担期。据世界银行预测，到2030年，我国老龄化进程将推进慢性病的疾病负担增加40%。我国慢性病经济负担的增长速度远超过疾病经济负担和GDP的增长速度。同时，慢性病已呈现年轻化发展趋势，开始波及四五十岁的中年人，35～65岁人群的超重和肥胖、血脂异常和脂肪肝、高血压的发病率持续上升。

二、慢性病主要危险因素的流行特征

慢性病导致的死亡和疾病负担是我们当前正在承受的，而慢性病主要危险因素当前的流行水平则预示着我们未来将要承受的负担。下面简要介绍几个主要的行为和生理性危险因素的流行特征。

（一）吸烟

多数高收入国家的男性吸烟率在20世纪上半叶逐渐升高，在第二次世界大战结束后的几十年里达到顶峰，曾经吸烟率高达80%。随后，英语国家及北欧国家的男性吸烟率开始下降。20世纪下半叶，女性吸烟率持续增高，首先出现在英语国家和北欧国家，然后是日本、拉丁美洲国家、中欧和南欧国家。近期，英国、北美和澳大利亚的女性吸烟率才开始表现出下降趋势。2012年，全球成人吸烟率约为22%，地区差异明显。欧洲国家平均吸烟率最高（30%），非洲国家最低（12%）。男性吸烟率（37%）高于女性（7%）。高收入国家（25%）和中等偏上收入国家（22%）吸烟率接近，低收入国家较低（18%）。《中国居民营养与慢性病状况报告（2020年）》显示，我国15岁以上人群吸烟率为26.6%，其中男性吸烟率高达50.5%，非吸烟者中暴露于二手烟的比例也较高，约68.1%。我国每年100多万人因烟草失去生命，如果不采取有效行动，预计到2030年将增至每年200万人，到2050年增至每年300万人。

（二）饮酒

近几十年来，传统的葡萄酒制造和饮用国家（如意大利和法国）中人均饮酒量降低了近一半；同期，英国和丹麦则增加了一倍。两组国家的饮酒水平逐渐趋于一致。日本、中国和很多亚洲国家以往的饮酒水平较低，近几十年来稳步增长。我国18岁及以上居民30天内饮酒率为28.3%，其中男性为46.2%。

（三）不健康的膳食习惯

联合国粮食及农业组织（Food and Agriculture Organization of the United Nations，FAO）的数据显示，地中海国家（如希腊）动物脂肪和高热量食物的摄入水平在增加，但在北欧国家和新西兰则略有降低，使得这些国家的摄入水平趋于一致。膳食方式的变化在部分亚洲国家更加明显，如中国人群正在快速地向着西方式的、动物为主的饮食习惯转变。随着技术和经济的发展，北欧国家、英语国家、亚洲国家的水果、蔬菜、坚果、谷类食物的可及性越来越好。不过FAO的数据无法区分全谷类或是精加工、含饮料、部分氢化植物油（反式脂肪）等不健康的膳食因素。WHO推荐每人每天食盐摄入量低于5g（即2g钠），而目前全球平均食盐摄入水平为10g。食盐摄入也存在明显的地区差异。东南亚、中亚和部分欧洲国家最高，美洲、欧洲和西太平洋地区国家的食盐摄入水平都远远超过WHO推荐的水平。《中国居民膳食指南科学研究报告（2021年）》指出，中国在过去几十年中尽管部分膳食因素在改善，但大部分人群的膳食质量仍然不理想。我国居民膳食结构不合理，脂肪供能比持续增加，高油、高糖等能量密度高、营养素密度低的食物摄入较多，蔬菜、水果、豆及豆制品摄入不足，主食精细化等，导致个体能量摄入增加。膳食钠的摄入量是推荐摄入量（＜5g/d）的2倍以上。

（四）少体力活动

工业化发达国家及城市人群中，体力活动的方式发生了明显的变化，体力活动水平也越来越低。特别是职业性、交通出行和家务相关的体力活动，而静坐时间则越来越长。相比之下，农业人口的体力活动水平仍相对较高。

据2010年的数据显示，全球18岁及以上成人中有23%未达到WHO推荐的体力活动水平，即每周需要进行150分钟的中等强度体力活动或同等量的体力活动。女性（27%）高于男性（20%），年长者（55%）高于年轻者（19%）。年轻女性的体力活动水平略低于中年女性。东地中海国家（31%）和美洲国家（32%）的体力活动不足率最高，东南亚（15%）和非洲（21%）最低。高收入国家的体力活动不足率（33%）为低收入国家（17%）近2倍。

在全球11～17岁的在校青少年中，81%未达到每天进行中等至高强度体力活动至少60分钟的WHO标准，女孩（84%）高于男孩（78%）。青少年的体力活动不足率在东南亚国家最低（74%），而东地中海国家（88%）、非洲国家（85%）和西太平洋地区国家（85%）最高。据中国健康与营养调查（China Health and Nutrition Survey，CHNS）结果显示，1991年至2011年间在我国，成人的体力活动总量呈明显下降趋势，其中职业活动下降最为明显。2014年，我国全国经常参加体育锻炼的人群仅为33.9%，20～49岁的青壮年人群的锻炼率仍然偏低。

（五）超重肥胖

自1980年以来，全球肥胖率已不止增长了1倍。数据显示，其中美国、中国、巴西和墨西哥人群的增长最快。2014年，全球18岁及以上成人中，男性和女性的超重率（BMI＞25）分别为38%和40%，肥胖率（BMI≥30）分别为11%和15%。美洲国家超重率为61%、肥胖率为27%，东南亚地区超重率为22%、肥胖率为5%，东南亚是超重和肥胖率最低的地区。在欧洲、东地中海和美洲国家中，超过50%的女性超重，其中约50%超重女性为肥胖。而在非洲、东南亚和东地中海国家，女性的肥胖率约为男性的2倍。高收入国家和中等偏上收入国家的肥胖率约为低收入国家的2倍。虽然西太平洋国家的肥胖率较低，但太平洋岛国国家的肥胖率已经接近美洲国家。《中国居民营养与慢性病状况报告（2020年）》显示，我国超重率和肥胖率均呈上升趋势，成年居民超重肥胖已超过50%，而6～17岁青少年的超重率和肥胖率接近20%，6岁以下儿童的超重率和肥胖率甚至达到10%。

（六）高血压

2014年，全球18岁及以上成人高血压（＞140/90mmHg）的患病率为22%。从1980年至2010年，全球高血压患病率或未控制率略有降低。但由于人口规模的增长和老龄化趋势，高血压未控制的人数仍在增加。全球男性高血压患病率略高于女性。在成人中，高血压患病率最高的是非洲国家（30%），最低的是美洲国家（18%）。与高收入或中等收入国家相比，低收入国家的高血压患病率更高。

知识拓展

中国慢性病防控规划

党中央、国务院高度重视慢性病防控工作并将其纳入《"健康中国2030"规划纲要》实施的范畴。《中国防治慢性病中长期规划（2017—2025年）》明确提出了坚持预防为主、加强行为和环境危险因素控制、强化慢性病早筛查和早发现、推动由疾病治疗向健康管理转变的原则。《健康中国行动（2019—2030年）》提出了15个专项行动，其中慢性病防治专项行动占了4个，重点针对主要慢性病问题进行防控。此外，还有6个有关健康影响因素的干预行动，实际上也是为慢性病预防和防控而开展的。在党的二十大报告中，习近平总书记强调了促进优质医疗资源扩容和区域均衡布局、坚持预防为主、加强重点慢性病健康管理以及提升基层防病治病和健康管理能力的必要性。

第三节 预防策略及措施

一、预防策略

慢性病的预防强调的是三级预防中的根本预防（primordial prevention），即在人群水平上预防危险因素的流行，而对于个体来说是从一开始就不要出现促进慢性病发生的危险因素。另外，已有研究显示，一些成年期慢性病的风险始于出生前孕母的不良暴露。很多不健康的生活方式是从小养成，一旦形成习惯，改变起来并非易事。因此，慢性病的预防应该从生命的早期开始，贯穿生命全过程，即生命全程策略（life-course approach）。

慢性病的预防应整合以个人为基础的高危人群策略和以人群为基础的全人群策略。当危险因素在整个人群中处于流行状态时，全人群策略就显得尤为重要。例如，减少食盐摄入可以预防卒中。现代社会中相当一部分的食盐摄入来自加工食品。因此，加强预包装食品营养标签管理，动员食品企业主动改良食品配方，提供低盐产品或减少添加的食盐量，这类措施要比教育个体减少食盐摄入更加有效。公共场所和工作场所禁烟也是全人群策略的成功范例。

慢性病防控应该是政府主导、多部门协作、全社会参与的系统工程，围绕着导致人群疾病负担的主要慢性病的共同、可改变的危险因素开展。这样一方面可建立支持性的环境，为个体创造健康生活的公平的机会，使个体有机会作出健康的选择：另一方面，可提高个体的健康素养，使个体有能力作出健康的选择并改善健康。另外，通过初级卫生保健方法提供有效的临床预防服务和疾病管理，减少对更高昂治疗费用的需要。

WHO制定了《全球非传染性疾病预防与控制行动计划（2013—2020）》。该行动计划的愿景是全球没有可避免的慢性病负担。目标是通过多部门协作以及在国家、区域和全球层面上的协作，减少可预防的慢性病发病、死亡和残疾负担，使得任何年龄的人群都能达到可实现的健康和生产力的最高标准，这些疾病不再是人类福祉和社会经济发展的障碍。

这个行动计划中提出了9个重要的原则：①采取生命全程策略，从育龄妇女健康开始，受孕前产前、婴幼儿、儿童青少年、成年和老年，每个阶段都有预防和控制慢性病的机会。其中，生命早期的干预是第一级预防的最佳时机。②动员全社会参与到慢性病的防控行动中来。③慢性病防控策略和实践应该基于当前最好的科学证据和/或最佳实践、现有资源、社会的需要和价值取向，即循证的方法。

④实现健康广覆盖，即所有人都能平等地获得基本公共卫生服务以及基本的、安全、可负担、有效的药品，特别强调贫困人群、社会弱势群体不会因为使用这些服务而有很大的经济压力。⑤在全社会参与到慢性病防控实践的过程中，必须保护公共卫生政策、防控策略和多部门行动不会受到任何形式的既定利益的不恰当的影响，如烟草防控。⑥达到可实现的健康的最高标准是每个人享有的最基本的权利，不会因性别、国家、民族、语言、宗教信仰、社会经济状况等不同。⑦应该认识到，慢性病表现出来的不平等的分布根本上是因为健康的社会决定因素的分布不平等。针对这些决定因素采取的行动，对于全人群或弱势群体来说就是创造包容公平、生产力高和健康的社会。⑧应该充分认识到政府在慢性病防控中的主导作用和责任，同时发挥国际协作的重要作用。⑨有效的慢性病防控需要多部门行动。各部门在决策过程中应该充分考虑不同决策对健康及其决定因素的影响，保证决策对人群健康是无害或有益的。

行动计划中设置了9个全球目标，即从2010年开始，至2025年实现：①由心血管疾病、恶性肿瘤、糖尿病或慢性呼吸系统疾病导致的死亡降低25%。②过量饮酒行为降低至少10%。③体力活动不足率降低10%。④人群食盐平均摄入量降低30%。⑤15岁以上人群当前吸烟率降低30%。⑥高血压患病率降低25%，或者根据各国实际情况控制高血压流行水平。⑦停止糖尿病和肥胖的增长趋势。⑧在有需要的人中，至少50%接受药物治疗和咨询（包括血糖控制），预防心脏病发作和卒中。⑨在公立和私营机构中，用于治疗主要慢性病的可负担的基本技术和基本药物（包括非专利药物）的可及性达到80%。

2017年1月，国务院批准公布了《中国防治慢性病中长期规划（2017—2025年）》。规划目标为，到2020年，慢性病防控环境显著改善，降低因慢性病导致的过早死亡率，力争30～70岁人群因心脑血管疾病、癌症、慢性呼吸系统疾病和糖尿病导致的过早死亡率较2015年降低10%。到2025年，慢性病危险因素得到有效控制，实现全人群全生命周期健康管理，力争30～70岁人群因心脑血管疾病、癌症、慢性呼吸系统疾病和糖尿病导致的过早死亡率较2015年降低20%。逐步提高居民健康期望寿命，有效控制慢性病疾病负担。提出的策略具体如下。①加强健康教育，提升全民健康素质。②实施早诊早治，降低高危人群发病风险。③强化规范诊疗，提高治疗效果。④促进医防协同，实现全流程健康管理。⑤完善保障政策，切实减轻群众就医负担。⑥控制危险因素，营造健康支持性环境。⑦统筹社会资源，创新驱动健康服务业发展。⑧增强科技支撑，促进监测评价和研发创新。

二、预防措施

慢性病的预防措施有很多。

1. 第一级预防（primary prevention） 又称病因预防或初级预防，是在慢性疾病尚未发生时，针对致病或可疑致病因素采取的一系列预防疾病发生或消灭疾病的措施，主要包括两个方面：①健康促进旨在通过健康教育和环境支持相结合的策略来促进避免和减少慢性病病因因子的暴露，形成健康的行为和生活方式，创造有利于健康的环境，健康促进包括健康教育、自我保健和环境保护及监测等多个方面。②健康保护旨在针对病因明确并具备预防手段的疾病所采取的措施，比如食用碘盐。

2. 二级预防（secondary prevention） 又称“三早”预防，即早期发现、早期诊断和早期治疗，旨在慢性疾病发生后为了阻止或减缓疾病发展而采取的措施。由于慢性病具有病程持续时间长，病情变化缓慢但容易侵袭全身器官的特点，早期发现慢性病的病因是非常关键的一环，常采用的主要方法包括筛查、普查、定期健康检查和设置专科门诊等。

3. 第三级预防（tertiary prevention） 又称临床预防，是在慢性疾病发病后期为减少疾病带来的危害所采取的措施，一般由住院治疗和家庭康复治疗两个阶段组成，目标是阻止伤残的发生和发展，促进功能恢复，提高生存质量，延长寿命。即使是在高收入国家，卫生资源也是有限的，更不用说全球更大多数的低收入和中等收入国家，所以有必要确定各种预防措施的实施优先度。

WHO通过循证的方法确定了一组“最划算”的干预措施。一方面，这些措施被评价为非常经济有效，即用低于人均年收入或人均GDP的投入可增加一个健康寿命年（即挽回一个DALY）。另一方面，这些措施可行性好、投入低，适合在低收入和中等收入国家中实施。除了这些推荐的干预措施，各个国家地区也可以根据当地的实际需要或优先度，增加或替换可能的干预措施（如减少室内空气污染的措施）。表12-1展示了WHO推荐的这组干预措施，前三组主要是针对人群水平上危险因素的措施，后两组是针对个体水平上危险因素的措施。

表12-1 WHO推荐的一组“最划算”的干预措施

危险因素/疾病	干预措施
吸烟	提高税率
	工作场所和公共场所室内禁烟
	烟草健康警示
	禁止烟草广告、促销和赞助
过量饮酒	提高税率
	限制零售酒类可及性
	禁止酒类广告
不健康的膳食习惯和少体力活动	减少食物中的食盐摄入（如加工食品）
	用多不饱和脂肪替代反式脂肪
	通过大众媒体提高公众对膳食和体力活动的认识
心血管疾病和糖尿病	对心脏病发作和卒中风险增加或已有心血管疾病的个体开展咨询和多药治疗（包括对糖尿病病人控制血糖）
	心脏病发作（心肌梗死）时服用阿司匹林
恶性肿瘤	接种乙肝疫苗，预防肝癌
	筛查和治疗癌前病变，预防宫颈癌

据估计，现阶段在低收入和中等收入国家中执行全套“最划算”的干预措施，所需投入相当于低收入国家每年人均不到1美元，中等偏下收入国家1.5美元，中等偏上收入国家3美元。这些投入占总的卫生支出的比例很小，低收入国家4%，中等偏下收入国家2%，中等偏上收入国家不到1%。这其中，针对四种行为危险因素的人群措施的投入更是占到总投入的很小的一部分，每人每年不到0.4美元。这些投入在低收入和中等收入国家可至少预防10%由四种主要慢性病导致的过早死亡。

本章小结

教学课件

执考知识点总结

本章涉及的2019版及2024版公共卫生执业助理医师资格考试考点对比见表12-2。

表12-2　2019版及2024版公共卫生执业助理医师资格考试考点对比

单元	细目	知识点	2024版	2019版
慢性病的流行病学	概述	（1）基本概念	新增	—
		（2）主要病种	新增	—
		（3）主要慢性病的疾病负担	新增	—
		（4）主要危险因素	新增	—
	防控策略及措施	（1）防控策略	新增	—
		（2）三级预防措施	新增	—

拓展练习及参考答案

（王　蕊）

第十三章　慢性病调查、监测与评估

学习目标

素质目标：对方法学的认识进一步加深，形成流行病学思维。

知识目标：掌握慢性病及其危险因素调查调查目的和对象，调查内容与方法，现场调查工作流程，资料分析、调查报告的撰写；死因监测、肿瘤登记、心脑血管疾病发病报告信息收集要求；慢性病三级预防的过程评估和效果评估。

能力目标：能初步对慢性病相关数据进行收集和分析，能用流行病学知识开展慢性病防控工作评估。

案例导入

【案例】

2011年11月9日，Z市卫生计生局局长在“行风热线”节目接到属下G县一位听众打来的反映其所在村庄近年来有多人因癌症死亡的电话，村民出现“恐癌”情绪。所在村庄32户家庭，共114人，男性56人，女性58人，年龄最小的是2岁，年龄最大的是86岁。该村方圆5km以内没有明显的环境污染物，地下水较清澈，附近没有污染严重的厂矿企业，仅在该村大寨约100m处有一间砖厂，但在砖厂工作的村民身体健康状况良好。该村未通县城市政水厂供水，饮用水源取自自建水井和接引山泉水。有部分村民使用自种花生压榨而成的花生油。大多数村民喜欢吃自家腌制的腌菜。

【问题】

1. 事件的核实如何开展？
2. 怎样利用死因监测系统、肿瘤登记报告系统的数据对本事件展开分析？
3. 调查报告的撰写有什么要求？

核心知识拆解

建立和完善慢性病监测系统，开展慢性病监测与调查是动态掌握慢性病发病、患病、死亡及危险因素的流行状况和变化趋势，确定慢性病预防控制优先领域，制定政策和评价干预措施效果的重要基础。

慢性病监测包括死因监测、慢性病危险因素监测、发病和患病登记等。居民营养监测、国民体质监测、特定人群（孕产妇、儿童、青少年）营养或行为监测及人口和出生信息等资料也是慢性病监测重要的信息来源。慢性病监测信息统一纳入疾病预防控制信息系统维护管理。综合评估是对国家、一定辖区范围内的慢性病防控情况，包括慢性病流行情况、防控工作情况和防控效果等开展综合评估。

第一节　慢性病及其危险因素调查

慢性病危险因素监测主要包括吸烟、饮酒、膳食、身体活动等行为危险因素，身高、体重、腰围、血压、血糖、血脂等身体测量和生化指标，以及社会、经济、文化等社会因素。各级疾控机构应当从本地区的实际情况出发，逐步建立起能反映本地区慢性病危险因素流行水平及变化趋势的慢性病危险因素监测系统。

一、目标

建立和完善慢性病危险因素监测系统，动态掌握居民慢性病相关危险因素的流行状况和变化趋势，预测慢性病流行趋势，为制定相关政策和评价慢性病干预效果提供科学依据。

二、内容和方法

1. 制定和完善各级监测方案　通过组织专家论证，开展现场预试验等方式，依据辖区实际情况，修订和完善监测方案。监测的核心内容应当包括以下内容。

（1）人口统计学信息。

（2）慢性病主要行为危险因素状况（吸烟、膳食、身体活动和饮酒等）。

（3）主要慢性病如高血压、糖尿病、心脑血管事件、慢性阻塞性肺疾病等的自报患病状况、知晓、治疗和控制状况等。

（4）身体测量指标（身高、体重、腰围、血压等）。

（5）有条件的地区可检测血糖、血脂等生化指标。

2. 监测前准备

（1）监测工具准备：按照方案要求准备，包括调查表、工作手册和测量工具。当监测内容涉及实验生化指标时，应当统一实验耗材和实验方法、标准要求。

（2）抽样：收集并核实各监测点抽样基础信息，根据抽样方案进行抽样。

3. 培训　使用标准化的培训教材对调查员开展培训。监测覆盖范围较广的地区，可采用多级培训的方式。

4. 现场调查与督导　成立现场调查工作组，由培训合格的调查员按照监测实施方案，组织开展现场调查工作。根据现场调查的进度安排制订督导计划和方案，开展督导工作并撰写督导报告。

5. 数据清理、分析与反馈　制定数据清理和分析方案；组织录入调查表数据，按照标准数据管理程序进行数据清理和分析；详细记录清理和分析过程，存档原始和过程文件；上报和反馈清理后数据库。

6. 监测结果利用　完成监测数据分析报告，评价和总结监测工作质量，并提出控制危险因素、防控慢性病的建议。

三、实施

慢性病危险因素监测工作主要由各级疾控机构在医院和基层医疗卫生机构的配合下完成。

1. 疾控机构

（1）国家级负责制定、修订全国监测方案，组织开展全国监测工作，并指导下级单位制定监测方案。地方各级参照上级监测方案，制订并实施辖区监测计划和方案。统一协调和安排辖区监测工作。

（2）国家级的监测工作至少每3年开展1次。地方各级监测不低于国家、上级方案要求的频率，并尽量保证调查时间一致。

（3）设立专家咨询委员会和技术指导组，为监测工作提供技术咨询和指导，并参与现场督导、质量控制和评价。

（4）按照监测方案收集有关信息，确定监测点，负责监测抽样。开展现场调查、质控与评价，及时向上一级报告现场出现的问题。

（5）国家级制订全国培训方案和计划，编制各类培训资料，组织开展分级培训，并提供技术指导。

（6）及时汇总、分析监测资料，编制监测报告，按时上报并反馈有关部门和各监测点。

（7）制定监测数据分级管理要求，并负责辖区监测资料和数据的保存与管理。

2. 医院和基层医疗卫生机构　配合疾控机构，按照方案要求参与相关的调查监测工作，收集、报告有关信息。各级医院和基层医疗卫生机构为监测工作提供必要的技术支持。

四、流程和步骤

慢性病危险因素监测的流程和步骤见图13-1。

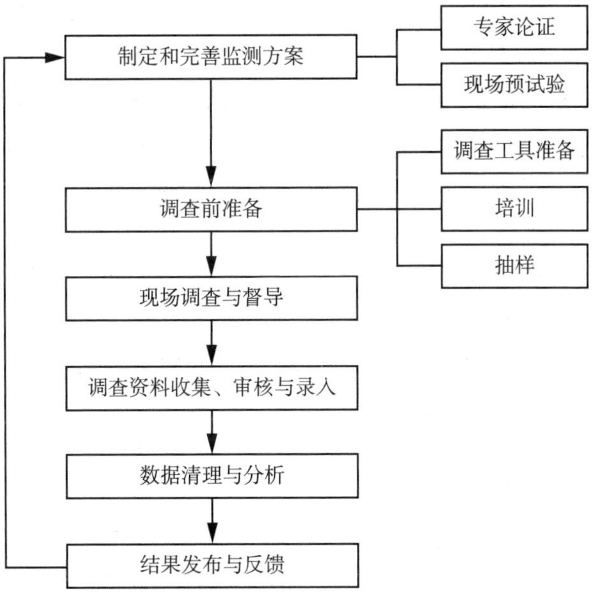

图13-1　慢性病危险因素监测流程图

五、资料分析、调查报告撰写

制定数据清理与分析方案，完善分析技术和方法，围绕目标与评估指标进行横向、纵向以及与目标差距综合分析。调查报告撰写的基本要求为时效性、针对性、真实性、科学性、创造性，主要由标题、前言、调查方法、资料来源、结果、分析和建议组成。

第二节　慢性病相关信息报告

一、死因监测

居民死亡信息是加强人口管理、制定社会经济发展规划、评价居民健康水平、优化卫生资源配置的重要依据，人口死亡信息登记是获取死亡信息的重要来源，可用于测算期望寿命、重大慢性病早死概率等健康广东行动和防治慢性病中长期规划的核心指标。

（一）目标

建立和完善死因监测系统，掌握居民死亡情况，确定主要死因分布及其变化趋势，为确定慢性病防控优先领域，制定政策和评价干预效果提供科学依据。

（二）内容和方法

1. 制定死因监测工作规范　根据死因监测技术要求和工作现状，结合相关领域最新进展，不断完善死因监测工作规范。

2. 建立和完善工作网络　建立覆盖国家、省、地、县级疾控中心，所有医院和基层医疗卫生机构的死因监测工作网络。完善与公安、民政、妇幼和计生部门的合作机制。

3. 开展死因监测常规工作　各级各类医院和基层医疗卫生机构均为死因监测工作的责任报告单位。

（1）院内死亡，由临床医生填写死亡医学证明书，并由专人通过网络直报系统填报死亡个案信息。

（2）院外死亡，应当建立村（居）委会、乡镇（街道）、县（区）逐级死因数据报告网络，防保人员和临床医生负责开展死因流行病学调查，填写死亡医学证明书，并通过网络直报系统填报死亡个案信息。

各级疾控中心按照规范要求审核死亡卡片信息，并定期向下级反馈核查结果，开展经常性的培训工作，促进死亡医学证明书填写质量的提高。

4. 培训与督导　编写和更新死因监测、漏报调查、督导检查等培训教材，包括教程、试卷等，定期培训监测工作人员，提高监测技能。

制定死因监测工作督导方案，统一工作流程，分级组织督导与检查责任单位的死因监测工作，并及时向相关部门书面报告反馈督导检查情况。

5. 漏报调查　漏报是人口死亡信息登记中普遍存在的问题，为评价和提高全省人口死亡信息登记工作质量，测算各地漏报率，评估监测数据完整性，从而确保相关核心指标测算的准确性。

制定漏报调查实施方案，定期抽取样本，了解数据的完整性，复查死因诊断的准确性，评估漏报情况。合理使用漏报调查结果调整常规监测数据，评价死因监测工作的质量。

6. 资料的管理与利用　按照数据管理要求定期备份、长期保存监测数据；制定数据分析方案，定期分析监测数据，完成常规分析报告，及时上报和反馈监测信息。建立数据共享和使用制度，按照规定使用数据和提供信息咨询服务。

（三）实施

1. 疾控机构　各级疾控机构依据基本职责，在卫生行政部门的组织协调下，承担如下任务。

（1）负责建立健全死因监测系统，制定、完善、执行死因监测工作规范和技术方案。

（2）制订培训计划，分级组织开展死因监测工作的培训和对疾病监测点监测人员的培训。

（3）对下级和监测点死因监测工作提供技术指导，开展现场督导检查，了解死因监测现场工作开展情况，及时发现和解决问题。

（4）及时审核网络报告数据，定期（月、季度、半年、年）对死亡数据、人口资料进行质量评价，编制质量分析报告，促进提高死因网络报告数据质量。

（5）负责疾病监测点死因数据的收集、管理和分析，按照月、季和年度对监测数据进行整理，并形成数据分析报告，及时逐级反馈数据报告地区。

（6）定期对疾病监测点死因监测工作进行漏报调查，对辖区死因监测漏报情况进行评估，调整监测结果。

（7）负责死因登记信息系统的维护，数据备份，确保数据安全；编写监测报告，及时发布数据，并为专业机构和相关部门提供技术支持。

（8）开展国际、地区间合作和应用性科学研究。

2. 基层医疗卫生机构

（1）社区卫生服务中心和乡镇卫生院：指定专门人员负责所辖街道的死因监测管理工作；收集所辖服务站、卫生室的死因登记信息，统一上报；对死因明确的个案进行网络直报；对死亡原因不明的个案，开展死因推断并进行网络直报；及时复核辖区疾控机构反馈的有关死亡原因不明的个案；配合收集所辖街道、乡镇上一年度分年龄和性别的人口等资料，并提供给辖区疾控机构。

（2）社区卫生服务站和村卫生室：指定专门人员负责出具死亡证明，按照要求定期上报到所属社区卫生服务中心、乡镇卫生院；及时复核上级反馈的信息或死因不明的个案。

3. 医院　依据死因监测规范，建立院内死因登记报告流程和步骤，规范填写死亡医学证明书，定期进行院内考核和评价。

指定专门人员定期收集、审核本医院出具的死亡医学证明书，审核合格后通过网络进行直报，并及时复核辖区疾控机构反馈的信息。

（四）流程和步骤

死因信息报告流程见图13-2。

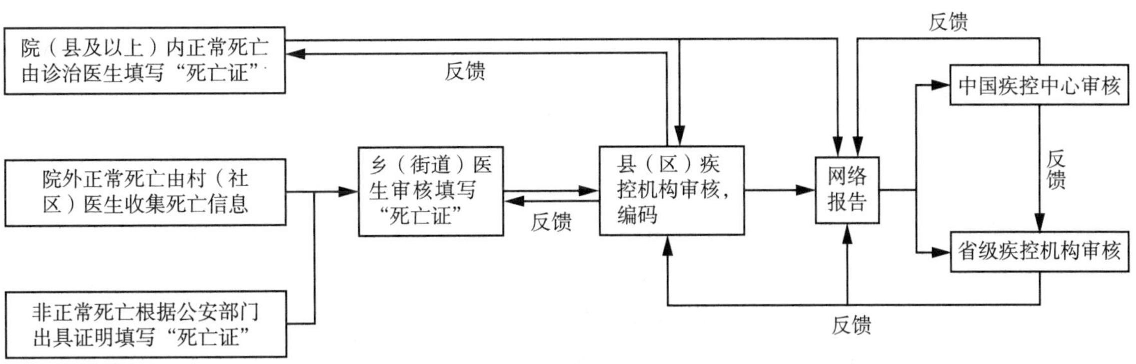

图13-2　死因信息报告流程图

二、肿瘤登记报告

（一）目标

建立和完善符合我国国情的肿瘤登记报告系统，反映我国城乡不同地区、不同人群的居民肿瘤发病、死亡、生存状态，为国家和辖区肿瘤防治提供相关信息。

（二）内容和方法

1. 制定肿瘤登记工作方案，组织培训 制定肿瘤登记工作方案，建立肿瘤新发和死亡病例登记报告制度，规范工作程序，明确肿瘤登记报告单位和管理单位职责、工作内容和质量控制要求，统一印制报告卡片及有关表格，分级培训登记报告相关人员。

2. 登记资料的收集 建立健全人口死因登记报告制度，收集肿瘤登记资料，包括人口资料、新发病例资料和死亡资料。肿瘤新病例的报告范围是全部恶性肿瘤（ICD-10：C00-C97）和中枢神经系统良性肿瘤（ICD-10：D32.0-D33.9）。死亡资料主要用于补充发病资料和评价登记质量等。

3. 登记资料的验收和编码 检查卡片书写情况，剔除非恶性肿瘤和非本地区常住户口的病例。统一采用世界卫生组织（WHO）编制的国际疾病分类第10版（ICD-10）中肿瘤部分或国际疾病分类肿瘤学分册（ICD-O）系统编码规则，对主要人口学项目和肿瘤分类项目进行编码。

4. 死亡补充发病和剔除重复卡 肿瘤登记报告管理单位每年应当将收集的肿瘤死亡资料与肿瘤报告资料进行核对。

（1）补填肿瘤发病卡：对只有死亡卡而没有病例报告卡的发病漏报病例，应当进行追溯调查，获得肿瘤的部位、病理学类型、诊断日期等诊断信息后，及时按规范补填。

（2）剔除重复报告卡。

5. 肿瘤病例的随访 肿瘤报告管理单位应当按属地化管理原则组织肿瘤病人户籍所在地的社区卫生服务中心（站）或乡镇卫生院（村卫生室）定期随访，进行健康促进与干预。随访要有记录，并及时归档或录入计算机。

6. 肿瘤登记质量与审核督导 肿瘤报告管理单位负责分级定期考核及督导。按照规范，对登记报告实施过程、数据质量进行评价，发现问题及时指导改进。

7. 登记资料的保存与利用 登记资料定期备份，登记报告卡经编码、剔重录入并完成年度统计后，应当按照规则存放、备份，以备核查。各级肿瘤登记报告管理单位应当及时整理分析资料，编写肿瘤登记分析报告，并向同级卫生行政部门和上级业务机构报告。各级卫生行政部门应当定期发布辖区肿瘤发生、死亡情况。

（三）实施

由辖区卫生行政部门按职责分工，明确辖区所属疾控机构或肿瘤防治办公室为肿瘤登记报告管理单位；医疗机构为肿瘤登记报告单位。具体任务如下。

1. 肿瘤登记报告管理单位

（1）国家癌症中心：为国家级技术支持单位，负责项目方案的制定，技术培训，督导检查和项目验收等工作。

具体任务：制定、修订全国肿瘤登记报告工作、质控、评价、漏报调查等方案和制订年度工作计划，定期组织对省级的质控、登记点现场督导、评价，组织开展肿瘤登记工作人员分级培训，提供技术指导；汇总、分析登记资料，按照规定编制各种报表，分析上报并反馈有关部门，及时出版《中国肿瘤登记年报》。

（2）省级：根据国家方案结合实际，制订实施方案、工作计划；按国家统一的工作规范，组织开展辖区肿瘤登记报告工作；定期培训，对合格人员及时登记注册；组织开展日常技术指导、督导，定期质量检查和漏报调查，并协调解决登记工作中出现的问题；及时收集辖区肿瘤登记数据，审核数据质量，并及时上报上级业务管理机构；定期分析辖区登记数据，报告卫生行政部门和反馈有关基层单位。

（3）地级和县级：组织和指导登记报告单位开展肿瘤登记报告；负责收集登记审核分析、整理编码、查重录入新发病例报告；开展新发病例核实，组织督导、质控和考核，撰写工作报告，及时反映评估结果；定期对有关人员进行技术培训和指导；根据当地死因统计部门获得的死亡资料，及时做好死亡补发病工作；定期与当地公安、统计部门获取人口资料；按时编制分析上报辖区各类统计报表、登记资料，并按照国家档案管理有关规定，对各种新发病例原始资料、统计报表等相关资料归档保存。

2. 肿瘤登记报告单位

（1）具有肿瘤诊治能力的医疗机构按规范填写肿瘤登记报告卡。明确诊治肿瘤病例的责任医生，在病例确诊1周内填写肿瘤登记报告卡；配备专人负责肿瘤登记报告卡收集、登记、上报及计算机录入。协助肿瘤登记报告管理单位确诊肿瘤病例相关资料的核对、随访。

（2）社区卫生服务中心或乡镇卫生院明确专人填写报告新发肿瘤病例报告卡及完成相关资料的核对、上报，并建立档案，定期随访。

（3）村卫生室乡村医生填写报告户籍所在地新发肿瘤病例报告卡及完成相关资料的核对、上报和随访。

（四）流程和步骤

肿瘤登记报告的工作流程和步骤见图13-3。

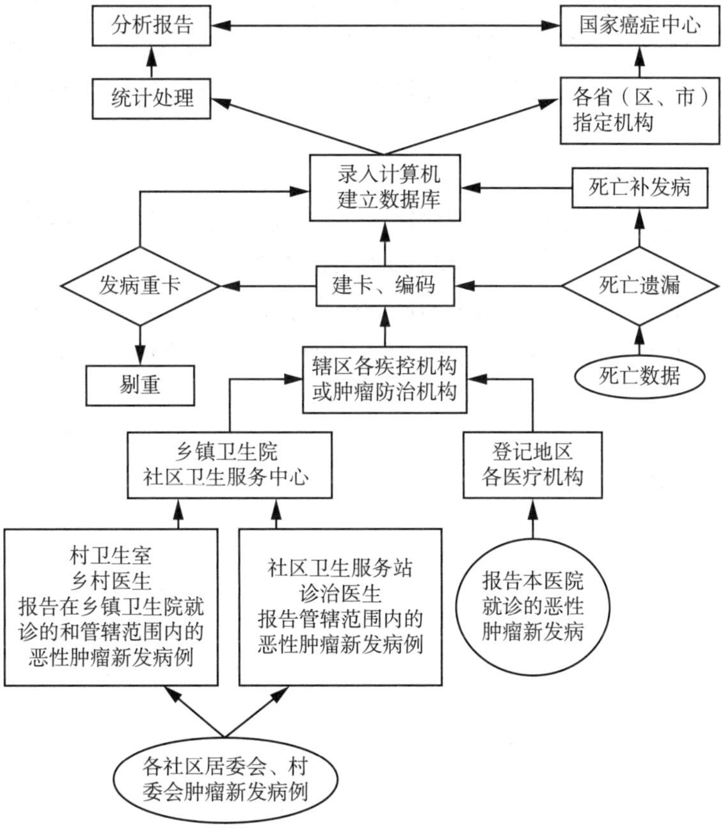

图13-3 肿瘤登记工作流程图

三、卒中和心肌梗死病例报告

（一）目标

对辖区内的急性心肌梗死和心脏性猝死、卒中（包括原发性脑实质出血、脑栓塞、脑血栓形成、蛛网膜下腔出血）病例进行报告，为分析评价疾病发生、流行、控制、预后和预防控制效果、卫生决策、科学研究提供数据支持。

（二）内容和方法

1. 报告病种 以具有重大公共卫生意义，并较容易确诊的急性心肌梗死（I21-I22）、心脏性猝死（I46.1）、卒中（I60-I64）（指原发性脑实质出血、脑栓塞、脑血栓形成、蛛网膜下腔出血）等心脑血管事件作为报告病种，并用ICD-10进行编码。

2. 报告方法和方式 建立卒中和心肌梗死的病例登记报告网络。采用卡片和/或网络报告的方式。有条件的地区从医院信息管理系统（hospital information system，HIS）抽取相关信息。

3. 报告对象和范围 对本辖区医院就诊的所有病例进行登记报告。

（三）实施

1. 疾控机构

（1）中国疾控中心会同国家心血管病中心、全国脑防办等组织制定卒中和心肌梗死病例报告工作方案，开展技术培训、督导检查，及时分析和发布数据。

（2）省级及以下各级疾控机构依据国家计划、方案，制订并实施辖区工作计划和方案，负责本辖区的培训、督导、质量检查，定期开展漏报调查，审核数据质量，剔重，死亡补发病，并及时整理上报数据；定期分析报告数据，并及时上报疾控机构和本级卫生行政部门，反馈给有关报病机构；做好本级报告数据的保存和管理。

2. 登记报告单位

（1）县级及城市二级以上医疗机构，按照辖区疾控机构要求，负责本规范规定疾病的登记报告工作。包括门急诊、住院和来院已死亡病例。将数据定期上报给属地疾控机构。

（2）基层医疗卫生机构在疾控中心提供的病例报告基础上，负责辖区内病例的核实和漏报病例的补报。对辖区内的病例进行核实、登记、随访，并定期向辖区疾控机构上报登记、随访情况。

（四）流程和步骤

登记报告的工作流程和步骤见图13-4。

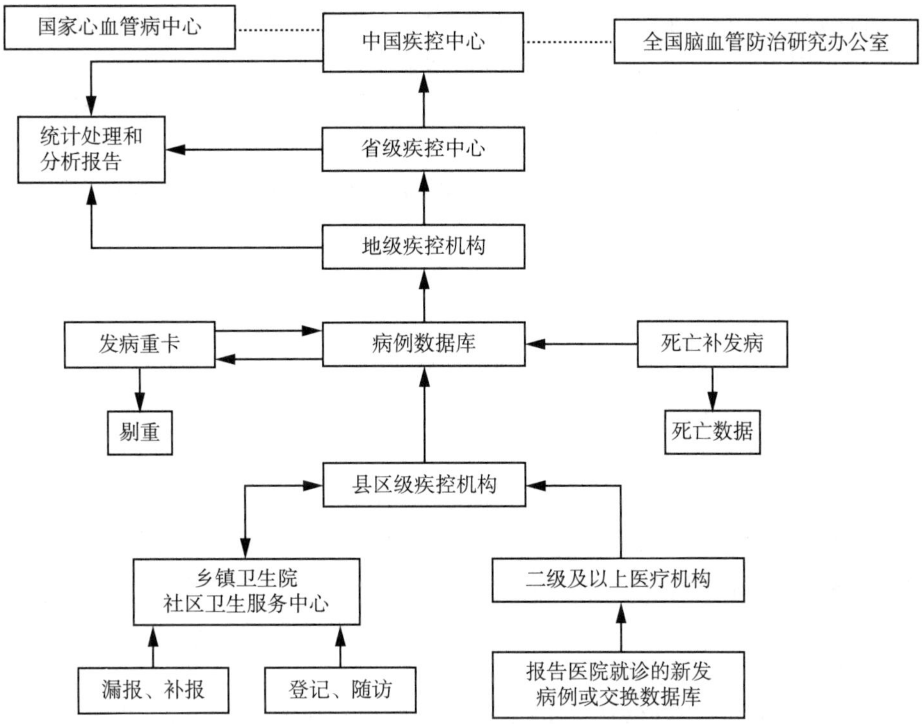

图 13-4　卒中和心肌梗死病例登记报告工作流程图

第三节　慢性病三级预防的评估

慢性病三级预防的评估即综合评估，是对国家、一定辖区范围内的慢性病防控情况，包括慢性病流行情况、防控工作情况和防控效果等开展综合评估。

一、目标

综合分析与评估慢性病的流行现状及变化趋势、应对策略及效果，为指导慢性病预防控制工作的开展、相关政策和规划的制定提供科学依据。

二、内容和方法

（一）评估内容

1. 慢性病流行情况

（1）慢性病的流行形势：死亡率、死因构成，高血压、糖尿病等主要慢性病的患病情况，冠心病、卒中、恶性肿瘤等发病情况。

（2）危险因素的流行形势：吸烟、饮酒、膳食不合理、身体活动不足，超重/肥胖、血压升高、血糖升高、血脂异常等，慢性病相关的社会决定因素。

2. 慢性病防控工作情况

（1）政策的制定与执行：有关公共政策的出台及其对慢性病发生的可能影响，慢性病防控政策的出台及执行情况等。多部门合作情况。

（2）工作项目的实施：慢性病监测的内容及覆盖面，适宜干预技术的开发及应用，主要干预措施的实施情况，技术指南的制定与推广情况，科学研究等。

3. 机构能力建设情况 慢性病防控机构的设置、人员配备、工作经费（包括国家专项经费、地方政府拨款以及其他来源的经费），能力培训等。

4. 慢性病防控效果 包括危险因素流行水平、疾病、健康管理，疾病管理和针对特定干预项目的指标等。

（二）评估指标

根据慢性病综合评估的需要，核心指标包括以下内容。

1. 慢性病流行形势的评估指标

（1）高血压患病率、糖尿病患病率。

（2）恶性肿瘤发病率、卒中发病率、急性心肌梗死发生率。

（3）慢性病总死亡率及占居民总死亡的构成比、恶性肿瘤死亡率、心血管疾病死亡率、脑血管疾病死亡率、慢性呼吸系统疾病死亡率。

2. 危险因素的评估指标

（1）预防和控制慢性病的核心知识知晓率、健康行为形成率。

（2）新建居民小区安置健身器材和设施的比例、居民步行10分钟内可到达健身场地的比例。

（3）吸烟率、青少年尝试吸烟率、医务人员吸烟率、女性吸烟率。

（4）人均每日钠盐摄入量、食用油摄入量、新鲜蔬菜水果摄入量。

（5）城乡居民经常参加体育锻炼的人数比例。

（6）成人超重和肥胖现患率、血压正常高值现患率、糖尿病前期现患率、血脂异常现患率。

3. 健康管理的评估指标

（1）成人每年血压测量率，成人高血压知晓率、治疗率、控制率、规范管理率。

（2）35岁以上成人每年血糖检测率，成人糖尿病知晓率、治疗率、控制率、规范管理率。

（3）35岁以上成人每年血脂检测率。

4. 慢性病防控工作的评估指标

（1）制定与执行的政策：所颁布、修定和执行与慢性病防控有关的法律法规的数量和情况；慢性病预防控制综合规划、部门规划、慢性病预防控制专项行动计划等的制订与执行情况。

（2）开展工作的情况：监测工作的覆盖人群、干预工作的开展情况、指南或规范的制定种类及执行情况。

5. 能力建设的评估指标 疾控机构慢性病防控科（所）的设置、人员数量及人员占单位人员总数的比例，接受和举办技术培训班的数量和培训的人（次）数、人员进修的人（次）数和比例。

6. 慢性病防控效果的评估指标 包括危险因素流行水平指标、疾病指标、健康管理和疾病管理指标、针对特定干预项目的指标。

（三）信息收集

（1）收集现有监测、患病报告数据，如死因与危险因素监测结果、患病或发病数据。

（2）文献回顾资料，如专题调查结果、历年统计年鉴。

（3）专题调查资料，如收集慢性病相关政策，调研慢性病预防控制工作开展情况。

（四）数据分析

开发、完善分析技术和方法，围绕目标与评估指标进行横向、纵向以及与目标差距综合分析。

（五）报告产出

评估的产出，最终形成综合评估报告。

三、实施

（一）疾控机构

各级疾控机构负责国家、辖区范围内的综合评估工作。

（1）制订国家、辖区评估计划和方案，每三年至少组织一次慢性病防控综合评估。

（2）研究、完善、调整和优化综合评估相关方法、技术、指标等。

（3）按方案逐级开展综合评估的技术指导和培训。

（4）撰写、上报和反馈辖区慢性病综合评估报告。

（二）基层医疗机构和医院

（1）参与各级综合评估计划和方案的制订和实施。

（2）配合疾控机构研究完善综合评估相关方法、技术、指标等。

（3）参与各级综合评估的技术指导和培训。

四、流程和步骤

1. 制订评估计划和方案　包括评估内容、评估指标、分析方法、选点和抽样方法、信息采集方法、人员培训方案、质量控制，时间进度等。

2. 培训人员　依据培训方案对参与评估人员就数据收集整理、指标界定与指标值计算以及统计分析方法与技术进行培训，统一标准和方法。

3. 实施评估　按照评估计划和方案，组织实施评估工作。

4. 完成评估报告　利用结果指导慢性病预防控制工作，及时向公众发布重要信息，并向有关部门提出政策建议。

知识拓展

健康四大基石

健康四大基石包括合理膳食、适量运动、戒烟限酒和心理平衡。这个概念由世界卫生组织在《维多利亚宣言》中首次提出，旨在帮助人们建立健康的生活习惯，从而预防和管理慢性病。这四个方面相互关联，共同促进整体健康。

合理膳食：指能提供全面、均衡营养的膳食，食物多样有助于满足人体各种营养需求。

适量运动：指根据个人身体状况选择适合自己的运动方式、强度和量，适度运动有助于提高身体素质和心理健康。

戒烟限酒：指避免吸烟和过量饮酒，这些习惯对健康有害，尤其是对心脏和呼吸系统有严重负面影响。

心理平衡：指保持积极向上的心态，应对日常生活中的压力，有效率地工作和学习。

本章小结

教学课件

执考知识点总结

本章涉及的2019版及2024版公共卫生执业助理医师资格考试考点对比见表13-1。

表13-1　2019版及2024版公共卫生执业助理医师资格考试考点对比

单元	细目	知识点	2024版	2019版
慢性病调查、监测与评估	慢性病及其危险因素调查	（1）调查目的和对象	新增	—
		（2）调查内容与方法	新增	—
		（3）现场调查工作流程	新增	—
		（4）资料分析、调查报告的撰写	新增	—
	慢性病相关信息报告	（1）死因监测	新增	—
		（2）肿瘤登记	新增	—
		（3）心脑血管疾病发病报告	新增	—
	慢性病三级预防的评估	（1）过程评估	新增	—
		（2）效果评估	新增	—

拓展练习及参考答案

（冼国佳）

第十四章　伤害流行病学

学习目标

素质目标：树立预防为主的观念，遵循“以人为本，预防为主”的理念。
知识目标：掌握伤害的概念；熟悉我国伤害的流行病学分布特征；了解伤害的预防策略与措施。
能力目标：能分析伤害事件发生的原因、预防控制措施，能进行伤害预防的健康教育。

案例导入

【案例】

2006年7月11日15时0分，深圳市某棉制品厂负责人庄某安排工人符某、李某等7人同他一起用一台3t的手动叉车搬运一台宽约2m、高2.3m、重约1t的压力机。压力机放在叉车臂上，两端伸出叉车臂，但没有固定。庄某自己拉叉车，符某等7人扶住压力机并配合庄某移动叉车，当叉车行至通道上一约10cm的挡坎时，叉车遇阻停住，此时叉车臂上的压力机失稳突然向前倾翻，庄某等人立即向后躲避，而在庄某右边的符某躲避不及被压力机砸中双大腿，庄某等人立即将压力机抬起，符某自己从压力机下爬出。后由120抢救，但最终因失血过多，符某于12日12时死亡。

【问题】

1. 导致本案伤害发生的原因是什么？
2. 形成本次伤害事故发生的构成因素有哪些？
3. 本事件导致的伤害是意外伤害还是故意伤害？

核心知识拆解

第一节　概　　述

世界卫生组织的报告，伤害与传染病、慢性病已成为危害人类健康的三大疾病负担。伤害已成为当前严重威胁人类健康与生命安全的重要公共卫生问题，也是世界各国的主要死亡原因之一。发生于2008年5月的汶川大地震所造成的重大伤亡突显了伤害这一公共卫生问题的重要性。目前，中国伤害死亡人数约占总死亡人数的10%，中国几乎承担了全球伤害负担的20%，68%的伤害死亡属于意外伤害，32%是故意伤害。当前最为常见的伤害主要有交通运输伤害、自杀、溺水、中毒、跌落等，导致的死亡例数占全部伤害死亡的79%左右。因而，全面认识伤害对居民健康和国家可持续性发展均具有重要意义。

一、伤害的概念

伤害（injury）是指由运动、热量、化学、电或放射线的能量交换超过机体组织的耐受水平造成的组织损伤和由窒息引起的缺氧，以及由此引起的心理损伤。伤害的本质特征指使身体组织或思想感情受到损害，即包括躯体伤害和精神伤害两个方面。随着心理和行为科学的发展以及人类认知的深化，伤害的内涵不仅拓展到精神伤害、突发事件应急管理、残疾预防和老年人跌倒，且外延到了运动伤害、娱乐伤害、玩具伤害、农业伤害、校园以及社区安全等。

二、伤害的分类

（一）按伤害发生的地点分类

伤害可分为家庭伤害、公共场所伤害、劳动场所伤害、体育和运动场所伤害、道路伤害、其他伤害。

（二）按造成伤害的意图分类

1. 故意伤害 指有目的、有计划地自害或加害于他人所造成的伤害。主要包括自杀或自害、他杀或加害、虐待、疏忽、斗殴、行凶、遗弃、与酒精和毒品消耗相关伤害、暴力性加害和战争。

2. 非故意伤害 指无目的（无意）造成的伤害。主要包括交通伤害、坠落/跌倒、医疗事故、烧烫伤、中毒、溺水和窒息、运动与休闲伤害、产品（消费品）伤害、职业伤害和其他，如割/刺伤、叮咬伤、碰撞/打击伤、电击伤、火器伤、训练伤、爆炸伤、气压伤。

（三）按伤害的性质分类

伤害可分为骨折，扭伤/拉伤，锐器伤、咬伤、开放伤，挫伤、擦伤，烧烫伤，脑震荡、脑挫裂伤，器官系统损伤，其他。

第二节 流行特征

一、全球伤害的流行特征

伤害是一个世界性公共卫生问题，是威胁人类健康与生命的主要原因，是人类主要死亡原因之一。全球死亡的十分之一是伤害致死，发展中国家的伤害死亡率高于发达国家；伤害是低年龄人群的首位死因，伤害死亡的高发年龄为15～59岁，伤害死亡中男性占三分之二，大多数伤害的发生率和死亡率均为男性高于女性；伤害的死亡原因主要是交通事故、自杀、战争伤害、火灾与烧伤、暴力、职业伤害和溺水等；儿童、青少年伤害死亡呈上升趋势；由于危险职业从业人员的减少和自动化程度提高，以及交通工具和道路等的安全性能的提高等因素，在发达国家职业性伤害和道路交通伤害的发生有逐步下降的趋势。

知识拓展

伤害的现况

伤害预防控制事关居民的安全和健康、生命及生活，与国民经济发展、人民安居乐业和社会繁荣息息相关。全球每年有数以亿计的居民遭受伤害，700万人死亡，1500万人因伤害遗留功能障碍，800万人终身残疾。WHO指出，2020年人类前三位死亡原因将是心血管疾病、伤害和神经精神疾病。

二、我国伤害的流行特征

在中国，伤害日益成为一个严重的公共卫生问题。我国居民伤害死亡率为52.6/10万，伤害死亡前三位原因是自杀、道路交通伤害和溺水。自杀已成为15～34岁人群的第一位死因。《中国伤害预防报告》显示，儿童青少年和老年人是伤害发生的高危人群，我国14个省7～18岁中小学生中，在过去一段时间内发生过伤害的占35%～50%，其中13～15岁明显高发，主要伤害是跌伤、锐器伤、碰撞伤、交通伤和烧烫伤。老年人的伤害首位原因是跌倒，发生率约20.7%，且女性多于男性，农村多于城市。我国道路交通伤害以东部地区最高，中部最低，比较严重的地区为西藏、宁夏、新疆、青海等西部地区和浙江、广东沿海地区。道路交通伤害死亡人员中男性多于女性，男女性别比为3∶1。中国道路交通伤害的影响因素是机动车数量剧增，道路建设发展速度低于经济增长速度，道路安全系统不能满足道路交通发展的需要，而发生道路交通伤害的主要原因是司机的不良驾驶行为和不遵守交通规则，其中超速行驶更是最危险的因素。

三、伤害的研究内容

（一）伤害发生原因

1. 生物因素 动物、昆虫和有毒/有害的植物。

2. 物理因素 动能、热能、电能、辐射能、压力和窒息等。

3. 化学因素 化学品及其反应产物所造成的急、慢性危害。

（二）影响伤害发生的因素

1. 宿主因素 ①年龄、性别、职业、民族、文化程度等。②生理、心理、性格、嗜好和行为、生活方式等。

2. 环境因素 ①自然环境因素：气温、气湿、气压、地理地貌、地域差异等。②社会环境因素：亦称社会支持环境，指的是一个国家和地区是否有相应的伤害预防的法律、法规及其执行的程度，包括生产和生活环境、安全法规、安全设施、经济与消费水平、教育、医疗条件等。

（三）伤害的测量指标

常用伤害的测量指标包括伤害发生率、伤害死亡率、潜在减寿年数、伤残调整寿命年。

1. 伤害发生率 指单位时间内（通常是年）伤害发生的人数与同期人口数之比，是进行伤害研究与监测常用的指标。

2. 伤害死亡率 指因伤害致死的频率。可以计算伤害的总死亡率，也可以按照伤害的种类计算分年龄别、性别等人群特征的死亡率。其计算见公式14-1。

$$伤害死亡率=\frac{某人群因伤害死亡人数}{同时期该人群平均人口数}\times 100\,000/10万 \qquad 公式14\text{-}1$$

3. 潜在减寿年数（potential years of life lost，PYLL） 指某病某年龄组人群死亡者的期望寿命与实际死亡年龄之差的总和，即死亡所造成的寿命损失。PYLL是人群中疾病负担测量的一个直接指标，也是评价人群健康水平的一个重要指标。PYLL可用于衡量某种死因对一定年龄组人群的危害程度，也即是反映出对各年龄组人群的危害大小。

4. 伤残调整寿命年（disability-adjusted life year，DALY） 指从发生伤害到死亡（或康复）所损失的全部健康生命年。是由早死所致寿命损失年（years of life lost，YLL）和疾病所致伤残引起的健康寿命损失年（years lived with disability，YLD）两部分的和。DALY是因各种疾病造成的早死与残疾对健康损失寿命年的综合指标。

第三节　预防策略与措施

对于伤害的防制是一项社会系统工程，涉及多个部门和机构的相互合作，包括医疗卫生、公检法、工农业、交通运输、文化教育、宣传、技术监督、社会保障、工商、旅游、残联等。伤害防制必须把健康教育与健康促进、自救互救、现场调查、临床救护、功能恢复、基础研究以及社会各界的积极参与有机地结合起来，建立和发挥学科间、部门间的有效协作，才能达到减少伤害的发生、死亡和残疾的目的。

一、伤害的三级预防

（一）伤害预防的策略

1. 全人群策略 针对全人群，可以是社区居民、工厂职工、学校师生开展伤害预防的健康教育。

2. 高危人群策略 针对伤害的高危人群，有针对性地开展伤害预防教育与培训。

3. 健康促进策略 针对所处的环境，提出环境与健康的整合策略。

（二）伤害的三级预防措施

第一级预防即病因预防，在伤害发生前采取相应的预防措施；第二级预防是在伤害发生时采取院前急救与医院治疗等措施；第三级预防是在伤害发生后期阶段对受试者施行康复与照料等措施。

二、伤害的综合干预

伤害防制的根本在于设计、装备、立法、监督和教育，政府行为在此过程中所起的作用是至关重要的。国外学者把伤害作为一项政府行为进行综合干预，即5个“E”干预，其主要内容如下。

1. 经济干预（economic intervention） 通过强制惩处制度或经济鼓励的手段规范人们行为，远离伤害。

2. 工程干预（engineering intervention） 通过对环境改善与产品的设计和革新，减少和消除伤害发生的危险。

3. 教育干预（educational intervention） 通过健康教育和普及安全知识，增强人们对伤害危险的认识、自我保护意识及行为方式的改变达到预防伤害的目的。

4. 即时援助和紧急护理（emergency care and first aid） 通过建立伤害急救系统，采取针对性自助或援助措施，使受伤害的个体或群体即时有效的现场处理或送往医院途中的紧急救护，挽救伤害病人生命，减少伤残发生、提供生命质量。

5. 强制干预（enforcement intervention） 国家通过法律及法规对伤害的危险行为进行干预，防范伤害。

三、常见伤害的防制

交通伤害、自杀、溺水、跌倒与职业伤害和中毒目前造成的死亡超过了全部伤害死亡的80%以上，在中国伤害死亡构成中，自杀占30%、车祸占20%、溺水占13%，伤害带来的潜在寿命损失和疾病负担已明显高于癌症和心血管疾病，是现阶段预防控制工作的重点。以下针对前三项进行简要概述。

（一）交通伤害的防制

交通伤害包括机动车交通事故与机动车以外的运输事故，是目前世界各国面临的一个主要的、不容忽视的、可预防和控制的公共卫生问题。我国道路交通伤害的危害性与严重性不仅造成居民的死伤和残疾，而且带来每年超过12.5亿美元的经济损失和1260万潜在寿命损失，在各种伤害中对劳动人口健康的威胁最大。

1. 危险因素 ①自然环境方面，如气候、地理、地域。②驾驶员方面，如视力、技术经验、疲劳、心理、生活事件、酗酒、疾病。③道路规划管理状况。

2. 防制措施 ①建立健全交通安全法规，加强交通管理。②开展广泛的道路交通安全健康教育工作。③加强道路工程建设，优化路况。④加强管理机构建设，提高管理人员素质。⑤提高交通工具的安全性能。⑥建立健全急救机构。⑦加强交通伤害监测。

（二）自杀的防制

自杀包括自杀未遂和自杀死亡，是很多国家前10位死因之一，是伤害中前2位的死因之一。根据国际卫生组织的资料，我国每年约有200万人自杀未遂，即每分钟有3人自杀未遂。1998年全国自杀及自伤共造成883.7万伤残调整寿命年（DALY）损失，占全部疾病负担的4.2%。研究表明，每发生1例自杀，将有5～6名与自杀者密切相关人员会遭受严重的心理创伤。

1. 危险因素 自杀的主要危险因素是精神障碍、负性生活事件和年老。诸如重大疾病、精神疾病、酒精或其他物质滥用、绝望或冲动、寻求卫生保健障碍、人际或社会关系丧失、失业或经济困难、自杀未遂史或家族史等。

2. 防制措施 ①全球各国多部门合作，提高公众自杀预防意识。②加强自杀预防政策和规划研究，对高危人群进行疏导和治疗。③减少自杀工具的可及性。④社区初级卫生保健人员的培训。⑤建立社区预防工作网络。⑥高发地区进行自杀预防专项研究。⑦加强社区健康教育和咨询服务。

（三）溺水的防制

溺水是非故意伤害的一种。我国溺水死亡率呈逐年下降趋势，但总体较之发达国家仍属较高水平。流行病学分布特征表现为：农村高于城市，主要集中在南方各省；一年四季均有发生，7月份为高峰；男性高于女性，年龄高峰为1～4岁，随后呈下降趋势，15岁以后平稳。

1. 危险因素 年龄小、不识水性、不识环境、游泳或失足落水、车船事故、职业工作等导致。

2. 防制措施 ①开展社区健康教育，加强对儿童等高危人群的监管保护。②隔离水体，提高安全性，在危险地带设立警示标志或防护设施。③救护技术培训，提高溺水后及时援助和急救能力。④针对水上作业人员作业特点，进行安全教育，严格遵守操作规程。⑤加强监测提高管理服务能力。

本章小结

教学课件

执考知识点总结

本章涉及的2019版及2024版公共卫生执业助理医师资格考试考点对比见表14-1。

表14-1　2019版及2024版公共卫生执业助理医师资格考试考点对比

单元	细目	知识点	2024版	2019版
伤害流行病学	基本概念	（1）伤害的基本概念及主要分类	新增	—
		（2）伤害发生的原因及影响因素	新增	—
	预防策略与措施	（1）策略	新增	—
		（2）措施	新增	—

拓展练习及参考答案

（苗　颂）

第十五章　突发公共卫生事件流行病学

学习目标

素质目标：对突发公共卫生事件流行病学产生浓厚兴趣，愿意从事突发公共卫生事件的处置工作，愿意为保障人民健康作出自己的贡献。

知识目标：掌握暴发的概念与种类、暴发调查的方法和步骤。

能力目标：能初步掌握暴发调查的方法步骤，能在遇到突发公共卫生事件时，运用相关知识来处置事件，并提出建议措施。

案例导入

【案例】

SARS事件

SARS事件是指SARS于2002年发生。截至2003年8月16日，中国大陆累计报告SARS临床诊断病例5327例，治愈出院4959例，死亡349例。中国香港：临床诊断病例1755例，死亡300例。中国台湾：临床诊断病例665例，死亡180人。2002年12月5日，在B市打工的C市人黄某某感觉不舒服，像是风寒感冒，在诊所治疗效果不好，13日回到C市，治疗几天后症状进一步加重，16日被送到C市人民医院，第二天病情加剧，呼吸困难，被送到D市医院，成为世界首例报告的SARS病人。C市将有关情况报告当时的省卫生厅，不久后E市同时出现了几起医护人员受感染的病例，A省派出专家调查小组到E市调查，并在2003年1月23日向全省各卫生医疗单位下发了调查报告，要求有关单位引起重视，认真抓好该病的预防控制工作。3月10日，中国香港报道在过去的几天内，有10多名医护人员出现发热及上呼吸道感染症状，并发现该病具有传染性。3月12日，世界卫生组织发出了全球警告。3月15日，世界卫生组织正式将该病命名为SARS。此后，世界很多地方都出现了SARS的报道，SARS从东南亚传播到澳大利亚及欧洲和北美。印尼、菲律宾、新加坡、泰国、越南、美国、加拿大等国家都陆续出现了多起SARS病例。3月25日，美国疾病控制预防中心和中国香港大学微生物系宣布，SARS病原体是来自猪的“冠状病毒”。4月16日，世界卫生组织在日内瓦宣布，确认冠状病毒的一个变种是引起SARS的病原体。2003年7月13日，全球SARS病人人数、疑似病例人数均不再增长，本次SARS疫情基本结束。

【问题】
1. SARS早期的哪些情况引起了专业人员的警觉?
2. 病原体没有明确之前，我们是不是就束手无策了呢?
3. 为有效应对不明原因或新发传染病疫情，我们应该加强哪些方面工作?

核心知识拆解

第一节　概　　述

一、突发事件的定义与分类

1. 突发事件的定义　2007年11月1日，《中华人民共和国突发事件应对法》施行，把突发事件定义为“突然发生，造成或可能造成严重社会危害，需要采取应急处置措施以应对的自然灾害、事故灾害、公共卫生事件和社会安全事件”。

2. 突发事件的分类　根据突发事件的发生过程、性质和机制，突发公共事件主要分为自然灾害、事故灾难、公共卫生事件、社会安全事件四类。

（1）自然灾害：如水旱灾害、气象灾害、地震灾害、地质灾害、海洋灾害、生物灾害和森林草原火灾等。

（2）事故灾难：如工矿商贸等企业的各类安全事故、交通运输事故、公共设施和设备事故、环境污染和生态破坏事件等。

（3）公共卫生事件：主要包括传染病疫情、群体性不明原因疾病、食品安全和职业危害、动物疫情，以及其他严重影响公众健康和生命安全的事件。

（4）社会安全事件：主要包括恐怖袭击事件、经济安全事件和涉外突发事件等。

二、突发公共卫生事件的定义和特征

（一）突发公共卫生事件的定义

2002年底到2003年上半年，我国多个省、自治区和直辖市暴发了SARS，为了抗击SARS，2003年5月9日，国务院颁发了《突发公共卫生事件应急条例》，该条例对突发公共卫生事件给出了明确的定义，主要指突然发生，造成或可能造成社会公众健康严重损害的重大传染病疫情、群体不明原因疾病、重大食物和职业中毒以及其他严重影响公众健康的突发事件。

（二）突发公共卫生事件的特征

1. 突发性和意外性　突发公共卫生事件虽然存在着发生征兆和预警的可能，但往往很难对其作出准确预测和及时识别。首先，由于其确切发生的时间和地点具有不可预见性，如重大疫情和食物中毒，很难预测其发生时间和地点。其次，突发公共卫生事件的形成常常需要一个过程，开始可能其危害程度和范围较小，对其蔓延范围、发展速度、趋势和结局很难预测。如2019年以来，我国武汉首先发现新型冠状病毒感染疫情，疫情之初很难预测日后会波及世界各地，最后演变为经济危机和政治危机。

突发公共卫生事件的意外性是指其发生、发展可能出乎意料，这是一个相对的概念。如果监测系统敏感健全，更多的突发事件是有可能预料或预见的，使我们可以有计划地应对。

2. 频发性 造成我国突发公共卫生事件发生频繁的原因主要包括以下几种。

（1）近年来许多地区只注重经济发展，而忽视了对生态环境的保护，导致各种自然灾害的频发。

（2）抗生素滥用以及病原微生物的变异导致一些新发传染病、再发传染病及不明原因疾病的频繁发生。

（3）有毒有害物质滥用和管理不善导致化学污染、中毒和放射事故也逐年增多。

3. 多样性 我国地域广阔，人口众多，自然因素和社会因素复杂。导致突发公共卫生事件的种类也呈多样化特点，包括生物病原体所致疾病、食物中毒、不明原因引起的群体性疾病、有毒有害因素污染造成的群体中毒、急性职业中毒、各种自然灾害以及生物、化学和核辐射事件等多种类型。

4. 综合性 许多突发公共卫生事件不仅仅是一个公共卫生问题，还是一个社会问题，需要各有关部门共同努力，甚至全社会都要动员起来参与这项工作。因此，突发公共卫生事件的处理需要多部门联合参与，必须在政府强有力的领导下，才能最终恰当应对，并将其危害降低到最低程度。

5. 群体性 突发公共卫生事件的群体性是指事件危害的不是少数的个体，而是牵涉面较大的社会群体，具有公共卫生属性。

6. 国际性 伴随着全球化进程的加快，突发公共卫生事件的发生具有一定的国际互动性。首先，一些重大传染病可以通过交通、旅游、运输等各种渠道进行远距离传播；其次，由于突发公共卫生事件影响的主要是社会公众，一旦某地发生突发公共卫生事件，将很快成为媒体及公众关注的焦点。一个政府应对突发事件的能力、时效和策略反映了政府对公众的关心程度，因此，突发事件的处理是否得当势必影响到政府的国际声誉。

7. 危害性 突发公共卫生事件一旦发生，轻者可以在短时间内造成人群的中毒、发病，重者可以造成大量死亡等。一方面会对人们身心健康产生危害，可能在很长时间内在人们心灵深处产生阴影；另一方面可能会造成社会混乱，对社会稳定和经济发展产生负面影响。

三、突发公共卫生事件的分期

根据其发生、发展的过程，一般可将其分为以下四个时期。

1. 潜伏期 又称酝酿期，即突发公共卫生事件发生前的先兆阶段，事件还没有暴发，但已经有迹可循，对这些先兆处理得好，事件往往可以得到避免，否则就会进入下一个阶段。因此，我们平时应积极做好准备，制定各种方案、预案，定期培训专业人员，建立和完善监测预警机制，力争在突发公共卫生事件发生的先兆阶段就可以识别，并采取及时有效的应对措施。

2. 暴发期 即事件发生期。由于突发公共卫生事件具有突发性，再加上难以对其发生时间和地点进行准确预测，也就是说突发公共卫生事件在酝酿期难以被识别，往往在被发现时，事件已经迅速演变，并出现暴发。此期要求具备快速反应能力，及时控制事件并防止其蔓延。

3. 消退期 即事件控制期。各种防控措施已经使用上，但事件仍在发展，但发展速度减慢，得到遏制。事件逐渐得到控制，但没有得到彻底解决。

4. 恢复期 即消除期、事件平息期。事件得到完全解决，人民群众生活秩序和社会秩序恢复正常。

四、突发公共卫生事件的分类

突发公共卫生事件分类是一个比较复杂的问题，目前尚无一个公认的分类。根据突发公共卫生事件的定义，可将其分为四类。

1. 重大传染病疫情　主要指病毒、细菌、寄生虫等病原微生物导致的传染病区域性暴发、流行。

2. 群体不明原因疾病　指在短时间内，某个相对集中的区域内同时或相继出现具有共同临床表现的多位病人，且病例不断增加，范围不断扩大，又暂时不能明确原因的疾病。

3. 重大食物和职业中毒　食物中毒指摄入了含有生物性、化学性有毒有害物后或把有毒有害物质当作食物食入后出现的非传染性的急性或亚急性疾病，属于食源性疾病的范畴。职业中毒指职业危害性因素造成的人数众多或伤亡较重的中毒事件。

4. 其他严重影响公众健康的事件　此类事件很多，包括以下几点。①有毒有害因素污染造成的污染：这类公共卫生事件为污染所致，如水体污染、大气污染、放射污染，波及范围较广。同时，有毒有害物质污染常常会对下一代造成极大的危害。②自然灾害：主要指地震、洪涝灾害、干旱等自然灾害造成的人员伤亡及疾病流行等。③三恐事件：主要指生物、化学、核和辐射恐怖事件。④预防接种出现的群体性异常反应。⑤传染病菌种、毒种丢失等。

五、突发公共卫生事件的分级

突发公共卫生事件类型多样，其性质、影响的范围以及造成的社会危害也各不相同，因此，采取的控制措施和管理的主体也不尽相同。

突发公共卫生事件分为4个等级，除了根据事件严重程度，一个重要的原因是与我国现行的行政管理体制密切相关。我国现行的行政管理体制分为四级（国家、省、地、县），为了明确每一行政级别在突发公共卫生事件应急反应中的职责，强调突发公共卫生事件应急处理中统一领导，分级负责的原则，相应地，我国将突发公共卫生事件分为四级。分别为特别重大（Ⅰ级）、重大（Ⅱ级）、较大（Ⅲ级）、一般（Ⅳ级）四个级别，依次用红色、橙色、黄色和蓝色进行预警。

第二节　突发公共卫生事件的风险评估

近年，各种突发事件呈上升趋势，卫生应急管理和决策的复杂性和难度日益增加。风险评估是风险识别、风险分析、风险评价的全过程；是突发事件公共卫生监测预警的重要环节，及早发现、识别和评估突发事件公共卫生风险，有助于风险应对策略的选择，为决策者提供信息，有助于明确需要优先处理的风险事件，对有效防范和应对突发公共卫生事件具有重要意义。

一、突发事件公共卫生风险评估的概念与方法

（一）概念

突发事件公共卫生风险评估是指通过风险识别、风险分析和风险评价，对突发公共卫生事件或其他突发事件的公共卫生风险进行评估，提出风险管理建议的过程。

（二）方法

风险评估通常采用定量分析、定性分析以及定量与定性相结合的分析方法。在突发事件公共卫生风险评估工作中，常用的分析方法有专家会商法、德尔菲法、风险矩阵法、分析流程图法等，其优缺点详见表15-1。

1. 专家会商法 指通过专家集体讨论的形式进行评估。

2. 德尔菲法 是指按照确定的风险评估逻辑框架，采用专家独立发表意见的方式，使用统一问卷，进行多轮次专家调查，经过反复征询、归纳和修改，最后汇总成专家基本一致的看法，作为风险评估的结果。

3. 风险矩阵法 是指由有经验的专家对确定的风险因素的发生可能性和后果的严重性，采用定量与定性相结合的分析方法，进行量化评分，将评分结果列入二维矩阵表中进行计算，最终得出风险发生的可能性、后果的严重性，并最终确定风险等级。

4. 分析流程图法 是指通过建立风险评估的逻辑分析框架，采用层次逻辑判断的方法，将评估对象可能呈现的各种情形进行恰当的分类，针对每一类情形，梳理风险要素，逐层对风险要素进行测量和判别，分析评估对象或情形的发生可能性和后果的严重性，最终形成风险评估的结果。

表15-1 风险评估的常用方法对比

方法	优点	缺点
专家会商法	组织实施相对简单、快速，不同专家可以充分交换意见，评估时考虑的内容可能更加全面	意见和结论容易受到少数“权威”专家的影响，参与评估的专家不同，得出的结果也可能会有所不同
德尔菲法	专家意见相对独立，参与评估的专家专业领域较为广泛，所受时空限制较小，结论较可靠	准备过程较复杂，评估周期较长，所需人力、物力较大
风险矩阵法	量化风险，可同时对多种风险进行系统评估，比较不同风险等级，便于决策者使用	要求被评估的风险因素相对确定，参与评估的专家对风险因素的了解程度较高，参与评估的人员必须达到一定的数量
分析流程图法	直观表达，便于操作，逻辑性强，考虑全面，可预先建立逻辑框架，易使参与人员的思路统一，便于达成评估意见	层级过多，计算复杂，测量难度大，需要较强专业能力和逻辑思维能力，不同地区存在异质性，需要调整逻辑框架和影响因素的测量

二、突发事件公共卫生风险评估的实施步骤

突发事件公共卫生风险评估是对可能引发突发公共卫生事件的相关风险系统地进行识别、分析和评价的过程，可归纳为计划和准备、实施、报告等三方面。

（一）计划和准备

包括评估议题的确定、评估方法的选择和人员确定、数据资料和评估表单的准备等。

（二）实施

包括风险识别、风险分析、风险评价和提出风险管理（预警、控制措施等）建议。

1. 风险识别 风险识别是指发现、确认并描述风险要素的过程。只有做好风险识别，才能正确地分析风险因素，更好地评估公共卫生风险，为制定卫生应急对策服务。

2. 风险分析　风险分析是认识风险属性并确定风险水平的过程，即通过分析比较用于确定风险的发生可能性、后果严重性和脆弱性的相关资料，得出风险要素的风险水平。

3. 风险评价　风险评价是将风险分析结果与风险准则相对比，确定风险等级的过程。

4. 风险管理建议　风险管理建议是根据风险等级和可控性，分析存在的问题和薄弱环节，确定风险控制策略，依据有效性、可行性和经济性等原则，从降低风险发生的可能性和减轻风险危害等方面，提出预警、风险沟通及控制措施的建议。

（三）报告

包括风险评估报告的撰写和报送等。

第三节　突发公共卫生事件的流行病学调查

一、突发公共卫生事件流行病学调查的目的

流行病学调查是主要针对疾病的暴发或流行等突发公共卫生事件展开的调查。流行病学调查的根本目的是及时控制疫情蔓延，确定病因（包括传染源、传播途径、高危人群以及危险因素），以便及时采取针对性措施控制疫情发展。

一般而言，流行病学调查有以下几个主要目的：①查明病因，或寻找病因线索及危险因素，为进一步调查研究提供依据。②控制疾病进一步发展，终止疾病暴发或流行。③预测疾病暴发或流行的发展趋势。④评价控制措施效果。⑤进一步完善已有监测系统或为建立新的监测系统提供依据。⑥培训专业技术人员。

二、暴发调查

突发公共卫生事件经常以疾病暴发或聚集性疫情的形势出现。疾病暴发是指在局限的区域范围和短时间内突然发生许多同类病例的现象。暴发调查主要包括组织准备、核实诊断、确定暴发或流行的存在、建立病例定义、核实病例并计算病例数、描述性分析（三间分布）、建立并验证假设、采取控制措施、完善现场调查和总结报告10个步骤。

（一）组织准备

组成现场调查组进行现场调查，调查组应明确调查目的和具体调查任务。

1. 人员安排　现场调查组一般应该包括组织带队者、流行病学、消杀、实验室和临床医学等专业人员，必要时还应增加其他卫生专业人员。现场调查组应有负责人，组织协调整个调查组在现场的调查工作，调查组成员应明确各自的职责。

2. 物资准备　现场调查组在奔赴现场前应准备必需的资料和物品，一般可以包括相关调查表（有时需要在现场根据初步调查结果现场设计调查表用于调查）和调查器材、现场预防控制器材、采样设备和相应的采样试剂、现场联系资料（联系人及联系电话）、电脑、照相机、个人防护用品、交通工具等。

3. 资料准备　方案指引、工具书、文献检索资料等。

（二）核实诊断

核实诊断的目的在于排除医务人员的误诊和实验室检验的差错。首先，收集病人的基本情况，如年龄、性别、地址、职业以及发病日期，对流行作出简单描述。其次，收集病人的症状、体征和实验室资料。最后，根据病例的临床表现、实验室检查与流行病学资料相互结合进行综合分析作出判断。

（三）确定暴发或流行的存在

接到暴发信息后，卫生专业人员必须仔细核查信息的真实性，排除疫情被人为地夸大和缩小的可能性。引起报告数量增多的可能原因有报告制度改变、监测系统调整、诊断方法和标准改变。经核实，暴发信息不真实，应立即向公众澄清事实，以免引起不必要的恐慌。若暴发真实存在，就必须立即采取下一步措施。

（四）建立病例定义

病例定义是一种归类的统一标准，是确定被调查对象是否纳入病例的依据，是统计发病人数的流行病学工具，不同于临床诊断标准。它的作用是确保纳入病例为同一疾病实体，排除非病例，减少病例的错分对研究带来的偏倚，真实反映疾病本身的变化和不同。现场调查中的病例定义应包括以下四项因素：即患病的时间、地点、人间分布特征以及临床表现或实验室信息。一般来说，定义病例最好运用简单、容易应用和客观的方法。病例定义制定原则：①尽量使用大多数病例都有的特征。②尽量使用一个特征涵盖大多数病例。③尽量使用某些病例会出现的少有的特征。④最好加上类似疾病共同的特征。⑤尽量考虑健康人群中突然出现但鉴别诊断病例不能解释的特征。

现场调查早期建议使用“较为宽松”的病例定义，使其更为敏感，以便发现更多可能的病例。根据不同的调查阶段可以分级制定病例定义具体如下。①疑似病例：少数或非典型的临床表现，敏感性较高，多用于调查初始阶段，描述疫情分布特征。②可能病例：有疾病典型临床表现，无实验室阳性结果。③确诊病例：疑似或可能病例＋实验室阳性结果，特异性高。可能或确诊病例多用于分析流行病学研究。

例如，某公司食物中毒暴发调查中各病例定义如下。①疑似病例：某公司参加12月4日活动的人员中出现呕吐、腹痛、腹泻等症状之一者。②临床病例：疑似病例中呕吐（每24小时呕吐≥1次）或腹泻（每24小时排便≥3次，且伴有粪便性状改变）症状之一者。③确诊病例：疑似病例或临床病例中肛拭子沙门菌培养阳性者。

（五）核实病例并计算病例数

核实病例的目的在于根据病例定义尽可能发现所有可能的病例，并排除非病例。可以通过加强已有的被动监测系统，或建立主动监测系统，提高发现病例的能力。

大多数疾病暴发都有一些可辨认的高危人群，这些疾病的发现就相对容易。对于那些没有被报告的病例，可以利用多种信息渠道，如通过与特定医师、医院、实验室、学校、工厂直接接触或应用一些宣传媒体发现。有时为发现病例，还需要做一些细致的工作，例如医师询问调查、电话调查、入户调查、病原体分离和培养、血清学调查等。发现并核实病例后，可以将收集到的病例信息列成一览表，以便进一步计算病例数量和相关信息。

（六）描述性分析（三间分布）

描述资料是现场工作者最基本和最重要的任务之一，这项工作又称描述流行病学研究，其目的是阐明疾病在什么时间、什么地点、什么人群中出现暴发或流行。这三个方面就是流行病学中通常所说的时间、地点和人群分布（即三间分布）。对现场调查资料进行描述为探索卫生事件提供了系统的方法，并确保阐明卫生事件及其基本因素；同时，它用通俗易懂的基本术语提供了有关卫生事件的详细特征；最后，它可以发现卫生事件所危害的人群，并提出病因、传播方式等其他方面的假设。

1. 时间分布　时间分布是对疾病按照时间的变化进行描述，暴发调查时也需要将特定时间内的病例数与同期的预期病例数进行比较，以便判断是否为暴发或流行。流行病学曲线是描述暴发疫情时间分布特征的一种方法，常用直方图表示，横轴（X轴）是病例的发病时间，纵轴（Y轴）是相应时间段内发生的病例数。横轴时间间隔一定要相等，而且长度要合适，时间间隔小于1/2平均潜伏期，根据经验，通常为1/8～1/3平均潜伏期，若横轴间隔太长，可能会掩盖暴发的真实传播模式。如果病原体的平均潜伏期未明，则可以选择不同的时间间隔绘制流行病学曲线，看哪种间隔的图形能提示出比较明显的流行模式。流行病学曲线有如下作用。

（1）判断疾病的传播模式：流行病学曲线有几种典型的图形，包括点源传播、持续同源传播和增殖型模式。

1）点源传播模式的流行病学曲线：特点是快速上升、快速下降的单峰曲线。详见图15-1。

2）持续同源传播模式的流行病学曲线：特点是快速上升，达到峰值后，出现一个平台期；如果消除传染源，则曲线快速下降，如果传染源自然损耗，则曲线呈缓慢下降。详见图15-2。

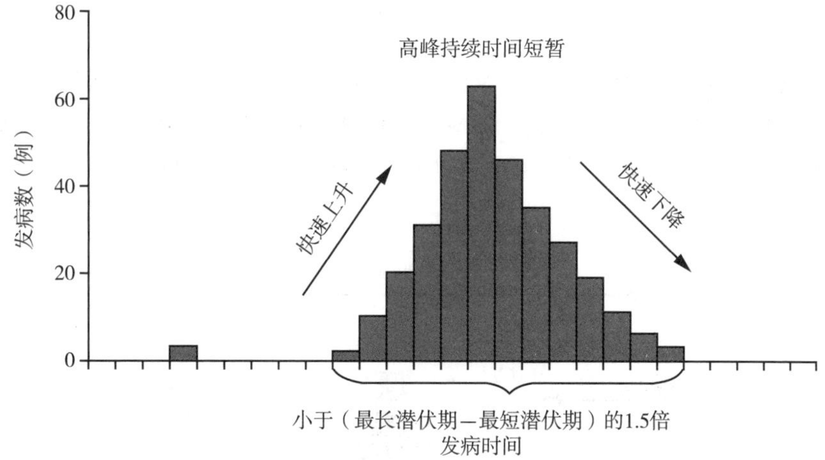

图15-1　点源传播模式的流行病学曲线

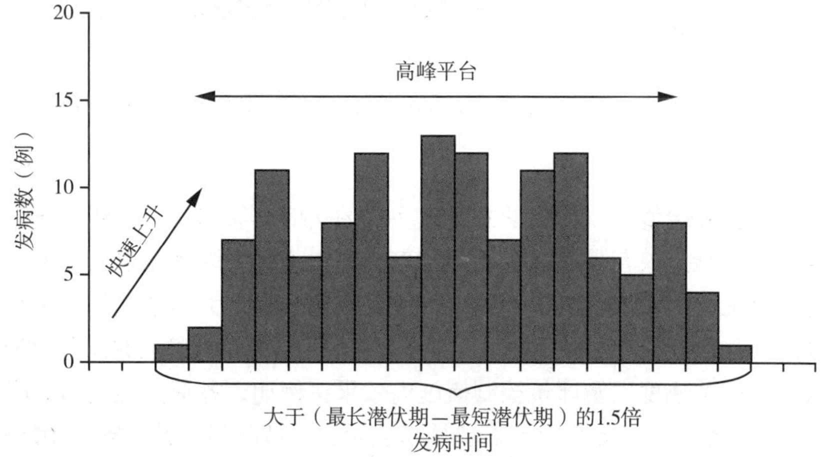

图15-2　持续同源传播模式的流行病学曲线

3）增殖型模式流行病学曲线：特点是原发病例过后，包括了几代病例；开始阶段病例数较少，然后病例缓慢增加；在暴发初始阶段每代病例之间间隔时间相等，具有明显的周期性；暴发高峰过后，由于易感人群的减少导致曲线快速下降。详见图15-3。

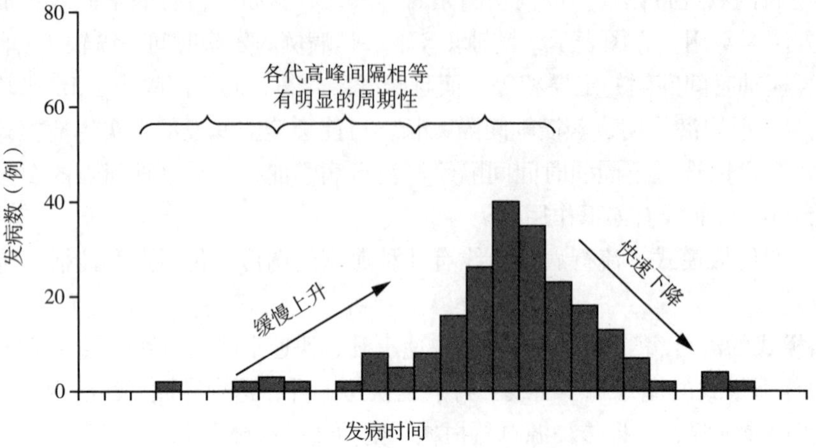

图15-3　增殖型模式的流行病学曲线

（2）推测可能的暴露时间：点源流行的流行病学曲线，如果知道疾病的潜伏期，可以推断可能的暴露时间。即从首发病例发病时间往前推一个最短潜伏期，从病例高峰往前推一个平均潜伏期，从末例病例发病时间往前推一个最长潜伏期，可估算可能的暴露时间。详见图15-4。

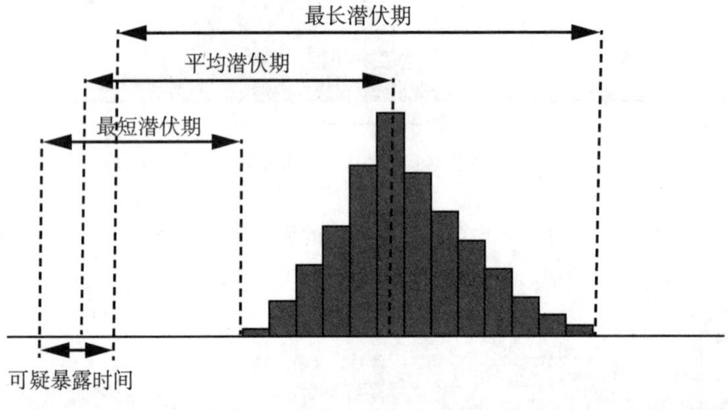

图15-4　病原已知的点源传播模式流行病学曲线可推断可能的暴露时间

（3）识别特殊病例：极端值与流行病学曲线不一致的病例容易辨认。这些极端值可能提供重要的线索，如一例早期病例可能反映背景情况或无关病例、一个流行来源或比多数病例暴露更早的人。同样地，后期病例可能是无关病例、长潜伏期病例、续发病例或是比大多数病例暴露更晚病例。这些极端值值得仔细地检查，因为如果它们是暴发的一部分，它们不寻常的暴露可能直接地指向传染源。

（4）显示各部门反应的速度以及评价控制措施的效果：例如，各部门是疫情的哪个阶段介入处理的？采取防控措施后，疫情是否开始下降？若措施落实后，疫情不降反升，则说明措施没有发挥作用，需要进一步调查暴发原因。

2. 地点分布 病例的地区分布特性可提示卫生暴发或流行的地区范围，而且能够展示出疾病是否存在聚集性，并有助于建立有关暴露地点的假设。病例的地区分布资料包括居住地、工作地点、学校、娱乐场所、旅行地点或其他有关资料。同时还需要收集一些更深入描述在这些地区活动的特殊资料，例如在建筑物内部或办公室活动的详细情况，并需要了解有关人员在这些地方停留的时间。

有时疾病发生在社区中一个独特的地方，如果能观察到这点，可获得大量关于病原体和暴露特性的线索和证据。供水系统、牛奶供应、垃圾处理排出口、风向、建筑物间的气流以及传播媒介的生态习惯在传播微生物或病原体和确定疾病的危险人群中扮演着重要角色。如果把病例地理特征描绘成图，则可能说明其潜在暴露因素的来源和途径，还可以帮助鉴定传播媒介或途径。

3. 人群分布 描述病例的人群特征，目的在于发现病例与普通人群的不同，这将有助于提出与危险因素有关的假设，以及传染源、传播方式和传播速度的假设。分析病例的特征，如年龄、性别、种族、职业或其他任何有用的描述病例特有的特征，如果发现一个特别的特征，通常会对查找危险人群提供一个线索，甚至找出一个特异的危险因素。有些疾病首先侵犯一定的年龄组或种族，有时患某种疾病的人与职业明显相关。对疾病宿主、传播途径、高危人群认识越多，将获得更特异和准确的信息，以决定如何防治疾病。

（七）建立并验证假设

假设是利用调查所获得的信息来说明或推测暴发的来源，假设必须建立在分析流行病学研究之前，通常会考虑多种假设。建立假设的过程中应注意：①观察现场。②始终保持开放的思维。③请教相关领域和专业的专家。一个假设中应包括以下几项因素：①危险因素来源。②传播的方式和载体。③引起疾病的特殊暴露因素。④高危人群。

建立假设后，需要运用分析流行病学研究方法进行验证假设，以判断假设的合理性。假设要符合病因推断的几个条件，例如关联的强度、暴露与疾病发生的时间先后顺序、剂量-反应关系、可重复性、符合现代生物医学知识的合理解释。

值得指出的是，通过调查分析建立假设的难度是很大的，必须仔细审核资料，综合分析临床、实验室及流行病学特征，假设可能致病的暴露因子。如果通过验证，提出的假设不正确，就必须修改、完善假设，甚至要建立另一种新的假设。这就要求调查人员具有想象力、耐力，有时需要反复调查多次后才能得到比较准确的结论。

（八）采取控制措施

需要注意的是，现场调查过程中调查和控制应同步进行，即在现场调查开始不仅要收集和分析资料，寻求科学的调查结果，而且应当采取必要的公共卫生控制措施，尤其在现场调查初期可以根据经验或常规知识先提出简单的措施。

随着调查的不断深入，应根据疾病的传染源和传播方式以及疾病的特征确定控制和预防措施。防控的主要措施包括消除传染源、减少与暴露因素的接触、防止进一步暴露、保护易感 / 高危人群，最终达到控制、终止暴发的目的。

（九）完善现场调查

（1）为了完整、准确地评价暴发的特征，需要找出更多的病例，更好地确定流行强度或评价一个新的检验方法检出病例的技术，因此可能需要一个更详细的研究。

（2）为使现场调查更完善，则需要进行更加详细的调查，用多种方法调查高危人群，以求提高病例鉴别的敏感性和特异性，得到更准确、更真实的受累人数。

（3）对确诊病例的再次面谈可能获得有关接触暴露因子的程度或剂量反应等数据，这是认识某种疾病病原学有用的信息。

（十）总结报告

通常调查组的最后一项任务是撰写总结报告，记录调查情况、结果及建议。现场调查工作的书面总结一般包括初次报告、进程报告和结案报告。形成的总结报告，要及时上传到“中国疾病预防控制信息系统”的“突发公共卫生事件管理信息系统”模块。

1. 初次报告 是第一次现场调查后的报告，它应包括事件的名称，事件的基本情况（时间、地点、发病和死亡人数、波及范围等等），调查所用的方法，初步流行病学调查和实验室结果，初步的病因假设以及下一步工作建议等。初次报告要快、不求全面。

2. 进程报告 随着调查的深入和疫情的进展，还需要及时向上级汇报疫情发展的趋势、疫情调查处理的进展、调查处理中存在的问题等，这需要及时书写进程报告。进程报告可以有多个。

3. 结案报告 在调查结束后及时，写出本次调查的结案报告。内容包括暴发或流行的总体情况描述，引起暴发或流行的主要原因，采取的控制措施及效果评价、应吸取的经验教训和对今后工作的建议。

开展现场调查通常包括上述几个步骤，但这并不意味着在每一次现场调查中这些步骤都必须具备，而且开展现场调查的步骤也可以不完全按照上述顺序进行，这些步骤可以同时进行，也可以根据现场实际情况进行适当调整。

知识拓展

流行病学调查小助手

为及时收集流调信息，作出疫情风险研判和应对处置提供支撑，国家疾病预防控制局（国家疾控局）会同工业和信息化部确定95120短号码作为全国疾控电话（流调）专用号码，并开发了全国电话流调系统。为各级疾控构提供统一号码、身份可信、分级管理、安全可控、高效便捷的电话流调辅助工具。通过系统进行电话流调，呼出号码统一显示为95120，可有效降低拒接率和漏接率。通过预先设定流调相关问题，可使用机器人进行智能外呼，能在短时间内完成大样本流调任务。被流调人员在电话接通前会收到95120预设的来电身份弹窗，告知来电号码和来电人员身份，有效提高被流调人员的接听应答率。被流调人员挂机后会收到短信提示，告知来电目的和回拨方式，提高被流调人员满意度。系统可实现电话流调全程录音，提供录音保存、查询和导出功能，并可实现语音转文字，提升工作效率，减轻基层流调人员工作压力和强度。各级流调人员可在电脑、手机、固定电话等端口自由切换，实现全时段、多场景开展电话流调。

三、暴发调查应注意的问题

1. 伦理道德问题 流行病学调查中的伦理问题主要包括知情同意、尊重当地习俗文化、尊重调查对象的个人信仰、信息保密和及时反馈结果等。如被调查者享有司法保护权和隐私权，病人的病案记录、个人资料和检测结果等未经授权同意不得披露；流行病学调查不能妨碍对病人的救治；对密切接触者医学（隔离）观察时不要损害其权益。

2. 广泛参与 暴发调查应讲究共同参与，各个部门做好联防联控，各尽其责；努力争取群众的支持，消除有关人员的顾虑，方能保证工作顺利进行。

3. 边调查边控制　控制疫情是现场行动的最终目的。随着调查不断获得新的发现，应不断调整控制措施，直至疫情被控制。只顾调查，而不采取措施，必会招致工作失败，公众反感，甚至是法律诉讼。

4. 充分运用法律武器　法律赋予了流行病学工作者处置疫情的权利和公众合作的义务。对于少数不配合的调查者，可联合公安部门依法采取措施，强制其接受调查和提供必要的资料。

5. 媒体沟通　新闻报道有助于信息传播，有助于发现病例和落实控制措施；但反过来，媒体报道又可能导致病人或普通人群对调查产生偏见，影响调查结果。在突发公共卫生事件应对中，应充分把握网络舆论的规律，及时、客观、真实地发布疫情，解答群众的疑虑，防止引起群众不必要的混乱与恐慌。同时要提高专业人员与媒体交流的能力，加强与媒体交流的培训和模拟演练，积极引导网络舆论，不让没有媒体应对经验的工作人员在突发公共卫生事件处置中接受媒体采访。

第四节　突发公共卫生事件的处置

一、信息收集与报告

1. 信息收集与报告　发生突发公共卫生事件时，应实行卫生应急信息日报告制度，将疫情情况、病情信息、卫生应急工作开展情况等在规定时间内，报告当地卫生行政部门和人民政府，并逐级上报。各有关部门之间加强信息沟通，及时通报相关信息，甚至合署办公。

2. 信息报告范围与标准　信息报告范围包括可能构成或已发生的突发公共卫生事件相关信息，详细内容可参见《国家突发公共卫生事件相关信息报告管理工作规范（试行）》。

二、现场卫生学评价

突发公共卫生事件发生后，对人群、环境、保障设施等开展卫生学评估，是有针对性开展预防控制措施的前提和关键。卫生学评估包括早期应急现场快速评估、中期跟踪评估和事件结束后的终期评估。

1. 评价目的　掌握突发公共卫生事件发生后当地卫生学状，为政府和卫生行政部门的决策提供科学依据，保证当地群众尽快恢复生活和生产秩序。

2. 评价对象与内容　对突发公共卫生事件可能波及的场所，均应开展卫生学评价，重点评价公共、生产、经营、工作和教学场所卫生质量是否符合卫生标准和卫生要求。

3. 资料收集　设计调查计划，确定调查内容和指标。由各专业的专家组成评估小组。通过利用现有资料、实地考察、访谈知情者和快速调查，获取相关资料和信息。

4. 评价报告　评价工作结束后，应综合现场流行病学调查、实验室检测、健康危害因素评估和健康检查等资料，进行分析并形成总结报告。结合事件初期的实验室检测结果作出综合评价，及时将评估报告报送给相关部门。

三、传染病防控

一旦发生传染病疫情，疾病预防控制机构应开展处置：核实诊断、现场流行病学调查、标本采集与检测、提出控制措施等工作。重点注意以下几点。

1. 病人隔离与疫区划分 对传染病病人必须隔离治疗，对疑似病人要快速明确诊断并采取相应措施。甲类传染病和按甲类管理的乙类传染病的密切接触者必须落实严格的医学观察。根据疫情可能波及的范围划定疫点、疫区，必要时依法报请政府对疫区实施临时管制。

2. 疫源地消毒 疫点、留验点、相关风险场所的消毒工作按照《消毒技术规范》进行消毒。

3. 病媒生物控制 由动物媒介传播引起的疫情，要快速开展对不同场所媒介种群及密度的调查，及时采取有效的杀灭措施。

4. 个人防护 应根据疾病的严重程度、传播机制实现的难易程度和暴露的危害程度分别采取不同的防护方法和级别，同时避免过度防护。

四、其他处置

1. 医疗救治 重大突发公共卫生事件通常会造成大量的伤病员，在事件发生的最初，最紧迫的任务就是对伤病员进行及时诊断和救治。

2. 环境卫生处理 及时清理垃圾、粪便，指导做好人畜尸体的无害化处理工作；对住所、公共场所和安置点及时采取消毒、控制媒介生物等卫生措施。

3. 食品、饮用水卫生措施 加强食品卫生、饮用水卫生监督管理。

4. 卫生知识宣传和风险沟通 有针对性地开展自救、互救及卫生防病科普知识宣传，向媒体和公众做好突发公共卫生事件风险沟通工作。

5. 心理援助 根据实际需要，组织专业人员开展心理疏导和心理危机干预工作，消除突发公共卫生事件处置人员、民众心理焦虑、恐慌等负面情绪。

本章小结

教学课件

执考知识点总结

本章涉及的2019版及2024版公共卫生执业助理医师资格考试考点对比见表15-2。

表 15-2 2019版及2024版公共卫生执业助理医师资格考试考点对比

单元	细目	知识点	2024版	2019版
暴发调查	基本概念	（1）暴发的概念	√	√
		（2）常见暴发的种类	√	√
	方法和步骤	（1）实施步骤	新增	—
		（2）不同原因暴发的调查重点（传染病、食物中毒、其他公共卫生事件）	√	√
		（3）处置原则	√	√

拓展练习及参考答案

（麦 炜）

第十六章 高 血 压

学习目标

素质目标：认识高血压三级预防的重要意义，愿意主动肩负起高血压防控的重任。

知识目标：掌握高血压流行特点和防控状况；熟悉高血压防治对策和策略、三级预防措施；了解高血压的定义、分类、病因、常见危险因素和并发症。

能力目标：能对全人群、高血压高危人群和病人进行健康教育及综合干预。

案例导入

【案例】

中国农村高血压控制项目（China Rural Hypertension Control Project，CRHCP）是中国医科大学附属第一医院心血管内科主任孙英贤教授牵头承担的国家十三五重点研发项目的主要内容之一。该研究采用整群随机对照方法，在全国范围内纳入326个村庄的33 995名高血压病人，随机分配至综合干预组和常规管理组。干预组入组17 407人，常规管理组入组16 588人。干预组包含卫生健康政策改进、村医教育激励、病人干预等多层面措施，主要包括滴定抗高血压药物，向病人提供折扣或免费药物，对生活方式改变和药物依从性进行健康指导，指导病人进行家庭血压监测，并组织社会支持小组。

Ⅰ期随访18个月，干预组平均血压由基线的157.0/87.9mmHg降至130.5/73.2mmHg，常规管理组由155.4/87.2mmHg降至143.5/79.5mmHg。以血压＜130/80mmHg为降压目标值，干预组达标率为57.0%，常规管理组为19.9%，差异显著；干预组血压下降值同样显著优于常规管理组。本研究首次证明，在我国以村医为主导的多层面干预模式的安全性和有效性，为我国农村高血压防治找到了确切的模式及具体可实施的方法与适宜技术。

【问题】

1．请说出高血压防控的三级预防措施。

2．如何设计、实施一项高血压干预方案并评估干预措施的有效性?

核心知识拆解

血压通常指血液循环对动脉血管壁的压力，是推动血液在血管内流动的动力，通常以收缩压（systolic blood pressure，SBP）和舒张压（diastolic blood pressure，DBP）表示。高血压（hypertension）

是指血液在血管中流动时对血管壁施加过大的压力，以体循环动脉血压（收缩压和/或舒张压）升高为主要临床表现的心血管综合征，与其他心血管危险因素共存，可导致心、脑、肾等器官的功能或器质性损害。

2023年WHO发布的《全球高血压报告》指出，在30～79岁的人群中，大约有33%的人受到高血压的影响。全球高血压病人的人数从1999年的女性3.31亿、男性3.17亿增长至2019年的女性6.26亿、男性6.52亿。同时报告指出，2019年全球所有高血压性心脏病、53%的缺血性心脏病、53%的卒中和62%的慢性肾脏病的死亡可归因于高SBP。2019年全球疾病负担研究结果显示，SBP升高在全球导致死亡人数达到1080万，在所有87种危险因素中位列第一，估计中国有260万死亡可归因于SBP升高，占总死亡的24.4%。高血压导致了全球9%的DALY，达2.35亿年。高血压已经成为全世界范围内导致过早死亡和心脑血管疾病的主要原因，给病人及其家庭、医疗卫生系统和国家造成了巨大的疾病负担。

然而，高血压可防可控。研究表明，收缩压每降低10mmHg或舒张压每降低5mmHg，死亡风险降低10%～15%、卒中风险降低35%、冠心病风险降低20%、心力衰竭风险降低40%。因此，预防和控制高血压是遏制心脑血管疾病流行的核心策略之一。

第一节 概 述

一、高血压诊断及分类

（一）血压的测量

目前，血压测量方式包括诊室血压和诊室外血压测量，后者包括家庭血压监测（home blood pressure monitoring，HBPM）和动态血压监测（ambulatory blood pressure monitoring，ABPM）。

1. 诊室血压 是由医护人员在标准条件下按统一规范进行测量，是目前诊断高血压、进行血压水平分级以及观察降压疗效常用的方法。常用的测量仪器可以选择经过认证的、定期校准的上臂式医用电子血压计或符合计量标准的水银柱血压计。测量前30分钟内禁止吸烟、饮茶或饮咖啡等，排空膀胱，测量前安静休息至少5分钟，测量时取坐位，双足平放于地面，放松且身体保持不动，不说话。要求上臂中点与心脏处于同一水平线上；袖带下缘应在肘窝上2.5cm（约两横指）处，松紧合适，可插入1～2指为宜。首诊时测量两上臂血压，以血压读数较高的一侧作为测量的上臂；测量血压时，应至少测量2次，间隔1～2分钟，若差别≤5mmHg，则取2次测量的平均值；若差别＞5mmHg，应再次测量，取后2次测量的平均值。

2. 家庭血压监测 由被测量者自我测量，也可由家庭成员协助完成。可用于评估数日、数周、数月，甚至数年的降压治疗效果和长时血压变异，有助于增强病人健康参与意识，改善病人治疗依从性，适合病人长期血压监测。可以作为病人自我管理的主要手段，也可用于辅助诊断。测量注意事项同诊室血压。随着血压遥测技术和设备的进展，基于互联网的家庭血压远程监测和管理可望成为未来血压管理新模式。精神高度焦虑的病人，不建议频繁自测血压。

3. 动态血压监测 是一种连续24小时采用间接无创性测量方法，使用经过国际标准方案认证的动态血压监测仪，按设定的时间间隔进行跟踪测量和记录血压的便携式血压监测方法。通常动态血压监测日间每隔30分钟进行一次，夜间60分钟监测一次。ABPM可评估24小时血压昼夜节律、直立性低血压、餐后低血压等，结果主要用于作为辅助诊断及调整药物治疗的依据。

（二）高血压的诊断

高血压以诊室血压测量结果为主要诊断依据。首诊发现收缩压≥140mmHg和/或舒张压≥90mmHg,（“和/或”表示包括3种情况，即收缩压≥140mmHg且舒张压≥90mmHg、收缩压≥140mmHg且舒张压＜90mmHg、收缩压＜140mmHg且舒张压≥90mmHg。下文中出现的“和/或”意义相同），建议在4周内复查2次，非同日3次测量均达到上述诊断界值，即可确诊。病人既往有高血压史，目前正在使用降压药物，血压虽然低于140/90mmHg，也诊断为高血压。诊断不确定，或怀疑“白大衣高血压”或“隐蔽性高血压”（反复出现的诊室血压升高，而诊室外的动态血压监测或家庭自测血压正常，为白大衣高血压；相反，诊室血压正常，诊室外血压升高，为隐蔽性高血压），有条件的可结合动态血压监测或家庭血压监测辅助诊断；无条件的，建议转诊。动态血压监测和家庭血压监测诊断高血压的标准见下表16-1。

表16-1　诊室血压、动态血压监测和家庭血压监测的高血压诊断标准　单位：mmHg

分类	收缩压（SBP）		舒张压（DBP）
诊室测量血压	≥140	和/或	≥90
动态血压监测①			
白天	≥135	和/或	≥85
夜间	≥120	和/或	≥70
24小时	≥130	和/或	≥80
家庭血压监测①	≥135	和/或	≥85

资料来源:《国家基层高血压防治管理指南2020版》。

注：①指平均血压。

（三）高血压的分类

1. 根据血压水平分类　高血压可以分为目前我国采用正常血压、正常高值和高血压进行血压水平分类。该分类适用于18岁以上任何年龄的成人，见表16-2。

表16-2　血压水平及分类　单位：mmHg

分类	收缩压（SBP）		舒张压（DBP）
正常血压	＜120	和	＜80
正常高值	120～139	和/或	80～89
高血压	≥140	和/或	≥90
1级高血压（轻度）	140～159	和/或	90～99
2级高血压（中度）	160～179	和/或	100～109
3级高血压（重度）	≥180	和/或	≥110
单纯收缩期高血压	≥140	和	＜90

资料来源:《国家基层高血压防治管理指南2020版》。

注：当SBP和DBP分属于不同级别时，以较高的分级为准。

2. 根据原发病因的不同分类　高血压可以分为以下几个类型。

（1）原发性高血压：占高血压病人的90%～95%，原因不明，可能与遗传、环境和生活方式因素有关，是本章的主要研讨内容。

（2）继发性高血压：占高血压病人的5%～10%，是由其他疾病或药物引起的。可能的原因包括肾脏疾病、内分泌紊乱、药物（如口服避孕药、非甾体抗炎药）的使用等。

（3）孕妇高血压：指妊娠期间血压升高的情况，分为妊娠高血压、子痫前期/子痫妊娠合并慢性高血压、慢性高血压并发子痫前期。

（四）高血压常见的并发症

根据高血压引起的器官损害情况，可以将高血压分为以下几个阶段。①没有器官损害：仅有血压升高，无其他并发症。②靶器官损害：高血压引起心脏、脑血管、肾脏等靶器官的结构和功能异常。③临床事件：高血压导致心脑血管疾病的发生，如心肌梗死、卒中。④高血压急症：高血压引起的急性并发症，如脑出血、主动脉夹层。

二、高血压的发病机制

（一）原发性高血压

原发性高血压病因复杂，目前的研究多认为是环境因素和遗传因素共同作用的结果，具体发病机制尚未完全阐明。

1. 遗传因素 高血压的发病具有明显的家族集中性，研究表明，双亲均为高血压病人的正常血压子女，年幼时血浆中的儿茶酚胺浓度明显高于无高血压家族史的同龄人。待成年后，有阳性家族史的子女高血压患病率高达46%。目前认为高血压是多基因遗传病，如*PPARY*基因突变、体内遗传性钠运转缺陷等，诱发高血压。

2. 体内钠盐潴留 各种原因引起的钠潴留，导致细胞外体液增加，小动脉壁含水量增高，引起血压升高。

3. 肾素-血管紧张素-醛固酮系统（renin-angiotensin-aldosterone system，RAAS）平衡失调 RAAS平衡失调，血管紧张素Ⅱ促使血管收缩，血压升高。

4. 胰岛素抵抗 胰岛素抵抗引起高胰岛素血症，从而增加肾小管Na^+的重新收作用，导致水钠潴留的发生；增强交感神经活性，血液中儿茶酚胺浓度升高，对血液中阳性离子的转运产生影响，细胞内Ca^{2+}浓度升高，增强血管收缩，对血管舒张功能产生影响，进而升高血压。

5. 交感神经系统活性增强 因长期精神紧张、焦虑、烦躁等原因，导致神经递质浓度与活性增强，主要为RAAS相关的激素及儿茶酚胺，使交感神经过度兴奋，通过血管、心脏、肾和肾上腺髓质引起血压升高。

6. 内皮细胞功能障碍 内皮细胞具有调节血管舒张和收缩的功能，当内皮细胞受损，影响收缩、舒张血管激素分泌，从而导致高血压。

7. 炎症反应 炎症因子C反应蛋白、白细胞介素、肿瘤坏死因子等水平升高，前列环素类物质、一氧化氮等水平下降，抗炎因子和促炎因子之间失衡，导致血压升高。

（二）继发性高血压

由于引起继发性高血压的病因不同，其发病机制不同。例如肾实质性高血压、肾血管性高血压、原发性醛固酮增多症、嗜铬细胞瘤、皮质醇增多症。继发性高血压可以通过对病因进行正确合理的治疗，控制高血压，从而减少并发症，降低致残率及病死率。

三、高血压的危险因素

高血压危险因素包括遗传因素、年龄以及多种不良生活方式等多方面。人群中普遍存在危险因素的聚集，随着高血压危险因素聚集的数目和严重程度增加，血压水平呈现升高的趋势，高血压患病风险增大。

1. 高钠低钾膳食 高钠低钾膳食是我国人群重要的高血压发病危险因素。国际电解质排出和血压研究（an international study of electrolyte excretion and blood pressure，INTERSALT）发现，研究人群24小时尿钠排泄量中位数增加2.3g（100mmol/d），收缩压（SBP）/舒张压（DBP）中位数平均升高（5～7）/（2～4）mmHg。一项于2016—2019年在中国23个省、自治区、直辖市的130家医院开展的研究表明，Na/K比值每增加1个单位，血压升高0.46/0.24mmHg。现况调查发现，2012年我国18岁及以上居民的平均烹调盐摄入量为10.5g，低于1992年的12.9g和2002年的12.0g，但远高于推荐的5g盐摄入量且中国人群普遍对钠敏感。

2. 超重和肥胖 超重和肥胖显著增加全球人群全因死亡的风险，同时也是高血压患病的重要危险因素。近年来，我国人群中超重和肥胖的比例明显增加，35～64岁中年人的超重率为38.8%、肥胖率为20.2%，其中女性高于男性，城市人群高于农村，北方居民高于南方居民。中国成人超重和肥胖与高血压发病关系的随访研究结果发现，随着体重指数（body mass index，BMI）的增加，超重组和肥胖组的高血压发病风险是体重正常组的1.16～1.28倍。超重和肥胖与高血压患病率关联最显著。内脏型肥胖与高血压的关系较为密切，随着内脏脂肪指数的增加，高血压患病风险增加。此外，内脏型肥胖与代谢综合征密切相关，可导致糖、脂代谢异常。

3. 吸烟 吸烟会引起血压升高且对心脏有不良影响。一项基于中国健康与养老追踪调查研究（CHARLS）的分析显示，对于中老年人来说，吸烟与血压升高明显相关。与不吸烟者相比，吸烟者的收缩压平均高1.81mmHg、舒张压平均高0.85mmHg。烟叶内含有多种有害物质，其中最有害的是尼古丁（烟碱），其毒性作用主要是兴奋中枢神经和交感神经，使心率加快，同时促使肾上腺释放大量儿茶酚胺，使小动脉收缩，结果导致血压升高。吸一支烟后心率每分钟增加5～20次，收缩压增加10～25mmHg。除了吸烟，二手烟同样会带来高血压的风险，电子烟也是不安全的。

4. 过量饮酒 过量饮酒包括危险饮酒（男性41～60g，女性21～40g）和有害饮酒（男性60g以上，女性40g以上）。我国饮酒人数众多，18岁以上居民饮酒者中有害饮酒率为9.3%。限制饮酒与血压下降显著相关，酒精摄入量平均减少67%，SBP下降3.31mmHg，DBP下降2.04mmHg。目前有关少量饮酒有利于心血管健康的证据尚不足，相关研究表明，即使对少量饮酒的人而言，减少酒精摄入量也能够改善心血管健康，减少心血管疾病的发病风险。

5. 缺乏体力活动 适量的体力活动能够提高心肺耐力、降低心血管疾病的发生率及全因死亡率。一项基于中国高血压调查（CHS）项目的研究表明，总的身体活动以及不同形式、不同强度的身体活动均与血压水平呈剂量反应负相关关系，即身体活动量越大，血压水平越低。与不活动的人相比，每周总身体活动量为1～599MET·min、600～1199MET·min、1200～2999MET·min、≥3000MET·min的人，收缩压分别下降0.80mmHg、0.54mmHg、0.57mmHg、0.48mmHg，舒张压分别下降0.53mmHg、0.52mmHg、0.66mmHg、1.09mmHg。当每周总身体活动量≥3000MET·min时，高血压风险降低7%。

6. 长期精神紧张 长期精神紧张是高血压患病的危险因素。目前认为与下丘脑-垂体-肾上腺轴、自主神经功能、炎症反应、5-羟色胺、氧化应激、基因、一氧化氮调节异常等等有关。一项包括13个横断面研究和8个前瞻性研究的荟萃分析定义精神紧张包括焦虑、担忧、心理压力紧张、愤怒、恐慌或恐惧等，结果显示，有精神紧张者发生高血压的风险分别是正常人群的1.18倍（95% CI：1.02～1.37）

和1.55倍（95% CI：1.24 ～ 1.94）。

7. 其他危险因素 除了以上高血压发病危险因素，其他危险因素还包括年龄、高血压家族史，以及糖尿病、血脂异常等。近年来大气污染也备受关注。研究显示，暴露于$PM_{2.5}$、PM_{10}、SO_2和O_3等污染物中均伴随高血压的发生风险和心血管疾病的死亡率增加。

四、高血压的流行特征

（一）地区分布

《全球高血压报告》指出，2019年高血压患病率最低的为加拿大、秘鲁的男性和女性，中国台湾、韩国、日本、部分西欧国家（瑞士、西班牙和英国）的女性及部分中低收入国家（厄立特里亚、孟加拉国、埃塞俄比亚和所罗门群岛）的男性。这些地区的患病率为女性低于24%，男性低于25%。高血压患病率最高的为整个中欧、东欧、中亚、大洋洲、非洲南部、部分拉丁美洲及加勒比地区，其中2个国家的女性和9个国家的男性，高血压患病率均超过50%。

1991年我国高血压调查显示，在全国31个省、自治区或直辖市中，城市和农村地区的高血压患病率分别为16.3%和11.1%。2012—2015年城市和农村间患病率差异较小，分别为23.4%和23.1%。高血压患病率最低的是湖南，城市人群为14.5%、农村人群为15.9%。城市人群高血压患病率最高的是北京，为36%；农村人群高血压患病率最高的是上海，为39.2%。2018年中国慢性病及危险因素监测结果显示，成年居民高血压患病率为27.5%。农村（29.4%）高于城市（25.7%），华北地区（33.3%）和东北地区（32.7%）高于其他地区，华南地区最低（20.0%）。可见，近年来我国农村地区居民高血压患病率上升速度快于城市居民，推测可能与农村地区肥胖、缺乏运动、吸烟和饮酒率的增加有关。

（二）人群分布

2019年全球范围内，男性高血压患病率34%，略高于女性的32%。其中，30 ～ 49岁年龄段的高血压年龄标化患病率，女性为19%，男性为24%。50岁以下人群中，女性的高血压患病率低于男性的情况，在全球大多数国家都存在。然而，在50 ～ 79岁人群中，男性和女性的高血压患病率估计值相当，均为49%。2012—2015年的我国调查显示，18 ～ 24岁，25 ～ 34岁，35 ～ 44岁，45 ～ 54岁，55 ～ 64岁，65 ～ 74岁，75岁及以上人群患病率分别为4.0%、6.1%、15.0%、29.6%、44.6%、55.7%和60.2%，患病率随年龄增长呈显著升高的趋势，18 ～ 34岁年龄组高血压患病率为5%，35 ～ 44岁年龄组的高血压患病率已接近1/6，65 ～ 74岁年龄组有高血压的人数超过50%。35 ～ 64岁是高血压患病率上升最快的年龄段，男性患病率24.5%，高于女性的21.9%。需要注意的是，中国健康与营养调查（China health and nutrition survey，CHNS）1991—2015年9次横断面调查结果显示，监测地区的20 ～ 39岁青年高血压的患病率升高从1991年的4.5%上升至2015年的11.0%，7 ～ 17岁儿童青少年高血压患病率从1991年的8.9%上升到2015年的20.5%，儿童青少年的高血压问题应该引起关注。

（三）时间分布

1990年到2019年，全球年龄标化高血压患病率变化不大，从32%上升到33%。然而，由于人口增长和人口年龄结构的变化，老年群体在总人口中所占比例越来越大。由于高血压发病率随着年龄增长而增加，这些趋势使得30 ～ 79岁成人高血压病人的总数不断增加。成人高血压病人人数翻了一番，从1990年的6.5亿人增加到2019年的13亿。我国先后于1958—1959年、1979—1980年、1991年、2002年、2012年、2012—2015年和2018年先后在全国范围内的高血压调查，患病率分别为5.1%、7.7%、13.6%、

18.8%、25.2%、27.9%和27.5%。虽然各次调查总人数、年龄和诊断标准不完全一致，但患病率总体呈增高趋势。

第二节　防控策略及措施

高血压是世界性的慢性病，是危害人类健康的主要疾病，是全球疾病负担的首要病因，也是中国面临的重要公共卫生问题。我国高血压患病率呈逐年增长趋势，从1959年的5.1%增长到2015年的23.2%和2018年的27.5%，而且大量研究显示中国老年人群高血压患病率更高，随着老龄化社会的到来，高血压防治工作面临巨大的挑战。

高血压知晓率、治疗率和控制率（简称“三率”）是反映高血压防控水平的重要评价指标。目前全球高血压的控制情况不容乐观。《全球高血压报告》指出全世界30～79岁的高血压病人中，诊断率为54%、治疗率为42%、控制率为21%。我国成人2015年高血压的知晓率、治疗率及控制率（加权率）分别为46.9%、40.7%及15.3%，2018年高血压“三率”水平分别为41.0%、34.9%和11.0%，较1991年的27.0%、12.0%和3.0%均有明显提高，与全球水平相当，但与美洲和欧洲发达国家相比，仍处于较低水平，整体防治状况有待于进一步改善。

一、高血压防治对策及策略

将高血压防治纳入当地医疗卫生服务系统中并制定相应政策，包括监督考核制度、资源分配与人事安排方案等。社区高血压防治应采用“全人群”和“高危人群”相结合的策略。高血压的终身管理，有条件的地方应采用现代信息技术（互联网＋及电子数字技术）辅助疾病管理及专家咨询。

（一）制定防治政策，建立卫生服务体系

绝大部分高血压可以预防，可以控制，却难以治愈。有效地预防高血压的发生，及时发现并诊断血压升高的个体，维持健康血压、持续控制达标的系统管理是预防整个人群心脑血管疾病及肾病的发生与死亡的重要措施。因此需要政府的政策支持、全社会的参与，同时要求防治政策应该是可执行的、经济有效的并且是可持续的。

1. 倡导健康生活方式　坚持“政府主导、部门合作、全社会参与”，开展全民健康教育和健康促进，落实控烟措施，限制过量饮酒，减少食盐摄入，增加运动及健康饮食。文化教育媒体相关部门应广泛宣传健康的生活方式，树立履行健康生活方式的榜样，引导大众特别是青少年的健康行为。除了全民健康教育，还需要相应的法律法规的支持。此外，应在工作场所、学校及生活社区规划适宜的运动区域，提供安全的食物和健康食物的选择，通过价格和税收杠杆控制烟酒消费。医疗卫生服务机构应对病人提供健康生活方式指导，为严重酒精和烟草依赖的病人提供医疗干预。

2. 系统的高血压管理　是指为所有居民提供公平的持续的筛查、诊断、治疗、转诊及长期随访，是卫生服务体系和全体居民的共同责任，主要包括四个方面。

（1）将高血压的预防及治疗纳入当地医疗卫生服务政策中：包括以下内容。①在经费开支方面支持适合当地高血压流行状况及经济条件的检出和管理方案，以及药物治疗的优惠政策等。②支持对所服务范围的社区医生提供定期培训，允许非临床医生、护士、药师等培训后参与高血压病人的筛查、生活方式指导。③对复杂或难治的高血压病人提供顺畅的双向转诊通道。④将高血压的防治质量及效果作为各级医疗卫生服务机构业绩考核的主要评估指标。

（2）高血压一旦发生就需要终身管理：有效的管理是预防严重的心脑血管疾病等并发症的关键。基层医疗卫生服务部门是高血压防治的第一线，必须担负起高血压检出、登记、治疗及长期系统管理的主要责任。

（3）有条件的地方应建立或加强统一的电子化的心脑血管疾病管理及专家咨询网络：统一的联网的电子化医疗卫生服务信息管理系统可明显提高高血压病人治疗和管理的效率。此外心脑血管疾病的专家咨询网络可以为基层医护人员提供继续教育或为病人提供即时的指导意见和建议从而提高高血压病人的管理水平。

（4）建立并实施以医学科研证据为基础、以服务质量与结局为指标、以全社区的心血管健康为目标的监督考核制度和以考核成绩为指导的资源分配与人事安排的卫生服务政策。

（二）社区高血压防治策略

社区高血压防治要采取面对全人群、高血压易患（高危）人群和病人的综合防治策略，第一级预防、第二级预防与第三级预防相结合的综合一体化的干预措施。

1. 全人群策略 主要基于健康促进理论，强调以下几个方面。

（1）政策发展与环境支持：在提倡健康生活方式，特别是强调减少食盐的摄入和控制体重，促进高血压的早期检出和治疗方面发展政策和创造支持性环境。

（2）健康教育：社区健康教育责任师应争取当地政府的支持和配合，对社区全人群开展多种形式的高血压防治的宣传和教育。

（3）社区参与：以现存的卫生保健网为基础，多部门协作，动员全社区参与高血压防治工作。

（4）场所干预：健康促进的场所分为全市、医院、居民社区、工作场所和学校5类，高血压的干预计划需要根据不同场所的特点制定和实施。

2. 高危（易患）人群策略 社区高危人群的干预主要强调早期发现可能导致高血压的易患因素并加以有效干预，预防高血压的发生。

（1）高血压易患人群的筛选：具有以下危险因素之一者，未来发展成高血压的风险显著增加，为高血压的易患人群。①高血压前期，SBP 120 ～ 139mmHg，和/或DBP 80 ～ 89mmHg。②年龄≥45岁。③超重和肥胖，BMI≥24，或中心性肥胖［腰围≥90cm（男），≥85cm（女）］。④高血压家族史。⑤高盐饮食。⑥长期大量饮酒。⑦吸烟（含被动吸烟）。⑧缺乏体力活动。⑨长期精神紧张。此外，血脂异常、糖尿病是高血压发生的潜在危险因素。

（2）高血压易患人群的防治策略：①健康体检。健康体检要包括一般询问、身高、体重、血压测量、尿常规测定血糖、血脂、肾功能、心电图等。②控制危险因素的水平。与一般人群策略相同，体检出的高危个体进行随访管理和生活方式指导。

（三）高血压的社区规范化管理

及时检出高血压是防治的第一步。如无条件进行人群筛查可建立“首诊测血压”机制及提供其他机会性测血压的条件。将高血压的管理融入全科医生的日常医疗工作中，建立以全科医生为主体的高血压分级诊治体系并保持双向转诊通畅。有条件的地方应逐步建立网络化的信息管理系统，采用多种方式提高病人的防病知识和自我保健意识，在有条件的地方，正确推广使用家庭血压测量技术。

二、高血压的三级预防措施

高血压的防治主要采取疾病三级预防措施：第一级预防主要针对危险因素进行干预，第二级预防着重于早期发现、早期诊断和早期治疗，第三级预防主要是改善病人的生命质量和预后等。

1. 第一级预防 也叫病因预防，主要为危险因素的预防，具体措施包括健康教育、改善饮食结构、控制体重、增加体力活动、减轻精神压力等。

（1）健康教育：健康教育和健康促进对高血压预防有积极而重要的作用。针对我国高血压人数众多，“三率”较低的现状，健康教育的内容应该包括高血压的诊断标准、危害、相关的危险因素、血压达标水平、长期规律服药的重要性、减少食盐摄入、控制体重、适当运动、戒烟戒酒等非药物治疗的重要性、定期测量血压的必要性等、为何要接受随访和管理等。健康教育的形式可以是发放浅显易懂的宣传资料、保健知识宣传册保健医生定期门诊时进行简单有效的宣传指导利用电视、广播、网络等媒体进行健康教育等。

（2）改善饮食结构：总体饮食原则“低盐、低脂、高蛋白、高纤维素”。饮食清单，每日盐摄入不超过5g；增加不饱和脂肪酸比例，摄入深海鱼油、植物油等；增加优质蛋白比例，例如牛奶、鸡蛋、鱼类、豆制品等；增加富含膳食纤维和维生素的食物，例如水果、蔬菜、五谷杂粮等；限制饮酒，健康男性每日饮酒量应不超过30g，健康女性每日饮酒量应不超过15g，高血压病人应戒酒。饮食因个人特征、文化背景、当地食物和饮食习惯而异，可根据自身健康状况，选择适宜的膳食模式，举例如下。①得舒饮食：富含新鲜蔬菜、水果、低脂（或脱脂）乳制品、禽肉、鱼、大豆和坚果以及全谷物，限制含糖饮料和红肉的摄入，饱和脂肪酸和胆固醇水平低，富含钾、镁、钙等矿物质、优质蛋白质和膳食纤维。②东方健康膳食模式：我国东南沿海地区居民高血压、卒中的风险较低，期望寿命也较高，东南沿海一带的代表性膳食统称为东方健康膳食模式。其主要特点是清淡少盐、食物多样、谷物为主蔬菜水果充足，鱼虾等水产品丰富，奶类、豆类丰富等，并且具有较高的身体活动量。③中国心脏健康膳食：与中国城市人群普通膳食相比，本膳食模式减少钠摄入，同时减少了脂肪摄入，增加了蛋白质、碳水化合物、钾、镁、钙和膳食纤维摄入。

（3）控制体重：判断体重是否超重/肥胖的两个常用指标为BMI和腰围。最有效的减重措施是控制能量摄入、增加体力活动。减肥的根本原则是建立能量的“负平衡”。在膳食平衡基础上减少每日总热量摄入，控制高热量食物（高脂肪食物、含糖饮料和酒类等）的摄入，适当控制碳水化合物的摄入。另外，建立节食意识、制订用餐计划、记录摄入食物种类和重量、计算热量等，对减轻体重有一定帮助。减重计划应长期坚持，速度因人而异，不可急于求成。建议将目标定为一年内体重减少初始体重的5%～10%。

（4）增加体力活动：提倡进行规律的中等强度的有氧运动、减少久坐时间。建议老年人进行适当规律运动，每周≥5d，≥30min/d有氧体育锻炼，如步行、慢跑、骑自行车和游泳。不推荐老年人剧烈运动。运动强度需因人而异，常用运动时最大心率来评估运动强度，中等强度运动为能达到最大心率［最大心率（次/分钟）＝220−年龄］的60%～70%的运动。

（5）减轻精神压力，保持心理平衡：应注意心情舒畅，生活规律，劳逸结合，确保足够的睡眠时间，避免紧张、过累、激动和忧虑。

2. 第二级预防 早发现、早诊断、早治疗。对成人定期监测血压，对血压进行记录，对可疑人群应该监测血压，必要时进行药物治疗。

（1）定期监测血压：正常成人应规律测量血压，一般是2年一次；35岁以上者不论因何原因就诊，均应进行血压测量；高危人群应每半年测量1次血压。

（2）及早治疗高血压：对高血压病人应及早进行干预治疗，提高高血压的治疗率。美国高血压监测和随访研究10 940例高血压病人随机接受积极治疗和常规治疗，发现无论病人有无靶器官损害，积极治疗组的病死率均低于常规治疗组。在已经出现晚期靶器官损害或心血管疾病后，即使同时采取全方位的干预措施和降压治疗，心血管事件发生率仍非常高。

3. 第三级预防 对已经确诊高血压的病人应该正规口服降压药物，评估危险因素，减少并发症的发生，减轻后遗症，尽量恢复劳动能力和生活自理能力。主要措施包括规范管理、规范治疗、倡导自我管理等。

（1）规范管理：对于已明确诊断的高血压病人应采取规范化管理安病人发生心血管疾病的危险程度分为低、中、高3层，分层依据可参考《中国高血压防治指南（2018年修订版）》。低危风险病人应采取一级规范管理，待血压稳定后每3个月随访1次；中危风险病人应采取二级规范管理，待血压稳定后每2个月随访1次；高危风险病人应采取三级规范管理，待血压稳定后每1个月随访1次。

（2）规范治疗：治疗包括非药物治疗和药物治疗。非药物治疗包括限盐、戒烟限酒、适量运动、平衡膳食、心理平衡，针对病人主要问题，采取相应的改善措施，各类生活方式干预目标及降压效果见表16-3；大多数高血压病人需要终身服药，可选择的降压药物有钙拮抗药、血管紧张素转移酶抑制药、血管紧张素Ⅱ受体阻断药、利尿药、β受体阻断药及固定复方制剂等。

表16-3 各类生活方式干预目标及降压效果

内容	目标	收缩压（SBP）下降效果
减少钠盐摄入	每人每日食盐摄入量不超过6g，注意隐性盐的摄入（咸菜、鸡精、酱油等）	2～8mmHg
减轻体重	BMI＜24，腰围＜90cm（男），＜85cm（女）	5～20mmHg/减重10kg
规律运动	中等强度运动，每次30分钟，每周5～7次	4～9mmHg
戒烟	建议戒烟，避免被动吸烟	—
限酒	推荐不饮酒：目前在饮酒的高血压病人，建议戒酒	—
心理平衡	轻精神压力，保持心情愉悦	—

资料来源:《国家基层高血压防治管理指南2020版》。

注：BMI，体重指数。

高血压治疗要遵循三原则：①降压达标。不论采用何种治疗，降血压控制在目标值以下才是根本。②平稳降压。告知病人长期坚持生活方式干预和药物治疗，保持血压长期平稳至关重要。③综合干预管理。选择降压药物时应综合考虑其伴随合并症情况；此外，对于已患心血管疾病的病人及具有某些危险因素的病人，应考虑给予抗血小板及降脂治疗，以降低心血管疾病再发及死亡风险。

高血压病人降压目标：一般高血压病人血压降至140/90mmHg以下，合并糖尿病、冠心病、心力衰竭、慢性肾脏病伴有蛋白尿的病人，如能耐受，应降至130/80mmHg以下；年龄在65～79岁的病人血压降至150/90mmHg以下，如能耐受，可进一步降至140/90mmHg以下；80岁及以上病人血压降至150/90mmHg以下。

（3）自我管理：倡导高血压病人进行自我管理，促进高血压病人自我管理知识、技能和信念的提高。主要做法是医生和病人共同参与，设立高血压管理的优先问题，建立不同时期的治疗计划和管理目标，同时为病人提供高血压自我管理的基本技术和管理工具，改善高血压病人治疗的主动性和依从性。

三、健康管理服务

（一）高血压的分级管理体系

面对高血压防控的严峻形势，实施高血压分级管理具有重要意义。高血压分级管理是指根据人群的健康状况、高血压患病严重程度，提供不同级、不同内容的医疗卫生服务，其根本目的在于使健康人群、高血压易患人群、高血压病人能在适宜的医疗卫生机构获得及时、优质的服务。分级管理机构包括综合性医院、基层医疗卫生机构、疾病预防控制机构和其他健康管理机构。综合医院以专科为主，主要负责高危、难治、急诊病人诊治等，并负责区域基层高血压防治队伍的同质化培训，提供技术支持，畅通双向转诊通道等。基层医疗卫生机构重点负责血压测量和监测、病人筛查、危险分层、随访规范管理等。疾病预防控制机构组织指导社区开展高血压早期查、高血压易患人群干预管理和高血压病人随访管理，开展人群高血压防控效果评估；组织开展高血压防治服务培训和技术指导；建立信息管理平台。

（二）高血压的基层健康管理服务

基层医疗卫生机构是高血压健康管理服务的“主战场”。我国在2009年就已经将高血压管理纳入国家基本公共卫生服务项目，是我国迄今针对高血压病人开展的最大范围的人群干预实践。服务的主要内容包括健康教育、血压监测、筛查、规范诊疗、随访、转诊和建立居民健康档案和专病档案等。

1. 健康教育 组织辖区居民开展高血压健康教育，针对一般人群，健康教育的内容包括高血压的定义、危害、定期监测血压以及健康生活方式；对于高血压高危人群，增加针对性的行为纠正和生活方式指导；对高血压病人进一步增加饮食运动等生活方式和药物治疗的指导，提高高血压病人自我管理技能。

2. 血压监测 协助和指导辖区居民自主测量血压。

3. 筛查 通过门诊、义诊、巡诊、健康体检、家庭医生签约履约等多种形式开展辖区高血压筛查，对新发现的高血压病人需要登记列入管理范围。基层高血压筛查流程见图16-1。

4. 建立健康档案 对确诊的原发性高血压病人，建立居民健康档案，纳入高血压健康管理；对可疑继发性高血压病人，及时转诊。

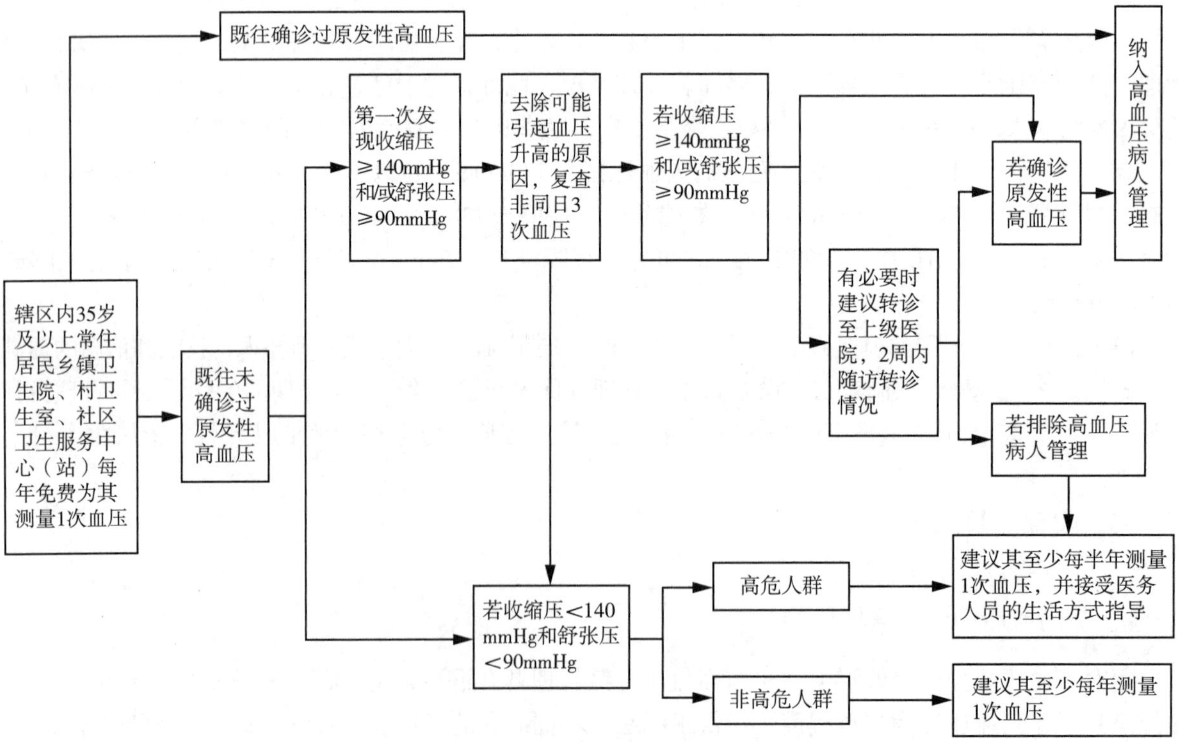

图16-1 基层高血压筛查流程图

5. 病情评估 对纳入高血压管理的病人进行心血管发病风险、靶器官损害及并发症情况的评估，评估结果分为低危、中危、高危和很高危。评估结果是确定诊疗方案、实施分级管理的基础。初诊时及以后建议每年评估1次。评估内容包括病史、体格检查及辅助检查。

（1）病史：既往是否有糖尿病、卒中、冠心病、心力衰竭、心房颤动、肾脏疾病、外周动脉粥样硬化病等合并症，高血压、糖尿病、血脂异常及早发心血管疾病家族史，吸烟、饮酒史。

（2）体格检查：血压、心率、心律、身高、体重、腰围，确认有无下肢水肿等。

（3）辅助检查：建议做血常规、尿常规、生化检查（肌酐、尿酸、丙氨酸氨基转移酶、血钾、血钠、血氯、血糖、血脂）、心电图（识别有无左心室肥厚、心肌梗死、心律失常如心房颤动等）。有条件者可选做动态血压监测、超声心动图、颈动脉超声、尿白蛋白/肌酐比、胸部X线片、眼底检查等。

6. 规范治疗 根据病情评估结果，确定高血压治疗方案，包括生活方式干预的非药物治疗和药物治疗。同时，根据随访结果进行分级分类干预。生活方式干预可以降低血压、预防或延迟高血压的发生、降低心血管疾病风险。生活方式干预包括提倡健康生活方式，消除不利于身体和心理健康的行为和习惯。生活方式干预应该连续贯穿高血压治疗全过程，必要时联合药物治疗。同时，发挥中医药在改善临床症状、提高生活质量、防治并发症中的特色和作用，积极应用中医药方法开展高血压病人健康管理服务。治疗三原则和降压目标见前文所述。

（1）生活方式干预：包括高血压病人营养干预、运动干预、心理干预和戒烟干预等。营养干预在总体饮食“低盐、低脂、高蛋白、高纤维素”的原则上，综合考虑病人的并发症情况，例如合并缺血性卒中病人，要求每日盐的摄入量不超过3g；合并肾脏疾病的病人，除了要求盐的摄入量不超过3g，还需要严格限制蛋白质、脂肪、钾和磷的摄入。运动干预则需要强调安全性和有效性，监控运动安全，循序渐进。常规给予高血压病人“心理平衡处方”，身心同治，采取心理与行为干预，例如放松深呼吸训练、认知行为治疗、正念减压疗法，必要时给予抗焦虑、抗抑郁药物治疗。对于可能存在烟草依赖的病人，积极进行戒烟干预。

（2）药物治疗：所有高血压病人一旦诊断，建议在生活方式干预的同时立即启动药物治疗。仅收缩压＜160mmHg且舒张压＜100mmHg且未合并冠心病、心力衰竭、卒中、外周动脉粥样硬化病、肾脏疾病或糖尿病的高血压病人，医生也可根据病情及病人意愿暂缓给药，采用单纯生活方式干预最多3个月，若仍未达标，再启动药物治疗。

7. 转诊 需转诊人群主要包括起病急、症状重、怀疑继发性高血压以及多种药物无法控制的难治性高血压病人。妊娠期和哺乳期女性高血压病人不建议在基层就诊。转诊后2～4周基层医务人员应主动随访，了解病人在上级医院的诊断结果或治疗效果，达标者恢复常规随访，预约下次随访时间；如未能确诊或达标，或明确为继发性原因所致的血压升高，建议在上级医院进一步治疗。经治疗稳定的原发性高血压病人，上级医院应及时将有关治疗信息推送至对应的基层医疗卫生机构，以便及时跟踪随访。具体转诊建议可参考《中国高血压防治指南（2018年修订版）》。

8. 随访管理 随访频率为血压达标病人，至少每3个月随访1次；血压未达标病人，2～4周随访1次。符合转诊条件的建议按照转诊要求操作。基层高血压随访流程见图16-2。随访的主要内容是观察血压、行为生活方式、用药情况、不良反应，同时应关注心率、血脂、血糖等其他危险因素、靶器官损害和临床疾患。根据评估结果实施分级分类管理，以有效地利用现有资源，重点管理未达标的高血压病人，提高血压控制率。

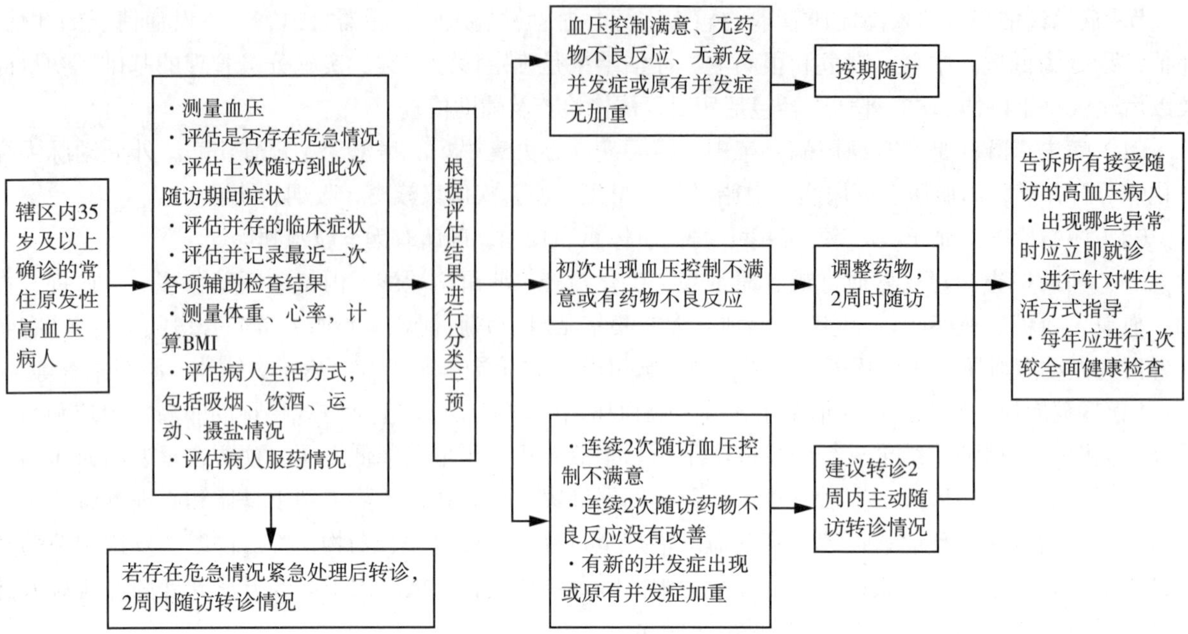

图16-2　基层高血压随访流程图

四、全球和我国的高血压防治举措

（一）全球高血压防治建议

为有效提高全球高血压控制水平，《全球高血压报告》提出对高血压进行早期识别和及时干预、加强高血压管理和高血压合并症的管理等控制策略，建议各国结合自身实际情况，制定出适合本国国情的高血压管理方案。

1. 高血压早期识别　高血压是一种常见的慢性疾病，早期通常无明显症状。早期识别高血压病人，及时给予干预措施，可缩短患病和治疗之间的时间间隔，从而减少并发症的发生。由于高血压患病率较高，在未确保当地卫生资源充足的情况下，不建议以人群为基础的高血压筛查作为早期识别高血压的主要方法。否则，会降低其管理质量，不利于高血压的长期有效控制。报告建议进行“机会性”测量血压，即成人初次到初级卫生保健机构就诊时常规对其进行血压测量，如果测量结果正常，则定期监测血压（例如每年1次）；如果血压读数升高，则严密随访（通常在第1次测量后的1～4周）以确定是否需要药物干预。

2. 高血压管理　高血压管理是初级卫生保健的核心要素，高血压管理的效益与成本比接近18∶1，简单、有效的高血压管理方案可迅速改善高血压控制现状。①推荐使用《成人高血压药物治疗指南》指导成人高血压药物治疗，指南对起始降压治疗的阈值，以及进行单药治疗、双药联合治疗或单片复方制剂的应用进行了推荐。②推荐“HEARTS”高血压控制方案。WHO和美国疾病控制与预防中心在2016年底联合推出了全球“HEARTS”项目。2018年推出了“HEARTS”技术包（全球心脏倡议的核心技术包），主要包括6个模块的内容，“H”健康生活方式咨询、“E”简化高血压治疗方案、“A”增加抗高血压药物的可及性、“R”心血管疾病风险评估对启动高血压治疗的影响、“T”以团队为基础的高血压管理，以及“S”建立用于跟踪病人进展的强大监测系统。

3. 合并症管理 包括高血压合并心血管疾病的个体化治疗、高血压和糖尿病的联合管理、新诊断高血压病人的肾脏病筛查、艾滋病管理与高血压控制有效整合等。

（二）我国高血压防治举措

中国历来高度重视维护和促进人民健康，坚持把人民健康放在优先发展的战略地位，提出了实施健康中国战略。2019年又进一步出台了《健康中国行动（2019—2030年）》，围绕疾病预防和健康促进两大核心，从全方位干预健康影响因素、维护全生命周期健康、防控重大疾病等多方面发力，在全国推动实施15个专项行动。其中心脑血管疾病防治专项行动明确提出，到2022年和2030年，30岁及以上居民高血压知晓率分别不低于55%和65%，高血压病人规范管理率分别不低于60%和70%，要持续提高高血压的治疗率、控制率等一系列目标和要求。为响应“健康中国2030”的要求，我国学者王增武教授建议从四个方面优化高血压防控策略。①全民知晓：积极开展血压测量活动，改善高血压知晓率。②社区防治：推动高血压社区防治，改善高血压规范管理率。③指南推广：做好高血压指南推广工作，改善高血压治疗率。④临床用药：推广起始联合治疗策略，优选单片复方制剂，改善高血压控制。

为了实现这一目标，围绕健康知识普及，危险因素干预，主动测量意识提升，首诊血压测量制度落实，以及病人规范化管理等出台了系列措施。例如“中国防治慢性病中长期规划”“国家基本公共卫生服务”“国家慢性病综合防控示范区建设”及“全民健康生活方式行动”等多个项目，并在各地实施过程中因地制宜探索行动新模式。组织专家制定和修订、发布多个高血压防控相关指南。《中国健康生活方式预防心血管代谢疾病指南》针对中国≥20岁成人，在膳食与饮料、身体活动、吸烟、饮酒等方面提出建议，旨在促进居民采取健康的生活方式，预防心血管代谢疾病，推动“健康中国行动”的实施。《中国高血压防治指南（2018年修订版）》指出，如无条件进行人群筛查可建立“首诊测血压”机制及提供其他机会性测血压的条件；将高血压的管理融入全科医生的日常医疗工作中；采用多种方式提高病人的防病知识和自我保健意识；在有条件的地方，正确推广家庭血压测量技术。《国家基层高血压防治管理指南2020版》为基层医务人员提供高血压防治管理的简单直接的操作指导。在2017版基础上，基于政府部门的管理要求和新近发布的相关领域研究证据，更新了高血压的基层管理、血压测量、降压目标值以及降脂治疗目标值等内容上。此外，首次增加了中医药在高血压领域的应用相关内容，为基层医务人员在高血压管理方面提供更全面的指导。《成人高血压食养指南（2023年版）》面向成人高血压病人以及基层卫生工作者（包括营养指导人员），为高血压辅助预防与改善提供食养指导。

知识拓展

山东省减盐项目

作为中国的高盐饮食大省，数据显示2011年山东省每人每天的平均盐摄入为12.6g，高于推荐标准2.52倍。成人高血压标化患病率为25.1%，高出全国平均水平6.3%。当年，山东省共有81 012名25～69岁成人死于心血管疾病，半数归因于血压升高，16 100人可进一步追溯至高盐饮食。

为了扭转这一局面，2011年，中国卫生部与山东省政府联合启动了为期5年的减盐防控高血压项目“SMASH”。“SMASH”项目采用了多部门联合干预策略，由省卫生厅、药监局、教育局、商务厅、妇联等15个行政部门实施，制定了地方性的食品标准和法规，推动餐饮企业、超市和食品加工企业减盐行动。例如，省盐业局在盐包装上印制了低钠饮食提示，表明每日食盐摄入量不应超过6g，并推广使用含有30%氯化钾的低钠盐替代品；省质监局颁布了31道鲁菜新标准，明确了食盐使用量标准；食药管理部门制定《餐饮单位减盐行动》方案，推行食盐使用量台账登记；在至少1461家超市设立了低钠食品展示架，提高顾客对钠标签的认识；向社区住户分发了超1300万个带刻度的盐勺，推动家庭烹饪减钠；超1.7万所学校开展了针对学生和教师的减盐教育等。项目实施5年后，山东省成人人均日食盐摄入量从12.5g下降到10.1g，24小时尿钠排泄量由5338mg/d降至4013mg/d，平均降低了25%。人群平均收缩压由131.8mmHg降至130mmHg，舒张压则由83.9mmHg降至80.8mmHg。与2011年调查时相比，2016年山东省18～69岁居民的高血压治疗率上升11.3%，对盐与高血压的认知、态度、行为也均有明显改善。

世界卫生组织WHO认为，“SMASH”项目积极地影响了社会对“钠减少和高血压”的认知、态度和行为，参与者对盐摄入量和低盐标签的关注提升，并在日常饮食中采取了行动。该项目也作为高血压防控的样本案例入选《全球高血压报告》。

本章小结

教学课件

执考知识点总结

本章涉及的2019版及2024版公共卫生执业助理医师资格考试考点对比见表16-4。

表16-4 2019版及2024版公共卫生执业助理医师资格考试考点对比

单元	细目	知识点	2024版	2019版
高血压	基本特征	（1）原发和继发性高血压的概念	新增	—
		（2）病因和危险因素	新增	—
		（3）流行特点和防控状况	新增	—
		（4）诊断与分级	新增	—
		（5）常见并发症	新增	—
	防控策略	（1）高危人群判断标准	新增	—
		（2）三级预防措施	新增	—
		（3）健康管理服务	新增	—

拓展练习及参考答案

（徐 英）

第十七章 糖 尿 病

学 习 目 标

素质目标：认识糖尿病三级预防的重要意义，愿意主动肩负起糖尿病防治的重任。

知识目标：掌握糖尿病流行特点和防控状况和高危人群判断标准；熟悉糖尿病三级预防措施、健康管理服务；了解概念、病因和危险因素、病因和危险因素和常见并发症。

能力目标：能对糖尿病病人及其高危人群进行健康教育及干预。

案例导入

【案例】

10年间，中国年轻“糖人”发病率明显升高

全球疾病负担（Global Burden of Disease，GBD）数据库显示，从2010年到2019年，中国20岁至35岁人群的2型糖尿病发病率明显升高，其中男性“糖人”在10年间每10万人增加了142名，而女性“糖人”每10万人增加了33.7名，10年间，中国糖尿病年轻化趋势明显。

在电脑前端坐一整天、中途喝杯奶茶、下班后瘫坐家中、深夜点上烧烤夜宵……这些情景或许是不少人忙碌生活的缩写，但这样的饮食和生活习惯却埋着地雷——腰围越来越粗的年轻人，病也越来越多了。

本应常见于老年人的2型糖尿病，如今就有越来越多的年轻人患上了。据全球疾病负担数据库，糖尿病年轻化的趋势不仅体现在年轻“糖人”数量增多，还表现在平均患病年龄提前。北京大学公共卫生学院的研究者追踪了北京市210.4万人在2007年至2018年间的糖尿病患病情况，发现当地糖尿病平均患病年龄提前了约6岁，从62岁提前至56岁。该研究还指出，在40岁以下群体中，越来越多人患上糖尿病，发病率足足涨了3倍多，从3%提高到10.9%。

同济大学附属第十人民医院内分泌代谢科主任医师陈海冰就认为，年轻人群是可以通过纠正不良生活习惯，在不使用药物的情况下来改善糖尿病的，“最主要的治疗方式就是，在控制血糖的同时进行减重，并且养成健康的生活习惯”。

【问题】

1. 请说出目前糖尿病的流行特点。
2. 糖尿病的高危人群有哪些？
3. 糖尿病的三级预防策略是什么？

核心知识拆解

糖尿病（diabetes mellitus，DM）是一组由遗传和环境因素相互作用所致的代谢性疾病，在我国古代称为消渴病，医史记载已逾两千年。1999年WHO专家咨询委员会提出，糖尿病是由多种病因引起的代谢紊乱，其特点是慢性高血糖，伴有胰岛素分泌不足和/或作用障碍，导致碳水化合物、脂肪、蛋白质代谢紊乱，造成多种器官的慢性损伤、功能障碍衰竭。

随着生活水平的提高、生活方式的改变和人口的老龄化，糖尿病患病率呈现世界性的上升趋势，已成为继心脑血管疾病、肿瘤之后的严重危害大众健康的慢性病。根据2023年WHO发布的世界卫生统计报告显示，在非传染病死亡病例中，糖尿病所占比重位居第四位。由国际糖尿病联合会发布的《国际糖尿病联盟全球糖尿病地图（第10版）》中指出，全球20～79岁的糖尿病病人约5.37亿，约有670万成人（20～79岁）死于糖尿病或其并发症，每5秒钟就有1人因糖尿病死亡，预计2030年6.43亿，2045年7.83亿，增长46%；此外，新版国际糖尿病联盟（the International Diabetes Federation，IDF）地图数据显示过去的10年间（2011年至2021年），我国糖尿病病人人数由9000万增加至1亿4000万，占全球糖尿病人数的1/4，增幅达56%，其中约7283万名病人尚未被确诊，比例高达51.7%。

糖尿病的急、慢性并发症，尤其是慢性并发症累及多个器官，致残、致死率高，严重影响病人的身心健康，并给个人、家庭和社会带来沉重的负担，尤其在低、中收入国家。2021年全球医疗支出中，因20～79岁成人糖尿病导致的费用从2007年的2320亿美元增加到2021年的9660亿美元，增长了约316%，到2030年，糖尿病相关的医疗费用将达到1万亿美元。随着近年医疗费用的迅速增加，糖尿病所致的经济负担还将继续加重，因此预防和控制糖尿病成为世界各国亟待完成的任务。

第一节 概 述

一、诊断标准

1. 糖尿病诊断标准 依据《中国2型糖尿病防治指南（2020版）》，我国诊断2型糖尿病（diabetes mellitus type 2，T2DM）采用世界卫生组织（WHO）于1999年提出糖尿病新的诊断标准，即：有典型糖尿病症状，且任何时候血糖≥11.1mmol/L（200mg/dl）；或空腹血糖（fast plasma glucose，FPG）≥7.0mmol/L（126mg/dl）；或糖耐量试验（oral glucose tolerance test，OGTT）中，葡萄糖负荷（75g无水葡萄糖）后2小时血糖≥11.1mmol/L（200mg/dl）。

2. 糖调节受损的诊断标准 糖调节受损又称糖尿病前期，指血糖水平尚未达到糖尿病的诊断标准，但又不能被认作是正常，而是处于从正常向糖尿病发展的中间阶段。当FPG≥6.1mmol/L且＜7.0mmol/L，负荷后2小时血糖＜7.8mmol/L，称为空腹血糖受损（impaired fasting glucose，IFG）。当FPG＜7.0mmol/L，负荷后2小时血糖≥7.8mmol/L且＜11.1mmol/L，称为糖耐量减低（impaired glucose tolerance，IGT）。与FPG界值6.1mmol/L相比，用2小时OGTT的界值7.8mmol/L确定的葡萄糖代谢平衡损害的个体可能会更多一些。

二、分型

糖尿病作为一组病因和临床表现不同的疾病，恰当的分类对开展流行病学和临床研究以及病人管理是十分必要的。目前采用的是基于病因的分型方案，由WHO咨询报告（WHO/NCD/ NCS/99.2）和IDF西太平洋地区委员会于1999年正式公布，我国也于同年决定正式采用该分型。新的分型将糖尿病分为1型糖尿病、2型糖尿病、其他特殊类型糖尿病和妊娠糖尿病4种类型。

三、发病机制

在糖尿病病人中，T2DM约占95%，因此本章节主要介绍T2DM。T2DM病因和发病机制复杂，总体而言，遗传因素及环境因素共同参与其发病。胰岛素由胰岛B细胞组合成和分泌，经血液循环到达体内各组织器官的靶细胞，与特异受体结合并引发细胞内物质代谢效应，该过程中任何一个环节发生异常均可导致糖尿病。

1. 遗传因素和环境因素 同卵双子中T2DM的同病率接近100%，但起病和病情进程则受环境因素的影响而变异甚大。环境因素包括年龄增长、现代生活方式、营养过剩、体力活动不足、子宫内环境以及应激、化学毒物等。在遗传因素和上述环境因素共同作用下所引起的肥胖，特别是中心性肥胖，与胰岛素抵抗和T2DM的发生密切相关。

2. 胰岛素抵抗和B细胞功能缺陷 B细胞功能缺陷导致不同程度的胰岛素缺乏和组织（特别是骨骼肌和肝脏）胰岛素抵抗是T2DM发病的两个主要环节。不同病人其胰岛素抵抗和胰岛素分泌缺陷在发病中的重要性不同，同一病人在疾病进程中两者的相对重要性也可能发生变化。在存在胰岛素抵抗的情况下，如果B细胞能代偿性增加胰岛素分泌，则可维持血糖正常；当B细胞功能无法代偿胰岛素抵抗时，就会发生T2DM。

3. 胰岛A细胞功能异常和胰高血糖素样肽-1（glucagon-like peptide-1，GLP-1）分泌缺陷 胰岛中A细胞分泌胰高血糖素，在保持血糖稳态中起重要作用。正常情况下，进餐后血糖升高刺激胰岛素分泌和GLP-1分泌，抑制A细胞分泌胰高血糖素，从而使肝糖输出减少，防止出现餐后高血糖。T2DM病人由于B细胞数量明显减少，A/B细胞比例显著增加；另外，A细胞对葡萄糖敏感性下降，从而导致胰高血糖素水平升高，肝糖输出增加。

在进程中，不论其病因如何，都会经历几个阶段：病人已存在糖尿病相关的病理生理改变（如胰岛素抵抗、胰岛B细胞功能缺陷）相当长时间，但糖耐量仍正常。随病情进展首先出现糖调节受损（impaired glucose regulation，ICR），包括IFG和IGT，两者可分别或同时存在。IGR代表了正常葡萄糖稳态和糖尿病高血糖之间的中间代谢状态，最后进展至糖尿病。

四、流行特征

随着社会经济水平的提高和生活方式的现代化，糖尿病广泛分布于世界各地，发病率和患病率在不同国家、不同地区以及不同人群中不同，并呈现逐年上升的长期趋势。2021年全球20～79岁人群中糖尿病病人数量上升到5.37亿，糖尿病粗患病率为10.5%，预计2030年和2045年为11.3%和12.2%。据估计，由于人口老龄化，2021年至2045年，患病率相对增长最大的是中等收入国家。到2045年增加的糖尿病病人人数中，估计有94%来自中等收入和低收入国家。同时，全球还有2.4亿糖尿病病人未得到及时的诊断和治疗，5.41亿人（610.6%）处于糖耐量减低阶段。糖尿病中90%为2型糖尿病，1型糖尿病仅占4%～6%，其他类型的糖尿病更少，因此本节主要2型糖尿病的流行病学特征。

（一）地区分布

1. 国家和地区间分布 2021年20～79岁成人糖尿病病人数量最多的国家是中国、印度和巴基斯坦，预计将在2045年保持不变。糖尿病病人数量最多的国家不一定是患病率最高的国家。2021年巴基斯坦（30.8%）、法属波利尼西亚（25.2%）和科威特（24.9%）报告的糖尿病患病率比较最高。预计这些国家的总体糖尿病患病率在2045年也最高，巴基斯坦、科威特和法属波利尼西亚分别达到33.6%、29.8%和28.2%。

中国面临的糖尿病防控形势严峻，中国是成人糖尿病病人最多的国家，过去的10余年间（2011—2021年），我国的糖尿病病人由9000万例增加至1.4亿例，增幅达56%，其中约7283万例病人尚未被确诊，比例高达51.7%。另外，约有1.7亿成人伴有糖耐量受损，约2700万成人伴有空腹血糖受损，这些人群都是糖尿病人群的“后备军”。预测到2045年，中国糖尿病病人数量将达到1.744亿例。根据2020年在《英国医学杂志》发表的中国人群糖尿病患病率的全国流行病学调查结果显示，我国糖尿病患病率具有明显的地区差异，其中北部地区患病率最高，随后依次是南部地区、中部地区、东部地区和西部地区。按省（自治区）来说，糖尿病患病率最高的内蒙古（19.9%）是贵州省（6.2%）的3倍。糖尿病前期患病率最高的为云南省（54.5%），其患病率是最低的安徽省（17.2%）的3倍。

2. 城乡分布 2021年，城市（3.60亿）的糖尿病病人多于农村（1.766亿）。城市的患病率为12.1%，农村为8.3%。由于全球城市化，预计2045年生活在城市地区的糖尿病病人数量将增加到5.965亿。到2045年，由于人口老龄化，预计城市地区糖尿病患病率将增加到13.9%。

中国人群糖尿病患病率的全国流行病学调查结果显示，在糖尿病和糖尿病前期的患病率以及糖尿病的认识、治疗和控制方面城乡存在差异，与2013年全国研究相比，虽然城市总糖尿病的患病率仍然高于农村，但没有明显差异，与以往的数据相比，差距呈现出下降的趋势。与2013年全国数据相比，在同样的美国糖尿病学会（American Diabetes Association，ADA）诊断标准下，目前城市糖尿病的患病率增加了1%，但农村地区的患病率增加了2.5%。

（二）人群分布

1. 性别和年龄分布 2型糖尿病的患病率男、女性别多有差异。国际糖尿病联合会数据显示，2021年，20～79岁人群中，女性的糖尿病患病率（10.2%）略低于男性（10.8%），男性糖尿病病人总数比女性多1770万。2020年我国31省市调查结果显示，中国大陆糖尿病病人总人数估计为1.298亿（男性7040万，女性5940万），男性的总糖尿病患病率（13.7%）高于女性（11.8%），男性和女性的糖尿病患病率都会随着年龄的增长而增加。

几乎全世界的调查都显示，2型糖尿病的患病率随年龄增长而上升，在50岁以上人群中患病率显著升高。美国45～74岁糖尿病患病率为34%；南太平洋国家＞60岁的男性糖尿病患病率为29.4%，女性为46.2%，都非常显著地高于平均人群的水平。2020年我国31省市糖尿病患病率随年龄增长上升的趋势更加明显，糖尿病患病率在18～29岁、30～39岁、40～49岁、50～59岁、60～69岁、70岁及以上各年龄组分别为1.5%、5.4%、10.6%、18.9%、25.5%、28.8%。

2. 种族和民族等分布 不同种族，2型糖尿病患病率亦不同，美国亚利桑那州的比马印第安人患病率最高，其他印第安人，瑙鲁人，以及太平洋岛国如斐济、萨摩亚（南太平洋）、汤加（西太平洋）人群的患病率较高。患病率最低的是阿拉斯加的因纽特人及阿萨巴斯卡印第安人。印度洋次大陆的其他种族、日本、中国和印度尼西亚患病率相对较低。

流行病学资料表明，相同环境条件下不同种族2型糖尿病的患病率不同。新加坡的印度人、马来人、中国人患病率分别为6.1%、2.4%和1.6%。印度人患病率高不是肥胖所致，因为该人群体重最轻。南非的开普敦，印第安人患病率（19.1%）高于班固人（4.2%）与高加索人（3.6%）。印第安人男女城乡患病率均高于斐济的美拉尼西亚人。比较我国同一省区不同民族糖尿病患病率发现，贵州、青海、广西三省（自治区）中，苗汉、藏汉及壮汉之间无显著差异。新疆维吾尔族的患病率高于汉族和其他民族。各民族的糖尿病患病率存在较大差异。2013年的调查结果显示，我国6个主要民族的糖尿病患病率分别为汉族14.7%、壮族12.0%、回族10.6%、满族15.0%、维吾尔族12.2%、藏族4.3%。这些不同民族之间及同一地区不同民族间糖尿病的差别，提示民族间的某些因素（如遗传、生活方式）可能与糖尿病的发生有关，但尚未明确。

（三）时间分布

近几十年来，2型糖尿病的患病率呈现持续增长趋势。美国健康调查资料表明，1991—1993年糖尿病患病率平均为2.9%，是1960年（0.91%）的3倍多，是1935年（0.37%）的8倍多。而最新资料显示，过去10年间美国全人口糖尿病患病率再次翻番，2002年已达到6.2%。第二次世界大战结束时日本糖尿病患病率为1%，现在为3%，而侨居美国檀香山市的日本人由于生活方式的西化，患病率高达5%。在新加坡，糖尿病患病率1975年为2%，1985年为4.7%，1992年为8.6%。自1980年起我国开展了8次大规模的流行病学调查，结果显示我国人群的糖尿病和糖尿病前期患病率快速增加，中国成人糖尿病患病率从1980年的0.67%快速上升到了2017年的11.2%，足足增长了16.7倍。导致糖尿病患病率升高的主要原因是人口的老龄化、肥胖和生活方式的改变。此外，死亡率下降、诊断标准变化、诊断指标灵敏度提高，以及医疗保健的改善等也是影响因素。

五、危险因素

2型糖尿病主要是由遗传和环境因素引起外周组织（主要是肌肉和脂肪组织）胰岛素抵抗和胰岛素分泌缺陷，导致机体胰岛素相对或绝对不足，使葡萄糖摄取利用减少，从而引发高血糖，导致糖尿病。

1. 遗传因素 2型糖尿病有很强的家族聚集性，糖尿病亲属中的患病率比非糖尿病亲属高4～8倍，双生子研究也说明糖尿病有遗传性。2型糖尿病具有明显的家族聚集性，在我国，家族史阳性的糖尿病病人人数占糖尿病病人总数的17%，一级亲属中有糖尿病的人群发生糖尿病的风险是阴性者的6倍。在家系遗传中，母系遗传略高于父系遗传。一级亲属的2型糖尿病史、巨大胎儿生产史、妊娠糖尿病病史、低出生体重等与糖尿病的发病密切相关。

2. 肥胖或超重 肥胖是2型糖尿病最重要的易患因素之一。大量的横断面研究和纵向研究都表明，体重指数（body mass index，BMI）与发生2型糖尿病的危险性呈正相关关系，无论男女性别和许多种族都如此。我国的流行病学资料显示，超重或肥胖人群的糖尿病发病风险是体重正常或消瘦人群的4.4倍，糖尿病人群中有1/2以上的病人超重（BMI≥25）。根据WHO资料，糖尿病发病的体重高危因素为超重（BMI≥25）、肥胖（BMI≥30）及向心性肥胖（腰围：男性≥95cm，女性≥80cm）。

3. 年龄 2型糖尿病的患病率随年龄增长而增加，发病具有明显的年龄依赖性，这有可能与胰岛B细胞随年龄增长逐渐凋亡、胰岛素分泌功能下降有关。根据我国目前资料，尿病发病的高危年龄为≥40岁。随着社会发展带来的人口老龄化，老年糖尿病人群占的比例将越来越大。而生活方式的西方化、现代化使2型糖尿病的发病呈年轻化趋势，年轻人群的糖尿病患病率增长迅猛，不容忽视。

4. 体力活动不足 许多研究发现，体力活动不足增加2型糖尿病发病的危险，活动最少的人与最爱活动的人相比，2型糖尿病的患病率相差2～6倍。有规律的体育锻炼能增加胰岛素的敏感性和改善糖耐量。

5. 代谢异常因素 高血压人群的2型糖尿病发病率远远高于普通人群，血脂异常人群的糖尿病发病率高达18%。高血压、血脂异常、高尿酸血症等代谢紊乱与2型糖尿病的发病关系密切。

6. 不良生活方式 吸烟与饮酒对糖尿病的发病有一定促进作用，特别是吸烟，与糖尿病的发病有独立的相关关系。

7. 膳食因素 高能量饮食是明确肯定的2型糖尿病的重要膳食危险因素。目前认为，摄取高脂肪、高蛋白、高碳水化合物和缺乏纤维素的膳食也可能与2型糖尿病的发生有关。

8. 糖耐量减低 IGT是指病人血糖水平介于正常人和糖尿病之间的一种中间状态。WHO咨询报告和IDF西太平洋地区委员会在1999年公布的新的糖尿病诊断标准与分型方案中，已正式将IGT看成2型糖尿病的一个高危险因素。在IGT患病率高的人群，糖尿病患病率一般也高。研究发现，在诊断IGT后5～10年进行复查时，大约有1/3的人发展为糖尿病，1/3转化为血糖正常，1/3仍维持ICT状态。如果IGT伴有以下因素，即原FPG≥5.0mmol/L，餐后2小时血糖≥9.4mmol/L，BMI＞25腹部肥胖和空腹胰岛素水平增加等，更易转化为糖尿病。而改善膳食和增加体力活动有利于降低IGT向糖尿病的转化率。

9. 胰岛素抵抗 临床观察发现，肥胖、2型糖尿病、高脂血症、高血压、冠心病及卒中等病理过程常同时存在，提示这些疾病可能存在共同的病理生理机制，即胰岛素抵抗。胰岛素抵抗是指机体对一定量的胰岛素的生物学反应低于预期正常水平的一种现象，常伴有高胰岛素血症。研究证实胰岛素抵抗是2型糖尿病高危人群的重要特征之一。在糖耐量正常或减低的人发展为2型糖尿病的过程中，循环胰岛素水平起主要作用。空腹胰岛素水平高的人更易发展为IGT或2型糖尿病。肥胖者发展成2型糖尿病前，先有胰岛素抵抗出现。

10. 妊娠糖尿病和2型糖尿病 妊娠糖尿病是指妊娠期间发生或者发现的糖尿病。妊娠期间高血糖的主要危害为增加新生儿畸形、巨大儿（增加母、婴在分娩时发生合并症与创伤的危险）和新生儿低血糖发生的危险性。妊娠期发生糖耐量减低的母亲也易患2型糖尿病。在波士顿、曼彻斯特进行了妊娠糖尿病前瞻性研究，追踪20年后发现，在妊娠期间有糖耐量减低的妇女50%发展为2型糖尿病，而对照组发生率不到10%。高龄妊娠、糖尿病家族史、超重（或肥胖）也是妊娠糖尿病的危险因素。反复阴道真菌感染、自然流产、南方居民等与妊娠糖尿病也有关。但这些研究仅限于城市地区只能代表城市的情况。

妊娠糖尿病与后代患糖尿病的危险也有关。在比马印第安人中，母亲在妊娠期发生糖尿病的孩子在20～24岁45%发生2型糖尿病。这些孩子发生2型糖尿病的危险性远比父亲患有2型糖尿病或母亲虽患有2型糖尿病但不发生在孕期的孩子高。这种现象提示孩子的2型糖尿病发生与子宫内环境关系密切，也可能与孩子在儿童及青少年时期肥胖有关。

11. 合并其他基础疾病 如动脉粥样硬化性心脑血管疾病病人、一过性类固醇糖尿病病人、多囊卵巢综合征病人、长期接受抗精神病及抗抑郁治疗的病人等。

第二节 防控策略及措施

糖尿病是当今世界面临的一项重大挑战，对全球公共卫生造成了巨大压力。世界各国都纷纷采取措施，致力于糖尿病的预防和治疗。1989年，WHO发起了国际糖尿病防治行动，此后，为了进一步促进国际合作与交流，糖尿病联盟在1991年正式成立，并确立每年的11月14日为世界糖尿病日。2003年《中国糖尿病防治指南》出台，后修订为《中国2型糖尿病防治指南（2013年版）》，2017年印发《中国防治慢性病中长期规划（2017—2025年）》，将心脑血管、内分泌、肾脏疾病纳入慢性病管理范围。2019年印发实施的《健康中国行动（2019—2030年）》多个专项行动中，将糖尿病等重大慢性病及其相关危险因素管理率、控制率、治疗率作为重要工作目标。2021年4月，由中华医学会糖尿病学分会组织编写的《中国2型糖尿病防治指南（2020年版）》发表于《中华糖尿病杂志》和《中华内分泌代谢杂志》。目前，糖尿病已成为国家慢性病防治的重点之一。

一、预防策略

糖尿病的有效控制应该包括三级预防：旨在减少糖尿病发病率的一级预防；通过早发现、早诊断和早治疗尽快对高血糖等生化异常的控制，进而减少糖尿病并发症患病率的二级预防；以及减少或延缓糖尿病并发症致残、早亡和提高生命质量的三级预防。2020年版《中国2型糖尿病防治指南》更加强调从预防疾病出发，加大社会健康教育力度，重点关注糖尿病高危人群的筛查，早期发现和监护；在治疗方面，制定和完善糖尿病的三级管理，特别是运用健康教育和个体化指导的方式，使病人掌握防治知识和技能，进行自我管理。目前我国主要开展了以下工作。

（1）制订长远的糖尿病防治国家行动计划。2017年印发《中国防治慢性病中长期规划（2017—2025年）》，对糖尿病等慢性病防治工作的目标和策略措施进行了明确。近年来，国家先后制定印发了《中国成人超重和肥胖症预防控制指南》《中国学龄儿童少年超重和肥胖预防与控制指南》《中国居民膳食指南》《中国2型糖尿病防治指南》和成人糖尿病病人膳食指导标准等，推动糖尿病防控工作的科学性和规范性。截至2021年12月底，全国2855个县（市、区）启动了全民健康生活方式行动。

（2）完善糖尿病监测体系，建立三级防治和疾病监测网，使糖尿病治疗和管理科学化、制度化。自2009年起，糖尿病病人管理被纳入国家基本公共卫生服务项目，为城乡居民提供免费服务，包括健康教育、病人筛查、随访评估、年度健康体检和分类干预等内容。《"健康中国2030"规划纲要》提出，到2030年"糖尿病防治行动"要将糖尿病病人规范管理率达到60%及以上。

（3）开展糖尿病分级诊疗试点。2015年，国务院办公厅印发《关于推进分级诊疗制度建设的指导意见》，要求以高血压、糖尿病等慢性病作为突破口，进行先行试点。

（4）开展社区综合防治。积极研究和评价糖尿病社区综合防治管理机制，提供公平、可及、有效的糖尿病防治措施。

（5）开展教育和培训。有计划地对糖尿病专科医生、护士、营养师、各级卫生行政管理人员和糖尿病教育工作者等专业人员开展教育和培训，为糖尿病的防治提供足够、专业的保健人才资源。

（6）提高糖尿病防控核心信息的人群知晓率，对一般人群、高危人群和糖尿病病人采取有针对性的防治措施，提倡在开展第一级预防的同时，强调第二级预防和第三级预防。

（7）加强与WHO、IDF等国际组织和其他国家的合作与交流，积极开展国内多地区的协作，进行流行病学、发病机制和危险因素干预的研究。

二、预防措施

T2DM第一级预防目标是控制危险因素，预防T2DM的发生；第二级预防的目标是早发现、早诊断、早治疗T2DM病人，在已诊断的病人中预防糖尿病并发症的发生；第三级预防的目标是延缓已存在的糖尿病并发症的进展、降低致残率和死亡率，改善病人的生存质量。

（一）第一级预防

第一级预防措施的对象是一般人群，目的是预防和延缓易感高危人群和高危社区发生糖尿病。由于公共卫生资源的限制，预防2型糖尿病应采取分级管理和高危人群优先的干预策略。

第一级预防措施：①通过健康教育和健康促进手段，提高全社会对糖尿病危害的认识。②提倡健康的生活方式，加强体育锻炼和体力活动。③提倡膳食平衡，注意蛋白质、脂肪和碳水化合物摄入的比例，多吃蔬菜和水果，戒烟限酒，限盐，防止能量的过度摄入。④预防和控制肥胖。

多项随机对照研究结果显示，IGT人群接受适当的生活方式干预可延迟或预防T2DM的发生。中国大庆研究的生活方式干预组推荐病人增加蔬菜摄入量、减少酒精和单糖的摄入量，鼓励超重或肥胖病人减轻体重，增加日常活动量，每天进行至少20分钟的中等强度活动。生活方式干预6年，可使30年随访时累计发生T2DM的风险下降39%，T2DM发病中位时间推迟3.96年。美国预防糖尿病计划（diabetes prevention program，DPP）研究的生活方式干预组推荐病人摄入脂肪占总热量＜25%的低脂饮食，如果体重减轻未达到标准，则进行热量限制；生活方式干预组中50%的病人体重下降了7%，74%的病人能够坚持每周至少150分钟中等强度的运动；生活方式干预3年可使IGT进展为T2DM的风险下降58%。随访15年后，生活方式干预预防T2DM的益处仍然存在。此外，在其他国家的IGT病人中开展的生活方式干预研究同样也证实了生活方式干预预防T2DM发生的有效性。

在糖尿病前期人群中进行药物干预的临床试验结果显示，降糖药物二甲双胍、α-糖苷酶抑制药、噻唑烷二酮类药物、GLP-1受体激动药以及减重药奥利司他等均可降低糖尿病前期人群发生糖尿病的风险，其中二甲双胍和阿卡波糖在糖尿病前期人群中长期应用的安全性证据较为充分，而其他药物长期应用时则需要全面考虑费用、不良反应、耐受性等因素。建议糖尿病前期病人通过饮食控制和运动降低糖尿病的发生风险，并定期对其进行随访及给予社会心理支持，以确保病人的生活方式改变能够长期坚持；定期检查血糖；同时密切关注其他心血管危险因素（如吸烟、高血压、血脂异常），并给予适当的干预措施。具体目标：使超重或肥胖者的BMI达到或接近24，或体重至少减少5%；每日饮食总热量至少减少400kcal；饱和脂肪酸摄入占总脂肪酸摄入的30%以下；中等强度体力活动至少保持在150分钟/周。经过强化生活方式干预6个月效果不佳，可考虑药物干预。不推荐使用药物干预的手段预防糖尿病。

（二）第二级预防

第二级预防主要是针对高危人群，根据《中国2型糖尿病防治指南（2020年版）》成年高危人群包括：①有糖尿病前期史。②年龄≥40岁。③BMI≥24和/或中心型肥胖（男性腰围≥90cm，女性腰围≥85cm）。④一级亲属有糖尿病史。⑤缺乏体力活动者。⑥有巨大儿分娩史或有妊娠糖尿病病史的女性。⑦有多囊卵巢综合征病史的女性。⑧有黑棘皮病者。⑨有高血压史，或正在接受降压治疗者。⑩高密度脂蛋白胆固醇＜0.90mmol/L和/或甘油三酯＞2.22mmol/L，或正在接受调脂药治疗者。⑪有动脉粥样硬化性心血管疾病（atherosclerotic cardiovascular disease，ASCVD）史。⑫有类固醇类药物使用史。⑬长期接受抗精神病药物或抗抑郁症药物治疗。⑭中国糖尿病风险评分总分≥25分。

儿童和青少年高危人群包括BMI≥相应年龄、性别的第85百分位数，且合并以下3项危险因素中至少1项。①母亲妊娠时有糖尿病（包括妊娠糖尿病）。②一级亲属或二级亲属有糖尿病史。③存在与胰岛素抵抗相关的临床状态（如黑棘皮病、多囊卵巢综合征、高血压、血脂异常）。

就糖尿病筛查的年龄和频率而言，对于成人的糖尿病高危人群，不论年龄大小，宜及早开始进行糖尿病筛查，对于除年龄外无其他糖尿病危险因素的人群，宜在年龄≥40岁时开始筛查。对于儿童和青少年的糖尿病高危人群，宜从10岁开始，但青春期提前的个体则推荐从青春期开始。首次筛查结果正常者，宜每3年至少重复筛查一次。

对于具有至少一项危险因素的高危人群，应进一步进行空腹血糖或任意点血糖筛查，其中空腹血糖筛查是简单易行的方法，宜作为常规的筛查方法，但有漏诊的可能性。如果空腹血糖≥6.1mmol/L或随机血糖≥7.8mmol/L，建议行OGTT，同时检测空腹血糖和糖负荷后2小时血糖。同时推荐采用中国糖尿病风险评分表，对20～74岁普通人群进行糖尿病风险评估。该评分表的制定源自2007年至2008年全国14个省市的糖尿病流行病学调查数据，评分值的范围为0～51分，总分≥25分者应进行OGTT。

（三）第三级预防

第三级预防是指延缓T2DM病人并发症的进展，降低致残率和死亡率，从而改善生活质量和延长寿命。对已诊断的糖尿病病人应根据综合控制目标进行管理，采用个性化的方案，除了控制血糖，还要同时控制其他心血管危险因素。通过健康教育提高病人对糖尿病的认识，采取合理的治疗手段，进行血糖的自我监测，通过规范的药物治疗、饮食治疗和体育锻炼，控制血糖稳定。

在年龄较大、糖尿病病程较长和已经发生过心血管疾病的病人中，要充分平衡强化血糖控制的利弊，在血糖控制目标的选择上采用个体化的策略，并制定以病人为中心的糖尿病管理模式，应在个体化血糖控制的基础上，采取降压、调脂［主要是降低低密度脂蛋白胆固醇（low density lipoprotein cholesterol，LDL-C）］和应用阿司匹林治疗的措施，以降低心血管疾病反复发生和死亡的风险，并且降低糖尿病微血管病变的发生风险。对已发生并发症的病人主要采取对症治疗、预防病情恶化、防止伤残和加强康复等措施，以降低糖尿病的死亡率、病死率，提高病人的生活质量。对已出现严重糖尿病慢性并发症者，推荐至相关专科进行治疗。

三、健康管理服务

目前糖尿病的健康管理已从传统意义上的治疗转变为系统管理。以病人为中心，包含普通或专科医师、营养师、运动康复师、病人家属的团队式管理可以良好地控制代谢相关紊乱。

糖尿病的健康管理应遵循综合管理的原则，包括控制高血糖、高血压、血脂异常、高凝等心血管多重危险因素，注重生活方式与药物干预并行的综合管理策略，以提高糖尿病病人的生存质量和预期寿命。

1. 健康教育 糖尿病健康教育是重要的基础措施，是决定糖尿病管理成败的关键因素。每位糖尿病病人一旦确诊即应接受糖尿病教育，教育的目标是使病人充分认识糖尿病并掌握糖尿病的自我管理能力。糖尿病的教育和指导应该是长期和及时的，特别是当血糖控制较差、需调整治疗方案时，或者因出现并发症需进行胰岛素治疗时，必须给予具体的教育和指导。而且教育应尽可能标准化和结构化，并结合各地条件做到“因地制宜”。

通常糖尿病教育的应包含以下基本内容：糖尿病的自然进程、临床表现、危害及如何防治急慢性并发症；个体化的治疗目标及生活方式干预计划（重点包含饮食及运动处方）；口服药、胰岛素的使用要点；血糖监测；糖尿病的日常护理（口腔、足部、皮肤等）；特殊情况应对措施（如疾病、低血糖、应激和手术），糖尿病自我管理重要性等。

2. 生活方式指导

（1）营养：医学营养治疗是糖尿病的基础治疗手段，包括对病人进行个体化营养评估、营养诊断、制订相应营养干预计划，并在一定时期内实施及监测。医学营养治疗主要包括调整饮食总能量、改善饮食结构及合理餐次分配比例三个方面。首先，应根据病人年龄、性别、身高、体重、工作性质，参考原来的生活习惯，计算每日所需总热量。其次，进行营养素热量分配，改善饮食结构。脂肪供能应占总能量的20%～30%，饱和脂肪酸摄入量不应超过饮食总能量的7%，尽量减少反式脂肪酸的摄入。碳水化合物供能应占总能量的50%～65%。最后，在每日总热量及营养素组成确定后，根据各种食物的产热量确定食谱，合理进行餐次分配。根据生活习惯、病情和药物治疗的需要，可按每日三餐分配为1/5、2/5、2/5或1/3、1/3、1/3，也可按4餐分配为1/7、2/7、2/7、2/7。

（2）运动：规律运动有助于控制血糖，减少心血管危险因素，减轻体重，提升幸福感，而且对糖尿病高危人群第一级预防效果显著。根据《中国2型糖尿病防治指南（2020年版）》，2型糖尿病病人运动时应遵循以下原则：①运动治疗应在医师指导下进行，特别是心肺功能和运动功能的医学评估（如运动负荷试验等）。②成年2型糖尿病病人每周至少150分钟（如每周运动5日，每次30分钟）中等强度（50%～70%最大心率，运动时有点用力，心搏和呼吸加快但不急促）的有氧运动。③中等强度的体育运动包括快走、打太极拳、骑车、乒乓球、羽毛球和高尔夫球。较大强度运动包括快节奏舞蹈、有氧健身操、慢跑、游泳、骑车上坡、足球、篮球等。④如无禁忌证，每周最好进行2～3次抗阻运动（2次锻炼间隔≥48小时），锻炼肌肉力量和耐力。⑤运动项目要与病人的年龄、病情及身体承受能力相适应，并定期评估，适时调整运动计划。运动可穿戴设备的使用（如计步器），有助于提升运动依从性。运动前后要加强血糖监测，运动量大或激烈运动时应建议病人临时调整饮食及药物治疗方案，以免发生低血糖。运动中要注意及时补充水分。⑥养成健康的生活习惯。培养活跃的生活方式，如增加日常身体活动，打破久坐行为，减少静坐时间，将有益的体育运动融入日常生活中。⑦严重低血糖、糖尿病酮症酸中毒（diabetic ketoacidosis，DKA）等急性代谢并发症、合并急性感染、增殖性视网膜病变、严重心脑血管疾病（不稳定型心绞痛、严重心律失常、一过性脑缺血发作）等情况下禁忌运动，病情控制稳定后方可逐步恢复运动。⑧T2DM病人只要感觉良好，一般不必因高血糖而推迟运动。如果在进行剧烈的体力活动时血糖＞16.7mmol/L，则应谨慎，确保其补充充足的水分。

（3）血糖监测：血糖监测有助于评估糖尿病病人糖代谢紊乱的程度，制定合理的降糖方案，反映降糖治疗的效果并指导治疗方案的调整。目前临床上血糖监测方法包括利用血糖仪进行的毛细血管血糖监测、持续葡萄糖监测（continuous glucose monitoring，CGM）、糖化血红蛋白（glycated hemoglobin A1c，HbA1c）和糖化白蛋白（glycated albumin，GA）的检测等。其中毛细血管血糖监测包括病人自我血糖监测及在医院内进行的床边快速血糖检测，可根据个体的情况具体选用不同的血糖监测方式，为糖尿病个体化预防和治疗提供依据。

3. 综合指标控制 糖尿病的血糖控制应根据病人的年龄、病程、预期寿命、并发症或并发症病情严重程度等确定个体化的控制目标。对大多数非妊娠成年2型糖尿病病人，合理的控制目标为HbA1c＜7%，血压＜130/80mmHg；LDL-C＜2.6mmol/L（未合并动脉粥样硬化性心血管疾病）或＜1.8mmol/L（合并动脉粥样硬化性心血管疾病），BMI＜24.0；更严格的HbAlc控制目标（如＜6.5%或尽可能接近正常）适合于病程较短、预期寿命较长、无并发症、未合并心血管疾病的2型糖尿病病人，其前提是无低血糖或其他不良反应。相对宽松的HbA1c目标（如＜8.0%）更适合于有严重低血糖病史、预期寿命较短、有显著的微血管或大血管并发症，但应避免高血糖引发的症状及可能出现的急性并发症。中国2型糖尿病综合控制目标见表17-1。

生活方式干预是2型糖尿病的基础治疗措施，应贯穿于糖尿病治疗的始终。单纯生活方式不能使血糖控制达标时，应开始药物治疗；2型糖尿病药物治疗的首选是二甲双胍。若无禁忌证，二甲双胍应一直保留在糖尿病的治疗方案中，一种口服药治疗而血糖仍不达标者，采用二种甚至三种不同作用机制

表17-1 中国2型糖尿病综合控制目标

指标	目标值
血糖[①]	
空腹	4.4～7.0mmol/L
非空腹	＜10.0mmol/L
糖化血红蛋白	＜7.0%
血压	＜130/80mmHg
总胆固醇	＜4.5mmol/L
高密度脂蛋白胆固醇	
男性	＞1.0mmol/L
女性	＞1.3mmol/L
甘油三酯	＜1.7mmol/L
低密度脂蛋白胆固醇	
未合并动脉粥样硬化性心血管疾病	＜2.6mmol/L
合并动脉粥样硬化性心血管疾病	＜1.8mmol/L
体重指数[②]	＜24.0kg/m

注：①毛细血管血糖。②体重指数（BMI）＝体重（kg）/身高^2（m^2）。

的药物联合治疗。如血糖仍不达标，则应将治疗方案调整为多次胰岛素治疗。

4. 危险因素管理

（1）控制体重：肥胖和超重人群糖尿病患病率显著增加，肥胖人群糖尿病患病率升高2倍。超重/肥胖病人减重的目标是3～6个月减轻体重的5%～10%。消瘦者应通过合理的营养达到长期维持理想体重。

（2）戒烟限酒：不推荐糖尿病病人饮酒。若饮酒，应计算酒精中所含的总能量。女性一天饮酒的酒精量不超过15g，男性不超过25g，每周饮酒不超过2次。同时，应警惕酒精可能诱发的低血糖，避免空腹饮酒。吸烟有害健康，应劝告每一位吸烟的糖尿病病人戒烟，并减少被动吸烟。

（3）控制高血压：一般糖尿病合并高血压病人的降压目标应低于130/80mmHg，老年或伴严重冠心病的糖尿病病人，可采取相对宽松的降压目标值。血管紧张素转化酶抑制药（angiotensin converting enzyme inhibitor，ACEI）、血管紧张素Ⅱ受体阻断药（angiotensin Ⅱ receptor blocker，ARB）为糖尿病降压治疗的核心用药。

（4）控制血脂异常：推荐降低LDL-C为首要目标，依据病人动脉粥样硬化性心血管疾病的危险高低，将LDLC降至目标值。首选他汀类调脂药物。

（5）抗血小板治疗：糖尿病是心脑血管疾病的独立危险因素，常伴有高血压、血脂异常等危险因素，糖尿病病人应积极筛查和治疗心血管危险因素，应注意抗血小板的治疗。

（6）合理使用药物：研究表明，类固醇激素、抗精神病、抗抑郁药、他汀类药等均有使血糖开高的风险，糖尿病病人需权衡利弊，在临床专科医师的指导下合理使用药物，避免药物滥用。

（7）控制相关疾病：妊娠糖尿病、多囊卵巢综合征等均为2型糖尿病的危险因素，应注意对该类疾病的管理。

（8）心理调节：糖尿病病人应正确认识糖尿病，学习和掌握糖尿病管理的知识与技能，保证心理健康。

5. 并发症管理 糖尿病病情严重或应激时可发生严重代谢紊乱，导致DKA、高血糖高渗状态等急性并发症，危及生命。长期慢性高血糖会导致心血管、肾、眼、神经等慢性并发症，是糖尿病病人致死、致残的主要原因。同时，糖尿病病人还易并发各种感染，尤其是血糖控制差者。因此，糖尿病相关并发症重在预防，良好控制血糖及相关危险因素，定期进行心血管、肾、眼、神经、足部等检查，了解病变情况，对已发生并发症者则应进行专科治疗。

知识拓展

“大庆研究”——向世界讲述中国经验

“大庆研究”是世界上第一个以生活方式干预、预防糖尿病的随机对照临床研究，被国际权威医学杂志《自然医学》列为过去一百年糖尿病相关领域的重要里程碑事件之一。

1986年，研究团队组织大庆市33家诊疗单位、300多名调查员，对大庆市11万人进行血糖筛查，最终确定577名糖耐量低减者作为研究对象，划分为干预组和对照组。在进行6年生活方式干预后，中国医学科学院阜外医院特聘专家李光伟教授又带领两院研究团队进行了长达31年的随访，提供了生活方式干预可以预防糖尿病大血管和微血管并发症以及癌症的发生及相关死亡的强有力证据。

“大庆研究”向全世界讲述了糖尿病前期的危害与糖尿病预防的中国经验，研究成果被世界700多家机构、350多家医学杂志引用10 000余次，成为世界糖尿病研究领域的高峰。

本章小结

教学课件

执考知识点总结

本章涉及的2019版及2024版公共卫生执业助理医师资格考试考点对比见表17-2。

表17-2 2019版及2024版公共卫生执业助理医师资格考试考点对比

单元	细目	知识点	2024版	2019版
糖尿病	基本特征	（1）概念	新增	—
		（2）病因和危险因素	新增	—
		（3）流行特点和防控状况	新增	—
		（4）诊断与分型	新增	—
		（5）常见并发症	新增	—
	防控策略	（1）高危人群判断标准	新增	—
		（2）三级预防措施	新增	—
		（3）健康管理服务	新增	—

拓展练习及参考答案

（李 姗）

第十八章　恶性肿瘤

学习目标

素质目标：了解恶性肿瘤对社会和个人的影响，培养疾病预防的意识；培养科学研究的态度，注重实证和数据分析；培养学生对生命的尊重和关爱，关注病人的心理支持。

知识目标：掌握常见恶性肿瘤高危人群的判断标准；熟悉恶性肿瘤的流行特点和防控现状；了解恶性肿瘤的定义、病因、危险因素和防控策略。

能力目标：能够分析恶性肿瘤的流行病学特征，如发病率、死亡率、三间分布；能够掌握常见恶性肿瘤的预防和早期筛查方法；能运用流行病学方法研究常见恶性肿瘤的病因和疾病控制策略。

案例导入

【案例】

恶性肿瘤是全球范围内的重大公共卫生问题，对人类健康和生命安全构成严重威胁。据WHO统计，全球每年有约1200万人死于恶性肿瘤，占全球死亡总人数的12%。我国从20世纪70年代以来，恶性肿瘤发病率及死亡率一直呈上升趋势。随着人口老龄化的加剧，中国已经成为名副其实的“癌症大国”。为了进一步推进恶性肿瘤防治工作，我国制定了《健康中国行动——癌症防治行动实施方案（2023—2030年）》。提出了多项癌症防治措施，包括控制危险因素，降低癌症患病风险；完善癌症防治服务体系，加强信息共享；推广癌症早诊早治，强化筛查长效机制；加强癌症诊疗规范化，提升管理服务水平；促进中西医结合创新，发挥中医药独特作用；加强救助救治保障，减轻群众就医负担等，到2030年，实现全人群、全生命周期的慢性病健康管理，总体癌症5年生存率提高15%的目标。

【问题】

1.《健康中国行动——癌症防治行动实施方案（2023—2030年）》的制定背景是什么？为什么选择癌症作为防治的重点？

2．中国恶性肿瘤发病率及死亡率上升的可能原因有哪些？人口老龄化如何影响中国的癌症负担？

3．推广癌症早诊早治在提高5年生存率中扮演了怎样的角色？筛查和早期诊断对于癌症治疗结果有何影响？

核心知识拆解

恶性肿瘤是全球第二大死因，据国际癌症研究机构（International Agency for Research on Cancer, IARC）估计，2020年全球新增1929万例癌症病人；到21世纪中叶，这一数字预计将超过3500万。恶性肿瘤的预防和控制是当今世界各国面临的重要公共卫生问题之一。

第一节 概 述

一、概念

恶性肿瘤，俗称癌症，是指细胞异常增殖形成肿块，并可能侵袭周围组织或转移到其他器官和组织的疾病。恶性肿瘤的细胞常常分化不成熟、生长快速，并且具有浸润、破坏器官结构，引起功能障碍的特性。此外，恶性肿瘤细胞还可能通过直接蔓延、淋巴转移、血行转移、种植性转移等方式扩散到身体的其他部位。

恶性肿瘤的病因尚未完全明确，但环境因素、机体的内在因素在肿瘤的发生发展中起着重要作用。恶性肿瘤的细胞分化程度不同，其恶性程度和预后亦不同。常见的局部表现包括肿块、疼痛、溃疡、出血、梗阻、浸润与转移症状等。恶性肿瘤早期病人多无明显的全身症状，晚期则可能出现全身衰竭，呈现恶病质。

二、恶性肿瘤的流行特征

（一）时间趋势

在全球范围内，恶性肿瘤一直是威胁人类健康的重要疾病。近年来，随着医疗技术的进步和人们健康意识的提高，全球恶性肿瘤的发病率和死亡率呈现一定的变化趋势。根据世界卫生组织（WHO）的数据，近10年来，全球恶性肿瘤的发病率持续上升。这主要是由于人口老龄化、环境污染、不良生活方式等多种因素的综合作用。随着筛查和早期诊断技术的普及，全球大多数地区恶性肿瘤的死亡率开始出现下降趋势（表18-1），20世纪70年代中期，癌症的5年相对生存率仅为49%，2012年至2018年癌症的5年相对生存率已提高至68%。在各类常见恶性肿瘤中，肺癌仍然是癌症死亡的主要原因，2020年估计有180万例死亡，占总死亡的18%。预计到2040年，全球癌症负担将达到2840万例，比2020年增长47%。

我国从20世纪70年代以来，恶性肿瘤发病率及死亡率一直呈上升趋势。随着人口老龄化的加剧，中国已经成为名副其实的“癌症大国”。2000年至2018年期间，所有癌症的年龄标准化发病率每年增加约1.4%，年龄标准化死亡率每年下降约1.3%。2020年，中国新发癌症病例457万例（男性248万例，女性209万例），死亡300万例（男性182万例，女性118万例）。

表18-1　2012年、2018年、2020年全球不同地区不同性别的恶性肿瘤年龄标准化发病率和死亡率

地区	2012年				2018年				2020年			
	发病率（1/10万）		死亡率（1/10万）		发病率（1/10万）		死亡率（1/10万）		发病率（1/10万）		死亡率（1/10万）	
	男性	女性	男性	女性	男性	女性	男性	女性	男性	女性	男性	女性
东非	120.7	154.7	103.8	110.5	112.4	150.7	87.0	107.6	112.9	148.1	82.5	102.4
中非	91.8	110.7	82.3	82.3	101.8	109.2	79.5	80.9	109.5	115.8	79.2	79.9
北非	133.5	127.7	99.9	75.7	138.9	137.3	102.1	76.9	145.7	140.1	104.6	77.6
南非	210.3	161.1	136.5	98.7	230.5	196.1	142.4	98.3	232.7	189.0	128.8	98.7
西非	78.7	112.4	68.5	75.7	95.6	122.0	72.1	83.6	100.6	123.2	74.8	83.6
东亚	225.4	151.9	159.3	80.2	238.4	192.0	159.6	89.7	242.3	196.4	157.4	93.0
中南亚	98.4	103.3	74.8	64.7	97.5	95.9	70.9	60.6	103.2	102.5	71.2	63.1
东南亚	147.6	132.6	114.1	79.5	156.1	142.5	113.8	79.7	159.2	149.3	114.1	80.8
西亚	192.8	150.2	129.3	81.3	190.1	154.6	120.5	74.3	198.3	162.3	123.5	79.1
加勒比	207.7	168.0	119.8	87.7	213.1	182.9	117.4	89.5	213.9	174.6	120.7	89.2
中美	125.8	141.9	76.6	72.1	139.3	149.7	67.4	64.2	140.9	141.1	70.2	63.1
北美	344.2	295.4	123.2	91.7	387.6	322.1	104.2	80.7	397.9	332.6	98.9	77.7
南美	206.7	180.6	118.0	88.4	220.0	195.2	107.3	81.1	217.1	192.2	104.9	82.1
东欧	260.0	193.5	173.4	91.6	280.1	216.5	171.0	92.0	293.8	220.9	165.6	88.7
北欧	298.4	263.9	126.2	94.4	344.6	295.0	118.4	88.7	343.7	296.5	115.1	87.9
南欧	297.6	220.4	137.9	78.9	319.5	247.0	131.5	76.2	317.8	249.9	126.9	76.3
西欧	343.7	263.7	131.3	83.6	363.5	292.1	130.0	84.4	365.3	294.3	127.1	83.9
澳大利亚/新西兰	365.3	277.9	115.3	82.6	571.2	362.2	109.8	78.4	494.2	405.2	100.7	73.1

（二）地区特征

全球癌症的分布存在明显的地区差异。不同人类发展指数（human development index，HDI）水平的国家，癌症发病率差异较大。总体而言，发病率随着HDI水平的升高而升高。低HDI国家中，男女标化发病率分别为104.3/10万和128.0/10万，HDI非常高的国家男女标化发病率高达335.3/10万和267.6/10万。以欧洲为例，虽然人口仅占全球人口的9.7%，但2020年其估计新发和死亡病例却占到了发病总数的22.8%和死亡总数的19.6%。

同一种恶性肿瘤在不同地区分布也不相同。女性乳腺癌发病率在发达国家较发展中国家高，但死亡率在发达国家较低。鳞状细胞癌和腺癌是食管癌两种最常见的组织学亚型，高收入国家的食管癌病例中约2/3为食管腺癌。中国是食管癌的高风险地区，以食管鳞癌为主。目前我国食管鳞癌的发病率总体呈下降趋势，可能与居民的饮食结构随经济发展改善有关。

恶性肿瘤在同一国家的不同地区发病率和死亡率也有很大差别。食管癌在我国主要分布在河南、河北和山西三省交界的太行山区，以及四川盐亭，湖北和安徽大别山区，福建和广东部分地区。胃癌集中于有吃虾油、腌制鱼干等习惯的西北和沿海各省。湖南长沙多食槟榔者，口腔癌居多。如今，随着膳食结构的改变，高脂、高蛋白、高糖以及缺乏蔬菜水果摄入等饮食方式增加了中国居民患肠癌的风险。

我国城乡之间在卫生经济条件和生活行为方式上存在较大差异，这导致了恶性肿瘤在城乡分布上的不同。总体而言，城市地区的恶性肿瘤发病率略高于农村，而农村的死亡率则略高于城市。以2016年的数据为例，肺癌、乳腺癌、结直肠癌和前列腺癌的发病率城市高于农村，而胃癌、肝癌、宫颈癌

和食管癌的发病率则在农村较高。然而，城乡恶性肿瘤的发病与死亡差异正在逐渐缩小，这可能与城乡之间恶性肿瘤危险因素差异的减少有关，如吸烟、慢性感染、饮食习惯以及空气污染等因素，导致城乡发病率日趋接近。然而，由于农村医疗资源相对匮乏，加上防癌意识相对较弱，农村地区的恶性肿瘤死亡率仍然偏高。

（三）人群特征

1. 年龄 任何年龄段均可能发生恶性肿瘤，但不同年龄段好发的肿瘤类型有所差异。婴幼儿期常见的恶性肿瘤有肾母细胞瘤、神经母细胞瘤、胚胎期横纹肌肉瘤等；儿童、青少年期常见的是各种类型的白血病、脑瘤等，占该年龄段全部恶性肿瘤死因的70%；中老年期则以肺癌、胃癌、结直肠癌多见。一般情况下，40岁以前恶性肿瘤发病率处于相对较低水平，40岁以后发病率随着年龄的增长快速增加，并于80～85岁达到高峰。应该注意的是，越来越多的研究表明，恶性肿瘤的发病年龄呈现年轻化趋势。这可能与生活方式的改变、环境因素的影响以及遗传因素等多种因素有关。

2. 性别 除了某些特定于男性或女性的癌症，大多数恶性肿瘤都是男性发病率高于女性。从全球范围看，2020年，肺癌、前列腺癌、结直肠癌、胃癌和肝癌是男性常见的癌症类型（表18-2），而女性常见的是乳腺癌、结直肠癌、肺癌、宫颈癌和甲状腺癌（表18-3）。

表18-2 2020年男性全球前10位癌症数据统计

疾病名称	发病例数（万）	构成比（%）	粗发病率（1/10万）
肺癌	143.6	14.3	36.5
前列腺癌	141.4	14.1	36.0
结直肠癌	106.6	10.6	27.1
胃癌	72.0	7.1	18.3
肝癌	63.2	6.3	16.1
膀胱癌	44.1	4.4	11.2
食管癌	41.8	4.2	10.6
非霍奇金淋巴瘤	30.4	3.0	7.7
肾癌	27.1	2.7	6.9
白血病	27.0	2.7	6.9

表18-3 2020年女性全球前10位癌症数据统计

疾病名称	发病例数（万）	构成比（%）	粗发病率（1/10万）
乳腺癌	226.1	24.5	58.5
结直肠癌	86.6	9.4	22.4
肺癌	77.1	8.4	19.9
宫颈癌	60.4	6.5	15.6
甲状腺癌	44.9	4.9	11.6
宫体癌	41.7	4.5	10.8
胃癌	37.0	4.0	9.6
卵巢癌	31.4	3.4	8.1
肝癌	27.3	3.0	7.1
非霍奇金淋巴瘤	24.0	2.6	6.2

3. 婚育状况 流行病学研究揭示了宫颈癌与乳腺癌的多种风险因素。其中，宫颈癌的风险与性行为过早、拥有多个性伴侣以及多次生育相关，这些行为可能导致女性更易感染人乳头状瘤病毒（HPV）。此外，早婚和多育也是妇女宫颈癌的高发因素。在未婚者和犹太妇女中，宫颈癌较为罕见，这进一步强调了性行为和性卫生的重要性。对于乳腺癌而言，经期持续时间较长且没有哺乳史的女性患病风险较高，这表明生育和哺乳带来的生物学及内分泌变化可能对降低乳腺癌风险有积极作用。

4. 种族 恶性肿瘤的发病率和死亡率在不同种族之间存在显著差异。例如，在中国广东地区，鼻咽癌的发病率较高。在美国，拉美裔和亚裔美国人群体中结直肠癌的发病率普遍较低，而非裔美国人群体中的发病率则相对较高；美国白种人相对于其他肤色人种更容易患上皮肤癌。这些差异并非单一因素所致，是生活方式、遗传因素、社会经济状况以及医疗保健不平等等多种因素共同作用的结果。

5. 职业 职业性肿瘤是由职业者在职业环境中暴露于特定致癌物质或因素引起的肿瘤。这些致癌物质可以是化学物质、放射线、生物危险物质等。职业性肿瘤的发生通常与工作场所的环境暴露密切相关，特定的职业或工作环境可能增加个体罹患肿瘤的风险。例如，长期接触石棉的建筑工人可能患间皮瘤，长期暴露于紫外线的户外工作者更容易患皮肤癌。经常接触石棉、晶体硅和镍铬的工人发生肺癌的风险较高。

6. 移民 肿瘤移民流行病学是研究肿瘤在不同地域和种族之间分布差异的科学。通过比较移民人群和非移民人群的肿瘤发病率和死亡率，可以揭示环境因素和遗传因素对肿瘤发生的影响大小。例如，研究发现，来自亚洲的移民在到达西方国家后，其肺癌发病率显著上升，这可能与环境及吸烟行为的变化有关。非洲裔美国人患结直肠癌的风险较高，即使移民到美国后，这一风险仍然存在，暗示着遗传和环境因素的共同作用。

三、我国常见的恶性肿瘤

2020年我国恶性肿瘤新发病例456.9万例，死亡300.3万例，全人群粗发病率为315.6/10万，粗死亡率为207.5/10万。在男性中，常见的癌症为肺癌，其次依次是胃癌、结直肠癌、肝癌和食管癌，占男性新发癌症病例总数的69.3%。对于女性而言，最常见的癌症是乳腺癌，其次是肺癌、结直肠癌、甲状腺癌和胃癌，占女性新发癌症病例总数的59.4%。2020年中国常见恶性肿瘤发病和死亡情况见表18-4。

表18-4 2020年中国常见恶性肿瘤发病和死亡情况

疾病名称	男性				女性			
	发病例数（万）	死亡例数（万）	粗发病率（1/10万）	粗死亡率（1/10万）	发病例数（万）	死亡例数（万）	粗发病率（1/10万）	粗死亡率（1/10万）
肺癌	53.9	47.2	72.7	63.6	27.6	24.3	39.2	34.5
胃癌	33.2	25.7	44.7	34.6	14.7	11.7	20.8	16.6
肝癌	30.3	28.8	40.8	38.8	10.7	10.3	15.2	14.6
结直肠癌	31.9	16.5	43.1	22.2	23.6	12.1	33.5	17.2
乳腺癌					41.6	11.7	59.0	16.6

1. 肺癌 肺癌是我国民众健康面临的主要威胁之一，位列恶性肿瘤之首。从1988年至2005年的18年间，肺癌的发病率每年以1.63%的速度增长，其中男性年增长率为1.30%，女性为2.34%。自2000

年以来，由于控烟等肿瘤防治措施的实施，我国肺癌的发病率和死亡率开始呈现稳定趋势。尽管中国人群的肺癌发病率呈缓慢上升趋势，但随着人口老龄化的加剧以及肺癌筛查在全国的推广，2020年肺癌的发病率仍上升至56.3/10万，因肺癌导致的死亡人数更是高达71.5万例，死亡率为49.4/10万。无论是发病率还是死亡率，肺癌均位居所有恶性肿瘤之首。

肺癌的发病率和死亡率随着年龄的增长而上升，尤其是在45岁之后，增长速度明显加快。在所有年龄段中，男性的肺癌发病率都高于女性。此外，研究调查显示，我国肿瘤登记地区的肺癌平均发病年龄从2000年的66.15岁下降至2014年的65.58岁。《2022年中国肺癌病人生存质量白皮书》的调研数据表明，年龄在50至59岁的群体中，确诊比例居首位。这一现象或许与以下因素相关：网络调查参与者的年龄倾向较为年轻，国内医疗治疗技术的持续进步，以及早期筛查、诊断和治疗理念的广泛传播。

2. 乳腺癌 乳腺癌是对女性健康构成重大威胁的恶性肿瘤之一。根据2020年全球癌症统计数据，乳腺癌在女性新发癌症病例中数量最多，约占女性新确诊癌症病例总数的24.5%。在我国，乳腺癌的发病率也呈现出快速增长的趋势。从2000年到2018年，我国女性的乳腺癌发病率平均每年增长3.1%，而死亡率平均每年上升0.81%。仅在2020年，我国就新增41.6万例病例，发病率达59.0/10万，同年死亡11.7万人，死亡率为16.6/10万。我国女性诊断乳腺癌的平均年龄为45～55岁，比西方女性年轻。

尽管乳腺癌是常见的恶性肿瘤之一，但其预后相比其他恶性肿瘤较好，生存率也相对较高。随着诊疗技术的进步，乳腺癌的5年生存率已经达到了80%～84%。为了提高妇女的健康水平，我国自2019年起将乳腺癌检查纳入基本公共卫生服务项目。各地政府正在加大对妇女乳腺癌筛查工作的投入，这使得越来越多的妇女能够从中受益。

3. 结直肠癌 结直肠癌是消化系统最常见的恶性肿瘤。我国原为结直肠癌的低发地区。如今，随着人口老龄化趋势的加剧和生活方式的变化，我国结直肠癌的发病率和死亡率持续上升，分别以每年2.4%和1.3%的速度增长。在2020年，新确诊的结直肠癌病例达到55.5万例，死亡病例为28.6万例，在所有恶性肿瘤中分别排在第二位和第五位。

男性病人数量超过女性，这可能与男性较多的不良生活习惯有关，如吸烟、饮酒和高脂饮食。结直肠癌的发病年龄主要集中在45至59岁之间，且中位发病年龄呈现逐年下降的趋势。对于早期结直肠癌病人，手术后5年生存率可以超过90%。然而，由于早期症状不明显，多数病人在确诊时已经处于中晚期。如果发生远处转移，5年生存率将显著降低，仅为10%～20%。从2005年到2014年，我国结直肠癌病人的平均医疗支出增长了近一倍，且一经确诊就已处于晚期的病人比例也有所增加。

4. 肝癌 我国是肝癌高发国家，仅2020年就有41万新发病例，死亡39万。全球近一半的男性肝癌新发病例发生在我国。以40～50岁的中年男性病人较为多见。男性肝癌的发病率和死亡率为女性肝癌发病率和死亡率的2～3倍。我国肝癌的地区特征明显，主要集中在江苏、上海、福建、广东、广西等东南沿海地区。除了地域差异，肝癌的发病率和死亡率也呈现出城乡差别，城市居民的发病率和死亡率均超过农村居民。此外，农村地区的肝癌病人在诊断时往往已处于较晚的肿瘤分期，导致他们的死亡率相对较高。值得注意的是，早期与中晚期肝癌病人的5年存活率差别较大。因此，早发现和早治疗对于提高肝癌病人的生存率至关重要。

5. 胃癌 我国胃癌的发病率、死亡率均居全球较高水平。2020年，我国胃癌新发病例47.9万例，死亡37.4万例，分别占全球胃癌病例的43.9%和48.6%。在我国，胃癌地理分布广泛，以西北地区和东南沿海地区较为集中，其中青海、宁夏、甘肃、山东、福建、江苏、辽宁、吉林、黑龙江等地为胃癌高发地区。胃癌的发病率随年龄增长而升高，40岁以上人群发病率显著上升。近年也有研究显示，我国胃癌的发生有年轻化趋势。

四、恶性肿瘤的危险因素

恶性肿瘤的发生是一个多因素作用、多基因参与、多阶段发展的复杂过程，是环境因素与个体自身因素共同作用的结果。

（一）环境因素

1. 物理因素 物理因素是引发恶性肿瘤的重要因素之一，主要包括电离辐射、紫外线等。

电离辐射有多种来源，包括医疗设备、核工业、铀矿开采以及自然环境中的放射性物质。电离辐射几乎可以导致任何类型的癌症，尤其是白血病、肺癌、甲状腺癌和乳腺癌。日本广岛、长崎原子弹爆炸后的幸存者白血病发病率显著上升。电离辐射对人体的影响取决于暴露的剂量和时间，剂量越大，暴露时间越长，越容易发生恶性肿瘤。也有越来越多的证据显示，低剂量电离辐射可使儿童白血病的患病风险增加。

紫外线暴露、热辐射、慢性机械刺激和炎症等物理因素也与某些肿瘤的发生有关。例如，长期暴露于紫外线下可能诱发皮肤癌；舌癌或颊癌通常发生在与尖锐牙齿或不合适的假牙托接触摩擦的区域；宫颈癌常发生于经历过宫颈撕裂并伴有慢性炎症的个体中。

2. 化学因素 化学因素在所有导致恶性肿瘤的病因中影响最为广泛，大约80%的恶性肿瘤由化学因素引起。环境中的化学致癌物主要来源于工业生产、农业活动、生活污染和食品等。例如，在工农业生产过程中使用和产生的氯乙烯可致肝血管肉瘤，砷可诱发肺癌和皮肤癌，苯可致白血病，汽车尾气中的苯并［a］芘与肺癌的发生密切相关，长期接触有机磷农药和除草剂可增加多种癌症的风险。生活中的家居用品、装修材料释放的甲醛有致癌作用，建筑材料释放的氡及氡子体可导致肺癌的发生。

3. 生物因素 生物性致癌因素有细菌、病毒、寄生虫等。已有明确的证据证明，乙型肝炎病毒（HBV）和丙型肝炎病毒（hepatitis C virus，HCV）是原发性肝癌的致病因子，幽门螺杆菌（Hp）与胃癌有关，人乳头状瘤病毒（human papilloma virus，HPV）与宫颈癌、阴茎癌、口咽癌等肿瘤有关，人类免疫缺陷病毒（HIV）与卡波西肉瘤、非霍奇金淋巴瘤有关，华支睾吸虫感染是胆管癌第Ⅰ类生物性致癌因素。

（二）机体因素

1. 遗传因素 恶性肿瘤是由环境因素和遗传因素等共同作用引起的复杂性疾病，遗传因素对聚集性和散发的肿瘤都有影响，具体表现如下。

（1）家族聚集性：包括癌家族和家族癌。癌家族的特征为多种不同癌症在家族内聚集发生，通常发病年龄较早，可能与家族成员中多个基因异常有关。家族癌则是指某种癌的发生具有家族聚集倾向，如家族性结肠癌、家族性乳腺癌、家族性肺癌，可能与单个或少数几个高渗透性的突变基因相关，也可能与相似的生活习惯和饮食模式有关。

（2）遗传性肿瘤：通常由单个基因异常所致，以常染色体显性遗传方式遗传，肿瘤部位多发，发病年龄早。比如家族性视网膜母细胞瘤就是一种遗传性肿瘤，患儿的发病年龄通常在出生至8岁之间。患有这种疾病的儿童，其父母至少有一方早年曾罹患过此病并已治愈。这些患儿在经手术或放疗治愈后，他们在青春期罹患骨肉瘤的概率比一般儿童高出500倍，并且在成年以后其他身体部位的肿瘤易感性也明显增高。患儿如果能够存活至成年，通常具有正常的生育能力，然而他们的后代中至少有一半的孩子将患有家族性视网膜母细胞瘤。

（3）种族差异：不同人种或人群有不同的好发肿瘤。例如日本人患乳腺癌的概率较欧美人低，但患松果体瘤的概率却比其他民族高10余倍。中国人鼻咽癌发病率较高，且这种发病率不因中国人移居到其他国家而降低。

2. 行为生活方式

（1）烟草暴露：有15%～30%的恶性肿瘤发病都与烟草暴露有关。烟草暴露有主动吸烟、被动吸烟和烟草咀嚼3种方式。国家卫健委发布的《中国吸烟危害健康报告2020》强调，2007—2017年，全球15岁及以上人群吸烟率为19.2%。相比之下，2018年中国15岁及以上人群吸烟率为26.6%，不吸烟者的二手烟暴露率为68.1%。燃烧不充分时，二手烟中某些致癌物的含量甚至超过直接吸入的烟。我国每年有100多万人因烟草失去生命，超过因艾滋病、结核、交通事故及自杀死亡人数的总和。如果不采取有效行动，预计到2030年将增至每年200万人。烟草烟雾中含有至少69种致癌物，包括尼古丁、多环芳烃、亚硝胺、杂环芳香胺等，可导致肺癌、喉癌、膀胱癌、胃癌、宫颈癌、卵巢癌、胰腺癌、肝癌、食管癌、肾癌等恶性肿瘤的发生。吸烟量越大，吸烟年限越长，肿瘤的发病风险越高。

（2）饮酒：酒精的使用是许多癌症类型的危险因素，包括口腔癌、咽癌、喉癌、食管癌、肝癌、结直肠癌和乳腺癌等。患癌症的风险会随着饮酒量的增加而增加。饮酒且吸烟者患口咽癌、喉癌、食管癌等肿瘤的风险更高。在乙型肝炎病毒（HBV）感染者中，饮酒者的肝癌发病率比不饮酒者高2倍。此外，酒精饮料还含有一些可能的致癌物，如多环芳烃、亚硝胺、黄曲霉毒素。

（3）不合理膳食：高脂肪摄入引起的超重和肥胖与几种常见的癌症类型有因果关系，包括食管癌、结直肠癌、绝经后妇女的乳腺癌、子宫内膜癌和肾癌。研究认为，肥胖相关癌症的发生与体内激素水平失衡、脂肪因子水平升高、肠道菌群失调、肿瘤代谢改变和慢性低度炎症等微环境变化有关。而食用黄曲霉毒素污染的玉米、花生可使肝癌和食管癌的风险增加；食物在腌制和烟熏的过程中产生的亚硝胺类化合物，可导致肝癌、膀胱癌、食管癌等多种恶性肿瘤。

（4）其他：除吸烟、饮酒、不合理膳食外，熬夜、久坐、缺乏运动、性生活紊乱等不良生活方式，也可能增加癌症风险。

3. 社会心理因素 不良生活事件的发生，如亲人去世、离婚、失业，可能引发长期的压力和负面情绪，如焦虑、抑郁、痛苦和紧张，从而增加乳腺癌、卵巢癌、睾丸癌的发病风险。

第二节 防控策略及措施

一、防控策略

（一）全球恶性肿瘤防控策略

每年2月4日被定为世界癌症日，提醒全球关注癌症这一重大公共卫生挑战。2024年第25个世界癌症日的主题是“整合卫生资源，医疗人人共享”，强调要整合各种卫生资源，确保每个人都能公平地获得医疗服务的重要性。

恶性肿瘤是全球公共卫生问题，全球全社会的参与对于有效预防和控制癌症至关重要。早在2005年，世界卫生大会就通过了一项关于预防与控制癌症的决议（WHA58.22），强调癌症对全球公共卫生的重大影响，并提出了一系列的行动建议，以促进全球范围内的癌症预防和控制工作。2017年，第70届世界卫生大会又通过了题为“结合综合方法审视癌症预防和控制”的决议（WHA70.12）。这份决议不仅延续了以往关于癌症防控的指导方针，而且进一步强调了以下内容。

（1）加强癌症防控的政治承诺和领导，确保癌症防控工作被纳入国家卫生和发展计划。

（2）促进癌症的早期发现、早期诊断和及时治疗，包括推广癌症筛查和疫苗接种（如宫颈癌疫苗）。

（3）提高癌症治疗和护理的质量和可及性，包括加强对癌症病人的姑息治疗和支持服务。

（4）加强癌症数据收集和研究，以便更好地了解癌症的流行病学特征，评估防控措施的影响，并指导未来的政策制定。

（5）加强癌症防控的国际合作，包括知识共享、技术转移和能力建设。

（6）鼓励多方利益相关者参与癌症防控工作，包括政府、私营部门、非政府组织和病人团体。

（7）支持低收入和中等收入国家加强癌症防控能力，特别是通过提供财政支持和技术援助。

（二）我国恶性肿瘤防控策略

中华人民共和国成立以来，党和政府高度重视恶性肿瘤的防治工作。2023年10月，国家卫健委等13个部门联合制定了《健康中国行动——癌症防治行动实施方案（2023—2030年）》，明确提出，到2030年，癌症防治体系进一步完善，危险因素综合防控、癌症筛查和早诊早治能力显著增强，规范诊疗水平稳步提升，癌症发病率、死亡率上升趋势得到遏制，总体癌症5年生存率达到46.6%，病人疾病负担得到有效控制。并围绕工作目标提出了以下主要措施。

1. 控制危险因素，降低癌症患病风险 开展全民健康促进，减少致癌相关感染，加强环境与健康工作，推进职业性肿瘤防治工作。

2. 完善癌症防治服务体系，加强信息共享 完善高质量癌症防治体系，加强癌症防治机构协作，进一步提升肿瘤登记报告规范化、制度化程度，促进癌症防治信息资源共享。

3. 推广癌症早诊早治，强化筛查长效机制 完善并推广重点癌症早诊早治指南，深入推进癌症早期筛查和早诊早治，构建分层癌症筛查体系。

4. 规范癌症诊疗，提升管理服务水平 加强诊疗规范化管理，加强诊疗质量控制，优化诊疗模式。

5. 促进中西医结合创新，发挥中医药独特作用 加强癌症中医药防治网络建设，提升癌症中医药防治能力，强化癌症中医药预防及早期干预。

6. 加强救助救治保障，减轻群众就医负担 加强综合医疗保障，提高抗肿瘤药物可及性，巩固拓展癌症防治脱贫攻坚成果。

7. 加快重大科技攻关，推广创新成果转化 加强癌症相关专业学科建设，集中力量加快科研攻关，加强癌症防治科研成果的推广应用。

二、预防措施

恶性肿瘤的发生与多种因素相关，包括遗传、环境暴露、不良生活方式等。尽管现代医学在癌症治疗方面取得了显著进展，但预防仍然是对抗恶性肿瘤最经济、最有效的策略。恶性肿瘤的预防为三级预防：第一级预防即病因预防，第二级预防即三早预防，第三级预防即康复预防。

（一）第一级预防

即病因预防，根据已有的证据，对明确的致癌因素采取针对性的预防措施。

1. 控烟 为了应对烟草对全球公共卫生构成的威胁，182个国家及欧盟早在2003年的世界卫生大会上通过了《世界卫生组织烟草控制框架公约》（*World Health Organization Framework Convention on*

Tobacco Control，*WHO FCTC*），目的是减少烟草带来的健康和经济负担。为了更好地实施这一公约，世界卫生组织还提出了“MPOWER”策略，该包括六项成本效益较高的烟草控制措施：监测烟草使用与预防政策（Monitor，M）、保护人们免受烟草烟雾危害（Protect，P）、提供戒烟帮助（Offer，O）、警示烟草危害（Warn，W）、确保禁止烟草广告、促销和赞助（Enforce，E），以及提高烟税（Raise，R）。经过20余年的努力，全球15岁及以上男性烟草使用率从2000年的49.1%下降至2020年的35.5%，女性则从16.3%下降至9.3%。

中国于2005年批准了这一公约，并在2006年1月正式实施。尽管近年来在控烟方面作出了许多努力，取得了一定成果，但中国男性烟草使用率仅从2000年的51.1%下降至2020年的47.8%，女性则由3.0%下降至2.1%。为此，《健康中国行动——癌症防治行动实施方案（2023—2030年）》提出了全面推行公共场所禁烟的目标。此外，中国还提高了烟草消费税，并在烟草产品包装上印制健康警告。同时，中国也在推广戒烟药物，帮助烟民戒除烟瘾。

2. 合理膳食和体力活动　烟草使用、不健康饮食、缺乏身体活动和有害使用酒精是全球癌症高发的四大原因。世界卫生大会在2004年通过了《饮食、身体活动与健康全球战略》。这个战略的主要目标是改善全球人口的饮食习惯和身体活动水平，以预防和控制非传染病，包括癌症。这个战略的核心内容包括：鼓励人们吃更多的全谷物、蔬菜、水果和豆类，同时减少食盐、糖和脂肪的摄入；建议成人每周进行至少150分钟的中等强度有氧运动，或者75分钟的高强度有氧运动；通过学校和家庭的教育，让孩子们养成良好的饮食和运动习惯；创建有利于健康的环境，比如提供安全的步行和骑行设施，让人们在日常生活中更容易进行身体活动。此外，研究发现饮酒和吸烟对于癌症的发生具有协同作用，因此，要严格限制酒精的摄入。

3. 控制感染　疫苗接种是控制致癌微生物感染最有效的措施之一。乙型肝炎病毒（HBV）和丙型肝炎病毒（HCV）慢性感染是肝癌的主要危险因素，分别导致56%和20%的肝癌死亡。1992年，我国卫生部将乙肝疫苗纳入儿童计划免疫管理，2005年国务院颁布《疫苗流通和预防接种管理条例》，实现了新生儿乙型肝炎疫苗免费接种。高危型人乳头状瘤病毒（HPV）感染是宫颈癌最主要的危险因素，接种HPV疫苗是有效预防宫颈癌等肿瘤的有效方式。此外，治疗幽门螺杆菌和EB病毒感染可降低胃癌和鼻咽癌的发病率。

4. 职业防护　在全部癌症病例中，有2%～8%可归因于职业性因素，而职业环境中的暴露是这些肿瘤形成的关键诱因。国际癌症研究机构认定，与职业相关的化学物质以及工业流程中存在的致癌物已逾40种。为了降低职业相关癌症的风险，工业生产应优先考虑无毒或低毒性替代品来取代原有的高毒物质，并禁止使用未经充分评估的有害化学物品。对于那些目前难以替换的工作场所致癌物，应根据其潜在风险类别制定严格的技术规范，并采纳全面的安全管理措施，以有效限制工人的接触程度。工作环境中的致癌因素需定期进行检测，并对有害物质的浓度或暴露强度进行评估。此外，加强职业健康教育至关重要，确保员工能够正确使用个人防护装备，从而降低职业性肿瘤的发生风险。

（二）第二级预防

对高危人群进行筛查，做到早发现、早诊断、早治疗，是有效降低癌症负担的关键手段。适合筛检的癌症应具备以下特征：①发病率、病死率高，危害严重。②有有效的早期诊断方法。③在疾病早期有有效的根治手段，远期预后明显优于中晚期治疗。④符合低成本高效益的原则。

自2005年以来，中国陆续开展了一系列癌症筛查项目，我国主要恶性肿瘤的筛查方法及高危人群界定标准如下。

1. 肺癌　对高危人群进行低剂量螺旋CT筛查。

高危人群：50～74岁，且至少符合以下条件之一者。①吸烟包年数［吸烟包年数＝每天吸烟的包数（每包20支）×吸烟年数］不少于30包年，包括曾经吸烟不少于30包年，但戒烟不足15年。②与①共同生活或同室工作被动吸烟超过20年。③患有慢性阻塞性肺疾病。④有职业暴露史不少于1年，包括暴露于石棉、氡、铍、铬、镉、硅、煤烟和煤烟灰。⑤有一级亲属被确诊为肺癌。

2. 胃癌 对胃癌高风险人群进行血清胃蛋白酶原Ⅰ/Ⅱ、促胃液素-17水平、幽门螺杆菌抗体3项初筛，并采用胃镜进一步筛查。

高危人群：40岁以上，且至少符合以下条件之一者。①胃癌高发地区人群。②幽门螺杆菌感染者。③既往患有慢性萎缩性胃炎、胃溃疡、胃息肉、手术后残胃、肥厚性胃炎、恶性贫血等胃的癌前疾病。④有一级亲属被确诊为胃癌。⑤存在胃癌其他风险因素（如摄入高盐、腌制饮食、吸烟、重度饮酒）。

3. 肝癌 首选血清甲胎蛋白检测联合腹部超声检查。

高危人群：男性45～74岁，女性50～74岁，且符合以下任一条件者。①乙型肝炎病毒表面抗原（HBsAg）阳性。②丙型肝炎病毒（HCV）感染史。③肝硬化病史。④一级或二级亲属有肝癌史。

4. 结直肠癌 首选肠镜和粪便潜血试验，其次为肿瘤标志物、基因检测。

高危人群：40岁及以上，且符合以下4项及以上者：①年龄高于50岁（年龄大于60岁记作2项危险因素）。②男性。③一级亲属结直肠癌家族史。④吸烟或曾经吸烟。⑤BMI≥23。若粪便潜血试验呈阳性，则直接评估为结直肠癌高危人群。

5. 乳腺癌 高危人群及致密型乳腺的一般风险人群，首选乳腺超声联合乳腺X线检查进行筛查；一般风险人群，推荐单独使用乳腺超声进行筛查。一般风险人群推荐其于45～70岁进行乳腺癌筛查，而高危人群宜从40岁开始进行筛查。

高危人群：符合下列3项中任意一项者。①具有遗传家族史，即具备以下任意一项者：a.一级亲属有乳腺癌或卵巢癌史；b.二级亲属50岁前，患乳腺癌2人及以上；c.二级亲属50岁前，患卵巢癌2人及以上；d.至少1位一级亲属携带已知*BRCA1/2*基因致病性遗传突变，或自身携带*BRCA1/2*基因致病性遗传突变。②具备以下任意一项者：a.月经初潮年龄≤12岁；b.绝经年龄≥55岁；c.有乳腺活检史或乳腺良性疾病手术史，或病理证实的乳腺（小叶或导管）不典型增生病史；d.使用“雌孕激素联合”的激素替代治疗≥6个月；e.45岁后乳腺X线检查提示乳腺实质（或乳房密度）类型为不均匀致密性或致密性。③具备以下任意两项者：a.无哺乳史或哺乳时间＜4个月；b.无活产史（含从未生育、流产、死胎）或初次活产年龄≥30岁；c.仅使用“雌激素”的激素替代治疗≥6个月；d.流产（含自然流产和人工流产）≥2次。

（三）第三级预防

恶性肿瘤的第三级预防是指针对现患肿瘤病人防止复发，减少并发症，防止致残，提高生存率和康复率，以及减轻由肿瘤引起的疼痛，提高生活质量，促进康复等措施。肿瘤的第三级预防涵盖了病人诊断后的所有医疗干预内容，要求专业诊治机构、社区、家庭及病人共同参与，运用综合干预的方法提高病人的整体健康和生存质量。除了传统的医疗手段，心理干预也已成为癌症治疗计划中的重要补充。通过提供支持性和激励性的交流，增强病人的自我信念，有助于提高治疗的成效并加速恢复过程。

本章小结

教学课件

执考知识点总结

本章涉及的2019版及2024版公共卫生执业助理医师资格考试考点对比见表18-5。

表18-5 2019版及2024版公共卫生执业助理医师资格考试考点对比

单元	细目	知识点	2024版	2019版
恶性肿瘤	基本特征	（1）概念	新增	—
		（2）流行特点和防控状况	新增	—
		（3）病因和危险因素	新增	—
		（4）常见恶性肿瘤	新增	—
	防控策略及措施	（1）高危人群判断标准	新增	—
		（2）防控策略	新增	—
		（3）三级预防措施	新增	—

拓展练习及参考答案

（郑晓丽）

第十九章　流行性感冒

学习目标

素质目标：培养学生对个人健康的重视意识、培养学生社会责任感和团队合作精神以及信息获取和分析能力，能够准确理解和应用流行性感冒相关信息，以积极参与流行性感冒的防控工作。

知识目标：掌握流行性感冒的传染源、传播途径和易感人群；熟悉流行性感冒的病原学特点、临床表现及流行特征，以及预防策略和措施；了解几种重要的流行性感冒及其预防控制措施。

能力目标：能够识别和描述流行性感冒的基本症状，能够评估自身和他人的感染风险，能够理解并遵守学校或社区的防控政策和规定，积极参与防控措施。能够运用所学知识，参与流行性感冒的宣传教育活动，提高公众对流行性感冒的认识和防控意识。

案例导入

【案例】

2023年4月7日是第75个世界卫生日。以“健康中国 预防先行”为主题，流行性感冒（流感）预防与控制交流会在北京举行。流感是人类面临的主要公共健康问题之一。据世界卫生组织数据显示，全球每年估计有10亿例流感病例，其中300万至500万例为重症病例，导致29万至65万例流感相关呼吸道疾病死亡。《“健康中国2030”规划纲要》中提到，要强化覆盖全民的公共卫生服务，要求“持续开展流感监测和疫情研判，保障流感疫苗供应”。《“十四五”国民健康规划》也提到要“进一步加强流感、登革热等重点传染病监测和分析研判”，同时“做好流感疫苗供应保障，推动重点人群流感疫苗接种”。2023年11月1日是第6个“世界流感日”，宣传主题是“预防流感 守护健康”，旨在广泛普及流感防控相关知识，进一步提高公众对流感诊、防、治的认知和重视，推动全社会共同关注流感。

【问题】

1. 流感疫苗接种的重点人群主要包括哪些？
2. 如何预防及控制流行性感冒？

核心知识拆解

流行性感冒，简称流感，是由流感病毒引起的对人类健康危害较重的常见急性呼吸道传染病，主要通过飞沫传播，一般通过空气中的飞沫、人与人之间的接触或与被污染物品的接触传播。潜伏期较短，全年均可发病，但暴发或流行具有一定季节性。临床上发病较急，表现为发热或寒战、咳嗽、咽痛、流涕或鼻塞、肌痛或全身痛、头痛、乏力等症状，部分病人可出现呕吐和腹泻。

第一节 病 原 学

一、流感病毒的结构和分类

1. 流感病毒的结构 流感病毒属正黏病毒科，是单股、负链、分节段的RNA病毒。病毒颗粒由外至内分为三层，最外层有两种表面抗原，即血凝素（hemagglutinin，HA）抗原和神经氨酸酶（neuraminidase，NA）抗原，2种抗原均易发生变异。中间层为基质蛋白形成的球形蛋白壳。最内层是由病毒基因组与核蛋白组成的核衣壳。

2. 流感病毒的分类 根据流感病毒核蛋白和基质蛋白抗原特异性及基因特性的不同，分为甲（A）、乙（B）、丙（C）和丁（D）四型。其中甲型流感病毒根据病毒表面的HA和NA抗原结构及基因特性不同，可分为若干亚型。目前，发现的HA有18个亚型（H1～H18），NA有11个亚型（N1～N11）。

甲型流感抗原变异性最强，可引起季节性流行和世界性大流行。乙型流感抗原变异性较弱，可引起中、小型流行或局部暴发。丙型流感病毒抗原性较稳定，仅导致上呼吸道感染的散发病例。目前，引起流感季节性流行的病毒是甲型流感病毒中的H1N1、H3N2亚型及乙型流感病毒中的维多利亚（Victoria）系和山形（Yamagata）系。

二、流感病毒抗原变异

流感病毒NA和HA的抗原性易发生变异，其变异幅度的大小直接影响流感流行规模。

1. 小幅度变异 指流感病毒亚型内部经常发生的变异，称为抗原漂移，属于量变。该变异的结果常引起流感的季节性流行。

2. 大幅度变异 指流感病毒抗原变异后形成新的亚型，称为抗原转换，属于质变。如H1N1转换为H2N2，该变异的结果常引起流感的大流行。

三、流感病毒的抵抗力及致病性

1. 抵抗力 流感病毒对热敏感，通常56℃ 30分钟、100℃ 1分钟即可将其灭活。干燥、日光、紫外线及通风等不利于其存活，对乙醚、乙醇、甲醛及氯仿等有机溶剂均敏感。流感病毒最适pH为7.0～8.0。抗生素对流感病毒无效。

2. 致病性 甲型流感病毒除感染人外，在动物中广泛存在，如禽类、猪、马、海豹以及鲸鱼和水貂，感染后常引起发热、呼吸道感染等症状，可并发肺炎和心肌炎等。乙型流感病毒可在人群中循环，最近数据显示海豹也可被感染。丙型流感病毒可感染人、狗和猪，但致病力较弱。丁型流感病毒主要感染猪、牛等，尚未发现感染人。

第二节 流行过程

一、传染源

1. 病人和隐性感染者 病人是流感的主要传染源。流感病毒常见潜伏期为1～4天，平均为2天。流感感染者从潜伏期末到发病的急性期均具有传染性。隐性感染者虽排毒量小、时间短，但其活动范围大，因此不容忽视。

2. 动物 某些禽流感病毒已跨越种属屏障引起人类感染。如1997年中国香港同时间段内发生人禽流感H5N1疫情及禽间禽流感H5N1疫情，被证实病死禽是多数人禽流感病例的传染源。

二、传播途径

主要经飞沫传播，流感病毒由传染源经咳嗽、喷嚏、谈话等排出并散布于空气中，飞沫可落至周围人群的口腔、鼻腔或眼睛引起感染，其传染性可持续30分钟；也可通过接触被污染的物品后触摸口腔、鼻腔或眼睛从而造成感染。

三、易感人群

人群对流感病毒普遍易感，无性别差异。相对而言，新生儿因免疫功能尚未健全，加之母体通过胎盘传给新生儿的抗体较少，因此新生儿易感性高，感染后症状较重，病死率较高。有基础性疾病的老年人感染后往往使病情加重，甚至导致死亡。各型流感病毒间无交叉免疫，不同亚型间仅有部分交叉免疫。

第三节 流行特征

一、流行概况

1. 全球流行概况 据WHO估计，流感在全球每年可导致300万～500万的重症和29万～65万呼吸道疾病相关死亡。在过去的一百年，共暴发过4次全球范围内的流感大流行，分别是1918年“西班牙流感”（H1N1）、1957年“亚洲流感”（H2N2）、1968年“香港流感”（H3N2）和2009年甲型H1N1流感（表19-1）。这4次大流行均由甲型流感病毒导致，每次的流感大流行都给全球人类健康带来灾难性的打击。

2. 我国流行概况 2000年前，我国发生不同规模的甲型H1N1、甲型H2N2、甲型H3N2等亚型的流感流行数十次，2009年又出现甲型H1N1流感病毒流行。目前甲型H1N1流感病毒和甲型H3N2亚型流感病毒仍主导着我国流感季节性流行的趋势。我国流感流行情况具有以下几个特点：①不可预见性，大流行间隔无规律可循，流行发生与否主要取决于病毒变异程度和人群的免疫水平。②新亚型出现后，

表19-1　流感世界性大流行疫情特征

流行年份	类型	源发地	甲流病毒亚型	全球超额死亡数（万人）	主要感染人群
1918—1919年	西班牙流感	不详	H1N1	2000～5000	青壮年
1957—1958年	亚洲流感	中国南方	H2N2	100～400	全人群
1968—1969年	香港流感	中国南方	H3N2	100～400	全人群
2009—2010年	甲型H1N1流感	北美洲	pH1N1	15～58	儿童和青壮年

人群普遍易感，波及范围广，但各年龄组发病率不同。③季节性流感，南方可出现夏季和秋冬季2个流行高峰，北方则明显出现在冬春季。④我国流行的病毒抗原性与国外的基本一致。

二、三间分布

1. 时间分布　流感在温带地区表现为每年冬春季的季节性流行和高发。热带地区尤其在亚洲，流感的季节性呈高度多样化，既有半年或全年周期性流行，也有全年循环。2018年一项研究对我国2005—2016年度乙型流感流行特征进行了系统分析，总体而言，我国乙型流感的流行强度低于甲型流感；但在部分地区和部分年份，乙型流感的流行强度高于甲型流感，且乙型流感病毒的Yamagata系和Victoria系交替占优势，以冬春季流行为主，不同系的流行强度在各年间存在差异。

新型冠状病毒感染的发生对流感流行造成了一定影响。自2020年3月开始，流感在我国呈极低流行水平；南方省份从2020年底至2021年9月流感活动呈缓慢升高，北方省份仅2021年3～5月有短期低水平流行；自2021年10月左右，南北方省份开始进入秋冬高发季节并在2022年初达到冬季峰值，2022年3月逐步回落至低水平，以乙型流感病毒中的Victoria系为主。2022年5月以来，我国南方省份流感活动再次呈持续升高趋势，进入夏季高发期，达到近5年同期最高水平，以甲型流感病毒（H3N2）亚型为绝对优势株；同期北方省份流感活动处于低水平。

2. 人群分布　流感发病率无性别差异。各年龄组人群均可发病，以儿童发病最常见。每年流感流行季节，儿童流感罹患率为20%～30%，在某些高流行季节，儿童流感年感染率可高达50%左右。老年人、婴幼儿、慢性病病人、孕妇等高危人群感染流感后危害更为严重。2019年一项队列和病例对照研究的单个病例数据meta分析，纳入了33项研究中的36 498名感染流感的育龄女性个案数据，发现孕妇感染流感后住院风险是非孕妇的6.80倍（95%CI：6.02～7.68）。

3. 地区分布　全球范围内均可发生，但各地发病率存在较大差异，这与病毒的抗原变异、人群密集程度、传染源数量、人群免疫情况及防疫措施等有关。一般是先城市后农村、先平原后山区，沿交通线路发展。

第四节　预防策略及措施

流感是一个世界性问题，目前尚缺乏有效控制流行的措施，一旦出现新的亚型，各国都难幸免。目前预防流感的重要措施包括疫情监测和疫苗的使用。

一、疫情监测

1. 监测目的

（1）掌握疫情动态、流行规律，及早发现疫情。

（2）掌握流感病毒的分布和变异情况。

（3）掌握人群免疫水平变化情况。

（4）评价流感疫苗效果。

（5）为疾病流行趋势的预测预警和制定防制措施提供科学依据。

（6）不断筛选新的疫苗代表株。

2. 监测内容 主要包括流行病学监测及病原学监测。前者主要指门急诊流感样病例哨点监测和流感暴发疫情监测。后者主要指运用病毒培养、分离、鉴定及分子生物学方法，对病毒的变异及起源进行监测和分析。

二、流感免疫接种

流感免疫接种是控制流感季节性流行和大流行所必需的公共卫生干预措施。每年的流感流行季节之前对易发生并发症的高危人群进行免疫接种是预防流感、减少流感相关重症和死亡的有效手段，可以减少流感相关疾病带来的健康危害及对医疗资源的挤兑。在流感流行高峰前1～2个月接种流感疫苗能更有效发挥疫苗的保护作用。

知识拓展

流感疫苗

全球已上市的流感疫苗分为流感灭活疫苗、流感减毒活疫苗和重组流感疫苗。按照疫苗所含组分，流感疫苗包括三价和四价，三价疫苗组分含有甲型流感病毒H3N2亚型、H1N1亚型和乙型流感病毒毒株的一个系，四价疫苗组分含甲型流感病毒H3N2亚型、H1N1亚型和乙型流感病毒Victoria系、Yamagata系。根据生产工艺，又可分为基于鸡胚、基于细胞培养和重组流感疫苗。国外还上市了针对特定人群的高抗原含量灭活流感疫苗、佐剂疫苗以及皮内接种疫苗等。我国现已批准上市的流感疫苗有三价灭活疫苗、四价灭活疫苗和三价减毒活疫苗。截至2022年8月，已有11个厂家供应流感疫苗。

三、药物预防

因流感传播迅速，病毒易变异，在大流行期间流行株疫苗不能及时获得，所以仍需要使用特异性抗病毒药物进行化学预防或治疗。WHO推荐各国储备的抗病毒药物需覆盖全国人口的20%。流感抗病毒药物可分为神经氨酸酶抑制药和M2离子通道抑制药两大类，实际使用时应根据流感病毒的耐药性监测结果进行选择。目前，流感的预防药物仍有待研究，不宜滥用。

四、疫情暴发的控制

1. 预防策略 加强我国流感监测工作，抓好监测的核心任务。制定我国流感疫苗免疫指导性方案，尤其做好重点人群免疫。

2. 预防措施

（1）针对传染源：主要采取早发现、早诊断、早报告及早隔离的措施。

（2）针对易感人群：应在流感流行期间禁止集会，减少接触机会，居室加强通风换气。

（3）针对接触者：紧急接种流感灭活疫苗或口服金刚烷胺以预防发病或减轻症状。

第五节 两种重要的流感

一、人感染高致病性禽流感

禽流感是由A型流感病毒（即甲型流感病毒）引起的禽类呼吸道感染的传染病，主要发生在鸡、鸭、鹅等禽类动物中。目前，已知的禽流感病毒（avian influenza virus，AIV）传染给人的亚型主要包括H3、H5、H7、H9。依据病毒的不同致病性，又可将其划分为低、中、高致病性。其中H9H2和H6H8亚型中一些毒株为中致病性，H5和H7亚型中若干毒株为高致病性，其余为低致病性。人感染高致病性禽流感，简称人禽流感，是指高致病性禽流感病毒突破种属屏障，引起少数人类感染。

（一）全球流行概况

禽流感病毒（AIV）是21世纪令人关注的可引起人畜共患急性呼吸道传染病的病毒之一。随着预防疾病意识的提升和医疗卫生条件的改善，禽流感疫情很快被抑制住，仅有零星病例在世界各地散发，到2017年疫情后未见新增H7N9型AIV病例报道。然而其他型别的AIV疫情依然活跃于世界各地。如在2005年至2020年期间，欧洲至少发现了10起H5型高致病性AIV入侵事件，导致了家禽和野生鸟类的大量死亡。在孟加拉国，H5N1型高致病性AIV和H9N2型低致病性AIV目前在家禽中流行，并有记录显示该2种病毒可感染人类。根据WHO报道统计数据显示，截至2020年10月，全球17个国家共报道862例H5N1型AIV感染病例，并导致455例死亡病例。H5N9型、H9N2型和H7N7型AIV均造成了散发的人类感染。此外，在挪威及加拿大等地区还发生了人感染猪流感H1N1和H1N2型病例。

（二）中国流行概况

早在1997年，中国发生的一次家禽疫情中报告了人类感染H5N1型AIV的病例。AIV自2003年从亚洲传播到欧洲和非洲，并在部分地区的禽类中根深蒂固。由于H7N9型AIV过去只在禽类传播，从未感染过人类，因此人群对该病毒普遍没有保护性抗体。然而在2013年3月，中国出现了世界上首例人感染H7N9型AIV的病例，此后共发生了6次H7N9型AIV流行的疫情，前4次（从2013年3月至2016年7月）流行的毒株是低致病性AIV，第5次（2016年8月至2017年7月）流行的毒株中出现了高致病性AIV，并体现为出现早、上升快、强度高、分布广的特征，这引起了社会对AIV疫情的高度关注。根据中国疾病预防控制中心公布的数据显示，截至2019年9月，我国H7N9型AIV感染例数1626例，死亡624例，病死率达38%，其中201例有明确禽类接触史。2013年《中华人民共和国传染病防治法》将人感染高致病性禽流感列为乙类传染病并实行甲类管理。

（三）流行过程

1. 传染源 人禽流感的传染源多为患禽流感或携带禽流感病毒的鸡、鸭、鹅等家禽，近年来也有临床案例证明AIV也可感染猪、马、海豹和鲸等各种哺乳动物。

2. 传播途径 禽流感病毒主要通过呼吸道传播，通过密切接触感染的禽类、人禽流感病人及分泌物、排泄物等，以及直接接触病毒毒株从而被感染。

3. 易感人群 人群普遍易感。与不明原因病死家禽接触或与感染、疑似感染禽流感的家禽密切接触的人员为高危人群。

（四）预防策略和措施

1. 控制传染源 加强禽类疾病监测，一旦出现疫情，动物防疫部门应立即按相关规定处理，严格执行封锁、隔离、消毒、焚烧发病禽类和尸体等综合措施；发现人禽流感病例时（包括医学观察病例、疑似病例、临床诊断病例和确诊病例），均应尽早住院隔离；加强实验室管理，严格执行操作规范，防止医院感染和实验室感染及传播。

2. 切断传播途径 主要指对禽类养殖场、市售禽类摊档、屠宰场等进行彻底消毒，对死禽及禽类废弃物应销毁或深埋。针对可能的人间传播途径，应对病人所在区域进行彻底消毒，避免和病人在无保护状态下密切接触。

3. 保护易感人群 主要包括免疫预防、药物预防及个人防护。

二、甲型H1N1流感

甲型H1N1流感病毒是目前引起季节性流感的重要成员，它在2009年最早出现于墨西哥等地，是一个人源、禽源及猪源的三源重组株，这种新型重配的病毒株引起了当时的全球流感大流行，WHO于2009年6月11日宣布全球进入甲型H1N1流感大流行6级。甲型H1N1流感的临床症状与季节性流感类似，如发热、咳嗽、鼻塞、流涕、疲劳、食欲缺乏，部分病人出现腹泻和呕吐等消化道症状。少数病例病情重，进展迅速，可出现病毒性肺炎，合并呼吸衰竭、多脏器功能损伤，严重者可导致死亡。

（一）全球流行情况

1918年至1919年，全球发生由甲型H1N1流感病毒引起的“西班牙流感”大流行，导致数千万人死亡，为近2个世纪最为严重的疾病大流行。2009年4月，墨西哥、美国相继出现甲型H1N1流感病例，疫情在数日内扩散至11个国家，9周内病毒蔓延到所有大陆。WHO于2009年4月27日宣布将流感大流行警戒级别从3级提升到4级，6月11日提升至6级，这属于最高级别的传染病流行警告，意味着甲型H1N1流感进入全球大流行，当时该病已经蔓延到世界74个国家，报告病例数达到28 744例。2010年8月10日，WHO基于对疫情的评估，宣布全球甲型H1N1流感进入流感大流行后期。截止到2010年8月10日，此次流感大流行期间，全球共214个国家、领地和地区报道了实验室确诊的甲型H1N1流感病例，确诊死亡病例达18 449例。虽然WHO宣布2009年的甲型H1N1流感疫情大流行结束，但是目前在世界范围内，甲型H1N1流感每年继续以季节性流感的形式传播致病、住院和死亡。

（二）我国流行情况

随着甲型H1N1流感疫情在全球的扩散，2009年5月11日，中国内地发生首例确诊甲型H1N1流感输入性病例，5月29日，广东省发现中国内地首例二代病例。6月11日中国内地出现不明原因本土甲型H1N1流感病例后，确诊病例陆续增多，并很快扩散至全国各地，并在不同流行阶段呈现出不同的分布特点，5—6月以输入性病例为主，6—8月开始出现本土感染和传播、社区扩散和蔓延，9—10月疫情快速上升，11—12月达到高峰，2010年1月开始疫情出现下降，并维持在较低水平。截至2010年8月10日，全国31个省累计报告甲型H1N1流感确诊病例128 033例，死亡病例805例。

（三）流行过程

1. 传染源　主要为甲型H1N1流感病人，无症状感染者也具有一定传染性。

2. 传播途径　主要通过飞沫经呼吸道传播，也可通过口腔、鼻腔、眼睛等黏膜直接或间接接触传播。接触病人的呼吸道分泌物、体液和被病毒污染的物品也可造成传播。

3. 易感人群　人群普遍易感。慢性病病人、孕妇、肥胖人群、婴幼儿及老年人等易成为甲型H1N1流感重症的高危人群。

（四）预防策略和措施

1. 疾病监测　包括病毒监测、哨点监测、症状监测、实验室监测、主动监测以及疫苗上市后的监测。

2. 药物干预　流感大流行初期，由于缺乏有效的疫苗，主要依靠抗病毒药物。2022年10月3日以来，国家流感监测中心关于耐药性的监测结果显示，除2株甲型流感病毒H1N1亚型对神经氨酸酶抑制药敏感性高度降低外，其余毒株均对神经氨酸酶抑制药敏感，所有甲型流感病毒H3N2亚型和乙型流感病毒毒株均对神经氨酸酶抑制药敏感；所有甲型流感病毒H1N1亚型、甲型流感病毒H3N2亚型和乙型流感病毒毒株均对聚合酶抑制药敏感。

3. 疫苗接种　2009年9月初，我国甲型H1N1流感疫苗正式投入生产，成为世界上第一个完成疫苗研发和注册使用的国家，并逐步在人群中接种。有研究表明，甲型H1N1流感疫苗在不考虑接种率的情况下保护率可达到80.9%，疫苗具有良好的安全性和流行病学保护效果。一项2004年至2015年门诊病人疫苗有效性研究的系统回顾和meta分析报告显示，针对甲型H3N2亚型流感疫苗的总综合有效性为33%，而当存在抗原漂移时有效性只有23%，针对甲型H1N1流感疫苗有效性为61%。

本章小结

教学课件

执考知识点总结

本章涉及的2019版及2024版公共卫生执业助理医师资格考试考点对比见表19-2。

表19-2　2019版及2024版公共卫生执业助理医师资格考试考点对比

单元	细目	知识点	2024版	2019版
流行性感冒	病原学	（1）类型	√	√
		（2）病原学特点	√	√
	流行过程	（1）传染源	√	√
		（2）传播途径	√	√
		（3）人群易感性	√	√
	流行特征	（1）地区分布	√	√
		（2）时间分布	√	√
		（3）人群分布	√	√
	防控策略及措施	（1）策略	√	√
		（2）措施	√	√

拓展练习及参考答案

（徐丹丹）

第二十章　病毒性肝炎

学习目标

素质目标： 培养学生对自身健康的重视和保护意识，提高健康素养；培养学生发现问题、解决问题和实际运用的能力，加强对病毒性肝炎的预防和控制意识；培养学生的科学思维和科学探究能力，增强科学素养。

知识目标： 掌握病毒性肝炎的流行过程及其预防策略和措施；熟悉病毒性肝炎的概念及病原学特点、临床表现；了解病毒性肝炎的流行特征。

能力目标： 能运用所学理论知识正确辨认病毒性肝炎的临床症状和流行过程，提高自我保护意识；能够提出预防病毒性肝炎的具体措施，并能正确传播和推广；能够参与疫苗接种活动，提高自我健康保护能力。

案例导入

【案例】

2022年6月，WHO发布了《2022—2030 年全球卫生部门关于艾滋病、病毒性肝炎和性传播疾病行动计划》，对消除危害人类健康的重大传染病提出了更具体和宏观的目标。病毒性肝炎是威胁人类健康的重要公共卫生问题。我国有慢性乙型肝炎病毒感染者约9000万、慢性丙型肝炎病人约1000万，疾病负担沉重。根据WHO提出的“2023年消除病毒性肝炎作为公共卫生危害”的目标，届时慢性乙型肝炎新发感染率减少90%、死亡率减少65%、诊断率达到90%和治疗率达到80%。我国近年来采取了一系列有效的防控措施，其中国家卫健委每年结合“预防接种宣传日”和“世界肝炎日”活动，开展病毒性肝炎的预防、筛查、诊断及治疗的知识科普等工作，从而进一步提供公众对疾病的认识。2023年7月28日是第13个“世界肝炎日”，我国的宣传主题是“坚持早预防，加强检测发现，规范抗病毒治疗”。

【问题】

1. 乙型肝炎可通过哪些途径传播？
2. 从三级预防的角度谈谈该宣传主题中提到的预防策略和措施？

核心知识拆解

病毒性肝炎是由肝炎病毒引起的以肝损害为主要特征的一组传染病。肝炎病毒主要包括甲型肝炎病毒（hepatitis A virus，HAV）、乙型肝炎病毒（hepatitis B virus，HBV）、丙型肝炎病毒（hepatitis C virus，HCV）、丁型肝炎病毒（hepatitis D virus，HDV）和戊型肝炎病毒（hepatitis E virus，HEV），分别可引发甲、乙、丙、丁和戊型病毒性肝炎。

病毒性肝炎传染性强、传播途径复杂、感染率高，呈世界范围流行。我国是病毒性肝炎高发区，2019年至2023年全国法定传染病报告信息管理系统显示，该类传染病发病率始终位居前列。虽然近年来采取一系列有效的防控措施，其发病率有所下降，但仍严重危害人类健康，给家庭和社会造成沉重的负担，是我国目前重大的公共卫生问题。

第一节　病原学及临床特征

一、病原学特征

1. 甲型肝炎病毒　HAV属于小RNA病毒科嗜肝病毒属，基因组为单股正链RNA分子。HAV仅有1种血清型，但有7种基因型，甲肝疫苗对不同基因型HAV的感染均具有交叉保护作用。

2. 乙型肝炎病毒　HBV属于嗜肝DNA病毒科正嗜肝DNA病毒属，基因组为双股环状DNA分子。HBV可分为10个基因型及11个血清亚型，乙肝疫苗对所有HBV基因型和血清亚型的感染均具有保护作用。

3. 丙型肝炎病毒　HCV属于黄病毒科丙型肝炎病毒属，基因组为单股正链RNA分子。HCV主要有6种基因型及11个亚型。

4. 丁型肝炎病毒　HDV是沙粒病毒科δ病毒属，基因组为单股负链环状RNA分子。HDV为缺陷病毒，必须得到HBV或其他嗜肝病毒的辅助才能复制、表达抗原及引起肝脏损害。HDV仅有1种血清型，基因型至少有8种。

5. 戊型肝炎病毒　HEV属于戊型肝炎病毒科戊型肝炎病毒属，基因组为单股正链RNA分子。HEV有4个基因型，其中HEV1和HEV2是人源性病原体，HEV3和HEV4是人畜共患病原体，因此HEV不同基因型引发的临床和流行病学特征有显著区别。

二、病原体的抵抗力

（一）经肠道传播的肝炎病毒

即经粪-口途径传播的肝炎病毒，包括HAV和HEV。

（1）HAV对热和酸碱有一定的耐受性，60℃ 1小时仍可存活。HAV对紫外线、氯、甲醛等敏感，对化学消毒剂的抵抗力强于一般肠道病毒属病毒，氯（1mg/L）30分钟可将其灭活。

（2）HEV较HAV抵抗力弱。HEV在酸性和弱碱性环境下较稳定，可存在于肝内和胆囊内的胆汁中。带病毒的猪肝56℃加热1小时仍有感染性，100℃煮沸5分钟可将该病毒灭活。

（二）经肠道外传播的肝炎病毒

（1）HBV对低温、干燥及紫外线均有耐受性，20～30℃可存活至少6个月，100℃煮沸10分钟可灭活该病毒。

（2）HCV耐热，100℃煮沸5分钟可灭活病毒。

（3）HDV对各种灭活剂较敏感，抵抗力较HBV和HCV弱。整体而言，经肠道外传播的肝炎病毒，其抵抗力强于经肠道传播的肝炎病毒。

三、临床特征

不同型别病毒性肝炎的临床表现较为相似，主要表现为全身乏力、食欲缺乏、厌油、黄疸，并可伴有发热、腹痛、恶心及呕吐等。从临床表现上较难区分具体的型别，需结合血清学等实验室结果明确诊断。

（一）甲型病毒性肝炎（甲肝）

HAV感染后常表现为急性肝炎，偶尔出现重症肝炎，其病程大概在2个月内，呈自限性。甲肝的诊断主要依靠血清免疫学标志物检测，即HAV抗体，包括抗-HAV IgM和抗-HAV IgG。甲肝的早期诊断指标是抗-HAV IgM；既往感染或疫苗接种后产生的保护性抗体则是抗-HAV IgG。

（二）乙型病毒性肝炎（乙肝）

感染后可呈现出急性或慢性，黄疸型或无黄疸型，无症状、有症状或重症。乙肝的诊断主要靠血清学检测，主要包括以下内容。

1. HBsAg　可于HBV感染后1～2周检出，是机体感染后最早出现的血清学标志之一。

2.抗-HBs　是HBsAg相应的抗体，是感染后恢复或接种乙肝疫苗后产生的中和抗体，是保护性免疫指标。

3. HBeAg　该指标阳性时主要见于HBsAg阳性的乙肝病人和无症状HBsAg携带者，其中大多数伴HBV DNA阳性，提示有较强的传染性。

4. 抗-HBe　阳转后大多病毒复制能力低下，传染性降低，但有时也可检出HBV DNA，提示仍具传染性。

5. 抗-HBc　不是保护性抗体，是反映HBV感染的重要指标。抗-HBc IgM在感染早期出现，提示为急性期或慢性乙肝急性发作；抗-HBc IgG在抗-HBc IgM下降及消失后出现，提示为慢性HBV感染和既往感染。

6. HBV DNA　是病毒复制和具有传染性的直接标志。

以上这些HBV血清学标志物的常见组合模式及临床和流行病学意义见表20-1。

表20-1　HBV血清学检测常见报告模式及临床和流行病学意义

模式	HBsAg	抗-HBs	HBeAg	抗-HBe	抗-HBc		结果解释
					IgM	IgG	
1	−	−	−	−	−	−	未曾感染，但有易感性
2	+	−	+	−	+	−	急性感染早期，有传染性
3	+	−	+	−	+/−①	+	慢性感染或携带状态，俗称大三阳，传染性强
4	+	−	−	+	+/−	+	慢性感染或携带状态，俗称小三阳，有传染性
5	+	−	−	−	−	+	慢性感染或携带状态，有一定传染性
6	−	+	−	−	−	−	接种过乙肝疫苗，有免疫力②
7	−	−	−	−	−	+	既往感染已恢复，但无保护性

注：①慢性乙肝急性发作时，抗-HBc IgM呈阳性。②因个体免疫力存在差异，抗-HBs产生的量及持续时间存在差异，如抗-HBs＜10U/L提示已无保护作用，需要重新接种。

（三）丙型病毒性肝炎（丙肝）

感染后大多数无症状，表现较隐匿，且慢性化率较高，达55%～85%，可进展为肝硬化和肝癌，是慢性丙肝病人的主要死因。丙肝的诊断依靠血清学检测，主要包括以下内容

1. HCV RNA 感染病毒后1～3周，在外周血可检测到该指标。

2. 抗-HCV IgM和抗-HCV IgG 前者在发病后即可检出，一般持续1～3个月；后者随后出现，既可是现症感染，也可是既往感染。

（四）丁型病毒性肝炎（丁肝）

其临床特征与乙肝相似，但更为严重。值得关注的是，感染HDV后表现为HBV/HDV协同感染和重叠感染。协同感染指同时感染这2种病毒。重叠感染指乙肝病原携带者或乙肝病人随后又感染了HDV。丁型肝炎的诊断依靠血清学检测，主要包括以下内容。

1. 抗-HDV IgM 可用于急性感染时的早期诊断。

2. 抗-HDV IgG 可作为慢性感染的诊断标志。

3. HDV RNA 是诊断丁肝最直接的依据。

（五）戊型病毒性肝炎（戊肝）

绝大多数人感染后为亚临床感染，很少出现临床症状，且多数病人于病后4～6周即可恢复。戊肝的诊断依靠血清学检测，主要包括以下内容。

1. 抗-HEV IgM 在发病后4天即可检出，是早期感染的标志。

2. 抗-HEV IgG 在发病后4周可检出，并可持续多年，是既往感染的标志。

3. HEV RNA 是诊断戊肝的重要依据。

第二节 流行过程

一、传染源

1. 甲肝 主要是急性期病人和亚临床型感染者。该病潜伏期15～50天，平均30天。

2. 乙肝 主要是急性、慢性乙肝病人和无症状携带者。潜伏期一般为30～120天，平均60～90天。

3. 丙肝 主要是急性和慢性病人。该病潜伏期为2～26周，常见为6～9周。

4. 丁肝 主要是急、慢性病人和HBV/HDV携带者，其中重叠感染的HBsAg携带者是HDV感染的最为重要的传染源。丁肝的潜伏期为1～6个月，平均3～7周。

5. 戊肝 主要是戊肝病人和感染的动物，猪与人类生活密切，是HEV最重要的自然宿主，被认为是人类戊肝散发病例的主要传染源。戊肝的潜伏期为10～60天，平均40天。

二、传播途径

1. 甲肝 主要经粪－口途径传播，常见的传播途径包括经食物、水传播以及经日常生活接触传播。其中经日常生活接触传播主要是通过污染的手、食物、玩具等，直接或间接经口传入。

2. 乙肝 主要传播途径有经血液传播、母婴传播、性接触传播和日常生活接触传播。其中家庭成员的密切接触是家庭内传播的方式之一。乙肝病人或病毒携带者的唾液、尿液、血液、胆汁及乳汁中均含有HBV，日常用品如牙刷、指甲刀，若被污染可引起HBV传播。值得注意的是，同一办公室工作、握手、拥抱、同宿舍、同一餐厅用餐、共用厕所等无血液暴露的接触一般不会传播HBV。

3. 丙肝 与乙肝类似，主要经血液传播和性接触传播，母婴传播率较低。

4. 丁肝 与乙肝类似，主要经血液或血液制品传播，可经性接触传播，母婴传播率低。

5. 戊肝 主要经粪-口途径传播，以饮水污染造成流行居多。有时可与甲肝共同暴发。

三、易感人群

1. 甲肝 人群普遍易感，其中婴幼儿期易感性最高。高危人群主要包括在校学生及其工作人员、病人的家庭成员、男男性接触者、静脉吸毒者及旅行者等。

2. 乙肝 人群对HBV普遍易感，感染后可获得一定程度的免疫力。高危人群包括HBV感染者的性伴侣及家人、HBsAg阳性母亲的胎儿和婴儿、经常接触血液的医务人员、受血者、器官移植者、血液透析者、免疫力低下者、HIV感染者等。此外，性工作者、男男性接触者和静脉吸毒者三类人群也是HBV感染的高危人群。

3. 丙肝 人群普遍易感，无年龄、性别和种族差异。高危人群主要包括多次输血或血液制品者、血液透析者、肾移植者、牙病病人、医务人员、男男性接触者、静脉吸毒者、性滥交者等。

4. 丁肝 人群普遍易感。丁肝的高危人群主要包括HBsAg阳性的男男性接触者、静脉吸毒者、多次输血或血液制品者、血友病病人等。

5. 戊肝 人群普遍易感。高危人群常见于从事畜牧业及养殖业工作者、食品从业人员、野外考察者及商务旅客等。

第三节 流行特征

一、地区分布

1. 甲肝 在发达国家，由于其生活水平较高，经济条件良好，甲肝的发病率在早期甲肝疫苗的使用后，目前处于稳定低发病率状态。越来越多发展中国家的甲肝发病率也在逐渐降低。落后国家的甲肝发病率相对较高。此外，沿海地区甲肝发病率较内陆高。

2. 乙肝 乙肝呈世界性分布，WHO根据人群HBsAg携带率水平，将全球划分为高、中、低三类流行区域，我国属于高、中流行区。根据WHO报道，2019年全球一般人群HBsAg流行率为3.8%，约有150万新发HBV感染者，2.96亿慢性HBV感染者，82万死于HBV感染所致的肝衰竭、肝硬化或肝细胞癌。受到HBV感染发生年龄等因素的影响，不同地区HBV感染的流行强度差异较大。西太平洋地区为中流行区，2019年一般人群HBsAg流行率为5.9%，约有14万新发HBV感染者，1.16亿慢性HBV感染者，47万死于HBV感染所致的相关并发症。

3. 丙肝 丙肝呈世界性流行，但HCV感染率在不同国家和地区差异很大。大多数发达国家感染率低于1%，美国、日本和东欧等国家和地区在1.0%～2.4%，亚洲部分国家和南美洲大部分地区在2.5%～9.9%，埃及和非洲大部分地区超过10%。相关研究表明，全国各地抗-HCV阳性率有一定差异，以长江为界，北方（0.53%）高于南方（0.29%）。

4. 丁肝 HDV感染呈全球性分布，其感染地区与乙肝地方性流行区相似，但我国HDV感染相对HBV感染而言并不高。相关研究显示，人群抗-HDV阳性率约为1.21%，不同地区该指标有所差异，整体而言南部地区>北部地区>中部地区>东西部地区。

5. 戊肝 戊肝在全世界范围内均有发病。HEV是热带、亚热带地区肝炎的重要病原体，是南非、亚洲和中东地区成人急性肝炎的主要致病因子。因此，暴发或流行主要集中在热带、亚热带的发展中国家，尤其是卫生条件较差的地区。欧美国家仅有散发病例，尚未有暴发、流行的报道，并且病例多集中于外来流动人口，包括旅行者。

二、时间分布

1. 甲肝 发病有一定的季节性，温带地区甲肝发病高峰多在秋末冬初，而热带地区则在雨季。我国甲肝发病呈春季高发，但近年流行高峰已逐渐趋平。

2. 乙肝 无明显的季节性，全年均可发病，多呈散发或地方性流行。

3. 丙肝 无明显季节性，以散发为主。

4. 丁肝 近年来HDV的流行趋势有所变化，总体呈下降趋势。但在欧洲一些地区，HDV感染率有所增加，与HDV流行区的移民有关。

5. 戊肝 发病有一定季节性。戊肝多发生在暴雨与洪水灾害之后，雨季和夏季常是戊肝暴发流行的高发季节。

三、人群分布

1. 甲肝 在高流行区，甲肝发病主要集中在低年龄人群，以婴幼儿为多；在低流行区，发病年龄后移，成人发病比例高；职业分布上，发病人数最多的是农民，其次是学生、家务、待业人员和散居儿童；性别分布方面，男性发病率高于女性。

2. 乙肝 在高流行区，各年龄组人群均有较大感染机会，HBV感染从新生儿开始即普遍存在，病人主要集中在青少年和30～40岁成人；在中度流行区，以成人感染为主；在低流行区，儿童感染较少见，多在20～29岁年龄组发病。性别分布上，男性乙肝发病率、HBsAg阳转率、慢性乙肝现患率和肝癌发病率均高于女性。职业分布上，经常接触血标本的实验室工作人员、血液透析病房和口腔科医务人员感染HBV的风险较高。除此之外，HBV感染还具有较为明显的家庭聚集现象。

3. 丙肝 丙肝呈全球性流行，不同性别、年龄、种族人群均对HCV易感。但感染主要集中在15岁以上，青壮年高发。男性发病率略高于女性。据WHO数据，2019年全球有慢性HCV感染者5800万例，29万例死于HCV感染引起的肝硬化或肝细胞癌，2019年全球新发感染者约150万例。

4. 丁肝 该疾病暴发流行仅发生在某些不发达地区的某些人群中，如南美北部发生过多次丁肝暴发流行，病死率高，主要累及儿童和青少年。欧洲大多HDV感染者发生在静脉吸毒人群中。

5. 戊肝 HEV Ⅰ和HEV Ⅱ基因型戊肝多发生于15～30岁青壮年，而HEV Ⅲ和HEV Ⅳ基因型戊肝多发生于50岁以上的中老年人群。性别分布上，男性发病率高于女性。

第四节　预防策略及措施

一、经肠道传播的预防措施

甲肝和戊肝主要经肠道传播，应采取以切断粪－口传播和疫苗接种相结合的综合性预防策略。

（一）管理传染源

1. 疫情报告　各级医务人员应做好传染病报告，对病人应尽早发现、早诊断、早报告、早隔离及早治疗。同时各级疾控中心应加强疫情监测和预警，提高队伍应急能力。

2. 隔离　甲肝和戊肝病人可住院或留家隔离治疗。

3. 消毒　甲肝和戊肝病人隔离治疗后，应尽早对病人居住地和活动场所进行终末消毒，对病人接触过的物品、用品、呕吐物及排泄物等要彻底消毒。

4. 管理　甲肝和戊肝病人不得从事直接为顾客服务的工作。餐饮行业人员和保育员每年做一次健康体检，发现肝炎病例应立即隔离治疗。急性甲肝或戊肝病人痊愈后，半年内无明显临床症状和体征，肝功能持续正常，可恢复原工作。

（二）切断传播途径

（1）加强健康教育与健康促进相关工作，防止“病从口入”，提高个人卫生水平，增强自身防病意识。

（2）加强饮食行业卫生监督，加强饮食从业人员健康体检，改善饮食经营环境，加强饮水和环境卫生监督，做好水源保护和粪便无害化处理。

（三）保护易感人群

1. 主动免疫　主要指接种甲肝和戊肝疫苗。目前有甲肝减毒活疫苗和灭活疫苗2种，免疫重点是1～15岁儿童和高危人群，不同省份根据实际情况对疫苗的选择不同。戊肝疫苗目前主要在16～65岁的重点人群中使用。

2. 被动免疫　主要指与甲肝病人密切接触的托幼儿童、学生及成人，需要采用人免疫球蛋白进行紧急预防接种；也可用于甲肝高流行地区旅游者的暴露前后预防。

二、经肠道外传播的预防措施

乙肝、丙肝、丁肝主要经肠道外途径传播。根据《慢性乙型肝炎防治指南（2022年版）》，目前我国对乙肝的防制策略仍采用免疫预防为主、防治结合的综合措施。针对丙肝，其防控重点是在高危人群中开展筛查以尽早发现病人。预防丁肝病毒感染的策略则主要通过对乙肝易感者接种乙肝疫苗和重点人群的防护。

知识拓展

乙肝疫苗

接种乙肝疫苗是预防HBV感染最有效的方法。乙肝疫苗的接种对象主要是新生儿，其次是婴幼儿、15岁以下未免疫人群和成年高危人群。疫苗全程需接种3剂，按照0、1、6个月的程序，即接种第1剂疫苗后，在第1个月和6个月时注射第2剂和第3剂。接种乙肝疫苗越早越好。HBsAg阳性母亲的新生儿，应在出生后12小时内尽早注射乙肝免疫球蛋白（hepatitis B immunoglobulin，HBIG），并在不同部位接种乙肝疫苗。研究表明，即使进行主动和被动免疫，仍有5%～10% HBeAg阳性且HBV DNA高水平母亲所生婴儿发生HBV感染。

（一）管理传染源

1. 发现、报告及管理 HBV和HCV感染者大多较隐匿，应加强高危人群筛查，及早发现病毒携带者，对发现的病人应立即登记并上报。

2. 隔离和消毒 对急性期和慢性活动期病人应进行适当隔离，并对传染源可能污染的物品及环境进行必要的消毒。

3. 抗病毒治疗 对具有适应证的乙肝病人、病原携带者及丙肝病人，开展抗病毒治疗，能够抑制体内病毒复制，防止相关肝损伤，可有效减少其作为传染源的作用。

4. 管理 对慢性乙肝病人及非活动性病原携带者，除不能捐献血液、组织器官及从事国家明文规定的工种外，可照常工作及生活，但应对其定期医学随访，并建议对其家庭成员进行相关血清学检测，对其中的易感者接种乙肝疫苗。

（二）切断传播途径

1. 预防和控制经血传播 加强用血或血液制品安全和管理的各项措施，防止血液透析和器官移植等引起的传播。大力推广安全注射并严格遵循医院感染管理中的预防原则。服务行业所用的理发、刮脸、文身等器具也应严格消毒。注意个人卫生，杜绝共用剃须刀和牙具等用品。

2. 阻断母婴传播 对HBV DNA阳性的孕妇，应避免羊膜腔穿刺，并尽量缩短分娩时间，保证胎盘的完整性，减少新生儿暴露于母血的机会。近年越来越多的研究显示，对这部分母亲在妊娠中后期应用口服抗病毒药物，可使孕妇产前血清中HBV DNA水平降低，从而提高母婴阻断成功率。

3. 预防和控制性接触、静脉吸毒传播 鼓励群众婚前进行HBsAg检查，对HBsAg阳性者的配偶接种乙肝疫苗。加强性健康教育，禁止卖淫嫖娼，正确使用安全套。严禁吸毒，尤其是静脉注射吸毒。

（三）保护易感人群

1. 主动免疫 乙肝疫苗主动免疫是预防和控制HBV感染的最有效措施。接种对象主要是新生儿，其次为15岁以下未免疫人群和高危人群。通过乙肝疫苗接种对HBV/HDV协同感染模式的预防最为有效，但需要指出的是，对已经感染HBV者进行乙肝疫苗接种预防HDV重叠感染是无效的。目前，尚无有效的预防性丙肝疫苗可供使用。

2. 被动免疫 用乙肝免疫球蛋白进行被动免疫可用于HBV暴露后的应急预防。对母亲HBsAg阳性的新生儿，应使用乙肝疫苗和乙肝免疫球蛋白联合免疫。

3. 健康教育 在高危人群中开展乙肝和丙肝防治知识的宣传教育，可明显提高防病水平和疫苗全程接种率，增强自我保护意识。在HBsAg阳性和静脉吸毒者等重点人群中开展丁肝防治知识的健康教育也很有必要。

本章小结

教学课件

执考知识点总结

本章涉及的2019版及2024版公共卫生执业助理医师资格考试考点对比见表20-2。

表20-2 2019版及2024版公共卫生执业助理医师资格考试考点对比

单元	细目	知识点	2024版	2019版
病毒性肝炎	病原学	（1）类型	√	√
		（2）病原学特点	√	√
	流行过程	（1）传染源	√	√
		（2）传播途径	√	√
		（3）人群易感性	√	√
	流行特征	（1）地区分布	√	√
		（2）时间分布	√	√
		（3）人群分布	√	√
	防控策略及措施	（1）策略	√	√
		（2）措施	√	√

拓展练习及参考答案

（徐丹丹）

第二十一章　感染性腹泻

学习目标

素质目标：培养对感染性腹泻内容的兴趣，愿意投身于感染性腹泻的防控工作。

知识目标：掌握感染性腹泻的流行过程；熟悉感染性腹泻的病原学类型、防治策略与措施；了解感染性腹泻的流行特征。

能力目标：能够运用所学的理论知识，做好感染性腹泻的防治工作。

案例导入

【案例】

O104∶H4型大肠埃希菌疫情

O104∶H4型大肠埃希菌疫情于2011年5月在德国开始暴发，并造成多人死亡。最早是数人在德国遭到细菌感染，进而并发溶血性尿毒综合征，这波疫情就开始了。截至6月8日，由于疫情加剧，溶血性尿毒综合征导致26例死亡，约500例入院。6月5日，德国下萨克森州农业部表示，比嫩比特尔一家农场所生产的某一品种豆芽，疑似为疫情暴发的源头。该农场已经关闭。虽然下萨克森州的实验室在该农场产品中没有检测出任何致病的大肠埃希菌，但不久后，北莱茵-威斯特法伦州的一个实验室在该农场一包已丢弃的豆芽菜中验出致病菌株。另外在德国境内，已通报4125例病例，截至7月1日死亡48例。除了德国，也有零星病例发生在欧洲其他国家、加拿大及美国。基本上，所有被感染的病人在患病前不久都去过德国。最初德国官员误判致病大肠埃希菌菌株的来源，并发布这则错误消息。德国卫生部还未得到检测结果，便将其与西班牙进口的小黄瓜连结在一起。不久他们才发现西班牙的温室并非来源，这些小黄瓜样本并没有测出致病的大肠埃希菌，和这波疫情无关。西班牙随后对德国的误判表达强烈的愤怒，误判导致西班牙出口业每周损失2亿美元。疫情暴发后，俄罗斯已禁止从欧盟进口所有新鲜蔬菜。最后，实验室检测出新菌株O104∶H4型大肠埃希菌是导致食物中毒的主因。

【问题】

1. 当时引起感染性腹泻疫情的病原体是什么？是旧病原体还是新病原体？
2. 疫情发生后，当地政府采取了什么措施？
3. 病原体是通过什么途径传播的？
4. 疫情的快速传播造成了什么影响？

核心知识拆解

感染性腹泻是指由病原微生物及其产物引起的、以腹泻为主要临床特征的一组肠道传染病。腹泻是指每天排泄三次或以上稀便或水样大便，或者比个人正常排便次数更频繁。临床上将腹泻分为三类：凡急性起病，病程在2周以内者，称为急性腹泻；超过2周但未超过2个月者，称为迁延性腹泻；反复发作，持续时间超过2个月，甚至迁延数月或数年者，称为慢性腹泻。

感染性腹泻是我国的常见病、多发病，其流行范围广，发病率高，对公众健康尤其是5岁以下儿童的健康和生命造成严重威胁，对社会和经济产生很大负担。调查结果显示，我国每年有8.36亿人次患腹泻，其中5岁以下儿童占3亿人次，腹泻年发病率约为0.7次/人，5岁以下儿童的发病率平均为1.9次/人。《中华人民共和国传染病防治法》中将霍乱定为甲类传染病，将细菌性和阿米巴痢疾、伤寒和副伤寒定为乙类传染病，除上述以外的感染性腹泻定为丙类传染病。

腹泻是造成5岁以下儿童死亡的第二大原因。据世界卫生组织资料显示，全球每年约有17亿例儿童期腹泻，每年约有52.5万名5岁以下儿童死于腹泻。腹泻大多由被污染的食物和水源造成。全球有7.8亿人无法获得改良饮用水，有25亿人享受不到改良后的卫生设施。感染造成的腹泻是发展中国家普遍存在的问题。在低收入国家，3岁以下儿童平均每年患3次腹泻。每次患病，儿童均丧失其成长所需的一些营养。因此，腹泻是营养不良的一个重要原因。而营养不良的儿童也较易腹泻。世界卫生组织将腹泻列为全球重大公共卫生问题之一。

第一节　病　原　学

一、病原体的种类

目前已知引起腹泻的病原体有数十种之多，主要有三大类：细菌、病毒、寄生虫。我国感染性腹泻的病原体仍以细菌性病原为主，这也是最早被认识的病原体，包括霍乱弧菌、致泻性大肠埃希菌、志贺菌、空肠弯曲菌、沙门菌等。随着电子显微镜的出现和技术发展，病毒作为感染性腹泻的病原体逐渐为人们所认识，常见的包括轮状病毒、诺如病毒等。在发展中国家，轮状病毒和大肠埃希菌是造成腹泻的2个最常见病原体。近年来，诺如病毒也成为引起该病的主要病原体之一，而且经常引起人员聚集场所的暴发和流行。感染性腹泻的病原体广泛存在于自然界中，且种类繁多，所引起的腹泻症状也多种多样，常见的主要病原体见表21-1。

表21-1　感染性腹泻的主要病原体

种类		主要病原体	所致疾病
细菌	弧菌属	O1群和O139群霍乱弧菌	霍乱
		其他致泻性弧菌（如非O1和非O139群霍乱弧菌、副溶血性弧菌、拟态弧菌、河弧菌、霍利斯弧菌、弗尼斯弧菌）	弧菌性肠炎
	志贺菌属	痢疾志贺菌、福氏志贺菌、鲍氏志贺菌、宋内志贺菌	细菌性痢疾
	沙门菌属	鼠伤寒沙门菌、肠炎沙门菌、猪霍乱沙门菌等	沙门菌肠炎

续 表

种类		主要病原体	所致疾病
细菌	埃希菌属	肠产毒性大肠埃希菌	旅行者腹泻、婴幼儿腹泻
		肠侵袭性大肠埃希菌	痢疾样腹泻
		肠致病性大肠埃希菌	婴儿腹泻
		肠出血性大肠埃希菌	出血性肠炎
		肠集聚性大肠埃希菌	小儿顽固性腹泻
		肠弥散黏附性大肠埃希菌	婴幼儿腹泻
	弯曲菌属	空肠弯曲菌、结肠弯曲菌等	弯曲菌肠炎
	葡萄球菌属	金黄色葡萄球菌等	急性胃肠炎、假膜炎肠炎
	厌氧芽孢梭菌属	产气荚膜梭菌、艰难梭菌等	腹泻、假膜性肠炎等
	耶尔森菌属	小肠结肠炎耶尔森菌等	小肠结膜炎
	芽孢杆菌属	蜡样芽孢杆菌等	急性胃肠炎
	其他菌属	变形杆菌、土拉弗朗西斯菌、嗜水气单胞菌、类志贺邻单胞菌等	感染性腹泻
病毒		轮状病毒、杯状病毒（诺如病毒和札幌病毒）、星状病毒、肠道腺病毒、急性胃肠炎冠状病毒等	急性胃肠炎
寄生虫		溶组织阿米巴原虫	阿米巴痢疾
		隐孢子虫、蓝氏贾第鞭毛虫、类圆线虫、结肠小袋纤毛虫等	感染性腹泻

二、主要病原体

（一）霍乱弧菌

霍乱弧菌属弧菌科弧菌属，基于脂多糖的表面O抗原，可将霍乱弧菌分为200多个血清群，目前只有O1和O139两种血清群能引发霍乱大流行。O1群霍乱弧菌又可被分古典型和埃尔托2个生物型。每个生物型又分为3个血清型：稻叶型、小川型和彦岛型。每一次流行，都有一个特定血清生物型占优势。1961年以前，以古典生物型流行为主。目前第7次全球大流行优势菌株是O1群埃尔托生物型，近年来，O139群发病数占霍乱发病总数比例不断上升，但仍然局限在东南亚地区。

霍乱弧菌革兰染色阴性，菌体短小，呈弧形或逗点状，运动活泼。在暗视野悬滴镜检可见穿梭状运动。病人粪便直接涂片可见弧菌纵列呈“鱼群”样。霍乱弧菌对营养要求简单，属兼性厌氧菌，最适生长温度为37℃。在pH为6.0～9.2环境条件下均可繁殖，最适pH为7.2～7.4。由于在高碱性条件下其他细菌不易生长，而霍乱弧菌生长较好，通常用碱性蛋白胨水（pH 8.4～8.6）作为分离霍乱弧菌前的增菌培养基。霍乱弧菌能产生肠毒素、神经氨酸酶、血凝素，菌体裂解后可以释放出内毒素等，其中霍乱肠毒素是主要致病因子。

（二）志贺菌

志贺菌属于肠杆菌科志贺菌属，俗称痢疾杆菌，是引起细菌性痢疾的病原体。志贺菌为革兰阴性需氧杆菌，无荚膜、不形成芽孢，没有鞭毛、不能运动。在37℃生长良好，应用含去氧脂酸盐沙门-志贺氏（Salmonella-Shigella，SS）培养基和伊红亚甲蓝培养基可获纯培养。

志贺菌有O和K两种抗原，其中O抗原是分类的依据，分为群特异性抗原和型特异性抗原，根据抗原结构的不同，可将志贺菌分为A、B、C、D 4个群，群内又分为47个血清型（包括亚型）。A群为痢疾志贺菌，有12个血清型；B群为福氏志贺菌，有16个血清型（亚型）；C群为鲍氏志贺菌，有18个血清型；D群为宋内志贺菌，仅有1个血清型。侵袭力、内毒素和外毒素是志贺菌的主要致病因子。

（三）沙门菌

沙门菌是全球细菌性食源性传染病最常见的病原体，已成为全球重大的公共卫生问题。沙门菌为革兰阴性杆菌，无芽孢、无荚膜。多数细菌有周身鞭毛和菌毛，有动力。沙门菌的最佳生长温度为35～37℃，最佳pH为6.5～7.5。

沙门菌具有诊断意义的抗原有O、H、表面抗原（Vi抗原）三类。O抗原为耐热性菌体抗原，由多糖-磷脂复合物组成（细菌壁脂多糖），按O抗原可分为至少67个群（组）；H抗原为不耐热抗原，是鞭毛中的蛋白质，按H抗原成分分型，可分为200多个分型或变种；Vi抗原为少数菌中的一种表面荚膜或包膜抗原，与毒力有关。侵袭力、内毒素和肠毒素是沙门菌的主要致病因子。除伤寒杆菌、副伤寒杆菌引起人类的疾病外，大多数仅能引起家畜、鼠类和禽类等动物的疾病，但也可污染人类的食物而引起食物中毒。

（四）埃希菌

大肠埃希菌一般被称为大肠杆菌，革兰阴性杆菌，属于肠杆菌科埃希菌属，部分菌株具有鞭毛能运动；有的菌株具有荚膜或微荚膜；不形成芽孢。最适生长温度为37℃，最佳pH为7.4～7.6。大肠埃希菌作为人和动物肠道中的常居菌，大部分不致病，但可作为条件致病菌在一定条件下引起肠道外感染。但是某些血清型菌株的致病性强，可引起肠道或肠道外感染。

大肠埃希菌抗原结构较为复杂，主要有菌体抗原（O）、鞭毛抗原（H）和荚膜抗原（K）三种，其中O抗原＞170种，为耐热多糖磷脂复合物；H抗原＞56种，为不耐热的蛋白质；K抗原＞100种。大肠埃希菌主要致病因子是侵袭力、内毒素和肠毒素。常见导致腹泻的大肠埃希菌根据血清型的不同，分为以下几类。①肠致病性大肠埃希菌为大肠埃希菌性胃肠炎的常见病原体，在儿童中（尤其是3岁以下的婴幼儿）发病率较高。②肠毒性大肠埃希菌是一种世界流行性疾病，卫生条件较差地区发病高，是引起5岁以下婴幼儿腹泻和旅行者腹泻的主要病原体；其能产生耐热肠毒素和不耐热肠毒素，引起急性霍乱样腹泻。③肠出血性大肠埃希菌导致的肠炎以发热、腹泻血水便为特点，可引起溶血性尿毒综合征等，代表性菌株为大肠埃希菌O157∶H7。④肠侵袭性大肠埃希菌酷似急性痢疾样腹泻，与志贺菌属的某些血清型的抗原密切相关。⑤肠集聚性大肠埃希菌是一些发展中国家婴幼儿持续性腹泻（腹泻天数≥14天）的重要病原体，而且在旅行者腹泻中的检出率与肠毒性大肠埃希菌接近。⑥肠弥散黏附性大肠埃希菌能引起1～5岁儿童发生腹泻，且多引起持续性腹泻。

（五）弯曲菌

弯曲菌是最为常见的急性细菌性肠道传染病病原体之一。在发达国家已成为急性腹泻细菌病原体中排首位的致病菌，而在发展中国家，本菌感染也是严重的肠道传染病及幼儿腹泻的重要病因，在急性腹泻中仅次于志贺菌和沙门菌感染。弯曲菌为革兰染色阴性菌，是严格的微嗜氧菌，呈弧形、螺旋形、“S”形、“C”形或海鸥展翅状等多形态小杆菌。一端或两端各有一根鞭毛，或无鞭毛，暗视野镜下活动活泼，呈标枪样向前迅速而过。弯曲菌无芽孢、无荚膜。弯曲菌主要致病因子是侵袭力、内毒素和肠毒素。弯曲菌有对热稳定的O抗原和对热不稳定的H和K抗原。

（六）轮状病毒

轮状病毒属呼肠孤病毒科，为双股RNA病毒。目前，将轮状病毒分为7个群，用A～G英文字母表示，其中A～C群轮状病毒能引起人和动物腹泻。A群轮状病毒是引起婴幼儿腹泻的主要病原体之一，95%儿童在3～5岁前感染过轮状病毒。统计数据显示，全世界每年因轮状病毒感染导致的婴幼儿死亡的人数大约为90万人，其中大多数发生在发展中国家。B群轮状病毒为成人腹泻轮状病毒，可引起青壮年胃肠炎的暴发流行。轮状病毒胃肠炎是病毒性胃肠炎中最常见的一种。

（七）诺如病毒

诺如病毒是一组病原体，属于杯状病毒科诺如病毒属。1972年，科学家在美国诺瓦克市暴发的一次急性腹泻的病人粪便中分离出一种病毒，命名为诺瓦克病毒。此后，世界各地陆续自胃肠炎病人粪便中分离出多种形态与之相似但抗原性略异的病毒样颗粒，均以发现地点命名，直至2002年8月第八届国际病毒命名委员会批准名称为诺如病毒。诺如病毒有变异快、环境抵抗力强、感染剂量低等特点，是一种能够在全球范围内引起人和多种动物发生急性肠胃炎，导致严重腹泻的人畜共患病病原体，也是一种重要的食源性疾病病原体。诺如病毒的流行不仅对人群健康造成严重威胁，也产生巨大的社会经济损失。在欧美发达国家，每年在所有的非细菌性腹泻暴发中，60%以上由诺如病毒引起。在中国5岁以下腹泻儿童中，诺如病毒检出率为15%左右。血清抗体水平调查表明，中国人群中诺如病毒的感染亦十分普遍。

第二节　流行过程

一、传染源

传染源是指体内有病原体生长、繁殖并且能排出病原体的人和动物，包括病人、病原携带者和受感染的动物。由于引起感染性腹泻的病原体种类繁多，因而传染源的类型也较复杂。受感染的人或动物（包括病人和病原携带者、患病和携带病原体的动物）都可作为传染源。

1. 病人　病人体内存在大量病原体，通过排泄物、呕吐物排出体外，传染性强。病人的频繁腹泻、呕吐症状，增加了病原体向外排出、污染外环境的机会，增加了疾病传播的机会，是感染性腹泻重要的传染源。有明显症状的病人容易被诊断出来，常常需要隔离休息，容易被治疗和管理，限制了他散播病原体的作用。那些临床症状很轻的病人，因为症状轻微，不影响其正常活动，所以，作为传染源的作用不容忽视。

2. 病原携带者　病原携带者类型多种多样，有健康携带者、潜伏期携带者、恢复期携带者及慢性携带者等，其流行病学意义与活动是否受限、带菌和排菌时间长短、从事职业等有关。这部分携带者虽然无腹泻症状，排出病原体的量较少，频率较低，但由于其活动不受限制，尤其慢性携带者可长期携带和排出病原体，故作为传染源的流行病学意义也不容忽视。若病原携带者从事饮食服务业，再加之卫生条件较差或个人卫生习惯不好，则危害更为严重。

3. 受感染的动物　一些家畜、家禽和野生动物也可受腹泻的病原体感染，常见的如弯曲菌肠炎、耶尔森菌肠炎、沙门菌肠炎、食物中毒。这些动物传染源活动范围广，极易造成人与动物之间或动物与动物之间的传播绵延不绝。人类通过接触患病或携带病原体的动物，或食用受污染的动物性食品

（如家畜和家禽的肉类、乳制品、水产品）而受感染。

二、传播途径

传播途径是指病原体从传染源排出，侵入另一易感机体所经过的途径。感染性腹泻主要经“粪－口”方式传播。病原体经口进入机体，然后随传染源的粪便排出体外，在环境经过或长或短的停留后，再经口传入易感者机体并定位于肠道。病原体在外环境停留之际有可能通过水、食物、生活物品接触及媒介动物等多种因素单一或交错地传播腹泻，导致腹泻传播途径的多样化。

1. 经水传播 经水传播包括经饮用水传播和接触疫水传播两种方式，此途径传播肠道传染病的重要传播方式，原因如下。①水极易受到粪便污染，如在河道上游倾倒排泄物、呕吐物、洗涤病人衣物，自来水管道破损受地面粪便、垃圾污染。②有些病原体在水中存活时间较长，一次污染可使水体较长时间保持感染力。③饮用生水可传播肠道疾病，而在欠发达地区和卫生设施落后地区，人们多有饮用生水的习惯。④水体受到污染可使许多用水冲洗的生冷食品如瓜果、蔬菜受到污染，或由于灌溉污染农作物。⑤食用从受污染的水域捕捞的水产品，若未经彻底煮熟也会导致腹泻。

经水传播极易造成感染性腹泻的暴发或大范围流行，如1845年英国伦敦发生霍乱流行，10天内造成超500人死亡；1993年我国新疆南部发生的O139群霍乱弧菌引起的腹泻暴发，发病9060例，死亡127例。

2. 经食物传播 经食物传播是感染性腹泻的另一重要传播途径。特别是细菌性和寄生虫性腹泻引起暴发的事例较多见，常见的有沙门菌肠炎、痢疾等。食物在生产、加工、运输、贮存与销售的各个环节均可被污染。水果、蔬菜等只是机械地携带病原体，其数量不再增多。在另一些食品，如奶类、肉类、蛋类、熟食、凉拌菜，在适宜的温度下病原体可以大量繁殖，食用后可感染而发病。依食物污染的严重程度、进食量的多少、波及范围的大小引起不同强度的流行。

3. 间接接触传播 易感者因接触被传染源排泄物、分泌物或呕吐物所污染的日常生活用品如毛巾、餐具、门把手、电话柄等所造成的传播，故将此种传播方式又称为日常生活接触传播。被污染的手在间接接触传播中起特别重要的作用，尤其是卫生习惯较差的儿童。在人口密度大、卫生设备简陋及卫生制度不健全的集体单位，特别是托幼机构，常因间接接触传播而引起感染性腹泻暴发流行。

4. 经媒介生物传播 主要是苍蝇、蟑螂、老鼠等机械性携带病原体所造成的传播。动物接触或吞食病原体后，病原体在它的体表或体内均不繁殖，一般能存活2～5天。当它们再次觅食时，通过接触、反吐或随同它们的粪便将病原体排出体外而污染食品等，人们食用这类食品后被感染。例如苍蝇能通过这种方式传播伤寒、细菌性痢疾等肠道传染病。

三、易感人群

易感人群指对某种传染病病原体缺乏免疫力而易受该病感染的人群。人群对感染性腹泻普遍易感。由于病原体种类繁多，人一生中可能多次感染不同腹泻病原体。一般患感染性腹泻后可产生获得性免疫，但多数病原体引起的病后免疫持续时间较短，不稳固，如细菌性痢疾，甚至1年内可发病数次。病原体毒力、菌量、机体状态等与易感性有一定关系。

尚未发现人类种族、性别的易感性差异。幼小儿童和青壮年发病率较高，可能与感染机会多少及他们的行为特点有关，也可能与机体的免疫状态有关。

第三节 流行特征

一、时间分布

感染性腹泻全年均可发生，但具有明显的季节性。细菌性腹泻的发病高峰一般在夏秋季节，而病毒性腹泻则主要发生在寒冷季节，以秋冬季节发病较多。但由于各地气候和地理条件的差异，发病高峰也会有所不同。

二、地区分布

感染性腹泻在全世界分布广泛，以气温较高的热带、亚热带地区及卫生条件比较落后的地区发病率较高。发展中国家较发达国家发病严重。一般来说，发展中国家霍乱、痢疾等发病率较高，空肠弯曲菌、沙门菌、大肠埃希菌、葡萄球菌及病毒和寄生虫等引起的感染性腹泻在发达国家也很严重。但不同病原体的地区分布可有差异，如副溶血性弧菌肠炎好发于沿海地区。我国各地均有感染性腹泻发生，但不同地区的发病率高低各有不同，与地理、气候、生活习俗等因素有关。

三、人群分布

感染性腹泻发病无种族、性别差异，与接触病原体的机会、卫生习惯、个人免疫力等有关，以儿童高发。对于新发病原体引起的感染性腹泻，则各年龄组发病差异不大。近年来，旅行者中的感染性腹泻越来越受到人们的重视。

四、流行形式

感染性腹泻可以呈散发、暴发或流行，甚至大流行。一般表现为散发病例，局部可有暴发疫情。暴发类型可有水型、食物型或生活接触型等，其中水型传播最多见。在感染性腹泻非高发季节和地区常表现为散发，而在高发季节和流行地区可以表现为暴发或流行。卫生状况差、人口密度高的地区和人群容易发生暴发和流行。

五、影响流行的因素

1. 自然因素 自然因素如气温、降雨，在感染性腹泻的流行中起一定作用。例如，夏季气温较高，有利于细菌性病原体的存活与繁殖，容易引起细菌性腹泻，尤其是食物中毒。

2. 社会因素 感染性腹泻受社会因素的影响更为重要。我国很多地区尤其是落后的农村地区卫生条件和群众卫生习惯较差，卫生基础设施不全，极易发生该病的传播和流行。影响发病强度的主要因素有经济收入，卫生条件，文化程度，居住地苍蝇密度，个人卫生习惯如饭前洗手、生吃饭菜、饮用生水等。

3. 病原体特征 引起感染性腹泻的病原体种类较多，我国大部分地区的感染性腹泻主要由志贺菌、大肠埃希菌、沙门菌、轮状病毒、诺如病毒等引起，沿海地区多由致病性弧菌引起。但近年来一些新病原体出现，由于人群缺乏免疫力，可引起感染性腹泻的暴发或流行。O139群霍乱弧菌、O157∶H7大肠埃希菌、诺如病毒等在近些年均引起过暴发流行。

第四节　预防策略及措施

一、预防策略

1978年世界卫生组织制定并在全球实施了腹泻控制规划。该规划的核心是要求世界各国有计划地落实，具体如下。①感染性腹泻家庭治疗三原则：通过以口服补液盐为核心的口服补液疗法治疗和口服补液盐生产及供应，降低感染性腹泻死亡率。②通过普及7项预防措施（如母乳喂养、合理添加辅食、喝开水及使用清洁水、洗手、使用厕所和正确处理粪便）降低感染性腹泻发病率。该规划在全球130多个国家实施，被证明是一套科学、实用、有效的规划和措施。2013年世界卫生组织倡导并沿用至今的关键的预防策略包括7个方面：获得安全饮用水；使用经过改良的卫生设施；用肥皂洗手；前6个月纯母乳喂养婴儿；良好的个人卫生习惯及食品卫生；有关感染如何传播的健康教育；接种轮状病毒疫苗。

2013年世界卫生组织又制订并实施了预防控制肺炎和腹泻的全球行动计划，该计划中关于腹泻的目标是，到2025年3岁以下儿童腹泻导致的死亡率降到1‰以下；相比2010年，减少75%的严重腹泻的发病。

知识拓展

轮状病毒疫苗

据WHO报告，全世界每天有1100万人患腹泻，其中多数为5岁以下儿童，腹泻是导致婴幼儿死亡的第二大疾病（发展中国家）。5岁以下儿童腹泻的主要原因是病毒性感染，其中轮状病毒感染导致的腹泻最为重要，占病毒性腹泻的60%以上。5岁以下儿童都可能感染轮状病毒，2月龄到3岁儿童最常感染轮状病毒，约90%的3岁以下儿童感染轮状病毒。轮状病毒疫苗是预防轮状病毒性肠炎的疫苗，主要接种对象为2月龄至3岁儿童，接种轮状病毒疫苗是预防轮状病毒感染性腹泻最经济、最有效的手段。

轮状病毒疫苗的研制始于20世纪80年代，第一代疫苗使用动物轮状病毒经系列传导培养后制备而成的减毒活疫苗，所有病毒都是单一血清型。之后的研究发现此类疫苗对预防轮状病毒效果不理想。第二代疫苗是包含轮状病毒数种血清型的多价减毒或疫苗。第一个生产的多价减毒疫苗是美国研制出的恒河猴-人重配株四价疫苗，在美国、芬兰、秘鲁和委内瑞拉进行了5次试验，对预防婴幼儿出现临床明显的腹泻十分有效（69%～90%）。但在该疫苗使用近150万支后，发现其可能与儿童肠套叠有关，该疫苗于1999年10月退出市场。第三代疫苗是由多个轮状病毒重配株制备而来的多价减毒活疫苗。该疫苗被证实安全、有效，随后在全球多个国家推广使用。美国默克（Merck）公司研制的五价轮状病毒疫苗对所有轮状病毒性胃肠炎的保护率约为70%，对重症轮状病毒性胃肠炎的保护率约为100%，在全球90多个国家和地区被批准使用。中国兰州生物制品研究所研究生产的口服轮状病毒活疫苗效果也很好。

二、预防措施

（一）管理传染源

早期发现感染性腹泻的传染源才能及时进行管理，这对感染者个体及未感染的群体均很重要。针对传染源要求做到“五早一就”，即早发现、早诊断、早报告、早隔离、早治疗和就地卫生处理。因此，要做好下列工作。

1. 建立肠道门诊 感染性腹泻流行季节在设立感染科的二级及以上综合性医院、无感染科的县级以上医院、乡镇卫生院设立肠道门诊或诊室，专为腹泻病人提供诊疗服务。

2. 开展监测 一是人群监测：在腹泻病人中随机采集标本，及时了解人群中病原体的变化趋势。二是环境监测：在流行季节对有关环境，包括对水体、水产品等进行病原体监测。

3. 健全报告制度 根据《中华人民共和国传染病防治法》以及《突发公共卫生事件与传染病疫情监测信息报告管理办法》的要求，甲类传染病和乙类传染病中的肺炭疽、严重急性呼吸综合征、脊髓灰质炎、人感染高致病性禽流感，应于2小时内通过传染病疫情监测信息系统报告；其他乙类传染病和丙类传染病，应于24小时内通过传染病疫情监测信息系统报告。

（二）切断传播途径

1. 养成良好卫生习惯 饭前便后洗手，生熟食物分开。

2. 改善饮食 提倡使用安全饮用水、清洁水，提高婴儿母乳喂养率。

3. 环境消毒 环境消毒是阻止病原体从环境传播给人的最关键措施之一。对呕吐物进行规范处置，同时对被呕吐物、排泄物、分泌物污染的环境进行彻底全面的清洁、消毒，可以阻止病原体的进一步传播。

4. 做好“三管一灭” “三管一灭”指的是管理水源、粪便、饮食和消灭苍蝇，是我国多年提倡的感染性腹泻预防措施，可大大降低感染性腹泻发病率。

（三）保护易感人群

1. 疫苗接种 疫苗接种是保护易感人群最有效的措施之一。通过注射、口服等方式，使人体产生抗体，从而对抗病原体的侵害。世界卫生组织强烈推荐轮状病毒疫苗，建议所有国家均应在国家免疫规划中纳入供婴儿使用的轮状病毒疫苗，腹泻性疾病所致死亡占5岁以下儿童死亡10%及以上的国家应引进轮状病毒疫苗。

2. 药物预防 原则上不提倡使用药物预防，但在突发紧急情况下某些特殊人群中，为控制疫情，可考虑对密切接触者或某些职业人员等小范围内采用预防性服药措施。

3. 健康教育 加强健康教育，提高公众对感染性腹泻预防的认识和自我保护能力。教育人们养成良好的卫生习惯，例如勤洗手、生熟食物分开、喝开水、食物煮熟煮透。

4. 改善卫生环境 保持良好的生活环境，大力开展爱国卫生运动。

三、主要问题与对策

（一）主要问题

1. 发病率高、报告不规范 我国感染性腹泻的防制虽然取得了巨大成就，但发病率仍然较高。感染性腹泻就诊率低、漏诊率高且报告不规范，每年实际发生的感染性腹泻远高于报告数；偏远、落后地区饮水饮食卫生状况尚不令人满意，感染性腹泻的发病威胁仍然很严峻。

2. 确诊困难　由于感染性腹泻的病原体种类繁多，发病形式各异，目前临床诊疗的技术手段不足，不能快速明确腹泻病人感染的病原体。

3. 病原体耐药严重　病原体耐药已成为21世纪医学的重大课题。在感染性腹泻的病原体中，尤其是细菌性病原体耐药现象非常普遍，许多细菌耐药率达到60%～80%，而且耐多药菌株越来越多。

4. 新病原体不断发现　随着实验室诊断技术的不断提高，近年来感染性腹泻新病原体不断被发现，引起人类腹泻的新病原体（包括细菌、病毒、寄生虫等）是层出不穷。

5. 病原体变异加速　受环境和气候变化、人类活动空间扩大、抗生素滥用等因素的影响，病原体的变异也是不断出现。这些都给感染性腹泻的防治带来困难。

6. 病原体传播速度加快　由于国际贸易、旅游、学习的频繁，病原体远距离传播得以快速实现，同时也促进了感染性腹泻的快速传播。

（二）对策与措施

1. 广泛、深入做好健康教育　健康教育是最有效、最快速可行的疾病防制手段之一，对感染性腹泻的防制尤为重要。因此要通过多渠道、多方式，结合新科技技术手段广泛、深入加强健康宣教，建立科学、规范、高效、实用的健康教育模式。

2. 切实做好环境改造和饮食卫生的管理，落实感染性腹泻防制规划　经过多年开展爱国卫生运动，积极改善生活环境，做好农村地区改水改厕工作，严格落实食品卫生政策，我国感染性腹泻的发病率有了明显下降，这就提示只要通过多种手段综合治理，感染性腹泻是完全可以预防和控制的。

3. 做好疫苗研发　疫苗是疾病防制最经济、最有效的手段之一。对于感染性腹泻来说，研制高效、多价疫苗已成为当务之急。

4. 建立快速诊断方法　应用现代分子生物学技术研制新的实验室诊断方法是解决感染性腹泻快速、准确诊断的关键，尤其是对于新发现的病原体要迅速形成方便、快速的诊断方法并予以普及。

5. 加强病原体耐药性研究和控制　加强病原体耐药机制研究及其在疾病防治中的应用将成为今后相当长时间内的重要课题。尤其是应用分子流行病学手段研究耐药基因变异规律、耐药传递规律及耐药防制是非常必要的。

本章小结

教学课件

执考知识点总结

本章涉及的2019版及2024版公共卫生执业助理医师资格考试考点对比见表21-2。

表21-2　2019版及2024版公共卫生执业助理医师资格考试考点对比

单元	细目	知识点	2024版	2019版
感染性腹泻	病原学	（1）类型	√	√
		（2）病原学特点	√	√
	流行过程	（1）传染源	√	√
		（2）传播途径	√	√
		（3）人群易感性	√	√
	流行特征	（1）地区分布	√	√
		（2）时间分布	√	√
		（3）人群分布	√	√
	防控策略及措施	（1）策略	√	√
		（2）措施	√	√

拓展练习及参考答案

（麦　炜）

第二十二章　性传播疾病

学习目标

素质目标：使学生了解并掌握性传播疾病的基本知识和国家防治政策；增强其自我约束能力、自我保护意识和抵御性传播疾病侵蚀的能力，建立文明健康的生活方式。

知识目标：掌握性传播疾病的传染源、传播途径和预防策略与措施；熟悉性传播疾病的流行分布特征；了解性传播疾病的病原学特征。

能力目标：能认识到性传播疾病对他人、个体、社会造成的危害，能利用性传播疾病传播的预防方法进行自我保护及给予他人指导。

案例导入

【案例】

一个检测结果阴性的HIV试纸开启了他的梦魇——一个大三学生感染HIV的故事

小D是一个大三男生，就读于一所重点大学。他是在进入大学之后开始通过交友软件结交同性朋友，然后开始约线下见面。因为学习任务比较重，发生性行为的次数并不多，而且因为对艾滋病比较了解，自我防护意识也比较强，每次都能采取安全措施（使用安全套）。在他的感觉里，自己应该是不会患艾滋病的，但这一切在他今年放假前的那一天发生了改变。

“与一个新结交的网友见面以后，他当场拿出了一个HIV试纸，主动测了他自己，显示的是阴性结果。其实我是清楚的，虽然这个试纸检测结果是阴性，但并不能排除‘窗口期’的可能，如果他是一个急性期感染，那就可能检测不出来，这个潜在的风险我是知道的。”

“但是当时他就说自己定期检测，非常健康，近期也没有跟别人发生过高危性行为，特别诚恳的样子，拿出试纸做检测也是毫不迟疑。”

“他没有要求我用试纸检测，他只是想证明他自己是健康的，然后就要求不用安全套。”

在对方用一系列行为和语言证明自己非常健康之后，小D虽然脑海中明明知道潜在的风险，但还是觉得风险应该很低，就答应了对方，没再坚持要求使用安全套。之后事情的发展，就朝着小D认为的小概率事件方向去了。

在发生高危行为之后的第14天，小D出现了发热，他去了医院的发热门诊，医生给他做了新型冠状病毒核酸检测以及小D主动要求做的HIV抗体检测，结果都是阴性。

高危行为之后的第18天，关节痛、乏力等症状都有了，又去医院，HIV抗体检测依然是阴性。高危行为之后的第22天，小D在心情忐忑中买了一个三代检测试纸，自检阴性，自己觉得应该没事了。

在高危行为之后的第28天，小D在惴惴不安中又买了三代检测试纸自检，这一次，试纸出现了两条杠，这意味着他可能感染了HIV。小D心里还抱着一线希望，万一试纸不准呢，立刻又网购了另外一个品牌的试纸，但结果依然是两道杠。

再之后，就是到疾控中心来做确证检测了，结果并没有什么意外，确证检测的结果也是阳性，小D确实感染了HIV。

“你了解暴露后预防吗？”在小D讲述了自己的感染和检测经过之后，这个问题让他再一次陷入懊恼之中。

“这就是我第二个不对的地方了，我当时从他家出来心里就特别矛盾，特别不踏实，就在想到底要不要去做暴露后预防。但我又觉得应该没那么倒霉吧，而且我已经买了当天回老家的车票，犹豫再三就没有去。”

在错过了这个补救的机会之后，等待小D的就是近1个月的焦虑、恐惧和确诊之后的懊悔。

【问题】

1. 为什么HIV试纸检测阴性还会传播艾滋病呢？
2. 什么是艾滋病检测的“窗口期”？
3. 什么是“艾滋病暴露后预防”？具体如何进行？

核心知识拆解

性传播感染（sexually transmitted infections，STIs）是指主要通过人与人之间的性接触而传播的感染，目前证实有超过30种的病原体，包括细菌、病毒和寄生虫。最常见的性传播感染有8种，它们是衣原体感染、淋病、梅毒和滴虫病以及由乙型肝炎病毒、单纯疱疹病毒、人类免疫缺陷病毒（human immunodetficieney virus，HIV）和人乳头状瘤病毒引起的感染。大多数STIs呈现无症状感染，有临床症状的称为性传播疾病（sexually transmitted diseases，STDs）。

获得性免疫缺陷综合征（acquired immunodeficiency syndrome，AIDS）简称艾滋病，是一种重要的性传播疾病，由HIV引起，在全球广泛蔓延；不安全的性行为、注射吸毒时共用针具、输入受污染的血液或血液制品、母婴传播是艾滋病的主要传播途径。防治性传播疾病的重要策略包括促进安全性行为、开展高危人群筛检和及时治疗感染者，阻断母婴传播和对吸毒行为进行干预也具有重要意义。

第一节　概　　述

一、基本概念

STDs是一组古老且流行广泛、传播迅速的疾病。WHO对性传播疾病的定义为以性行为接触或类似性行为接触为主要传播途径的、可引起泌尿生殖器官及附属淋巴系统病变的一类疾病，也可导致全身主要器官的病变。性传播疾病是世界性的社会问题和公共卫生问题，被认为是危害人群健康的主要疾病之一。

由于许多性传播疾病病原体感染后没有明显的临床症状，容易造成治疗延误并导致严重的并发症，加之无症状感染者还是一种容易被忽视的传染源，导致性传播疾病更广泛的传播和流行，对社会造成危害；因此，WHO在2003年完成的《性传播感染管理准则》中推荐以STIs代替性传播疾病。性传播感染包括有临床症状的疾病和无症状感染。但目前传统的传染病监测报告体系仍以性传播疾病病例报告为依托。因此，除特别注明外，本章仍沿用STDs这一名称。

二、病原学

目前较常见的性传播疾病及其病原体见表22-1。

表22-1　常见性传播疾病及其病原体

病原体	主要相关疾病
淋病奈瑟球菌（Neisseria gonorrthoeae）	淋病：尿道炎、附睾炎、睾丸炎、不育，宫颈炎、子宫内膜炎、输卵管炎、盆腔炎症性疾病、不孕，直肠炎、咽炎，新生儿结膜炎、角膜瘢痕等
沙眼衣原体（Chlamydia trachomatis）	衣原体感染：尿道炎、附睾炎、睾丸炎、不育，宫颈炎、子宫内膜炎、输卵管炎、盆腔炎症性疾病、不孕，直肠炎、咽炎、赖特（Reiter）综合征，新生儿结膜炎等
梅毒螺旋体（Microspironema pallidum）	梅毒：一期溃疡（下疳）伴局部淋巴结肿大、皮疹、扁平湿疣、骨、心血管和神经系统损害，妊娠失败（流产、死胎）、早产，死胎、先天梅毒
杜克雷嗜血杆菌（Haemophilus ducreyi）	软下疳、疼痛性生殖器溃疡等
肉芽肿荚膜杆菌（Calymmatobacterium granulomatis）	腹股沟肉芽肿（杜诺凡病）、腹股沟及肛门生殖器部位的结节性肿胀和溃疡性损害
生殖支原体（Mycoplasma genitalium）	非淋球菌性尿道炎、细菌性阴道病等
解脲脲原体（Ureaplasma urealyticum）	非淋球菌性尿道炎、细菌性阴道病等
人类免疫缺陷病毒（Human immunodeficiency virus）	获得性免疫缺陷综合征（艾滋病）
单纯疱疹病毒2型（Herpes simplex virus type 2）	生殖器疱疹、肛门生殖器水疱性损害和溃疡、新生儿疱疹（往往是致死性的）
单纯疱疹病毒1型（较少见）（Herpes simplex virus type 1）	
人乳头状瘤病毒（Human papilloma virus）	生殖器疣（阴茎和肛门疣，外阴、肛门和宫颈疣）、宫颈癌、外阴癌、肛门癌等
乙型肝炎病毒（Hepatitis B virus）	病毒性肝炎、肝硬化、肝癌等
巨细胞病毒（Cytomegalovirus）	巨细胞病毒感染，亚临床或非特异性发热、弥漫性淋巴结肿大、肝病等
传染性软疣病毒（Molluscum contagiosum virus）	传染性软疣、生殖器或泛发的脐状坚硬的皮肤结节
卡波西肉瘤相关疱疹病毒（Kaposi sarcoma associated herpes virus）[人类疱疹病毒8型（human herpes virus type 8）]	卡波西肉瘤等
阴道毛滴虫（Trichomonas vaginalis）	滴虫病，非淋球菌性尿道炎，阴道病、早产、低出生体重儿
白念珠菌（Candida albicans）	念珠菌病、阴茎龟头浅部感染、外阴阴道炎
阴虱（Phthirus pubis）	阴虱病
疥螨（Sarcoptes scabiei）	疥疮

三、流行过程

（一）传染源

无论有无症状，只要体内有性传播疾病病原体生长繁殖并能通过直接性接触或间接性接触感染他人者都是性传播疾病的传染源。社会舆论和心理压力往往导致性传播疾病病人不愿就医，或仅进行非正规治疗而使病情迁延、感染加剧；另外，许多性传播疾病感染者没有或仅有轻微的临床症状，常不能主动就医。上述事实的存在使大量性传播疾病感染者不能被及时发现、诊断和治疗，成为最危险的性传播疾病传染源。

作为性传播疾病传染源的高危人群具体如下。

1. 性乱者 性乱者是HIV感染和其他性传播疾病的高危人群，也是传播性传播疾病的最重要人群。性乱者可通过性伴侣向普通人群传播性传播疾病。频繁发生不安全性行为使性乱者很容易发生性传播疾病，成为传染源。

男男性接触者是当今性传播疾病急剧上升的另一个重要因素，常可引起AIDS、乙肝、淋病、梅毒等多种性传播疾病传播感染，是性传播疾病重要的传染源。根据国家卫健委发布的数据，截至2020年底，中国共有约2400个男男性接触者人群哨点。根据2006—2016年我国男男性接触者哨点监测数据，男男性接触者的HIV抗体阳性检出率为3.1% ～ 8.2%；2015—2019年对青年学生（包括男男性接触者人群）的哨点监测数据显示，HIV和梅毒螺旋体抗体的阳性率保持在较低水平。此外，多性伴侣的双性性行为者也是性传播疾病的高危人群。

2. 吸毒人群 静脉注射吸毒人群是AIDS、梅毒及肝炎的高危人群。《2022年世界毒品报告》的数据显示，全球有1120万人注射毒品。其中大约一半的人患有丙肝，140万人患有艾滋病，120万人同时患这两种疾病。

3. 特殊人群 性传播疾病病人的性伴侣与配偶也是性传播疾病的高危人群。特殊人群还包括收容审查、看守和劳教劳改人员等，这部分人群人员流动性大，来源复杂，性乱、吸毒现象较普遍，是性传播疾病不可忽视的重点人群。

4. 献血者和输血者 有些性传播疾病，如AIDS、乙肝、丙肝可通过血液传播，感染者的血液中含有病原体，输入这样的血液或血制品可使人发生相应的性传播疾病。多次接受输血和血制品者风险更大。

关于性传播疾病传染源的调查往往涉及病人的隐私，呈现出较大比例的来源不详。

（二）传播途径

1. 性行为传播 性行为的直接接触（包括异性、同性及双性性接触），如阴道性交、肛交和口交，是性传播疾病的主要传播途径。此外，接吻、触摸等性行为也可传播某些性传播疾病，初发部位常在唇、舌或扁桃体。性行为中受感染的机会可随着与已感染性传播疾病者的性行为频度增加而增加。

2. 非性行为的直接接触传播 当皮肤有破损时，通过直接接触病人的病变部位或其含有病原体的分泌物，如血液、精液、生殖道分泌液，也可导致感染。

3. 医源性传播和血源感染 医源性传播可分为两类：第一类是易感者在接受检查或治疗时由污染的器械而导致疾病的传播；第二类是由于输血或所使用的生物制品和药品遭受污染而造成的传播。性传播疾病的医源性传播可因医疗操作过程中防护不严格或病人用过的器械、注射器等清洗不充分、销毁不及时或消毒不严格所致；也可因输血或使用血液制品而发生传播。除医源性传播外，吸毒（共用针具）、非正规途径采供血等血源感染也是HIV等疾病的重要传播途径。国内外均有因输血或应用血制品如第Ⅲ因子而感染HIV或HBV、HCV的报道。

4. 母婴传播　梅毒、淋病、AIDS、乙肝、衣原体感染等多种性传播疾病病原体可经胎盘、产道、哺乳等途径由母亲传给胎儿或新生儿。据报道，全球90%以上婴儿和儿童的HIV感染是通过母婴传播的。性传播疾病的垂直传播严重威胁母婴健康，影响性传播疾病的预防和控制效果。

5. 日常生活接触传播　病人的衣物、被褥、毛巾、浴盆、用具、便器等可被生殖器病变或分泌物污染，可能传播除HIV/ AIDS之外的其他多种性传播疾病。我国近年儿童性传播疾病发病率呈上升趋势，提示应注意日常接触传播对儿童性传播疾病的影响。

（三）人群易感性

人群对性传播疾病普遍易感，几乎没有年龄、性别的差异。人群对大多数性传播疾病的病原体无先天性免疫力，对一些病原体也无稳固的后天获得性免疫力，可以反复感染性传播疾病，也可迁延不愈、反复发作、多重感染。感染其他种类的性传播疾病，可大大增加机体感染HIV的危险性。

四、流行特征

（一）流行趋势

由于以病例报告为主的被动监测系统所得数据的漏报严重，加之性传播疾病本身存在大量的无症状感染，以及社会舆论对性传播疾病病人的压力所造成的心理畏惧，这些都使得性传播疾病的确切流行情况难以掌握。但根据各国监测统计数据，仍然可以发现，性传播疾病在全球尤其是发展中国家流行态势严峻。1990年，WHO估计全球每年约有2.5亿性传播疾病新病例，1995年上升到3.3亿，2005年则上升为4.5亿。目前，估计每年15～49岁人群中新感染沙眼衣原体1.31亿例、淋病奈瑟球菌7800例、梅毒600万例和阴道毛滴虫1.42亿例；每年感染生殖器疱疹病毒超过5亿人，感染人乳头状瘤病毒的妇女超过2.9亿。

性传播疾病在中华人民共和国成立前流行猖獗，以梅毒和淋病为主，梅毒患病率在某些民族地区高达21%～48%。中华人民共和国成立后，党和政府十分重视性病的防治工作，采取了一系列措施，性传播疾病发病率迅速下降，1964年我国正式宣布基本消灭了性传播疾病。20世纪70年代末，性传播疾病在我国内地又死灰复燃。1977年再次报告新发性传播疾病病例，之后性传播疾病疫情连年上升，发病地区不断扩大，发病人数日益增多，疫情从沿海向内地、城市向农村、社会向家庭蔓延。

2020年，我国梅毒的发病率为33.08/10万；2021年较上年增加了15 585例，同比增长3.4%，发病率为34.05/10万。2020年，我国淋病的发病率为7.49/10万；2021年较上年增加了22 643例，同比增长21.5%，发病率为9.07/10万。性传播疾病报告病例数的下降可能受多方面因素的影响，一方面各地加强性传播疾病的预防控制和干预工作可能有效地减少了新发病例，另一方面部分地区性传播疾病疫情漏报也可能影响报告病例数的准确性，而疾病诊断分类标准的变化也可能影响不同阶段性传播疾病报告疫情的变化。WHO估计全球由于存在严重的漏查和漏报，性传播疾病报告的病例数仅为实际发病数的20%～25%。我国性传播疾病流行形势依然十分严峻。

（二）地区分布

性传播疾病在世界不同地区分布差异较大，南亚和东南亚是全球性传播疾病流行最严重的地区。性传播疾病对发展中国家的影响较发达国家更为明显，已居许多发展中国家成人就医原因的前5位。此外性传播疾病还是发展中国家育龄妇女疾病、死亡和健康生命损失的主要原因，也是胎儿和新生儿死亡的重要原因。多数孕产妇梅毒病例和不良妊娠结局发生在中低收入国家，且半数以上在撒哈拉以南非洲国家。非洲撒哈拉以南地区21%的围生期死亡婴儿与先天梅毒有关；而在东南亚、北非和俄罗斯等地区和国家，先天梅毒的发病率亦呈上升态势。

我国报告性传播疾病地区分布特点：沿海省市高于内地，经济发达地区高于经济落后地区，城市高于农村。值得注意的是，我国内地、边远地区性传播疾病报告率受监测系统功能的影响较大，如青海、西藏、内蒙古等地区性传播疾病的实际流行情况仍很严重。绝大部分报告的性传播疾病病人分布在城市，尤其是大中城市和经济发展较快、交通便利的城市；全国性传播疾病发病率较高的地区为珠江三角洲、长江三角洲、闽江地区、东北三省、京津地区、重庆地区。由于大量人口在农村和城市间流动，我国农村主要性传播疾病的病例报告数也呈上升趋势。此外，少数民族所在边远地区，梅毒一直是威胁民族繁衍、影响人口素质的大问题。在考虑性传播疾病地区分布差异时，不能忽略各地区在性传播疾病发现、登记和报告方面的系统完整性和监测能力的差别。在一定时间段内，登记报告系统相对完善地区的性传播疾病报告发病率会高于病例发现能力低的地区。

（三）人群分布

1. 年龄 性传播疾病好发于性活跃人群。2013年美国的调查显示，新发的性传播疾病中，一半为15～24岁的年轻人。我国性传播疾病以20～39岁年龄组人群发病较高。北京市一项调查显示，2008—2015年5种监测性传播疾病报告病例中该年龄段占全部病例数的50.7%。

2. 性别 大多数性传播疾病的发病率都是男性高于女性。据全国监测资料显示，男性性传播疾病报告数和发病率均高于女性，但女性报告病例数的增长幅度高于男性，男女性病例的性别比逐渐缩小。女性病例报告数的增长可能与女性主动就诊的人数增加、诊断水平的提高和女性实际发病数不断增加有关。我国男女性传播疾病首位均为梅毒，排在第二位的男性为淋病、女性为衣原体感染。

五、预防策略与措施

（一）预防策略

性传播疾病是重要的公共卫生问题，从宏观、战略、全局来讲还是一个人类发展问题。2022年5月，第75届世界卫生大会通过了《2022—2030年全球卫生部门关于艾滋病、病毒性肝炎和性传播疾病行动计划》（简称《2022—2030行动计划》）决议，对2016年世界卫生大会通过的《2016—2021年全球卫生部门性传播感染战略草案》进行了修订，不仅提出了更具体的目标，更在国家层面给出了可量化指标。其目标是在2030年终结作为公共卫生威胁的性传播感染流行，为在全球、区域和国家层面上的联合行动提供了一个框架，主要包括以下内容。

1. 全民健康覆盖 指提供更广泛、更优质和更可及的基本卫生干预措施和服务；根据所需，更公平、合理地覆盖需要服务的人口；降低成本，为需要服务的人群提供资金保障。

2. 完整连续的性传播疾病防治服务 从预防、诊治到随访一整套干预措施覆盖所有人群，包括预防活动覆盖的人群、接受检测的人群、了解自己状况的人群、加入医疗计划的人群、开始治疗的人群、完成治疗的人群、治愈的人群以及接受长期医护服务的人群。

3. 公共卫生方针 在资源有限的环境下推广简单规范的干预措施和服务，旨在确保大众能够最大程度获得优质服务。提倡“将卫生问题融入相关政策”的原则，必要时可借助立法、监管和政策改革实现，加强防治性传播疾病工作与其他工作的整合和衔接，提高服务与效率。

（二）预防措施

和其他传染病一样，性传播疾病预防控制包括针对传染源、传播途径和易感人群的多种措施以及性传播疾病的监测。

1. 针对传染源的措施　积极发现病人、管理病人、治疗病人，是消灭和管理传染源、减少携带状态的有效措施。对性传播疾病病人要给予积极、规范的治疗，密切随访观察，掌握病情演变情况，提供医学、心理咨询，采取综合措施防止性传播疾病扩散。同时要建立良好的医患关系，鼓励病人采取积极的生活态度。

2. 针对传播途径的措施

（1）改变不安全性行为，预防和控制经性接触传播性传播疾病：通过健康教育和健康促进活动如同伴教育、流动宣传和电话咨询等，传播安全性行为知识，减少性伴数，促进安全套的使用，可以有效控制HIV和其他性传播疾病的传播和流行。

（2）切断医源性感染、经血传播和日常生活接触传播：严格保证血液及血制品安全；供血者及血源需符合健康要求；采血、输血及血液和血制品储存均应进行严格检验。防止医院内感染的发生，强制推行使用一次性注射和输液器具。注意做好浴池、旅店、游泳池、理发店等公共场所的卫生、消毒。

（3）防止母婴传播：患梅毒、乙肝、HIV感染等母亲在妊娠、分娩或哺乳期间会向婴儿传播病原体。对这类人群，目前强调规范化使用药物或疫苗来预防性传播疾病的母婴传播。

3. 针对易感人群的措施　健康教育是性传播疾病控制措施中最为经济有效的方法。特别要在青少年中开展早期性教育、普及性卫生知识，提高群众预防和自我保护的意识。

4. 监测　性传播疾病监测是为了及时掌握性传播疾病的流行动态，了解其传染的来源，调查各方面的影响因素，考核防治效果，为制定防治措施提供依据。如何及早发现、彻底治疗并追踪检查其性伴侣也是性传播疾病监测工作的重要内容。

第二节　艾　滋　病

一、概述

艾滋病亦称获得性免疫缺陷综合征（AIDS）是由人类免疫缺陷病毒（HIV）感染引起的以T细胞免疫功能缺陷为主的一种免疫缺陷病。HIV本身并不直接致病，而是在受感染者的免疫系统被HIV破坏后，出现多种临床症状和疾病导致死亡。

1981年在美国男性同性恋者中发现首例艾滋病病人，1983年法国巴斯德研究所蒙塔尼耶（Montagnier）从一男性同性恋者体内分离到一株新反转录病毒，命名为淋巴腺病相关病毒（lymphadenopathy associated virus，LAV），1984年美国国立癌症研究所加洛（Gallo）从一名艾滋病病人的活体组织中分离到反转录病毒，命名为嗜人T淋巴细胞病毒-3（human T-cell lymphotropic virus type-3，HTLV-3），同年美国加州大学莱维（Levy）等也宣告从病人的末梢血中分离到这种病毒，称艾滋病相关病毒（AIDS related virus，ARV），1986年国际微生物学会联合会及国际病毒分类委员会将这些病毒统一命名为HIV。

二、病原学

HIV是一种能在人的血液中生存并以$CD4^{+}$T淋巴细胞为主要攻击目标的病毒，属于反转录病毒科、慢病毒属，是RNA病毒。迄今，全球流行的HIV根据血清学反应和病毒核酸序列测定可分为HIV-1和HIV-2两型病毒。根据编码包膜蛋白的*env*基因和编码壳蛋白的*GAG*基因序列的同源性又可将HIV-1进一步分为M、O、N三组。M组内又可分为A～J 10个亚型。HIV-2至少有A～F 6个亚型。

HIV-1和HIV-2都起源于非洲，但二者核苷酸序列同源性仅45%，它们在全球的分布和流行特征也不相同，目前广泛流行于全球的是HIV-1的M组病毒，O、N组只在非洲局部地区流行。我国以HIV-1 M组中的B、B′、B/C、C、E和AE亚型流行为主。HIV-2过去仅在非洲局部地区流行，但现在西欧、美洲及亚洲的一些国家和我国个别地区也被检测到。

HIV分型在研究AIDS的流行和分布、临床、诊断、药物筛选和疫苗研制等方面具有重要意义。

三、流行过程

（一）传染源

艾滋病的传染源主要是HIV感染者的体液，包括血液、精液、阴道分泌物和母乳。这些体液中含有病毒，因此在接触这些体液的情况下，就有可能传播HIV。

（二）传播途径

艾滋病的主要传播途径如下。

1. 性传播 通过与HIV感染者进行不安全的性行为（包括性交、口交和肛交）而传播。

2. 血液传播 通过与HIV感染者共用注射器、手术工具或其他血液污染物品，或者输血和血制品的感染而传播。

3. 母婴传播（垂直传播） 孕妇感染HIV，可以通过妊娠、分娩或母乳喂养将病毒传播给胎儿或婴儿。

4. 其他途径 通过破损皮肤的接触，包括使用被HIV污染的刺耳针、刺青或文身工具，以及不安全的医疗操作等，也可能导致艾滋病的传播。

但需注意的是，HIV不会通过空气、水或食物传播，也不会通过与感染者共用餐具、触摸、拥抱、接吻或与感染者共用厕所而传播。

（三）易感人群

艾滋病的易感人群主要包括以下几类。

1. 未采取预防措施的性伴侣 与HIV感染者进行不安全的性行为者，尤其是未使用安全套的人。

2. 注射毒品者 共用注射器或其他注射毒品工具者，因为这种行为会导致血液传播的风险增加。

3. 接受输血或血制品者 在没有进行HIV筛查的情况下接受感染者的血液或血制品输注的人。

4. 孕妇 未接受HIV检测和预防措施的孕妇，以及未接受HIV阻断治疗的感染孕妇。

5. 未采取预防措施的医疗工作者 在医疗操作中可能接触感染者的血液或其他体液，但未采取必要的防护措施的医疗工作者。

6. 未采取预防措施的刺青、文身或耳洞工作者 在进行这些美容操作时可能接触感染者的血液或其他体液，但未采取必要的防护措施。

除以上列举的易感人群外，任何与HIV感染者的体液接触的人都有可能成为感染者。

（四）艾滋病的分期

从感染HIV到发生AIDS有一个完整的自然过程，临床上将这个过程分为4期：急性感染期、无症状感染期（潜伏期）、艾滋病前期、典型艾滋病期。不是每个感染者都会完整地出现四期表现，但每个疾病阶段的病人在临床上都可以见到。4期不同的临床表现是一个渐进的和连贯的病程发展过程。

1. 急性感染期　是HIV感染人体后出现的急性反应，表现为发热、皮疹、淋巴结肿大、乏力等；一般为2～12周，多以6周为主，在此期间，血清HIV抗体低于检测限。因症状较轻微，容易被忽略，在被感染2～6周后，抗体可呈现阳性反应。此后，临床上出现一个长短不等的、相对健康的、无症状的潜伏期。

2. 无症状感染期（潜伏期）　感染者可以没有任何临床症状，但病毒在持续繁殖，破坏免疫系统，此期具有传染性。潜伏期指的是从感染HIV开始，到出现AIDS临床症状和体征的时间，一般是2～10年。

3. 艾滋病前期　潜伏期后开始出现与AIDS有关的症状和体征，直至发展成典型的AIDS的一段时间。这时，病人已具备了AIDS的最基本特点，即细胞免疫缺陷。

4. 典型艾滋病期　是HIV感染的最终阶段，会出现严重的细胞免疫缺陷，发生各种致命性机会性感染，发生各种恶性肿瘤，免疫功能全面崩溃，病人出现各种严重的综合病症，从而导致死亡。

四、流行特征

（一）全球流行特征

AIDS是肆虐全球的一种致死性传染病。根据WHO在2023年12月的报道，2023年全球范围内HIV新发感染人数约为150万（成人约为130万，15岁以下儿童约为20万）；HIV感染者约为3840万（成人约为3490万，其中女性约为1950万；15岁以下儿童约为350万）；死于AIDS人数约为68万（成人约为61万，15岁以下儿童约为7万）。全球有大约54%的HIV感染者需要治疗，他们中有许多人不知道自己的患病情况。

1. 地区分布　复杂多样的社会结构及经济动态导致HIV感染在地理上的分布不均。联合国艾滋病规划署数据表明，2019年中亚、欧洲、北美、中东和非洲北部新发HIV感染者有97%来自易感人群和他们的性伴侣。亚洲、太平洋地区、拉丁美洲和加勒比地区易感人群和他们的性伴侣占新发感染者的比例为80%～95%。2020年在东欧和中亚新发感染者中，注射毒品者占48%，在太平洋地区占21%；在拉丁美洲新发感染者中，男男性接触者占41%，在西欧、中欧以及北美占56%，在亚洲和太平洋地区占24%。

非洲东部和南部是全球成人新发HIV感染者减少最多的地区。2022年比2015年约减少12万人，下降了24%。在亚洲、太平洋地区、非洲西部及中部也在逐年下降。拉丁美洲、加勒比地区、欧洲西部及中部、北美、中东和非洲北部成人新发HIV感染率处于相对静态的趋势，而东欧和中亚每年的新发HIV感染者增加了69%。

许多国家AIDS患病率在城市较高。城市生活压力及匿名性，为性行为和性网络提供了更多的机会，导致HIV感染风险的增加。

2. 人群分布　HIV主要存在于感染者的血液、精液、阴道分泌物、乳汁等体液中，可通过包括异性及同性的性接触传播、医源性传播和血液感染、母婴垂直传播3种途径传播。感染了HIV的妇女有1/3左右的可能性通过妊娠、分娩和哺乳将HIV传播给婴幼儿。虽然15～24岁年轻女性仅占成人口的

11%，因其HIV感染风险很高，在2022年全球成人新发HIV感染病例中占20%。在非洲撒哈拉以南，15～24岁年轻女性在新发HIV感染比例中占25%。成人中，女性占新发感染的53%。性别歧视，受教育及生殖健康知识缺乏、贫困、暴力等是15～24岁年轻女性HIV感染风险增加的原因。

（二）我国流行特征

我国1985年发现首例HIV感染者，此后AIDS在我国的传播呈快速增长趋势。1998年6月青海省报告发现HIV感染者，这意味着AIDS已经蔓延到我国内地的全部32个省、自治区和直辖市。截至2016年年底，全国各地所报告的存活的HIV/AIDS病人有66.5万例，死亡15.9万例。

1. 地区分布 2016年底，有15个省、自治区、直辖市（云南、四川、广西、河南、广东、新疆、重庆、贵州、湖南、浙江、江苏、北京、湖北、辽宁和安徽）所报告的存活HIV/ADIS病人超过1万例，占全国总病例数的83.5%；另有9个省、自治区、直辖市（山西、吉林、天津、甘肃、内蒙古、海南、青海、宁夏、西藏）所报告数量较少，占全国总病例数的3.4%。

2. 人群分布 2022年国家哨点监测数据显示，在孕产妇中HIV感染率维持在较低水平。具体来说，艾滋病母婴传播率由未干预时的34.8%下降到了3%。但在一些高危人群中，HIV感染率的情况则有所不同。例如，男男性接触者是感染HIV的最高风险群体，HIV每年新发感染率为5.00/100人。此外，青年学生也成为HIV感染的高发人群，2020年数据显示，全国新报告15～24岁青年学生病例近3000例，性传播占98.6%，其中男性同性传播占81.7%、异性性传播占16.9%。老年男性HIV感染人数也在快速上升，2010—2018年，每年新报告HIV阳性的60岁及以上男性数量增加了5倍以上，比例从7.41%增至46%。女性性工作者虽然HIV的总体感染率已下降至0.2%左右，但仍被认为是高危人群，特别是在某些欠发达和边境地区，感染率较高。

五、预防策略与措施

全球AIDS战略目标是到2030年终结AIDS流行。截至2023年底，有超过2803.2万名HIV感染者接受抗反转录病毒治疗，新发HIV感染和死亡率下降，很多国家在消除母婴传播方面取得明显效果，HIV应对措施已嵌入更广泛的卫生政策和发展计划。2019年10月，国家卫生健康委等10部门联合制定颁布了《遏制艾滋病传播实施方案（2019—2022年）》，不仅明确了总体要求，还提出了具体的防治措施和保障措施。

1. 针对传染源的措施 我国目前主要采取的病例发现筛查措施主要有免费的自愿咨询和检测（voluntary counseling and testing，VCT）及医疗机构医务人员主动提供HIV检测和咨询（provider-initiated HIV testing and counseling，PITC），在公安、司法、检验等部门必要时可采取强制检查等。

目前尚没有完全治愈AIDS的方法，但通过有效的抗反转录病毒药物可控制该病毒并帮助防止其传播，从而使HIV携带者以及面临重大风险者可以享有健康且有益的生活。2023年底，全球抗反转录病毒疗法覆盖率达73%。

2. 针对传播途径的措施 改变不安全性行为，通过多种健康教育和健康促进活动，传播安全性行为知识，促进安全套的使用，可以有效控制AIDS传播。证据表明，安全套对HIV感染及其他性传播疾病的防护率达85%以上。通过惩治贩毒、强制戒毒和教育相结合，减少吸毒者；通过美沙酮替代（减少静脉注射）和清洁针具交换（减少共用针具），降低吸毒危害，从而控制HIV感染经静脉吸毒传播。针对母婴传播，可持续向HIV感染的孕产妇和婴儿提供抗反转录病毒药物；对HIV感染产妇所分娩婴儿，以非母乳喂养为后续措施；在婴幼儿满18个月时进行检测以评价阻断母婴传播的效果。

3. 针对易感人群的措施 加强宣传教育，重视在青少年中开展HIV健康教育，强化学校AIDS防控工作。近年来，学校特别是高等院校的AIDS防控工作出现了一些新情况和新问题，一些地方学生AIDS疫情上升较快，传播途径以男性同性性传播为主。学校需要进一步扩大预防AIDS教育工作的覆盖面，注重效果和针对性，加强AIDS自愿咨询检测的宣传和行为干预的服务工作，切实保障学生身体健康。

自愿性男性包皮环切术、HIV暴露前预防和HIV暴露后预防都是目前研究的热点，预防效果仍在探讨之中。

4. 监测工作　AIDS监测系统包括HIV/AIDS病例报告系统、HIV/AIDS血清学监测系统、HIV相关行为学监测系统和AIDS抗病毒治疗药物的耐药监测系统。

知识拓展

1. 艾滋病的“窗口期”　艾滋病“窗口期”是指从HIV感染人体到感染者血清中的HIV抗体、抗原或核酸等感染标志物能被检测出之前的时期。现有诊断技术检测HIV抗体、抗原和核酸的窗口期分别为感染后的3～4周、2周和1.5周左右。

HIV抗体确证试验阳性、HIV核酸检测阳性都可作为诊断HIV感染的依据；而HIV抗原检测主要用于筛查，常见的方式是作为HIV抗原抗体联合检测试剂的检测指标之一使用。

“窗口期”的感染者可能会出现急性感染期的症状，但也可能没有任何症状。这个时期存在比较大的传染风险。当能够通过HIV抗体、抗原或核酸等方法检测出机体的HIV感染，就意味着“窗口期”的结束。

2. HIV“暴露后预防”　HIV“暴露后预防”（post-exposure prophylaxis，PEP），俗称暴露后阻断或HIV阻断，是指HIV抗体阴性的个体，在发生疑似感染HIV的行为之后，及时服用抗病毒药物来降低感染HIV风险的措施。

如果之前没有被确诊过感染HIV，并且在过去72小时之内发生了无保护性肛交，如性交时没有使用安全套或中途出现了安全套破损或脱落，或者遭受了性侵犯，而性伴侣HIV感染阳性或未知；或出现了其他具有高感染风险的情况，以及个人感知可能存在高感染风险，请及时寻求PEP的咨询和帮助。

PEP服药的最好时机应当是在发生疑似HIV感染行为之后的24小时之内，服药越早，阻断效果越好，但最迟不要超过72小时。药物需要坚持服用28天。科学研究显示，如果在24小时内服药，并且按医嘱保证每天按时规律服药，暴露后阻断的成功率接近100%。首次服药时间距离暴露的时间间隔越长，则阻断的成功率越低，超过72小时则不建议使用PEP。需要注意的是，每天规律使用阻断药物的人的阻断效果明显好于漏服的人。据统计，使用阻断药后仍发生HIV阳转的主要原因是未能坚持服用阻断药，或者在服药期间持续发生高危行为。

本章小结　　教学课件

执考知识点总结

本章涉及的2019版及2024版公共卫生执业助理医师资格考试考点对比见表22-2。

表22-2　2019版及2024版公共卫生执业助理医师资格考试考点对比

单元	细目	知识点	2024版	2019版
性传播疾病（包括艾滋病）	病原学	（1）基本概念	√	√
		（2）病原学特点	√	√
	流行过程	（1）传染源	√	√
		（2）传播途径	√	√
		（3）人群易感性	√	√
	流行特征	（1）地区分布	√	√
		（2）时间分布	√	√
		（3）人群分布	√	√
	防控策略及措施	（1）策略	√	√
		（2）措施	√	√

拓展练习及参考答案

（李泳枝）

第二十三章　肺　结　核

学习目标

素质目标： 培养学生树立科学辩证的传染病防控理念，关注肺结核防治动态，关心国家和社会实际，具有实事求是的作风和宏观的疾病控制视野。

知识目标： 掌握肺结核病原学特点及流行过程；熟悉肺结核控制策略和措施；了解肺结核流行特征。

能力目标： 能根据已有资料判断地区、单位肺结核疫情特点，并能提供针对性防控措施和建议。

案例导入

【案例】

2020年10月13日，山东省某市一职业学校在校男生毕某出现咳嗽、咳痰症状，自觉症状较轻，未去医院就诊，10月20日因少量咯血去当地一家综合医院就诊，诊断为疑似肺结核，填写传染病报告卡并进行网络报告，当日转诊至当地结核病定点收治医院，胸部X线片显示有空洞，26日确诊为病原学阳性肺结核。同日，该市疾控中心联合属地结核病防治所及时向学校送达疫情处置告知书，27日学校组织病人所在班级师生进行密切接触者筛查，又发现2例临床诊断病例。按照《学校结核病防控工作规范（2017版）》将筛查范围扩大到班级同楼层及宿舍同楼层的师生，未再发现活动性肺结核病人。

【问题】

1. 肺结核是如何传播的？
2. 怎么防范在人员密集场所发生肺结核疫情？

核心知识拆解

肺结核（pulmonary tuberculosis，PTB）是结核病的一种，占所有结核病的85%以上。肺结核是发生在肺组织、气管、支气管和胸膜的结核病变，是一种古老的传染病，我国民间俗称“肺痨”“痨病”，肆虐人类已有数千年的历史，在20世纪中期有效的抗结核化学药物相继问世后，全球肺结核疫情急剧下降。但由于治疗方案不合理、治疗管理不到位、新的抗结核药物开发和研制的严重滞后等多种原因，导致其病原体结核分枝杆菌（mycobacterium tuberculosis，MTB）开始对一种或多种药物出现耐药性，造成许多国家和地区肺结核疫情下降趋缓甚至出现反弹。1993年，WHO史无前例地宣布——全球结核病进入紧急状态。从1994年起至今，WHO先后采取了现代结核病控制策略［直接督导短程化疗（directly observed treatment short-course，DOTS）］、遏制结核病策略（stop TB strategy）和终止结核病流行策略（end TB strategy），肺结核流行势头得到一定的遏制。我国结核病防治工作经过多年努力，取得了显著成绩，近年来发病数从全球30个结核病高负担国家的第二位降至第三位。受到贫困、HIV感染、人口流动、耐药株流行等多种因素影响，肺结核防控难度增加，导致我国及全球肺结核疫情仍高居不下，控制肺结核流行仍然任重道远。

第一节　病　原　学

微生物分类中，分枝杆菌属于原核生物界、厚壁菌门、裂殖菌纲、放线菌目、分枝杆菌科、分枝杆菌属。分枝杆菌属由超过170种菌种组成，大多数是环境分枝杆菌，为机会致病菌。传统分类分枝杆菌（mycobacterium）作为人类历史上重要的病原微生物群之一，主要包括结核分枝杆菌复合群（mycobacterium tuberculosis complex，MTBC）、非结核分枝杆菌（nontuberculous mycobacteria，NTM）和麻风分枝杆菌（mycobacterium leprae）。结核分枝杆菌复合群包括一组基因组高度同源、可引起结核病的分枝杆菌，包括结核分枝杆菌、牛分枝杆菌、非洲分枝杆菌、田鼠分枝杆菌等。其中结核分枝杆菌为引起人类结核病的主要病原菌。

一、形态与结构

结核分枝杆菌为细长略带弯曲的杆菌，大小（1～4）μm×0.4μm，而牛分枝杆菌则比较短。结核分枝杆菌在陈旧的病灶和培养物中形态不典型，可呈颗粒状、串珠状、短棒状等。在电镜下观察，结核分枝杆菌结构复杂，由微荚膜、细胞外壳的三层结构、胞浆膜等构成，无鞭毛，无荚膜，无芽孢。

结核分枝杆菌经齐-内（Ziehl-Neelsen）抗酸染色法，以5%石炭酸复红加温染色后可以染上，但用3%盐酸乙醇不易脱色。若再用亚甲蓝复染，则结核分枝杆菌呈红色，而其他细菌和背景中的物质为蓝色。这是痰涂片检查结核分枝杆菌的常用方法，但非结核分枝杆菌染色后也呈现红色，因此痰涂片阳性结果无法区分出是结核分枝杆菌还是非结核分枝杆菌，需要进行菌种鉴定。

结核分枝杆菌不产生内、外毒素，其致病性可能与细菌在组织细胞内大量繁殖引起的炎症，菌体成分和代谢物质的毒性以及机体对菌体成分产生的免疫损伤有关。

二、生理特性

分枝杆菌对营养的要求较高，培养常用罗氏培养基，内含蛋黄、甘油、天门冬素、马铃薯、无机盐及抑制杂菌生长的孔雀绿等成分。分枝杆菌为严格需氧菌，最适pH为6.5～6.8，最适生长温度为37.0～37.5℃。结核分枝杆菌对外界环境的适应性较强，黏附于尘埃上可保持传染性8～10天，在干燥的痰中可存活6～8个月。但对湿热环境、紫外线和乙醇敏感，在阳光下暴晒下仅能存活数小时，70%乙醇作用2分钟即可杀灭。

三、致病性

结核分枝杆菌主要经呼吸道、消化道传播，亦可通过破损的皮肤、黏膜、生殖器官、胎盘等接触传播，或者吸入羊水感染。呼吸道是结核分枝杆菌主要的传染途径，约95%的结核分枝杆菌感染者是经呼吸道传染。

人群对结核分枝杆菌普遍易感、感染剂量较低，不到10个有活性的结核分枝杆菌即可使人感染或患病，这也是结核分枝杆菌易于在人际间传播的主要原因之一。除了指甲、牙齿和头发，结核分枝杆菌可侵犯全身各组织器官而发病，但以肺结核最为多见。在肺结核病人的临床症状与体征中，除咳嗽、咳痰是慢性肺部炎症的症状外，多为机体的免疫反应所致，以午后低热、盗汗、消瘦等为主，表现为一种典型的慢性消耗性疾病。结核分枝杆菌的致病性主要与其菌体成分、菌体特殊构造、代谢物质的毒性、在宿主体内大量繁殖引起的炎症以及机体应答的免疫损伤等因素有关。尽管目前存在有效治疗方案，每年仍有百万余人死于结核病，且近年来随着耐药菌株的出现和传播，结核病疫情呈现加重趋势，对全球公共卫生的威胁进一步加剧。

第二节 流行过程

肺结核在人群中发生、传播、蔓延及转归的过程形成了肺结核的流行过程。与其他传染病相同，肺结核的流行也需要具备三个基本要素，即传染源、传播途径和易感人群。当这三个要素同时存在时，就会出现肺结核在人群中的传播蔓延。另外，肺结核流行还受外界多种因素的影响，这些因素通过促进或抑制流行过程中的各个环节，增强或阻断肺结核在人群中的流行。

一、传染源

结核分枝杆菌是肺结核的病原体。肺结核的传染源主要是能向外界环境排出结核分枝杆菌的肺结核病人。当其咳嗽、打喷嚏或大声说话时，肺内结核分枝杆菌随呼吸道分泌物排出到周围空气中，被健康人吸入后发生感染，形成潜伏病灶或发生肺结核。一个传染源每年能传染10～15人。细菌病理学研究证明，肺结核并非一发病就具有传染性，排出结核分枝杆菌只是肺结核进展过程中的一个特定阶段，只有在病变组织破坏，病灶与外界相通才能排出结核分枝杆菌。肺结核传染源的主要传染危险期是开始治疗之前，尤其是未被发现的排菌者。

结核病是人畜共患病。许多哺乳动物如牛、猪、猫、狗、鹿、猴都可以罹患结核病。人和这些动物经常接触，既可将自身的肺结核传播给所饲养的动物，又可被患有结核病的动物所传染。

二、传播途径

呼吸道传播是肺结核的主要传播途径，飞沫传播为最常见的方式。飞沫核＜10μm时可被吸入呼吸道，健康人可因吸入病人咳嗽、打喷嚏时喷出的带菌飞沫而受到感染。传播的次要途径是结核分枝杆菌经消化道进人体内，饮用未经消毒的带有牛分枝杆菌的牛乳可能引起肠道感染。少量，毒力弱的结核分枝杆菌多能被人体免疫防御机制杀灭，只有受到大量、毒力强的结核分枝杆菌侵袭而机体免疫力降低时才会导致发病。

1. 飞沫 飞沫传播指人在咳嗽、打喷嚏或说话时向空气中排出大量的飞沫，直径＞100μm的飞沫随即落地，大量较小的飞沫在空气中悬浮，水分蒸发后成为悬浮于空气中的飞沫核，直径为1～10μm的飞沫核在空气中可较长时间悬浮，并可扩散至数米外。

1862年巴斯德证明空气中存在活的微生物。1882年3月24日，德国科学家科赫（Koch）在柏林宣布发现结核分枝杆菌，为结核病的诊断和治疗开辟了崭新的道路。为此，1995年底世界卫生组织将每年的3月24日作为世界防治结核病日（world tuberculosis day），以提醒社会公众加深对结核病的认识。19世纪末证实，带有结核分枝杆菌的尘埃可以传播肺结核。1897年和1921年弗拉基（Flügge）又证实肺结核病人咳嗽时可以从呼吸道排出微滴核，而吸入微滴核是传播此病的主要方式。1910年蔡平（Chapin）创立许多传染病多由空气传播的学说，但认为肺结核是一个例外。1934年韦尔（Well）提出，肺结核病人咳嗽排出的飞沫核含有结核分枝杆菌，飞沫核进入健康人体的呼吸道即可引起结核分枝杆菌感染。此时离传染源越远飞沫越少，其数量与距离的平方成反比，因此距离传染源越远者吸入含有结核分枝杆菌飞沫的机会越少。

2. 再生气溶胶 历史上曾认为肺结核的呼吸道传播主要是尘埃传播，在微滴核传染理论被确认后，认为只有微滴核才能传播结核分枝杆菌，尘埃中的菌块随空气飘落、干燥形成单个细菌，在日光直接或间接照射下活力降低，难以使人体被感染，或即使感染人体，其形成的病变也较轻，易于自愈或治愈。1990年王忠仁等研究证明结核分枝杆菌不仅通过微滴核传播，而且可以通过再生气溶胶传染，结核分枝杆菌可随尘埃飞扬在空气中，被人们吸入后也可以发生感染和发病。曾有报道，北京街道地面上每100口痰标本中有1份能检出结核分枝杆菌，南京街道和电影院地面痰中结核分枝杆菌检出率为4%～6%。火车站地面痰内结核分枝杆菌检出率为3%～5%。

3. 消化道 肺结核的消化道传播多由饮用未经消毒的含牛分枝杆菌的牛乳引起，人消化道对结核分枝杆菌有较强抵抗力，结核分枝杆菌进入胃内，易被胃酸杀灭，但若大量结核分枝杆菌进入，则有可能被感染。

三、易感人群

人群对结核分枝杆菌普遍易感。特别是未经过结核分枝杆菌自然感染，也未接种过卡介苗者。即便接种了卡介苗，仍无法阻止结核分枝杆菌的入侵和继发性肺结核的发生。因此，人群普遍易感。

结核分枝杆菌进入人体后可在体内繁殖，繁殖周期为10～20小时，1条结核分枝杆菌在体内繁殖1周可达128条菌，繁殖20天将超过100万条菌，体内的大量结核分枝杆菌将使人体患病，引起机体免疫与变态反应。

入侵机体的结核分枝杆菌数量、毒力及人体免疫系统完整性、变态反应强弱等决定了人体感染结核分枝杆菌后是否发病。人体免疫系统缺陷、细菌量大毒力强时，结核病易于发生、进展；反之，仅仅感染，不易发病。即使发病亦较轻，易治愈。机体变态反应的强弱对继发性肺结核的影响很大。变态反应强时容易发生干酪样坏死和空洞等病变。一般感染者一生中发病的概率为5%～10%，且感染后2年内发病概率较高。

四、影响肺结核发生和流行的因素

肺结核是全球严重的公共卫生问题和社会问题，其发生和流行受到许多因素的影响，既包括个体因素、卫生服务因素，也包括环境因素和社会因素。

1. 个体因素 机体感染结核分枝杆菌后是否发病，与个体的年龄、性别、营养状况、健康状态、个体行为等密切相关。已有明确证据表明，随着年龄的增长，肺结核的发病风险显著升高。其原因可能是随年龄增长，免疫功能趋于衰退，同时，酗酒和吸烟以及负性生活事件发生的概率也更大；此外，基础疾病（继发感染）的发病概率也随年龄增长而上升，这也在一定程度上增加了肺结核的发病风险。在中国农村人群中进行的病例对研究结果也显示，女性是肺结核发生的保护因素。男性较女性有更高的肺结核发病风险，肺结核病人中男女比例大约2∶1。营养不良者、感染HIV、硅沉着病病人等群体肺结核发病风险增高数倍至数十倍。吸烟和酗酒可显著增加肺结核感染和发病的风险，根据WHO的数据统计，酒精滥用者和烟草使用者的肺结核发病风险分别增加了3.3倍和1.6倍。

2. 卫生服务因素 卫生服务的措施在控制肺结核发生和流行上发挥了巨大作用。例如，出生婴儿接种卡介苗，可以显著降低儿童重症肺结核的风险。对结核分枝杆菌潜伏感染者进行预防性治疗，可将肺结核发病风险降低60%～90%。抗结核药物可以杀灭病人体内的结核分枝杆菌，降低其传染性。

3. 环境因素 不同的环境也可以延缓或促进肺结核流行。例如，冬春季节是肺结核的发病高峰，可能与该季节气温较冷，室内活动较多，更易导致肺结核人际传播。另外，学校、监狱、养老院等人员密集的场所一旦出现肺结核病人，易导致肺结核暴发。相反，经常保持空气流通的环境不利于肺结核传播。

4. 社会因素 社会经济水平、国民受教育程度、流动人口规模等都会影响肺结核的流行。经济发展水平高的国家或地区，居民的营养、居住和卫生条件较好，其肺结核发病率一般较低。国民受教育程度高，肺结核防护意识一般较强，会主动采取预防肺结核措施。人口流动可导致肺结核跨区域传播，增加防控难度。

不同的影响因素，对不同地区肺结核流行的影响程度不尽一致。在上述已知的肺结核流行影响因素中，HIV感染是最重要的影响因素。12%的活动性肺结核新发病例、25%的肺结核相关死亡病例是HIV感染者。绝大多数（75%）HIV/TB双重感染和死亡病例发生在非洲。相较于欠发达国家，西欧国家和美国的肺结核相关死亡数量较20世纪初下降幅度更大。而这一现象主要发生在有效的抗结核药发明应用前，因此认为西欧国家和美国更大的肺结核死亡数下降幅度归因于广泛的卫生和社会经济条件改善。

第三节 流行特征

一、地区分布

各国结核病流行的严重程度差异较大。2022年，全球估计结核病发病总人数1060万，发病率133/10万；30个结核病高负担国家占全球所有发病总数的87%，其中印度（26.6%）、印度尼西亚（10.0%）、中国（7.1%）、菲律宾（7.0%）、巴基斯坦（5.7%）、尼日利亚（4.5%）、孟加拉国（3.6%）、刚果（金）（3.0%）、南非（2.6%）和缅甸（2.4%）10个国家占全球发病总数的72.5%，见表23-1。全球有57个国家的结核病发病率低于10/10万，已实现WHO制定的到2035年全球终结结核病流行的发病率目标值，这些国家大多数分布在美洲区和欧洲区，少数分布在东地中海区和西太平洋区。30个结核病高负担国家中的大多数国家发病率位于150/10万～400/10万之间，其中中非共和国、朝鲜、加蓬、莱索托和菲律宾等国家的发病率高于500/10万。

表23-1 2022年全球结核病估算发病数前十位国家结核病负担

国家	人口数（万）	发病数（千）	死亡数（千）
印度	141 717	2820	342
印度尼西亚	27 550	1060	141
中国	142 589	748	30
菲律宾	11 556	737	40
巴基斯坦	23 582	608	48
尼日利亚	21 854	479	98
孟加拉国	17 119	379	42
刚果（金）	9901	314	39
南非	5989	280	54
缅甸	5418	257	49

当前，肺结核在我国地域分布不平衡，西部地区疫情较为严重。西藏、贵州、新疆、广西、青海等省（自治区）的报告发病率位居全国前列，广东、湖南、四川、广西和河南省（自治区）报告发病人数居全国前5位。全国有约300个县（区）的报告发病率在100/10万及以上，且多在西部省份，其中有10余个县超过500/10万。

二、时间分布

1. 长期趋势 自20世纪初以来，随着社会经济水平和医疗卫生服务的发展，结核病发病率在西方发达国家快速下降；50年代结核病化疗问世后，结核病在发达国家的流行得到了有效控制。但是，80年代后期，很多国家出现了结核病发病率回升趋势。据统计，1986—1999年间，42%的发展中国家和25%的发达国家结核病疫情上升，其中美国1985—1992年结核病人数增加了20%，荷兰1987—1992年增加了19%。1993年，WHO在第46届世界卫生大会上发布了“全球结核病紧急状态宣言”，并呼吁“采取迅速行动与结核病危机进行斗争”。

2000—2022年，中国结核病发病率从107/10万下降至52/10万，年发病人数从136万降低至74.8万，见图23-1。

2. 短期波动 受到突发事件冲击，肺结核的流行也会受到影响。全球结核病报告发病人数自2013年起一直处于持续显著上升趋势，但2020年全球结核病报告病例数从712万（2019年）骤降至583万

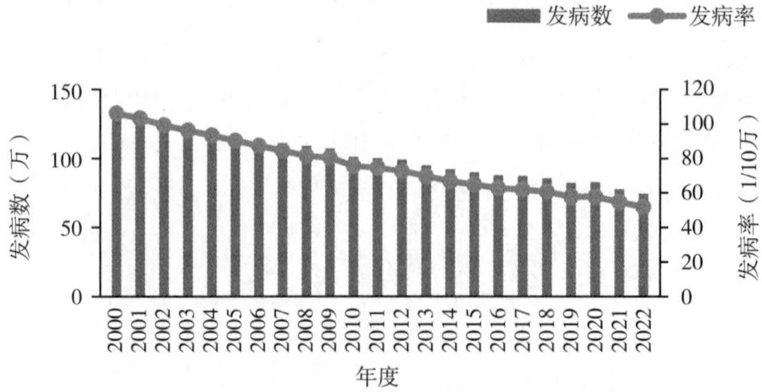

图23-1 WHO估算中国2000—2022年肺结核发病率与发病数

（2020年），较2019年下降了18%，退至2012年水平，这也意味着只有59%的结核病病人得到诊断。2021年，全球报告的结核病新发病例数达到640万，仍有420万例结核病病人未被诊断或诊断后未向国家相关部门正式报告，这说明未确诊、未治疗的结核病病人数有所增加。从国家或地区层面来看，结核病发现受挫主要来自结核病检测服务的减少或停止。

3. 季节特点 肺结核流行并没有严格的季节性，但在某些月份病例数会有相对增长。我国一般每年3、4月份报告肺结核发病人数较多，分析原因与1、2月份人员流动增加，该时段天气寒冷人们集中的室内场所时间较长，容易造成肺结核传播有关。

三、人群分布

肺结核在全球的人群分布特征不尽一致，主要与人口结构、经济结构和居民疾病谱等关系密切。据WHO报告，2022年全球估算新发结核病病人1060万，发病率为133/10万，其中成年男性580万，成年女性350万，儿童130万。HIV感染者占结核病病人总数的6.3%。2022年全球因结核病死亡人数共有130万，其中约有16.7万为HIV感染者。

在我国，在报告的肺结核病人中，男女病人数量比例约为2∶1。人群中肺结核的报告发病率呈现随着年龄增高的上升趋势，20岁年龄组出现第一个报告发病高峰，之后略有下降，35岁年龄组后逐渐上升，至75岁年龄组达到最高峰。65%左右肺结核病人为农牧民。

第四节 预防策略与措施

结核病是一种可治愈、可预防的疾病，随着经济社会的发展和科学技术进步，我们需要正视当前全球结核病流行的严重状态，积极采取行动，在全球范围内有效控制结核病。

一、全球结核病控制策略

20世纪90年代起，世界卫生组织推行现代结核病控制策略（DOTS策略），其主要包括以下5个要素。

（1）加强政府对国家结核病控制规划的政治、财政和工作能力承诺，保证结核病控制措施的落实。

（2）对所有肺结核症状可疑者使用显微镜进行痰涂片检查，以发现传染性肺结核病人。

（3）对痰涂片阳性的肺结核病人，采用标准短程化学疗法方案进行治疗，实施医务人员直接面视下督导服药。

（4）建立持续不间断的免费抗结核药物供应系统。国家对抗结核药物的生产、供应实行有效的管理，以保证药品质量并满足病人治疗的需要。

（5）建立和执行标准的结核病登记报告信息系统，定期对规划执行进行督导和监测。

实践证实DOTS策略是结核病控制最有效、最符合成本/效益的疾病控制干预策略。到2005年，我国如期实现了向世界卫生组织承诺的全国DOTS覆盖率达到100%、涂片阳性病人治疗成功率达到85%、病人发现率达到70%的目标。

2006年，世界卫生组织提出了新的"遏制结核病策略"，在加强高质量DOTS策略的基础上，提出要积极应对TB/HIV双重感染、耐多药结核病和其他挑战，并强调医疗卫生体系加强、动员所有卫生服务提供者参与结核病控制、发挥社区和病人作用、开展科学研究的重要性。与此相呼应，我国将世界卫生组织策略与中国防治工作的具体情况相结合，形成了具有中国特色的结核病防治模式。该模式的核心：加强与落实政府承诺，实施法制化管理，建立多渠道筹资机制，利用县、乡、村三级结核病防治服务网，实施结核病诊治的免费和激励政策，强化结核病监测、药品管理和实验室工作，开展多种形式的督导与评估工作，开展流动人口结核病、耐药结核病和TB/HIV双重感染防治工作，积极应用结核病防治的新技术。

2014年第67届世界卫生大会采纳了WHO的“2015年之后结核病预防、治疗和控制的全球战略和目标”，这项战略称为“终止结核病策略”。策略的主要目标之一是与2015年相比，2035年结核病死亡率下降95%、发病率下降90%，并且不再由于结核病而造成家庭灾难性支出。“终止结核策略”可以概括为三个支柱、四个原则和十个要素。其中三个支柱包括以病人为中心一体化的关怀和预防措施，有力的政策和支持系统，加强研究和创新。

2018年9月26日，联合国在其总部纽约召开了首次结核病高级别会议，会议的主题是“联合起来终止结核病：紧急应对全球结核病流行”，强调需立即采取行动以推进2030年之前实现终止结核病流行的目标。本次高级别会议通过了一份雄心勃勃的政治宣言，将在未来5年加强对终止结核的投资和行动，挽救千万人的生命。部分目标。①在2018—2022年间，成功治疗4000万结核病人，包括350万儿童病人，150万耐药病人（其中11.5万儿童）。②在2018—2022年间，3000万人接受预防性治疗，包括400万5岁以下儿童，2000万肺结核病人的家庭密切接触者，600万HIV感染者。③到2022年，全球结核防治经费达到每年130亿美元，其中研究经费每年20亿美元。因新型冠状病毒感染疫情影响，上述目标多数没有如期达成。

2023年9月22日，第二次联合国大会防治结核病问题高级别会议召开，世界各国领导人批准了一项最新的《结核病防治高级别会议政治宣言》，并为未来5年制定了充满信心的新目标，以推动全球作出努力，最终消除结核病流行。见表23-2。

表23-2　2023年联合国大会防治结核病问题高级别会议确定的主要目标

指标	全球目标
结核病治疗覆盖率（每年获得有质量保证的诊断和治疗的结核病病人估计人数的百分比）	到2027年达到90%：相当于2023—2027年这5年期间全球多达4500万人，包括多达450万儿童和150万耐药结核病病人
结核病预防性治疗覆盖率（向结核病高危人群提供结核病预防性治疗的百分比）	到2027年达到90%：相当于2023—2027年5年期间全球多达4500万人，包括3000万结核病病人家庭密切接触者和1500万HIV感染者
结核病快速检测诊断覆盖率（初诊接受WHO推荐的快速分子检测的结核病确诊病人百分比）	到2027年达到100%
为结核病病人提供健康和社会福利的覆盖范围	到2027年达到100%
安全有效的新型结核病疫苗的可用性	最好在5年内开始推广
每年为普遍获得高质量结核病预防、诊断、治疗和关怀提供资金	到2027年达到220亿美元，到2030年达到350亿美元
每年结核病研究的资金	到2027年达到50亿美元

二、预防措施

在当前尚缺乏有效的结核病疫苗情况下，肺结核的预防措施主要是发现并治疗传染源，对肺结核发病风险高的潜伏感染者开展预防性治疗，同时包括针对传播途径和易感人群采取的措施。

（一）发现并治疗肺结核病人

1. 肺结核病人发现 痰涂片镜检阳性（“涂阳”）的肺结核病人是肺结核的主要传染源。及时发现肺结核病人，尤其是涂阳肺结核病人，通过发现即治、治必彻底才能最大程度防止肺结核传播和预防耐药结核病产生。

肺结核病人的发现方式主要有以下2种。①被动发现：主要是因症就诊发现肺结核病人，这是一项经常性的病人发现手段，即在人群中开展广泛的社会动员和宣传教育，让其了解肺结核常见症状（如咳嗽、咯痰2周以上或有咯血症状），促使肺结核可疑症状者主动到医院就诊，接受相关检查，尽早发现肺结核。目前，我国在各县（区）设置有结核病定点医疗机构，辖区其他医疗卫生机构对发现的疑似结核病病人或结核病病人，有义务将其转诊或推荐至当地结核病定点医疗机构接受进一步诊疗，这也是当前被动发现结核病病人的重要方式。被动发现方式耗费成本较低，但不利于肺结核病人早期发现，病人从发病到确诊肺结核并治疗的时间较长，容易造成肺结核传播。②主动发现：指相对于被动发现而言，由卫生健康部门或医疗卫生保健单位组织在校学生、老年人等特定人群接受与肺结核有关的医学检查，以发现肺结核病人，此称为主动发现，包括普查和重点人群检查等。普查是指对某地区或某一单位全部人群无选择地进行肺结核检查。如对学校、机关、厂矿、部队和街道、农村社区人群开展的肺结核检查。重点人群筛查是指对患结核病或发生结核病风险较大的人群进行筛查，这样可以将检查人数减少到最低限度，提高病人的检出率，以达到事半功倍的效果。主动发现的优势是可以实现关口前移，早期发现肺结核病人，减少传播机会。但可能投入的人力、物力和财力较大，必须考虑“成本-效果”。

2. 肺结核诊断 当前以痰结核分枝杆菌培养阳性作为肺结核诊断的“金标准”。因部分就诊者无症状或痰标本采集不合格等多种原因，一些病人无法获得痰结核分枝杆菌培养阳性结果。因此，临床上肺结核的诊断是以病原学（结核分枝杆菌痰涂片、痰培养和分子生物学）检查结果、病人临床表现和胸部影像学检查结果为主要依据，必要时结合流行病史和相关的辅助检查结果进行综合分析作出诊断。以病原学、病理学结果作为确诊依据。儿童肺结核的诊断，除痰液病原学检查外，还要重视胃液病原学检查。肺结核诊断分为疑似病例、临床诊断病例、确诊病例三大类，其中确诊病例又分为痰涂片阳性肺结核、仅结核分枝杆菌培养阳性肺结核、分子生物学阳性肺结核和肺组织病理学阳性肺结核四种。疑似病例和临床诊断病例需要与其他疾病相鉴别。

3. 肺结核治疗 肺结核治疗以化学药物治疗为主，有时简称“化疗”。有效的抗结核药物和规范的治疗能使85%以上的病人获得治愈。肺结核病人接受有效抗结核治疗，2周左右其传染性就可以显著降低。因此，早期抗结核治疗既可以降低肺结核传播，又可以减轻病灶对脏器的继续损害。积极发现并治愈肺结核病人是目前阻断结核病传播、防制耐药结核病发生的最有效的方法。

（1）肺结核化疗药物：肺结核化疗药物目前以分级的形式应用于临床，包括一线和二线药物。其中一线抗结核药物包括异烟肼（Isoniazid）（简称INH或H）、利福平（Rifampicin）（简称RFP或R）、利福喷汀（Rifapentine）（简称RFT）、吡嗪酰胺（Pyrazinamide）（简称PZA或Z）、乙胺丁醇（Ethambutol）（简称EMB或E）和链霉素（Streptomycin）（简称SM或S）。

（2）肺结核治疗的方法与原则：在临床上，按照耐药检测结果，将肺结核病人分为两个基本类型，即利福平敏感肺结核病人和利福平耐药肺结核病人，其中后者又包括耐多药肺结核病人、广泛耐药肺结核病人等类型。利福平敏感肺结核病人无特殊情况首选一线抗结核药物进行治疗。利福平耐药肺结核病人根据具体耐药类型选用一线和二线抗结核药物进行治疗。

抗结核治疗遵循“早期、联合、适量、规律、全程”的原则。按此原则绝大多数肺结核病人可以治疗成功，否则，病人很容易产生耐药。利福平敏感肺结核病人治疗需要6～9个月，但利福平耐药肺结核病人治疗需要长达10～20个月，药物成本高昂且治愈率低。肺结核治疗全疗程一般分为强化期和继续期，例如，初治不耐药的结核病病人的治疗方案由持续2个月的强化期和持续4个月的继续期组成。强化期通常包含可以迅速杀灭结核分枝杆菌的异烟肼、利福平、乙胺丁醇和吡嗪酰胺，继续期由异烟肼和利福平组成。按此方案治疗，大多数“涂阳”肺结核病人经2个月强化期治疗可实现痰菌转阴，而继续期治疗可以清除残余的结核分枝杆菌，防止恶化与复发。

（3）结核病督导化疗的形成和发展：在化疗问世前，60%的肺结核病人会在5年内死亡（1年内死亡占其中的40%），约20%的病人“自愈”，剩下约20%的病人成为慢性传染源。化疗问世后，在没有督导服药的情况下，实际治疗成功率只有40%～65%，病死率下降到约10%，剩下30%～40%的病人成为慢性传染源。这意味着比自然转归情况下，有更多的慢性传染源存在。而在督导服药下的化疗，可治愈85%以上的传染源，只剩下不到5%的病人成为慢性传染源，因而可加速结核病疫情下降。

为了保证病人不间断地服用抗结核药物，英国从1970年研究短程疗法。许多研究证实，只有较短期间内（6～9个月），医生督促病人服下每剂抗结核药物，即督导短程化疗，才能达到满意的治疗效果。因此，结核病病人化疗应当在医务人员督导下进行，为了降低药物副作用发生率，提高病人服药依从性，还应当以短程为主。目前，随着科技的发展，移动电话、手机短信、APP、电子药盒等辅助用于提醒病人服药的督导管理方式得到应用。

4. 我国肺结核诊疗免费政策 为减轻肺结核病人经济负担，促进病人规范就诊和治疗，国家规定，各地结核病定点医疗机构提供以下免费检查和治疗服务。

（1）为初次到结核病定点医疗机构就诊的肺结核可疑症状者免费提供1次痰涂片（3份痰标本：即时痰、夜间痰和晨痰）和普通X线胸片检查。

（2）为确诊肺结核病人免费提供国家统一方案的抗结核药物、治疗期间的痰涂片检查（3或4次，每次2份痰标本：晨痰和夜间痰）和治疗结束时的1次普通X线胸片检查（初、复治病人各提供1次免费）。

（3）对“涂阳”肺结核病人密切接触人员提供一次免费胸片和痰涂片检查。

（二）结核病预防性治疗

健康人感染结核分枝杆菌后，如果机体未能将其彻底清除，就会建立持续感染状态，持续感染状态主要包括结核病和结核分枝杆菌潜伏感染两种，结核分枝杆菌潜伏感染者一生中有5%～10%概率发展为结核病，一般机体的免疫力越低，发展为结核病概率越高。为结核病发生风险高的潜伏感染者提供预防性治疗得到国内外普遍认同，正确的预防性治疗可使发病风险降低60%～90%。目前主要利用抗结核药物或结核免疫预防疫苗（生物制品）进行预防性治疗。利用结核免疫预防疫苗（生物制品）治疗处于研究阶段或上市不久，应用不多。主要是利用抗结核药物进行预防性治疗，已被写入世界卫生组织和我国的结核病防治有关指南。

1. 预防性治疗的对象 原则上所有自然感染了结核分枝杆菌而暂未发病的人群均应接受预防性治疗，但考虑到预防性治疗会带来的药物副作用等风险，同时结核分枝杆菌潜伏感染者人数众多，大部分感染者发病风险较低，所以我国推荐优先为结核病发病高危人群提供预防性治疗，具体包含以下几类，其中前三类是重点对象。

（1）与病原学阳性肺结核病人密切接触的5岁以下结核分枝杆菌潜伏感染儿童。

（2）HIV感染者及艾滋病病人中的结核分枝杆菌潜伏感染者，或者感染检测未检出阳性而临床医生认为确有必要进行预防性治疗的个体。

（3）与肺结核病人密切接触的学生等新近结核分枝杆菌潜伏感染者。

（4）其他人群，包括需要使用肿瘤坏死因子治疗者、长期应用透析治疗者、准备做器官移植或骨髓移植者、硅沉着病病人，以及长期应用糖皮质激素或其他免疫抑制药的结核分枝杆菌潜伏感染者。

2. 预防性治疗化学药物和方案 WHO推荐的抗结核化学药物预防性治疗方案中，异烟肼（INH）、利福平（RFP）和利福喷汀（RFT）是最为常用的三种药物。

WHO认为应优先开展疗程短、耐受性更好的化学药物预防性治疗方案的研究。近年来预防性治疗方案具有从较长疗程和单独用药向短程和联合用药变化的趋势。常用的有4种预防性治疗方案，包括异烟肼单用（每日1次，共6～9个月）、异烟肼与利福平联合使用（每日1次，共3个月）、利福平单用（每日1次，共4个月）及异烟肼与利福喷汀联合间歇使用（每周2次，共3个月）。目前多个研究正在评估超短程预防性化疗方案的可行性。目前对耐药肺结核密切接触者预防性治疗方案研究尚不多。

知识拓展

2021年6月，我国自主研发的注射用母牛分枝杆菌生物制品获批。该制品用母牛分枝杆菌培养后收集的菌体，经高压均质、灭活后加入稳定剂冻干制成，主要有效成分为母牛分枝杆菌菌体蛋白，药效学显示其具有双向免疫调节功能。

大规模的Ⅲ期临床试验研究显示，全程给药6剂，注射用母牛分枝杆菌组结核病发病率明显低于安慰剂组，保护效力达到54.7%，超出世界卫生组织提出的结核病疫苗研究保护率达到50%的标准。该制品丰富了我国结核病预防性治疗手段，是全球第一个结核病免疫预防药物，也是世界卫生组织在“结核病发展与研究战略”中推荐的唯一生物制品。

（三）切断传播途径

在教室、电影院、车间等人员密集的场所，应经常开窗通风，良好的通风是减少空气中结核分枝杆菌的最有效措施之一。室内每小时与户外通风6次可减少99%的微滴核。

肺结核可疑症状者和肺结核病人就诊时要主动佩戴口罩，如未戴口罩，医疗机构要为提供一次性外科口罩并要求其佩戴，与其接触的医务人员在进行适合性检测的基础上佩戴医用防护口罩；在进入支气管镜检查室、结核病实验室、耐药肺结核病房等环境时，需要根据操作的不同危险级别或生物安全水平使用相应防护用品；在对肺结核病人进行访视、督导服药时，访视者需要佩戴适合的医用防护口罩。

肺结核病人被确诊以后，有条件的最好住院隔离治疗半个月以上，待传染性消失后再出院。肺结核病人居家治疗期间，在传染性消失前最好分室、分床居住，与家人接触时戴口罩；居室尽量开窗通风。加强肺结核防治知识宣传教育，教育病人咳嗽、喷嚏或大笑时用手帕掩捂口鼻，到人员密集场所和与别人交谈时应戴口罩。

（四）保护易感人群

1. 健康教育 要面向肺结核病人开展健康教育，使其坚持完成全程规范治疗、定期复查并主动减少或避免可能传染他人的行为，同时对病人开展心理支持，帮助其树立自信心，争取早日康复。同时，向公众普及肺结核常见症状、传播方式和治疗时注意事项等结核病防治知识，提高人群主动识别肺结核病人，避免接触传染源以及患病后及时正确就医，接受规范治疗的防病治病意识。

2. 预防接种 目前，世界上应用最为广泛的结核病疫苗——卡介苗，从1921使用至今有百余年历史，其他新型结核病预防疫苗仍在研制中。

卡介苗（Bacille Calmette-Cuérin，BCG）是法国巴斯德研究所医学家卡尔梅特（Calmette）和兽医学家介朗（Cuérin）于1907—1920年间以牛型分枝杆菌经多从传代后培育出来的结核病疫苗。1921年首次以口服法接种于新生儿，获得良好免疫效果。1928年该株细菌被二人命名为卡介菌，以其制备的活疫苗称为卡介苗，习惯上仍用BCG。1929年瑞典医生曼图斯（Mantous）提出皮内法接种，沿用至今。

卡介苗的接种对象为新生儿和婴儿，由于结核不存在母体被动免疫，因此，应尽早（一般为出生后24小时内）对新生儿进行接种，最迟在1岁以内。卡介苗接种后2～3个月结核菌素试验阳性率可达90%以上，一般可维持10～15年。

迄今，卡介苗是被最广泛应用同时又是最具争议性的疫苗。包括我国在内的全球大多数国家将卡介苗列入了国家免疫扩展计划，仅对新生儿或出生早期的婴儿接种一剂卡介苗。

尽管卡介苗是全球使用最广泛的疫苗之一，且卡介苗在预防儿童粟粒型结核病和结核性脑膜炎方面有显著的作用，使儿童重症结核发病率降低90%以上，但卡介苗不能预防结核分枝杆菌感染，而且也不能预防成人继发性结核。由于我国结核感染率高，卡介苗可以降低儿童中严重类型肺结核的发生率，因此，卡介苗接种仍是我国结核病控制措施之一，在较长时间内仍应坚持对新生儿接种卡介苗。

本章小结

教学课件

执考知识点总结

本章涉及的2019版及2024版公共卫生执业助理医师资格考试考点对比见表23-3。

表23-3　2019版及2024版公共卫生执业助理医师资格考试考点对比

单元	细目	知识点	2024版	2019版
肺结核	病原学	（1）类型	√	√
		（2）病原学特点	√	√
	流行过程	（1）传染源	√	√
		（2）传播途径	√	√
		（3）人群易感性	√	√
	流行特征	（1）地区分布	√	√
		（2）时间分布	√	√
		（3）人群分布	√	√
	防控策略及措施	（1）新生儿卡介苗接种	√	√
		（2）病例发现	√	√
		（3）督导短程化疗	√	√
		（4）药物预防性治疗	√	√
		（5）切断传播途径	√	√

拓展练习及参考答案

（范明宽）

第二十四章　医院感染

学习目标

素质目标：认识到医院感染管理的重要性，愿意从事医院感染管理工作。

知识目标：掌握医院感染定义、诊断标准、分类和特征，医院感染管理的定义、组织架构和基本要求；熟悉医院感染预防与控制的原则与主要措施；了解医院感染监测的目的、要求、种类以及提升医院感染监测能力的措施。

能力目标：能开展基本的医院感染监测，能对医院感染实施管理。

案例导入

【案例】

某医院新生儿事件

4月1日起，某医院新生儿科陆续出现多例患儿不明原因发热，至4月14日停止接收患儿。在此期间，医院共收治患儿120例，其中27例出现不同程度发热症状。4月9日起，医院开始分批向外院转送患儿，先后安排37例患儿转至其他医院治疗，但未如实告知接收医院转诊原因。4月3日至4月20日期间，有5例新生儿相继死亡。

后经查明，该事件是一起由肠道病毒（埃可病毒11型）引起的医院感染暴发事件，共导致19例感染，其中5例死亡。

经调查，医院主要存在以下问题。

（1）医院感染管理制度不健全、落实不到位。如不重视院感管理、人员不足、医院感染培训及暴发演练不到位、工作人员对医院感染暴发报告和处置相关规定不熟悉等。

（2）医院感染防控意识和敏感性不强。未按规定开展新生儿科目标性监测，未及时发现医院感染的危险因素并进行风险管理，违反规定将患儿分批转院，未如实告知接收医院转诊原因。4月1日至4月14日，该院多例患儿陆续出现不明原因发热症状，明显高于既往平均水平，但医院感染意识淡薄、敏感性不强、处置措施不力。

（3）医院感染管理不科学不规范。出现疑似医院感染病例后，医院没有按照规定程序及时报告，违反规定对“疑似医院感染”患儿采取转送外院的处理措施。省调查组进驻后，仍发现该院部分喉镜、雾化机等医疗用品和设施的清洁消毒不规范，配奶过程存在洁污交叉，日常消毒和感染防护工作不到位等问题。

【问题】

1. 病区内出现哪些情况应引起医务人员的警觉?
2. 医生发现病区内新生儿陆续出现不明原因发热后，应该做什么?
3. 医务人员应如何规范行医避免暴发医院感染事件?

核心知识拆解

医院感染（healthcare associated infection）是全球范围内存在的问题，随着现代医学理论和科技的发展，医院感染危害因素问题日益突出。它不仅严重影响医疗质量，增加病人的痛苦和负担，而且已成为医院发展的桎梏，成了突出的公共卫生问题，也是一个重大的医院管理课题。因此，有必要采取有效预防和控制措施，加强医院感染管理，正确认识和掌握各项有关的知识和技术，可以减少医院感染的发生和扩散，解决存在的问题。

第一节　概　　述

一、医院感染定义

医院感染是指住院病人在医院内获得的感染，包括在住院期间发生的感染和在医院内获得出院后发生的感染，但不包括入院前已开始或入院时已处于潜伏期的感染。医院工作人员在医院内获得的感染也属于医院感染。

医院感染暴发（healthcare acquired infection outbreak）是指在医疗机构或其科室的病人中，短时间内发生3例以上同种同源感染病例的现象。

二、医院感染的诊断标准

医院感染主要根据临床诊断报告，力求作出病原学诊断。

（一）属于医院感染的情况

（1）无明确潜伏期的感染，规定入院48小时后发生的感染为医院感染；有明确潜伏期的感染，自入院时起超过平均潜伏期后发生的感染为医院感染。

（2）本次感染直接与上次住院有关。

（3）在原有感染基础上出现其他部位新的感染（除外脓毒血症迁徙灶），或者在原感染已知病原体基础上又分离出新的病原体（排除污染和原来的混合感染）的感染。

（4）新生儿在分娩过程中和产后获得的感染。

（5）由于诊疗措施激活的潜在性感染，如疱疹病毒、结核分枝杆菌感染。

（6）医务人员在医院工作期间获得的感染。

（二）不属于医院感染的情况

（1）皮肤黏膜开放性伤口只有细菌定植而无炎症表现。

（2）由于创伤或非生物性因子刺激而产生的炎症表现。
（3）新生儿经胎盘获得（出生后48小时内发病）的感染，如单纯疱疹、弓形体病、水痘。
（4）病人原有的慢性感染在医院内急性发作。

三、医院感染分类和特征

（一）分类

医院感染可以根据其来源和传播方式进行分类，主要包括以下内容。

1. 内源性感染 由病人体内或体表的正常菌群或机会致病菌引起的感染，通常发生于免疫功能低下的病人。

2. 外源性感染 由环境或他人处传来的病原体引起的感染，包括交叉感染和医源性感染。交叉感染是指病人与病人、病人与医务人员及病人与陪护人员和探视人员之间通过直接或间接接触引起的感染。医源性感染是指在医疗和预防过程中由于医疗器械、设备、药物、制剂及卫生材料污染或院内场所消毒不严造成的感染。

（二）特征

1. 临床特点 医院感染在临床上具有不典型性、隐蔽性的特点，有时难以区分污染菌、定植菌和病原菌。

2. 诊断难度 由于多为机会致病菌感染，临床上有时难以区分污染菌、定植菌和病原菌，这增加了及时发现和诊断医院感染的难度。

3. 易感人群 医院感染的易感人群包括抵抗力低下的病人，如婴幼儿、老年人、接受免疫抑制药治疗者、长期使用广谱抗菌药物者。

4. 传播途径 医院感染的传播过程包括感染源、传播途径和易感人群3个环节。传播途径包括接触传播、空气传播、水和食物传播、医源性传播和生物媒介传播。

四、医院感染管理定义

医院感染管理是指各级卫生行政部门、医疗机构及医务人员针对诊疗活动中存在的医院感染、医源性感染及相关的危险因素进行的预防、诊断和控制活动。

卫生行政部门负责行政区域内医院感染管理的监督管理工作；研究医院感染管理的策略，提供咨询意见；拟订实施细则；指导本地区的医院感染管理技术工作；对本地区发生的医院感染事件进行调查、分析，提出处理建议。研究本地区医院感染管理的相关课题。

各级各类医疗机构应当建立医院感染管理责任制，制定并落实医院感染管理的规章制度和工作规范，严格执行有关技术操作规范和工作标准，有效预防和控制医院感染，防止传染病病原体、耐药菌、机会致病菌及其他病原微生物的传播。

五、医院感染管理组织架构

根据《医院感染管理办法》的规定，医院感染管理实行三级管理组织，即医院感染管理委员会、医院感染管理部门、临床科室医院感染管理小组（图24-1）。

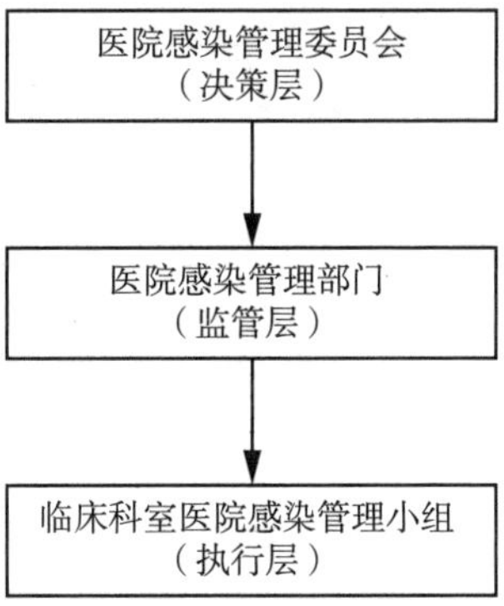

图24-1　医院感染管理的三级管理组织架构

1. 医院感染管理委员会　由医院感染管理部门、医务部门、护理部门、临床科室、消毒供应室、手术室、临床检验部门、药事管理部门、设备管理部门、后勤管理部门及其他有关部门的主要负责人组成，主任委员由医院院长或者主管医疗工作的副院长担任。

2. 医院感染管理部门　住院床位总数在100张以上的医院应当设立独立的医院感染管理部门。住院床位总数在100张以下的医院应当指定分管医院感染管理工作的部门。其他医疗机构应当有医院感染管理专（兼）职人员。

3. 临床科室医院感染管理小组　由科主任、护士长、感控医师/技师和感控护士/人员组成。在科主任领导下负责本科室医院感染相关工作。科主任为本科室医院感染管理第一责任人。

六、医院感染管理的基本要求

现代医院出现医院感染，不仅存在医务人员缺乏院感知识、制度执行不到位、监管不力等情况，还存在多部门协作、参与力度不足，没有形成管理体系等因素，则需要对医院感染管理各部门及其内设岗位的感染控制（感控）职责、沟通协调机制提出更高的要求。

（1）认真贯彻执行《中华人民共和国传染病防治法》《消毒管理办法》《医院感染管理办法》和《消毒技术规范》等法律、法规、规章中有关医院感染管理的规定，成立医院感染管理委员会、医院感染管理部门、临床科室医院感染管理小组三级网络，配备与医院规模相适应的医院感染管理专职人员，各级管理组织人员要认真履行职责。

（2）各主要职能业务科室须按照《医院感染管理办法》的规定履行各自在医院感染管理中的职责，制定和实施医院感染控制规划和医院感染病例报告等制度，开展必要的监测项目，并由医院感染管理部门具体组织实施、监督和评价，定期或不定期进行核查。

（3）医院感染管理是医疗质量管理的重要组成部分，纳入医院医疗质量管理工作。

（4）医院感染管理部门负责医院感染管理日常工作，具体负责全院医院感染管理控制工作的技术指导、管理与监督。

（5）各科室结合自身特点制定符合本科室实际的医院感染管理制度、工作规范和流程，定期召开科内医院感染管理专题会议，研究解决本科室防控医院感染的具体问题。

（6）科室应配备有效、便捷的手卫生设施，为医务人员提供合格和充足的防护用品，选择正确的消毒、灭菌方法对医疗器械、器具进行严格消毒或灭菌。

（7）医务人员要严格执行消毒、灭菌、隔离制度和无菌技术操作规程等医院感染管理的各项规章制度，在诊疗护理所有病人时均实施标准预防措施。在执行医疗、护理操作过程中，严格执行无菌技术操作规范，严格落实《医务人员手卫生规范》，保证医疗安全。

（8）建立医院感染控制的培训考核制度，定期对医院各级各类人员进行预防和控制医院感染的宣传教育、培训、考核。

（9）消毒产品，包括消毒剂、消毒器械（含生物指示物、化学指示物和灭菌物品包装物）、卫生用品和一次性使用医疗用品的采购、储存、使用及用后处理必须符合国家医院感染管理的有关要求，医院感染管理和预防保健部定期监督检查。订购新产品前，采购部门必须向销售者索取和初审相关证件，并提交相关复印件到医院感染管理和预防保健部审核备案。

（10）医院要加强消毒隔离工作，做好感染性疾病科、口腔科、手术室、重症监护室、新生儿科、产房、内镜中心、血液透析中心、导管室、检验科和消毒供应中心等重点部门的医院感染管理与监测工作。

（11）医院感染管理部门协同药学部与药事管理委员会开展临床用药监控和监督、执行《抗菌药物临床应用指导原则》，对过度使用抗菌药物的行为及时予以干预，提高抗菌药物临床合理应用水平。

（12）后勤部门负责医疗废物和医院污水管理，按照《医疗废物管理条例》《医疗卫生机构医疗废物管理办法》《医疗废物分类目录》《医疗机构水污染物排放标准》等的规定对医疗废物、污水进行有效管理，并有医疗废物流失、泄漏、扩散和意外事故的应急方案。

（13）医院建筑的改建、扩建和新建，必须符合《综合医院建筑标准》和《医疗机构环境表面清洁与消毒管理规范》有关卫生学标准和预防医院感染的要求。

第二节　医院感染监测

一、医院感染监测的目的

医院感染监测（hospital infection surveillance）是指长期、系统、连续地收集、分析医院感染在一定人群中的发生、分布及其影响因素，并将监测结果报送和反馈给有关部门和科室，为医院感染预防、控制和管理提供科学依据。

1. 了解医院感染的发病情况和特点　医院感染的发生率和发病机制与病人的病情、医疗设施、医疗技术等多种因素有关。通过医院感染的监测，医院可以了解感染的发生情况和特点，进一步掌握医院感染的流行规律，为医院感染控制和预防提供依据。

2. 明确医院感染的危险因素和高危人群　医院感染的危险因素是导致病人发生感染的因素，如手术、医疗器械、使用药物，而高危人群是与病人病情、年龄、免疫力等有关。通过医院感染的监测，可以明确医院感染的危险因素和高危人群，有针对性地采取预防措施，减少医院感染的发生率。

3. 制定科学的医院感染预防和控制策略　医院感染的预防和控制是医院管理工作中的一项重要任务。通过医院感染的监测，可以了解感染的发生情况和危险因素，为制定科学的预防和控制策略提供依据。根据监测结果，可以对医疗设施和医疗器械进行规范管理，加强医务人员的培训和管理，加强手卫生等预防措施，从而达到预防和控制医院感染的目的。

4. 评价医疗机构的医疗质量　医院感染是医疗质量的一个重要指标，医院感染的监测能够为医疗机构提供评估数据，帮助医院了解自身的医疗质量水平，发现问题和不足之处，及时进行改进和优化。同时，监测结果还可以为医院评估提供数据支持，为病人提供更好的医疗服务。

5. 提高病人的满意度和信赖感　医院感染的监测和预防可以及时发现和诊断病人感染情况，避免延误治疗和加重病情。同时，监测结果可以提供有关医院感染的信息，帮助医务人员研究医院感染的发病机制，制定更好的预防和控制策略，提高治疗效果，降低感染率和死亡率，从而提高病人的满意度和信赖感。

二、医院感染监测的管理与要求

1. 医院应建立有效的医院感染监测与报告制度，及时诊断医院感染病例，定期分析发生医院感染的风险因素，采取针对性的预防与控制措施。应将医院感染监测的质量控制纳入医疗质量管理考核体系。

2. 医院应培养医院感染管理专职人员和临床医务人员识别医院感染暴发的意识与能力，及时发现医院感染散发病例、医院感染聚集性病例和医院感染暴发。

3. 医院应建立医院感染暴发报告责任制，明确法定代表人或主要负责人为第一责任人，制定并落实医院感染监测、医院感染暴发报告、调查和处置过程中的规章制度、工作程序和处置工作预案，明确医院感染管理委员会、医院感染管理部门及各相关部门在医院感染暴发报告及处置工作中的职责。报告包括初次报告和订正报告，订正报告应在暴发终止后一周内完成。

（1）建立医院感染管理部门牵头、多部门协作的医院感染暴发管理工作机制，成立医院感染应急处置专家组，指导医院感染暴发调查及处置工作。

（2）发现疑似医院感染暴发时，应遵循“边救治、边调查、边控制、妥善处置”的基本原则，分析感染源、感染途径，及时采取有效的控制措施，积极实施医疗救治，控制传染源，切断传播途径，并及时开展或协助相关部门开展现场流行病学调查、环境卫生学检测以及有关标本采集、病原学检测等工作。按照《医院感染管理办法》《医院感染暴发报告及处置管理规范》的要求，按时限上报。如果医院感染暴发为突发公共卫生事件，应按照《突发公共卫生事件应急条例》处理。

（3）医院在医院感染暴发调查与控制过程中，医院感染管理专职人员、临床医务人员、微生物实验室人员及医院管理人员等应及时进行信息的交流、更新、分析与反馈，必要时应向社会公布暴发调查的进展、感染人员的现况以及最终的调查结果等内容。

4. 医院发生的医院感染和医院感染暴发属于法定传染病的，还应当按照《中华人民共和国传染病防治法》和《国家突发公共卫生事件应急预案》的规定进行报告。

5. 医院应根据风险评估结果制订切实可行的医院感染监测计划，如年度计划、季度计划。监测计划内容主要包括人员、方法、对象、时间、总结分析与反馈等。

6. 医院应按以下要求开展医院感染监测。

（1）新建或未开展过医院感染监测的医院，应先开展全院综合性监测，监测时间应不少于2年。其他医院宜充分利用信息化手段开展全院综合性监测。

（2）已经开展2年以上全院综合性监测的医院应开展目标性监测，目标性监测持续时间应连续12个月以上。

（3）医院感染现患率调查应每年至少开展1次。

7. 医院应使用漏报率指标来评估医院感染发病率监测的质量。

8. 在院时间超过48小时的急诊病人（如急诊抢救室、急诊监护病房的病人），以及日间手术病人可参照住院病人进行监测。

9. 人员要求。医院应按每150～200张实际使用病床，至少配备1名医院感染管理专职人员；专职人员应定期接受监测与感染管理知识、技能的培训并熟练掌握。

10. 设施要求。应在医院信息系统建设中，完善医院感染信息化监测系统以满足监测工作需求。

三、医院感染监测的种类

根据监测范围，分为全院综合性监测和目标性监测。

（一）全院综合性监测（hospital-wide surveillance）

全院综合性监测是连续不断地对所有临床科室的全部住院病人和医院工作人员进行医院感染及其有关风险因素的监测，包括医院感染发病（例次）率和医院感染日发病（例次）率。

1. 监测对象 住院病人（监测手术部位感染发病率时手术部位感染病例数可包括出院后一定时期内的病人）和医院工作人员。

2. 监测内容

（1）基本情况：监测月份、住院号、科室、床号、姓名、性别、年龄、入院日期、出院日期、住院天数、住院费用、疾病诊断、疾病转归（治愈、好转、未愈、死亡、其他）、切口类型（清洁切口、清洁-污染切口、污染切口、感染切口）。

（2）医院感染情况：感染日期、感染诊断、感染与原发疾病的关系（无影响、加重病情、直接死亡、间接死亡）、医院感染风险因素（动静脉插管、泌尿道插管、使用有创呼吸机、气管插管、气管切开、使用肾上腺皮质激素、放射治疗、抗肿瘤化学治疗、免疫抑制药）、病原体培养标本名称、送检日期、病原体名称、药物敏感试验结果。

3. 监测方法

（1）医院宜采用主动、前瞻性监测，医院感染管理专职人员主动、前瞻、持续地对调查对象的医院感染发生情况进行跟踪观察与记录。

（2）医院应建立医院感染报告制度，临床科室医师应及时报告医院感染病例。

（3）医院应制订符合本院实际的、切实可行的医院感染监测计划并落实。

（4）专职人员应以查阅病历和临床调查相结合的方式调查医院感染病例。

（5）医院感染信息的来源，包括以病人为基础和以实验室检查结果为基础的信息。

（二）目标性监测（target surveillance）

开展目标性监测前宜进行风险评估，根据风险大小确定监测目标并启动或终止监测。

1. 手术部位感染监测 包括手术部位感染率、不同风险指数手术部位感染率、不同切口类别手术部位感染率和外科医师感染发病专率。

手术部位感染指因手术操作而导致的发生在手术切口或手术深部器官或腔隙的感染。

（1）监测对象：所有进行监测手术的日间手术、择期手术和急诊手术病人。

（2）监测内容：具体如下。①基本情况：监测月份、住院号、科室、床号、姓名、性别、年龄、调查日期、疾病诊断、切口类型（清洁切口、清洁-污染切口、污染切口）。②手术资料：手术日期、手术名称、风险因素评分标准，包括手术持续时间、手术切口清洁度分类、美国麻醉师协会评分、围手术期抗菌药物使用情况、手术医师、术中失血量、手术时间、术中保温、术中血糖、是否置入植入物等。③手术部位感染情况：感染日期、感染部位与诊断、病原体及其耐药性。

（3）监测方法：医院宜采用主动、前瞻的监测方法；也可采取专职人员监测与临床医务人员报告相结合的方法；宜住院监测与出院监测相结合。

2. 成人及儿童重症监护病房（ICU）医院感染监测 包括医院感染发病（例次）率、医院感染日发病（例次）率、器械使用率及其相关感染发病率、调整感染发病率。

ICU感染是指病人在ICU发生的感染，即病人住进ICU时，该感染不存在也不处于潜伏期；病人转出ICU到其他病房后，48小时内发生的感染仍属ICU感染。

（1）监测对象：ICU病人。

（2）监测内容：具体如下。①基本情况：监测月份、住院号、科室、床号、姓名、性别、年龄、疾病诊断、疾病转归（治愈、好转、未愈、死亡、其他）。②医院感染情况：感染日期、感染诊断、感染与侵入性操作（如中心静脉插管、泌尿道插管、使用有创呼吸机）相关性、手术情况、病原体培养标本名称、送检日期、检出病原体名称、药物敏感试验结果。③病人日志：每日记录新住进病人数、住院病人数、中心静脉插管、泌尿道插管及使用有创呼吸机人数、记录临床病情分类等级及分值。

（3）监测方法：宜采用主动、前瞻、持续监测，可采取专职人员监测与临床医务人员报告相结合的方法。获取医院感染病例信息。每日获取ICU病人日志。获取ICU病人各风险等级登记表。

3. 新生儿病房医院感染监测 包括医院感染日发病率、器械使用率及其相关感染发病率。新生儿病房（包括新生儿重症监护室）医院感染是发生在新生儿病房或新生儿重症监护室患儿的感染。

（1）监测对象：新生儿病房或新生儿重症监护室进行观察、诊断和治疗的新生儿。

（2）监测内容：具体如下。①基本情况：住院号、姓名、性别、出生天数、出生体重（分≤1000g、1001g～1500g、1501g～2500g、＞2500g四组。以下体重均指出生体重）。②医院感染情况：感染日期、感染诊断、感染与侵入性操作（脐或中心静脉插管、使用有创呼吸机）相关性、手术情况、病原体培养标本名称、送检日期、检出病原体名称、药物敏感试验结果。③新生儿日志：按新生儿体重每日记录新住进新生儿数、住院新生儿数、脐或中心静脉插管及使用有创呼吸机新生儿数。

（3）监测方法：宜采用主动、前瞻、持续监测，也可采取专职人员监测与临床医务人员报告相结合的方式。新生儿发生感染时获取医院感染病例相关信息。获取新生儿病房日志和月报表。

4. 细菌耐药性监测 包括细菌构成比、耐药率、分离菌株数、多重耐药菌的标本来源构成比和多重耐药菌医院感染发生率。

细菌耐药性监测是监测临床分离细菌耐药性，包括临床上一些重要的耐药细菌的分离率，重点监测耐碳青霉烯肺炎克雷伯菌及耐碳青霉烯大肠埃希菌、耐碳青霉烯鲍曼不动杆菌、耐碳青霉烯铜绿假单胞菌、耐甲氧西林金黄色葡萄球菌、耐万古霉素肠球菌等。

（1）监测对象：临床标本分离的病原菌。

（2）监测内容：细菌种类、药物敏感试验结果。

（3）监测方法：监测微生物室分离的细菌和药物敏感试验结果需剔除同一病人同一部位重复菌株。由微生物室人员和/或感染管理专职人员监测。

5. 临床抗菌药物使用监测 包括住院病人抗菌药物使用率、抗菌药物使用强度、抗菌药物治疗前病原学送检率、Ⅰ类切口手术抗菌药物预防使用率。

临床抗菌药物使用监测是调查住院病人抗菌药物使用情况，促进抗菌药物的临床合理应用，预防耐药菌的产生。

（1）监测对象：住院（出院）病历。

（2）监测内容：具体如下。①基本情况：监测日期、住院号、科室、床号、姓名、性别、年龄、疾病诊断、切口类型（清洁切口、清洁－污染切口、污染切口、感染切口）。②使用抗菌药物资料：感染（全身感染、局部感染、无感染），全身用药方式（不包括局部给药），用药目的（治疗用药、预防用药、预防加治疗用药），联合用药（单用、二联、三联、四联及以上），细菌培养结果，使用抗菌药物名称，使用日剂量，用药天数，给药途径（口服、肌内注射、静脉注射或静脉滴注、其他）。

（3）监测方法：可采用普查或抽样调查方法，调查某日或某时间段住院（出院）病人抗菌药物使用情况。医院感染管理专职人员宜与临床医师和/或临床药师共同调查出院病历、运行病历。

6. 门诊血液透析感染事件监测 包括血液透析感染事件发生率、血管通路感染发生率、血管通路相关性血流感染发生率、血管穿刺部位感染发生率。

门诊血液透析感染事件监测是监测门诊血液透析感染事件发生情况，主要包括使用抗菌药物（包括口服、肌内注射和静脉使用所有抗细菌药物和抗真菌药物）、血培养阳性和血管通路部位出现脓液、发红或肿胀加剧3类。

（1）监测对象：进行维持性血液透析的门诊病人。

（2）监测内容：门诊血液透析病人基本情况、血液透析感染事件、感染事件发生日期、病原学检测结果、感染病人结局（好转、恶化、死亡）、抗菌药物使用情况、血培养标本送检情况及检测结果等。

（3）监测方法：宜采用主动、前瞻、持续监测；也可采取专职人员监测与临床医务人员报告相结合的方式。填写门诊血液透析病人月报表或血液透析病人发生感染事件时，填写血液透析感染事件监测表。

7. 门诊血液透析病人血源性病原体监测 包括新入病人传染病标志物检验完成率，长期血液透析病人传染病标志物定时检验完成率，HBV、HCV、HIV、梅毒螺旋体阳转率。

门诊血液透析病人血源性病原体感染监测主要是对门诊血液透析病人血源性病原体感染情况进行筛查及复查，监测病原体主要包括HBV、HCV、HIV、梅毒螺旋体，统计每年此4类传染病标志物检验完成率及阳转率。

（1）监测对象：进行维持性血液透析的门诊病人。

（2）监测内容：门诊血液透析病人基本情况、感染风险因素、血源性病原体筛查及复查情况等。

（3）监测方法：首次筛查。长期血液透析病人应定期复查血源性病原体标志物，HBV和HCV应至少每6个月复查1次，HIV、梅毒螺旋体至少每年复查1次。监测人员填写门诊血液透析病人血源性病原体监测表，统计每年门诊血液透析病人数、阳转病人数、患病病人数，并计算阳转率。

8. 医院工作人员感染性疾病职业暴露监测 包括职业暴露感染率和职业暴露（例次）率。

医院工作人员感染性疾病职业暴露是指医院工作人员在从事医疗、护理等相关活动过程中接触感染性病原体，从而损害健康或危及生命的一类职业暴露。

（1）监测对象：医院工作人员，包括所有医务人员及其他相关工作人员，如医生、护士、医技、护工、后勤、保洁、保安。

（2）监测内容：职业暴露发生经过、原因、病人病原携带情况、暴露方式、处理措施及感染情况等信息。

（3）监测方法：工作人员发生职业暴露后立即报告并填写医院工作人员感染性疾病职业暴露登记表后由专业医生对其暴露情况进行评估及处置，并对其后续情况进行跟踪随访。

9. 医院感染现患率调查 包括医院感染现患（例次）率和实查率。

（1）调查对象：指定时间段内所有住院病人（应去除住院时间不满48小时的病人）。

（2）调查内容：具体如下。①基本资料：监测日期、住院号、科室、床号、姓名、性别、年龄、调查日期、疾病诊断、切口类型（清洁切口、清洁-污染切口、污染切口、感染切口）。②医院感染情况：感染日期、感染诊断、医院感染风险因素（动静脉插管、泌尿道插管、使用有创呼吸机、气管插管、气管切开、使用肾上腺糖皮质激素、放射治疗、抗肿瘤化学治疗、免疫抑制药）及相关性、病原体培养标本名称、送检日期、检出病原体名称。③按科室记录应调查人数与实际调查人数。

（3）调查方法：制订符合本院实际的医院感染现患率调查计划，培训调查人员。以查阅运行病历和床旁调查病人相结合的方式调查。填写医院感染现患率调查表。每病区（室）填写床旁调查表。

10. 手卫生监测　医疗机构应每季度对手术室、产房、导管室、层流洁净病房、骨髓移植病房、器官移植病房、重症监护病房、新生儿室、母婴室、血液透析病房、烧伤病房、感染疾病科、口腔科等部门的医务人员手进行消毒效果的监测。怀疑医院感染暴发与医务人员手卫生有关时，应及时进行监测，并进行相应致病性微生物的检测。

11. 医院环境卫生学及消毒灭菌效果监测　医疗机构应每季度对手术室、产房、导管室、层流洁净病房、骨髓移植病房、器官移植病房、重症监护病房、新生儿室、血液透析病房、烧伤病房等感染高风险部门进行空气净化、物体表面消毒质量和医护人员手的卫生学监测。怀疑医院感染流行与环境卫生学因素有关时，应及时进行监测。

四、提升医院感染监测能力的措施

医院感染对病人的生命健康、医疗机构的声誉和质量、医疗保障的重要性不容忽视，提升医院感染监测能力尤为重要。

1. 定期开展医院感染调查　医院感染调查是医院感染监测的一个重要手段，应主动、前瞻性地收集资料，通过对病人的问卷调查、医疗资料的收集和解读、实验室检查等多种方式，确定是否发生了医院感染或医院感染发生的危险性。

2. 实施病例回顾　病例回顾是医院感染监测的常用方法。通过对医疗过程中发生感染的病人进行回顾性分析，找出感染的原因和导致感染的危险因素，为预防类似事件的发生提供借鉴。

3. 建立信息化医院感染监测系统　信息化医院感染监测系统是医院感染监测的一种新型手段，可以通过医疗信息系统、医院感染信息综合管理系统等技术手段，收集资料，然后对医院感染的数据进行实时监控和分析，及时发现和处理感染事件，提高感染监测的精度和效率。

信息化医院感染监测系统收集的资料包括以下内容。

（1）病人基本资料、医院感染信息、相关风险因素、病原菌的药物敏感试验结果和抗菌药物的使用情况。

（2）病例讨论、病程记录、护理记录、实验室与影像学报告和其他部门的资料，以及流行病学调查等。

（3）临床微生物学、病理学、血清学和生物信息学等检查结果。

第三节　医院感染的预防与控制

一、医院感染预防与控制的原则要求

1. 提高对感控工作重要性的认识　做好感控工作是保障医疗质量和医疗安全的底线要求，是医疗机构开展诊疗活动中必须履行的基本职责。各级卫生行政管理部门和各级各类医疗机构要以高度的责任感和敏感性，提高政治站位，树立底线意识，重视并做好感控工作。要严格落实相关法律法规、规章制度及技术标准，采取有力有效措施，提高感染性疾病诊疗防控能力，预防和控制感染性疾病传播，杜绝医源性感染发生，防范化解感染暴发风险，以对人民健康高度负责的态度，切实加强感控管理，为人民群众提供安全、高质量的医疗服务。

2. 强化责任意识，落实感控制度要求　各级卫生行政管理部门和各级各类医疗机构要履行主体责

任，法定代表人或主要负责人是感控工作的第一责任人。医疗机构要切实发挥本机构感控委员会的作用，明确感控管理部门、医务、药学、护理、临床检验以及各临床科室的职责分工，压实部门责任，并建立多学科、多部门协作机制，形成合力共同开展感控工作。根据本机构实际情况，细化具体感控制度措施，加强全过程管理。医疗机构要加强感控人才队伍建设，确保感控专（兼）职人员配备充足，感控队伍专业结构合理，健全感控人员职业发展路径和激励机制，加大投入倾斜力度，保持感控队伍的稳定性。

3. 突出工作重点，做好重点科室感控工作 对感染性疾病病例较多、易发生人间传播，特别是易发生医源性感染的科室，要重点关注并加强管理。尤其要针对新生儿病房、新生儿重症监护室、重症医学科、器官（骨髓）移植病房、血液透析中心（室）、感染性疾病科、手术室、产房、急诊科、口腔科、介入手术室、输血科、内镜室、消毒供应中心等重点部门和科室的特点，制定并落实具体防控措施。重点科室要指定专人负责本科室感控工作，明确其岗位责任，统一接受感控管理部门业务指导，确保各项防控措施落实到位。

4. 开展主动监测，及时评估，降低潜在感染风险 医疗机构要加强对重点科室的主动监测，对侵入性操作环节（如手术、中心静脉插管、留置导尿管、呼吸机辅助呼吸、透析治疗、内镜操作）实现全覆盖。通过主动监测，及时发现感染散发病例、感染聚集性病例和感染暴发，持续改进感控工作。医疗机构要定期开展感控风险因素科学评估，明确影响本机构感控的主要风险因素和优先干预次序。根据风险评估结果，合理设定或调整干预目标和策略。采取基于循证证据的干预措施，进行科学防控，避免防控过度和防控不足。建立并实施基于风险评估结果开展感染高危人群筛查的工作机制。医疗机构应当积极创造条件，利用信息化手段开展感染监测评估工作。

5. 开展全员培训，全面提升感控能力水平 各级各类医疗机构要建立感控全员培训制度，制订培训大纲和培训计划，每年至少开展一次感控法律法规、知识和技能专项培训。培训对象覆盖全体医务人员以及医疗机构的管理、后勤等人员，培训内容针对不同岗位特点设定，并组织培训效果考核。将参加培训情况以及考核结果作为重要内容，纳入医师定期考核、护士执业注册、药学、医技以及其他人员档案管理等，并与职称晋升、绩效分配、评优评先等挂钩。

6. 增强敏感性，做好感染暴发报告及处置工作 建立感染暴发报告、调查和处置过程中的规章制度、工作程序和工作预案，明确医院感染管理委员会、医院感染管理部门、医院感染管理专（兼）职人员及相关部门医务人员在感染暴发报告及处置工作中的职责，做到分工明确、反应迅速、管理规范，提高医院感染暴发的防控和处置水平，降低感染造成的伤害。发生疑似医院感染暴发或暴发后，医疗机构必须按照规定及时报告上级卫生健康行政部门。各级卫生健康行政部门接到报告后，应当及时组织有关专家指导医疗机构开展感染暴发的医疗救治及调查处置工作，并提供相应的指导和技术支持。

7. 加强监督管理，督促各项要求有效落实 各级卫生行政管理部门要加强对辖区内医疗机构的日常监督、管理和指导，将感控工作作为“一票否决”项纳入医疗机构等级评审、绩效考核、评优评先等工作。充分发挥医院感染质控中心等专业组织的作用，协助行政管理部门开展人员培训、指导评估、督导考核等工作，促进感控水平的持续提升。对于发现的薄弱环节及风险隐患，要立即督促整改；对于违反有关法律法规和技术规范，造成严重后果的，要对相关责任人依法依规处理。

知识拓展

国家院感监测数据

按照《国务院办公厅关于加强三级公立医院绩效考核工作的意见》要求，全国三级公立医院均需按意见要求扎实推进并落实相关工作，其中涉及或与医院感染管理有关的指标为手术病人并发症发生率、Ⅰ类切口手术部位感染率、抗菌药物使用强度。在2024年1月，国家卫健委等七部委联合发出的《关于印发2022年度全国三级公立医院绩效考核国家监测分析情况的通报》中，将5年来参加考核的三级公立医院数据进行对照，其中手术病人并发症发生率下降0.02%，Ⅰ类切口手术部位感染率下降0.04%、抗菌药物使用强度下降10.58%。

在《国家卫生健康委办公厅关于通报2021—2022年度县医院医疗服务能力评估情况的函》中，对县医院医疗服务能力评估后通报，与2020年相比，2022年多项指标下降，其中住院病人感染人次占比下降7.55%，Ⅰ类切口手术部位感染率下降24.32%。

这些说明医院是以病人安全为出发点和落脚点，持续加强病人安全管理，完善落实医院感染管理预防与控制制度，规范管理，减少医疗安全不良事件发生，用药合理性水平进一步提高。

二、医院感染预防与控制的主要措施及要点

（一）完善各项感控制度

建立层级合理、专兼结合、分工明确、运转高效的感控分级管理组织体系，按要求制定和落实感控分级管理制度、感控监测及报告管理制度、感控标准预防措施执行管理制度、感控风险评估制度、多重耐药菌感染预防与控制制度、侵入性器械/操作相关感染防控制度、感控培训教育制度、医疗机构内感染暴发报告及处置制度、医务人员感染性病原体职业暴露预防、处置及上报制度、医疗机构内传染病相关感染预防与控制制度等制度。

（二）加强基础措施设置

医疗机构内建筑布局合理，标识清楚，通风良好。环境与物体表面清洁、消毒要符合要求。医疗器械、器具、物品的消毒灭菌应按进入人体组织、无菌器官，接触皮肤、黏膜，各种用于注射、穿刺、采血等有创操作的医疗器具，消毒药械、一次性医疗器械和器具等均应当符合国家有关规定。消毒供应室应严格按照规范要求清洗、消毒和灭菌。无菌物品、清洁物品、污染物品应当分区放置。一次性使用无菌医疗用品应由医疗机构统一采购，并进行质量验收，建立出入库登记账册。应根据消毒对象选择消毒剂的种类，所用的消毒剂必须由医疗机构统一采购，建立进货验收和出入库登记账册。医务人员应掌握消毒剂的使用浓度、配制方法、消毒对象、更换时间、影响因素等，保证消毒效果的可靠。严格掌握抗菌药物临床应用的基本原则，合理使用抗菌药物。规范抗菌药物的种类、剂量、给药时间和途径，严格遵循“能口服的不注射，能肌内注射的不静脉注射”的用药原则。提高医务人员手卫生依从性和正确率，特别是在诊断、治疗、护理等操作前后严格实施手卫生。医护人员诊疗操作时严格遵守无菌操作原则。诊疗工作应当遵循《医院隔离技术规范》，按照标准预防的原则做好防护工作。使用后的锐器应当立即弃置于符合规定的利器盒内。医务人员应当掌握医院感染诊断标准。

（三）对重点部门加强管控

1. 手术室 独立设置、分区明确、流程规范、标识清楚、清洁卫生。手术器械与物品使用后尽快清洗，器械必须一用一灭菌，清洗、包装、灭菌应符合国家有关规定。麻醉用具定期清洁、消毒。可复用喉镜、螺纹管、面罩、口咽通道、简易呼吸器等须“一人一用一消毒”，清洁、干燥、密闭保存。

2. 产房 区域相对独立、分区明确、标识清楚。凡进入产房人员应严格执行无菌技术操作。接触产妇所有诊疗物品应“一人一用一消毒或灭菌”，产床上的所有织物均应“一人一换”。对传染病或疑似传染病的产妇及未进行经血传播疾病筛查的产妇，应采取隔离待产、隔离分娩，按消毒隔离制度及规程进行助产，所用物品做好标识单独处理。分娩结束后，分娩室应严格进行终末消毒。

3. 口腔科 布局合理，诊疗室和器械清洗消毒室应分开设置。进入病人口腔内的所有诊疗器械，根据诊疗需要和消毒灭菌原则，必须达到“一人一用一消毒或灭菌”的要求。口腔综合治疗椅、操作台面及所使用仪器、物体表面至少每天清洁和消毒，有血液、体液污染应立即清洁消毒。

4. 中医病房 进行针灸穿刺操作时严格执行无菌技术操作规程，正确进行穿刺部位的皮肤消毒；针灸针具做到“一人一针一用一灭菌”，火罐“一人一用一消毒”。一次性针灸针具、中药足浴一次性塑料袋连同足浴液严禁重复使用。

5. 治疗室、换药室、注射室 治疗车、换药车上物品应摆放有序，上层为清洁区，下层为污染区；设置利器盒；进入病室的治疗车、换药车应配有速干手消毒剂。各种治疗、护理及换药操作应按照先清洁伤口、后感染伤口依次进行。

6. 普通病房 床单元应定期清洁，遇污染时及时清洁与消毒。病人出院或死亡后应对床单元及其相邻区域进行清洁和终末消毒。

（四）加强重点环节质控

1. 安全注射 严禁在非清洁区域进行注射准备等工作。严格执行注射器“一人一针一管一用”。尽可能使用单剂量注射用药。多剂量用药无法避免时，应保证“一人一针一管一用”。

2. 各种插管后的感染预防措施

（1）气管插管：吸痰时严格无菌操作；重复使用的呼吸机管道、雾化器须灭菌或高水平消毒。呼吸机管道如有明显分泌物污染应及时更换；湿化器添加水应使用无菌水每天更换。对危重病人须注意口腔卫生，实施正确的口腔护理。

（2）导尿管：采用连续密封的尿液引流系统；悬垂集尿袋并低于膀胱水平，不接触地面。采用连续密闭的尿液引流系统。不常规使用抗菌药物冲洗膀胱预防感染。保持会阴部清洁干燥。

（3）血管内置管：开展血管内置管的使用、维护及相关感染的预防与控制培训；保持插管部位清洁，有污染时及时更换敷贴；血管导管的三通锁闭阀要保持清洁，发现污垢或残留血迹时及时更换。每日评估，及时撤管。

3. 手术操作

（1）择期手术病人术前清洁手术部位皮肤，备皮应当在手术当日进行，手术切口皮肤消毒范围应当符合手术要求。

（2）对于需要引流的手术切口，应当首选密闭负压引流，尽量选择远离手术切口、位置合适的部位进行置管引流，确保引流充分。术后保持引流通畅，根据病情尽早为病人拔除引流管。

（3）术中保持病人体温正常，防止低体温。

4. 医疗废物管理 医疗废物严格分类、收集后，置于医疗废物暂存处的周转箱内，并与医疗废物集中处置单位进行交接登记。污水处理应依据相关要求进行；设备运行正常，药品按时投放、定期进行监测，登记项目齐全，资料保存完整，污水排放符合国家标准。

本章小结

教学课件

执考知识点总结

本章涉及的2019版及2024版公共卫生执业助理医师资格考试考点对比见表24-1。

表24-1　2019版及2024版公共卫生执业助理医师资格考试考点对比

单元	细目	知识点	2024版	2019版
医院感染管理	医院感染管理概述	（1）医院感染定义	√	√
		（2）医院感染分类和特征	√	√
		（3）医院感染管理的定义	新增	—
		（4）医疗机构的感染管理组织架构	新增	—
		（5）医疗机构的感染管理基本要求	新增	—
	医院感染的监测	（1）医院感染监测的目的	√	√
		（2）医院感染监测的要求与种类	√	√
		（3）如何提升医院感染监测的能力	√	√
	医院感染的预防与控制	（1）原则要求	新增	—
		（2）主要措施及其要点	新增	—
	医院感染发生的原因		已删除	√

拓展练习及参考答案

（黄淑环）

实训A　疾病频率测量

【目的】 掌握描述疾病频率的测量指标、计算公式及其含义，疾病流行强度的指标。
【时间】 2学时。

【课题一】

2006年6月至8月，我国四川省部分地区发生了人感染猪链球菌事件。链球菌是一种革兰阳性球菌，种类很多，在自然界分布很广。引起四川疫情的猪链球菌2型属于甲型溶血性链球菌。按抗原结构分类属于链球菌D群。猪链球菌2型可以存在于50%的正常猪中，但发病率较低，是否发病与感染的细菌株含有的独立因子有关。人群普遍易感。屠宰场工人、宰杀自家病死猪的人员、清洗和切割病死猪肉的人员等为高危人群。通过密切接触病死猪、猪肉（宰杀、切割、清洗）而被感染，尤其是首部皮肤有损伤的人员更容易被感染。本病一年四季均可发生，但5月至11月发生较多。此次疫情四川省累计报告人感猪链球菌病例204例，其中死亡38例。病例分布在资阳、内江、成都等地区，其中发病年龄最小的是26岁，最大的是82岁，平均发病年龄为54岁。发病最多的为50～60岁年龄组，占病例总数的42%。

对现有详细调查资料的25例死亡病例的分析如下。潜伏期：最短6小时，最长8.7日，中位数1.5天。病程：最短10小时，最长5日，中位数21.5小时。诊断分型：以休克型为主（69.6%），混合型次之（17.4%）。

疫情于6月下旬开始，7月16日起发病明显增多，7月22日达到高峰，7月19日至25日发病稳定在较高水平，7月28日开始下降，8月4日以后没有新发病例（图A-1）。截至8月21日，已连续16日无新发人感染猪链球菌病病例，已超过1个潜伏期，疫情已基本控制。

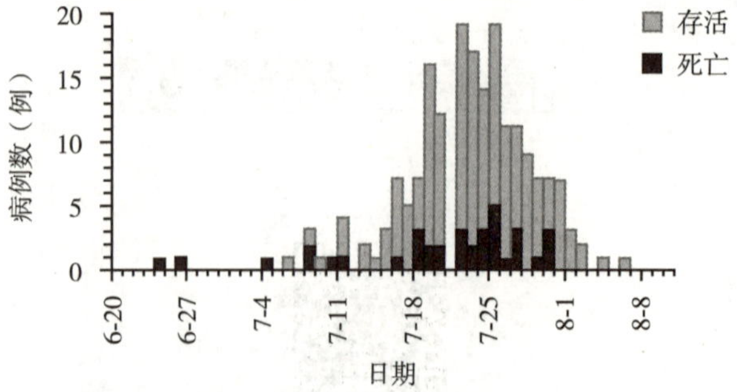

图A-1　四川省部分地区人感染猪链球菌发病时间分布（204例）

问题

1．我们应该如何描述此次疫情？应该采取哪些描述疾病分布的指标？

2．此次疫情的发病率、死亡率、病死率等指标应该如何计算？

【课题二】

禽流感是由A型流感病毒引起的禽类呼吸道感染的传染病。禽类感染后死亡率很高。不仅是鸡，其他家禽和野鸟都能感染禽流感。按病原体的类型，禽流感可分为高、中、低致病性三大类。一般情况下，禽流感病毒并不容易使人类发病。20世纪90年代曾经出现过人类感染禽流感病毒而发病的事例，人类感染禽流感病毒的途径主要是接触感染，从国际禽流感疫情动态来看：1997年中国香港禽流感共发生感染18例，死亡6例；2003年中国香港禽流感共发生感染2例，死亡1例；自2003年以来，10多个国家和地区出现动物禽流感疫情，扑杀和处理了大量病死禽。世界卫生组织报道，截至2005年10月24日，共发生多起人禽流感（H5N1）疫情，人禽流感病例累计发病数为121例，死亡62例。其中第一起集中发生在2003年12月26日至2004年3月10日，地点是越南和泰国，共发病35例，死亡24例；第二起集中发生在2004年7月19日至2004年10月8日，地点是同样是越南和泰国，共发病9例，死亡8例；第三起集中发生在2004年12月16日至2005年8月5日，地点是越南和柬埔寨，共发病67例，死亡24例；第四起集中发生在2005年9月16日至2005年9月29日，地点是印尼，共发病7例，死亡5例。

问题

1．根据上述事实，应该如何描述人感染高致病性禽流感的流行强度？

2．2003年至2005年期间禽流感在全球的流行情况属于散发、暴发还是流行？

（苗　颂）

实训B 疾病的分布

【目的】掌握描述疾病分布的基本方法；了解疾病在人群中的分布模式和特征。

【时间】4～6学时。

【课题一】

国家卫健委分别于2008年、2013年和2018年在全国范围内组织实施了第三次、第四次和第五次国家卫生服务调查，调查地区居民2周患病率（%）的结果如表B-1所示。

表B-1 调查地区居民2周患病率 单位：%

指标名称		所有居民			城市居民			农村居民		
		2008年	2013年	2018年	2008年	2013年	2018年	2008年	2013年	2018年
性别	男性	17.0	22.4	30.8	20.3	26.8	31.4	15.9	18.3	30.1
	女性	20.7	25.9	33.6	24.0	29.6	33.0	19.4	22.2	34.2
年龄	0岁～	17.4	10.6	22.0	14.7	11.5	20.8	18.0	9.9	23.3
	5岁～	7.7	5.3	13.1	6.4	5.7	12.4	8.0	5.0	13.6
	15岁～	5.0	3.7	10.6	5.1	4.2	10.5	5.0	3.3	10.7
	25岁～	7.5	5.7	13.8	6.3	5.9	13.3	8.0	5.3	14.6
	35岁～	13.6	12.4	19.9	10.2	12.9	18.2	14.8	12.0	22.1
	45岁～	22.7	24.3	33.1	21.4	26.3	31.9	23.3	22.5	34.3
	55岁～	32.3	42.0	46.7	35.5	47.0	46.8	31.0	37.0	46.5
	65岁～	46.6	62.2	58.4	58.1	73.6	60.7	39.8	48.8	55.7
文化程度	文盲半文盲	33.8	42.1	49.8	42.7	52.4	52.9	32.5	37.4	48.4
	小学	24.6	34.7	44.4	36.9	46.0	48.0	22.4	28.2	42.0
	初中	15.5	23.1	33.8	24.0	31.0	37.3	12.9	16.6	30.2
	高中/技校	14.3	22.2	29.5	17.6	25.0	30.9	10.9	16.7	26.6
	中专	17.9	24.8	27.7	22.1	28.5	29.7	9.9	14.2	22.5
	大专	16.1	17.6	20.8	18.1	19.0	21.6	8.1	11.2	17.9
	大学及以上	14.3	15.1	18.9	15.5	16.3	19.3	5.9	7.4	16.5
就业状况	在岗	16.8	18.7	27.5	11.5	17.3	23.4	17.9	19.8	31.4
	离退休	46.3	63.2	55.5	47.2	64.4	55.5	39.9	53.9	55.4
	学生	4.7	3.4	9.7	4.7	3.9	9.7	4.8	2.9	9.7
	无业/失业/半失业	28.9	39.5	45.2	22.2	38.7	44.6	33.6	40.2	45.7

注：2周患病率=调查前2周内患病人数（或例数）/调查人数×100%。

问题

试分析不同性别、年龄、文化程度及就业状况的居民2周患病率的特点及可能原因。

【课题二】

2008年、2013年、2018年三次国家卫生服务调查的调查地区居民年龄别慢性病患病率（‰）结果如表B-2所示。

表B-2　调查地区居民年龄别慢性病患病率　　单位：‰

年龄组	所有居民			城市居民			农村居民		
	2008年	2013年	2018年	2008年	2013年	2018年	2008年	2013年	2018年
15岁～	19.5	14.4	36.6	14.3	17.0	34.5	21.0	12.2	38.7
25岁～	47.0	38.3	70.7	33.0	38.4	62.0	52.6	38.2	82.9
35岁～	105.6	115.0	150.6	89.0	111.6	128.5	111.2	118.4	180.0
45岁～	214.1	235.4	312.6	220.0	241.6	291.5	211.6	230.0	332.9
55岁～	328.8	389.0	483.9	389.6	410.5	481.5	305.0	367.8	486.5
65岁～	467.8	539.9	623.3	562.4	589.8	642.9	412.0	481.7	600.0

问题

试分析不同年龄组居民慢性病患病率的特点及可能原因。

【课题三】

根据中国居民营养与健康状况监测数据，高血压病的患病率和治疗率结果如表B-3和表B-4所示。

表B-3　中国居民高血压患病率　　单位：%

分组		2012年			2018年		
		所有居民	城市居民	农村居民	所有居民	城市居民	农村居民
18～44岁	男性	13.6	14.6	12.7	18.6	19.3	17.8
	女性	7.3	7.6	6.9	8.0	7.2	8.9
45～59岁	男性	35.9	37.9	33.6	40.5	41.5	39.6
	女性	35.5	35.2	35.9	35.1	32.3	37.8
60岁及以上	男性	56.5	57.6	55.3	57.5	58.2	56.9
	女性	61.2	63.4	58.7	61.0	60.2	61.6

表B-4　中国居民高血压治疗率　　单位：%

分组		2012年			2018年		
		所有居民	城市居民	农村居民	所有居民	城市居民	农村居民
18～44岁	男性	11.8	13.1	10.4	16.1	16.5	15.6
	女性	18.4	19.9	16.9	17.8	21.1	14.5
45～59岁	男性	30.8	34.2	26.0	33.8	38.8	28.8
	女性	18.4	39.4	36.5	38.8	42.2	36.0
60岁及以上	男性	41.5	45.8	36.9	43.5	51.2	37.4
	女性	45.3	50.8	38.8	50.6	54.9	47.3

问题

试分析不同性别、年龄组居民高血压病患病率和治疗率的特点。

【课题四】

国家癌症中心数据显示，2016年中国男性和女性前十位恶性肿瘤死亡率如表B-5所示。

表B-5　2016年中国前十位恶性肿瘤死亡率

顺位	男性		女性	
	疾病名称	死亡率（1/10万）	疾病名称	死亡率（1/10万）
1	肺癌	66.23	肺癌	30.37
2	肝癌	35.91	胃癌	13.37
3	胃癌	29.63	肝癌	13.13
4	食管癌	21.37	结直肠癌	11.84
5	结直肠癌	16.30	女性乳腺癌	10.14
6	胰腺癌	7.05	食管癌	8.12
7	前列腺癌	4.85	胰腺癌	5.57
8	脑瘤	4.71	宫颈癌	5.47
9	白血病	4.62	卵巢癌	3.85
10	淋巴瘤	4.40	脑瘤	3.85

问题

试分析男性和女性恶性肿瘤死亡率的区别。

【课题五】

有学者对某地区不同人口学特征的成年居民高血压患病情况作了调查，得到如下数据（表B-6）。

表B-6 某地区成年居民高血压患病率 单位：%

特征		患病率
文化程度	小学及以下	35.7
	初中	9.8
	高中及中专	16.2
	大专及以上	2.1
职业	无业/待业	17.9
	企事业单位	7.5
	商业/服务业	5.9
	工人/农民	21.8
	离退休	49.1
	其他职业	10.9

问题

试分析不同文化程度和不同职业人群高血压患病率的区别及可能原因。

【课题六】

根据国家卫健委对5岁以下儿童死亡监测点和孕产妇死亡监测点的统计数据，中国新生儿死亡率、婴儿死亡率、5岁以下儿童死亡率及孕产妇死亡率如表B-7所示。

表B-7 监测地区新生儿死亡率、婴儿死亡率、5岁以下儿童和孕产妇死亡率

年份	新生儿死亡率（‰）		婴儿死亡率（‰）		5岁以下儿童死亡率（‰）		孕产妇死亡率（1/10万）	
	城市	农村	城市	农村	城市	农村	城市	农村
2000年	9.5	25.8	11.8	37.0	13.8	45.7	29.3	69.6
2001年	10.6	23.9	13.6	33.8	16.3	40.4	33.1	61.9
2002年	9.7	23.2	12.2	33.1	14.6	39.6	22.3	58.2
2003年	8.9	20.1	11.3	28.7	14.8	33.4	27.6	65.4
2004年	8.4	17.3	10.1	24.5	12.0	28.5	26.1	63.0
2005年	7.5	14.7	9.1	21.6	10.7	25.7	25.0	53.8
2006年	6.8	13.4	8.0	19.7	9.6	23.6	24.8	45.5
2007年	5.5	12.8	7.7	18.6	9.0	21.8	25.2	41.3
2008年	5.0	12.3	6.5	18.4	7.9	22.7	29.2	36.1
2009年	4.5	10.8	6.2	17.0	7.6	21.1	26.6	34.0
2010年	4.1	10.0	5.8	16.1	7.3	20.1	29.7	30.1
2011年	4.0	9.4	5.8	14.7	7.1	19.1	25.2	26.5
2012年	3.9	8.1	5.2	12.4	5.9	16.2	22.2	25.6
2013年	3.7	7.3	5.2	11.3	6.0	14.5	22.4	23.6
2014年	3.5	6.9	4.8	10.7	5.9	14.2	20.5	22.2
2015年	3.3	6.4	4.7	9.6	5.8	12.9	19.8	20.2

续 表

年份	新生儿死亡率（‰）		婴儿死亡率（‰）		5岁以下儿童死亡率（‰）		孕产妇死亡率（1/10万）	
	城市	农村	城市	农村	城市	农村	城市	农村
2016年	2.9	5.7	4.2	9.0	5.2	12.4	19.5	20.0
2017年	2.6	5.3	4.1	7.9	4.8	10.9	16.6	21.1
2018年	2.2	4.7	3.6	7.3	4.4	10.2	15.5	19.9
2019年	2.0	4.1	3.4	6.6	4.1	9.4	16.5	18.6
2020年	2.1	3.9	3.6	6.2	4.4	8.9	14.1	18.5
2021年	1.9	3.6	3.2	5.8	4.1	8.5	15.4	16.5

注：1. 5岁以下儿童死亡率指年内不满5周岁的儿童死亡人数与活产数之比。
2. 孕产妇死亡率指年内孕产妇死亡人数与活产数之比。
3. 活产数指年内妊娠满28周及以上（如孕周不详，可参考出生体重达1000g及以上），娩出后有心搏、呼吸、脐带搏动、随意肌收缩4项生命体征之一的新生儿数。

问题

请根据表B-7绘制合适的统计图，并结合图形分析2000年至2021年监测点新生儿死亡率、婴儿死亡率、5岁以下儿童死亡率及孕产妇死亡率的变化趋势和可能原因。

【课题七】

中国卫生健康统计年鉴数据显示，中国2006年至2021年新发职业病报告例数如表B-8所示。

表B-8　中国2006年至2021年新发职业病报告病例数

年份	职业性肺尘埃沉着病	急性职业中毒	慢性职业中毒	职业性噪声聋	其他职业病	合计
2006年	8783	467	1083	320	866	11 519
2007年	10 963	600	1638	269	826	14 296
2008年	10 829	760	1171	223	761	13 744
2009年	14 495	552	1912	348	821	18 128
2010年	23 812	617	1417	333	1061	27 240
2011年	26 401	590	1541	492	855	29 879
2012年	24 206	601	1040	597	976	27 420
2013年	23 152	637	904	681	1019	26 393
2014年	26 873	486	795	825	993	29 972
2015年	26 081	383	548	1052	1116	29 180
2016年	27 992	400	812	1220	1365	31 789
2017年	22 701	295	726	1536	1498	26 756
2018年	19 468	363	970	1464	1232	23 497
2019年	15 898	295	483	1555	1197	19 428
2020年	14 369	221	265	1255	956	17 064
2021年	11 809	292	275	2086	945	15 407

问题

请根据表B-8绘制合适的统计图，并结合图形分析中国2006年至2021年新发职业病的变化趋势。

【课题八】

某省公布了某年法定传染病的发病数，部分数据如表B-9所示。

表B-9 某年某省部分传染病发病报告情况

月份	艾滋病	甲肝	乙肝	痢疾	伤寒和副伤寒	麻疹	狂犬病	流行性感冒	流行性乙型脑炎
1月	62	41	5229	240	22	8	9	7742	0
2月	67	22	5764	213	10	9	1	6112	0
3月	135	50	6606	318	13	20	0	3868	0
4月	100	46	5398	383	14	28	1	1452	0
5月	94	62	5564	587	24	28	1	1052	0
6月	133	43	5137	757	17	19	2	867	1
7月	102	44	5361	817	28	9	1	762	25
8月	95	64	5231	654	34	6	1	798	4
9月	117	44	4753	576	27	4	2	926	8
10月	131	46	4735	601	22	5	1	843	2
11月	130	50	5232	398	12	15	1	1182	0
12月	142	38	5225	271	8	2	2	1876	1

问题

请根据表B-9分析不同传播途径的传染病在发病季节上的特点。

【课题九】

青少年和青年的主要死亡原因之一是伤害。伤害分为故意伤害（如杀人）和非故意伤害（如交通事故）。表B-10选取了世界卫生组织统计的部分国家居民伤害死亡率数据。

表B-10 2020年部分国家居民伤害死亡率 单位：1/100万

年龄组	德国		美国		墨西哥		日本		新加坡		澳大利亚	
	男性	女性	男性	女性	男性	女性	男性	女性	男性	女性	男性	女性
0岁～	3.3	4.0	43.7	33.4	29.9	24.3	13.1	10.5	0	6.1	8.5	5.5
1岁～	2.4	2.2	11.9	7.7	17.2	8.8	3.0	1.6	1.3	0	2.8	6.0
5岁～	1.9	1.3	8.2	4.8	9.2	4.9	2.8	2.1	1.9	3.5	3.3	2.0
15岁～	20.2	6.0	77.7	21.0	115.0	21.2	29.1	14.3	16.6	7.5	36.7	12.3
25岁～	22.4	6.3	92.7	24.6	163.6	22.3	33.4	14.1	16.1	4.3	41.9	13.0
35岁～	31.9	9.9	81.4	26.2	138.5	16.7	37.7	15.5	18.2	5.4	44.1	13.1
55岁～	61.2	23.6	93.6	35.8	107.0	20.1	67.7	27.0	34.6	11.8	50.7	16.9
75岁～	305.5	226.0	274.4	185.1	177.7	99.5	256.4	151.2	104.0	42.7	272.7	211.8

问题

请根据表B-10分析不同国家的居民伤害死亡率的特点及可能原因。

【课题十】

国际癌症研究中心从全球各地肿瘤登记处收集合格数据，统一采用ICD-10编码，每5年出版一卷*Cancer Incidence in Five Continents*。目前最新一卷为第十卷，于2020年12月发布，估计了全球185个国家/地区的36种癌症发病率、死亡率以及癌症发展趋势等相关数据，其中女性乳腺癌部分统计数据如表B-11所示。

表B-11　全球部分地区女性乳腺癌年龄标准化发病率和年龄标准化死亡率统计　单位：1/10万

地区	年龄标准化发病率	年龄标准化死亡率
澳大利亚/新西兰	95.5	12.1
西欧	90.7	15.6
北美	89.4	12.5
北欧	86.4	13.7
南欧	79.6	13.3
南美	56.4	14.0
南非	50.4	15.7
东南亚	41.2	15.0
东非	33.0	17.9

问题

请根据表B-11分析不同地区女性乳腺癌发病率和死亡率的特点及可能原因。

【课题十一】

根据《卫生部法定传染病疫情和突发公共卫生事件信息发布方案》，各省市需要定期发布本行政区域的传染病疫情信息。表B-12为部分省份公布的2022年3月常见传染病疫情信息。表B-13为2022年部分省份常住人口数。

表B-12　2022年3月部分省份常见传染病发病数

省份	流行性感冒	流行性腮腺炎	甲肝	乙肝	猩红热	细菌性和阿米巴痢疾	流行性出血热	肺结核	布鲁菌病	疟疾	黑热病
山西	612	250	80	3559	121	77	0	940	470	1	14
浙江	27 553	329	46	1514	121	71	13	2923	20	6	0
安徽	3683	556	44	7881	63	158	6	2907	36	2	0
河南	3121	704	17	6680	33	542	8	3960	560	1	1
山东	1445	344	22	6722	218	50	37	2313	280	2	0
四川	2335	771	80	6975	107	210	17	5700	32	1	3
甘肃	1419	173	22	956	19	101	1	1493	476	0	1

表B-13　2022年部分省份常住人口数　　单位：万人

省份	人口数
山西	3481.4
浙江	6577.0
安徽	6127.0
河南	9872.0
山东	10 162.8
四川	8374.0
甘肃	2492.0

问题

请根据表B-12、表B-13分析各省份常见传染病发病数的特点及可能原因。

（郑晓丽）

实训C 描述性研究

【目的】掌握描述性研究的主要类型和基本特征、现况研究和生态学研究的主要用途及优缺点；了解抽样调查的方法及注意事项。

【时间】4～6学时。

【课题一】

在2000年至2009年的10年间，某医院急诊科收治了10例误诊病例，其中8例为男性，2例为女性，他们的年龄范围为1.8岁到53岁。经过追问病史，有9例病人曾被未发病的犬类咬伤，而1例病人没有动物咬伤史。其中有2例按常规接种了6针狂犬病疫苗，但仍在注射期间发病，另外5例未接种疫苗。一个有明确狗咬伤史的病人患病的潜伏期为2～12周。这些病人早期表现为头晕、呼吸困难、高热（T≥39℃）、头痛、呕吐、咳粉红色泡沫样痰、腹痛、尿频、尿痛、高血压和心律失常等。随着病情恶化，有些病人表现出典型的狂犬病临床表现，例如兴奋、恐水、咽喉痉挛和抽搐。经过脑脊液、血常规、纤维支气管镜、脑CT、心电图、胸部X线和腹部B超等多种辅助检查后，发现这些病人早期首发症状有不同的表现，但随着病情恶化，多数人都表现出典型狂犬病临床表现。病人们接受了对症处理、抗感染、补液等治疗，但病情没有得到改善，10例病人最终死于呼吸、循环衰竭，发病后生存时间为1～8天。

问题

1．这是一种什么性质的流行病学调查？

2．该调查的目的是什么？使用该调查方法研究的目的与用途是什么？

【课题二】

2011年11月30日至12月6日期间，发生了一起甲肝疫情，地点为河南省东南部汝河南岸的某县某村教学点。该村全天人口为4889人，共辖16个村民组，其中小学现有教职工8人，学生79人，共计87人。共有16例甲肝病人，流行病学调查证实这是日常密切接触所致。调查获得了首个病例以及所有调查对象的时间分布、地区分布和感染人群分布的流行特征。此次疫情波及了4个班，3个年级，共有87名师生，罹患率为18.39%，但没有发生死亡病例。所有存在具有临床甲肝症状和特征的病人，以及前段时间有过类似病史现已恢复的可疑病人，均已完成入村、入户、入校的调查并按照统一的甲肝个案调查表加以归纳。此外，对该校所有学生进行了登记采血，并同时进行了丙氨酸转氨酶（alanine transaminase，ALT）和抗-HAV IgM的血清检测。针对甲肝病人和感染者进行回顾性调查，结果表明，感染者和病人之间或感染者之间均有接触史。值得一提的是，所有被调查者均无甲肝疫苗接种的记录。

问题

1. 这是一种什么性质的流行病学调查？
2. 该调查的目的是什么？使用该调查方法研究的目的与用途是什么？

【课题三】

病人为20岁的年轻女性，主要症状包括四肢麻木、无力，并在过去的2周内逐渐加重。此外，病人还出现了4天的排尿困难。她于2015年10月30日入院。2周前，在她留学的国家上学途中，突然出现了黑矇和意识丧失，导致摔倒。几分钟后，她自行恢复了意识，能够部分回忆起发作时的情景。没有抽搐发作的情况。之后，她发现双下肢无力、双足麻木，逐渐蔓延至双侧小腿麻木，并多次摔倒。病情逐渐加重，1周前出现了不能站立，双上肢活动不灵活，无法书写，双手和胸部麻木。在4天前，排尿困难开始出现。2天前，她回到国内并于医院的急诊科就诊。导尿管留置治疗后，出现了双手不受控制的伸展样动作，疑似脑脊髓膜炎，因此被转入神经内科。

病人在发病前没有出现发热、腹泻等前驱症状。自发病以来，全身疼痛、烦躁、睡眠困难、食欲尚可，近3天未排便，体重没有明显变化。病人既往身体健康，5年前一个人留学美国，睡眠和饮食规律不良，否认喜欢去娱乐场所，否认有毒物接触或吸毒史，个人史无特殊，家族史无特殊。根据入院后的体格检查、神经科专科检查、实验室检查血常规、腰椎穿刺脑脊液检查、神经心理学测验、影像学检查和脊柱MRI显示以及电生理检查，综合判断病人为青年女性，亚急性发病，病情逐渐加重，影响了精神、智力、脊髓、小脑、锥体外系和周围神经的广泛损害。病人否认有毒物接触史和吸毒史，初步临床诊断为中毒性或免疫性疾病。

病人描述，近1年来断断续续吸食一氧化二氮（N_2O）（俗称笑气），在聚会上用小罐装的笑气倒进气球中吸食，近1个月因为无聊而吸食了10余次。另外3位一起吸食的同学也出现了类似的症状，并正在当地医院接受治疗。动脉血气分析、血液有机化合物检查、免疫学检测、肿瘤标志物筛查结果均没有明显异常。腰椎穿刺脑脊液的外观、压力、常规和生化检查结果都在正常范围内。TORCH 10项检测，以及抗Hu、Yo、Ri抗体，抗神经节苷脂GM1抗体，抗GQ1b抗体，抗N-甲基-D-天门冬氨酸受体（N-methyl-D-aspartate receptor，NMDAR）抗体，抗α-氨基-3-羟基-5-甲基-4-异唑丙酸受体（α-amino-3-hydroxy-5-methyl-4-isox-azolepropionic acid receptor，AMPAR）抗体，抗γ-氨基丁酸B型受体（γ-aminobutyric acid B type receptor，GABABR）抗体，抗富亮氨酸胶质瘤失活1蛋白（leucine rich glioma inactivated 1，LGI1）抗体的检测结果均为阴性。血液和尿液毒物检测结果显示，重金属含量均在正常范围内。最终的临床诊断为中毒性脊髓病（脊髓亚急性联合变性）、周围神经病、肌张力障碍和共济失调。

问题

1. 这是一种什么性质的流行病学调查？
2. 该调查方法研究的目的与用途是什么？

【课题四】

2006年，一位学者在某市的市区、农村和某新区中随机选取了2886名参与者作为样本人群，进行了慢性病患病及膳食结构的调查。调查采用了与2002年全国人群营养与健康状况调查内容基本相同的调查表。调查员通过面对面的方式，对每个人的个人健康状况进行了问卷调查，并在调查村居委会为单位集中进行了医学体检，包括测量身高、体重、腰臀围、血压等指标。同时，通过采用3日称重法和膳食回顾法，按户进行了膳食调查。3日称重法是连续3日对住户的调味品使用量进行称重并记录废弃量的方法。膳食回顾法则是连续3日对每个人进食种类和数量进行膳食回顾记录，调查员核实后填写调查表格。调查结果显示，以2000年天津市人口构成作为标准人口，该市居民冠心病、脑血管疾病、糖尿病、高血压、超重和肥胖的标化患病率分别为9.24%、1.33%、6.74%、34.05%和42.62%。研究发现，能量摄入水平越高，人群超重和肥胖的风险越高（*OR*值为1.00～1.70）；而每天摄入膳食纤维超过20g可以降低超重和肥胖的风险（*OR*值为0.68）。经过多因素Logistic回归分析，得出以下结论：膳食结构、久坐、睡眠时间等生活方式与高血压、糖尿病等慢性病存在密切联系，因此我们应该加强合理的膳食。

问题

1. 这是一种什么性质的流行病学调查？
2. 该种调查方法的优势有哪些？
3. 本研究可以得到什么样的结论？能否进行疾病的因果推断？

【课题五】

2000年7月至2001年3月，一位学者根据某市居民的经济状况和地理位置等因素进行了调研。调研分为两个阶段：首先，在市内的4个区中抽取了15个居委会；其次，在每个居委会内随机选择居民，共调查了3057人，其中男性1559人、女性1498人。研究结果显示，青岛市市区居民的慢性病患病率为24.58%（女性为26.50%、男性为22.77%），这一患病率随着年龄的增长而增加（相关系数＝0.5629，*P*＝0.0001）。高血压、冠心病、关节炎/风湿病、胆囊及胃肠炎以及糖尿病是慢性疾病前五位的疾病。研究还发现，慢性病的患病率与个体的文化程度呈负相关；而吸烟、饮酒等不良生活习惯会增加居民患慢性病的风险。

问题

1. 这是一种什么性质的流行病学调查？何种抽样方法？
2. 该种抽样方法的优势有哪些？
3. 本研究可以得到什么样的结论？通过结论可以提出哪些防制对策？

【课题六】

某学者收集了1996年至2004年间的霍乱发病资料，这些数据来源于某市疾病预防控制中心的资料室、档案室和疫情统计室。而气象数据则由某市气象局在网上提供的，包括了1996年至2004年的月平均气温、月平均气压、月平均风速、月平均日照时数和月平均降水量等5个气象因素数据。在霍乱病人的诊断标准方面，要求病人同时具备腹泻症状，并经粪便培养检测呈阳性的O1群或O139群霍乱弧菌。研究结果显示，霍乱的发病与降水量和气温呈正相关、与气压呈负相关。

问题

1. 这是一种什么性质的流行病学调查？
2. 该调查调查方法的用途？
3. 该调查方法的优势有哪些？

（王　蕊）

实训D　病例对照研究

【目的】掌握病例对照研究的定义、基本原理、用途及整理和分析资料的基本方法。

【时间】4～6学时。

【课题一】

本课题内容为年轻女性阴道腺癌的病因探索。

阴道恶性肿瘤常由其他部位的恶性肿瘤转移而来，原发性阴道恶性肿瘤发病率较低，仅占妇科恶性肿瘤的1%～2%。原发性阴道恶性肿瘤好发于绝经后女性，平均发病年龄在50岁以上，鳞癌是主要的病理类型，约占总体病例的90%，偶尔有腺癌病例。

1966—1969年，美国波士顿文森特（Vincent）纪念医院收治了7例阴道腺癌病人，为15～22岁的年轻女性。在1966年之前，该医院并未收治过患这种疾病的年轻女性。由于这些病例在4年内呈明显聚集现象，这引起了妇产科医生赫布斯特（Herbst）的注意。

经过深入询问病史，研究人员发现7名病人均未使用过任何阴道刺激物、冲洗剂或卫生棉条。除了一名病人在出现症状（不规则阴道出血1年）后结婚，其余病人均未发生过性行为。在疾病发生之前，所有病例均未服用过避孕药。这使得研究者们陷入了困境，似乎无法找到该病的病因。

在与病人家属的交谈中，一位母亲提到在妊娠时曾经接受过己烯雌酚治疗，这引起了Herbst医生和他同事的注意。于是，他们决定进行一项病例对照研究，以详细比较病例的母亲在本次妊娠和既往妊娠期间的情况。

研究时，研究者们将1969年波士顿另一家医院收治的一名20岁女性阴道腺癌病人也纳入在内。如此，共收集到8个病例，每个病例按照1∶4的比例匹配4个对照。

对照来自同一医院出生，出生时与病例住在相同服务类型的病房，且出生日期与病例前后不超过5天的女性。经过培训的调查员使用统一的调查表，对病例及对照的母亲进行了调查。调查后的结果如表D-1所示。

表D-1　病例与对照比较数据汇总

病例号	妊娠年龄		妊娠期吸烟		此次妊娠出血		既往流产史		此次妊娠使用雌激素		哺乳		此次妊娠X线照射	
	病例	4个对照均数	病例	对照	病例	对照	病例	对照	病例	对照	病例	对照	病例	对照
1	25	32	有	2/4	否	0/4	有	1/4	有	0/4	否	0/4	否	1/4
2	30	30	有	3/4	否	0/4	有	1/4	有	0/4	否	1/4	否	0/4

续 表

病例号	妊娠年龄		妊娠期吸烟		此次妊娠出血		既往流产史		此次妊娠使用雌激素		哺乳		此次妊娠X线照射	
	病例	4个对照均数	病例	对照	病例	对照	病例	对照	病例	对照	病例	对照	病例	对照
3	22	31	有	1/4	有	0/4	否	1/4	有	0/4	有	0/4	否	0/4
4	33	30	有	3/4	有	0/4	有	0/4	有	0/4	有	2/4	否	0/4
5	22	27	有	3/4	否	1/4	否	1/4	否	0/4	否	0/4	否	0/4
6	21	29	有	3/4	有	0/4	有	0/4	有	0/4	否	0/4	否	1/4
7	30	27	否	3/4	否	0/4	有	1/4	有	0/4	有	0/4	否	1/4
8	26	28	有	3/4	否	0/4	有	0/4	有	0/4	否	0/4	有	1/4
合计			7/8	21/32	3/8	1/32	6/8	5/32	7/8	0/32	3/8	3/32	1/8	4/32
均数	26.1	29.3												
χ^2	自由度为1①		0.53		4.52		7.16		23.22		2.35		0	
P			0.50		<0.05		<0.01		$<0.000\ 01$		0.20			
	不显著②		不显著								不显著		不显著	

注：①用派克（Pike）与莫罗（Morrow）的配对对照χ^2检验公式。②配对t检验，$s_{\bar{x}}=1.7$岁。

在众多研究因素中，有3个因素的差别有统计学意义，具体如下。①此次妊娠阴道出血史（$P<0.05$）。②母亲以往流产史（$P<0.01$）。③母亲妊娠期间使用过己烯雌酚治疗（$P<0.000\ 01$）。事实上，因为有前2个因素存在才使用己烯雌酚进行治疗。

Herbst医生的病例对照研究一经发表，立刻引起了其他妇产科医生的强烈关注。仅仅3周之后，来自纽约州卫生部门的格林沃尔德（Greenwald）医生就从纽约州癌症登记处找到了另外的5个病例。Greenwald医生同样设计了一个病例对照研究，不仅为Herbst医生的结论提供了额外的证据，而且论证了不同浓度雌激素可能存在的有害性，引起医学界的热烈讨论。

根据临床研究的结论，美国食品药品监督管理局在1971年11月发布的公告中指出：己烯雌酚在妊娠期间禁忌使用，该药物的使用与子代阴道腺癌有关；关于己烯雌酚可能的重要毒性效应，希望引起所有医院和医生等医务人员的注意。

问题

1．研究疾病危险因素常用的流行病学方法有哪些？

2．如果你是Herbst医生，你打算采取哪种流行病学方法来探索这种罕见疾病的病因？

3．什么是匹配？为什么在病例对照研究中需要进行匹配？

4．有哪些常见的匹配方法？在进行匹配时，我们应该注意哪些问题？

5．如果你是研究者，你打算如何选择合适的匹配变量？

6．在病例对照研究中，有哪些常见的偏倚类型？

7．在该研究中你认为可能存在哪些重要偏倚？应该采取哪些措施来控制偏倚？

8．由表D-1能否得出“母亲孕期使用雌激素是少女阴道腺癌的病因”的结论？

9．病例对照研究与其他类型的流行病学研究（如队列研究和横断面研究）相比，有哪些优势和劣势？

10．病例对照研究的结果如何影响临床实践和公共卫生决策？你还可以举出其他例子来说明吗？

【课题二】

本课题内容为非匹配设计病例对照研究资料的分析。一项病例对照研究旨在探讨吸烟与肺癌之间的关联。研究者选取了100名肺癌病人作为病例组，同时选取了100名非肺癌病人作为对照组，匹配了年龄、性别和居住地等可能的混杂因素。2组人群的吸烟状况如表25-15所示。

表D-2 吸烟与肺癌关系的病例对照研究资料分析表

吸烟史	病例组（人）	对照组（人）	合计（人）
有	70	20	90
无	30	80	110
合计	100	100	200

问题

1. 根据表D-2资料，分析肺癌病人和对照之间吸烟的暴露比例有无差异？
2. 计算吸烟与肺癌之间的关联强度指标*OR*及其95%可信区间，并对该结果进行分析评价。

【课题三】

本课题内容为1∶1个体匹配设计病例对照研究资料的分析。某学者为探讨高血压与心脏病之间的关系，进行了一项1∶1个体匹配的病例对照研究。该研究共纳入了50名心脏病病人（病例组）和50名非心脏病病人（对照组），结果显示，病例组中有30人有高血压史，对照组中有10人有高血压史。匹配的50对病例–对照组合中，有5对双方均有高血压史。

问题

1. 列出分析表格，分析心脏病病人和对照之间有高血压的比例有无差异？
2. 计算高血压与心脏病之间的关联强度指标*OR*及其95%可信区间，并对该结果进行分析评价。
3. 若将该资料改为非匹配设计，结果是否会有所不同？

（郑晓丽）

实训E 队列研究

【目的】掌握队列研究的定义、基本原理、用途及整理和分析资料的基本方法。
【时间】3～4学时。

【课题一】

本课题内容为吸烟和肺癌关系的队列研究。

20世纪上半叶，许多工业化国家报道了肺癌死亡率的持续上升，1901—1920年男性为1.1/10万、女性为0.7/10万，1936—1939年男性为10.6/10万、女性为0.7/10万。

关于肺癌的病因，当时有2个主要原因不时被提出：一个是汽车尾气、柏油路面上的灰尘、煤气厂、工厂等造成的一般大气污染；另一个就是吸烟。尽管当时的科学界对吸烟与肺癌之间的确切关系仍存在争议，但越来越多的证据显示吸烟与肺癌之间存在联系。英国医师Richard Doll和Austin Bradford Hill自1947年起开展了关于吸烟与肺癌关系的病例对照研究。他们的研究结果显示，肺癌病人中吸烟者的比例显著高于对照组，提示吸烟可能是肺癌的病因。然而，要确立吸烟作为肺癌病因的因果联系，还需要通过其他研究方法进一步论证。

1951年10月31日，他们向居住在英国国内的注册医师发送了调查问卷。发放59 600份问卷，收到41 024份，完整可用的有40 701份，其中男性34 494份，女性6207份。根据医师们对问卷的回答，他们最终被分为2个组：吸烟者和不吸烟者，吸烟者根据平均每日吸烟量又分为3个组。由此，Doll和Hill对英国医师进行了长达数十年的前瞻性队列研究。

从1951年11月1日开始观察男性医师34 494人，至1956年4月进行的阶段性总结时，共观察了4年零5个月。自开始观察日起，每12个月统计一次各年龄组的人数，其中35～64岁男性存活人数及暴露人年数见表E-1。该表中人年数的计算采用了近似估计法，如45～54岁组的暴露人年数＝（7117＋7257）/2＋（7257＋7381）/2＋（7381＋7351）/2＋（7351＋7215）/2＋（7215＋7191）/2×5/12≈32 156人年。

研究对象的死亡信息通过英国医学会等途径获得，这样可以最大限度地保证数据的可靠性。最终确定为因肺癌死亡的有84例。使用1951年12月31日35岁及以上的英国男性总人口作为标准人口，采用直接法计算不同吸烟水平的35岁及以上男性肺癌标化死亡率，结果见表E-2。

表E-1 男性医师年初各年龄组存活人数及暴露人年数

年龄	存活人数						暴露人年数
	1951年11月1日	1952年11月1日	1953年11月1日	1954年11月1日	1955年11月1日	1956年4月1日	
35～44岁	8886	9149	9287	9414	9710	9796	
45～54岁	7117	7257	7381	7351	7215	7191	
55～64岁	4094	4212	4375	4601	5057	5243	
合计							

表E-2 不同吸烟量的35岁及以上男性肺癌标化死亡率

年龄	死亡人数	死亡率（‰）			
		不吸烟	每日吸烟1～14支	每日吸烟15～24支	每日吸烟≥25支
35岁～	10	0.00	0.09	0.17	0.26
55岁～	24	0.00	0.32	0.52	3.10
65岁～	31	0.00	1.35	3.34	4.81
75岁～	19	0.70	2.78	2.07	4.16
合计	84	0.07	0.47	0.86	1.66
RR		1.00			
AR		0.00			

问题

1．如果你是研究者，你会采取哪些方法来进一步论证吸烟可能是肺癌的病因？

2．队列研究有哪些类型？主要用途是什么？

3．队列研究具有哪些优势？它们的局限性又是什么？

4．在队列研究的设计和实施中要注意哪些问题？

5．利用近似估算法计算表E-1中各个年龄组的暴露人年数，并思考在该研究中为何采用暴露人年数而不是人数进行统计分析。

6．以非吸烟者作为参照组，分别计算35岁以上男性不同吸烟量分组的*RR*、*RR*的95%可信区间、*AR*和*AR*%。请阐述这些指标的流行病学意义，并据此完成表E-2的填写。

7．假设在全男性人群中肺癌的死亡率是10.6/10万。请计算每日吸烟量达到或超过25支的男性医师的*PAR*、*PAR*%，并解释这些指标在流行病学中的意义。

8．队列研究常见的偏倚有哪些？你认为在英国医师队列研究中可能存在哪些偏倚？

【课题二】

本课题内容为Framingham心脏研究。

20世纪40年代至50年代，以癌症、肾脏疾病及心血管疾病为代表的慢性病成为美国人死亡的主要原因，至1950年这3种疾病占所有死亡的68%。特别是，冠心病在20世纪中叶成为常见的致残和致死原因。美国国立卫生研究院（National Institutes of Health，NIH）在马萨诸塞州Framingham镇启动了一项研究，旨在调查社区中冠心病的病因和自然病史。

之所以选择Framingham镇，是基于三个方面的考虑：①该地居民参加过先前成功完成的公共卫生项目，特别是1917年至1923年的Framingham健康和肺结核示范研究。②该地位于波士顿西约22英里处，靠近波士顿主要大学和医院。③Framingham当时代表了一个典型的美国中产阶级社区，人口稳定。

自1948年起，Framingham心脏研究建立了第一代队列人群，招募了没有心血管疾病及其他重要慢性病的居民。最初，研究对象包括5209名参与者，随着研究的进行，累计参与者人数已超过15 000人。这项研究涵盖了三代人群，其中第一代参与者的失访率低于4%。

Framingham心脏研究进行过程中不断发现一些与心血管疾病有关的因素，比如肥胖、吸烟、高胆固醇。其中部分数据见表E-3、表E-4。

表E-3　45～62岁男性自25岁起的体重变化与动脉粥样硬化性心脏病发病率的关系

体重增加比例	观察人数	发病人数	发病率/‰	*RR*	*RR* 95%可信区间
<20%	572	24	42		
20%～29%	123	12	98		
≥30%	78	9	115		
未知	125	7	56		

注：$\chi^2=10.9$，$n=2$，$P=0.005$

表E-4　40～59岁男性按初始血清胆固醇水平分组的冠心病6年发生情况

血清胆固醇（mg/dl）	观察人数	发病人数	发病密度	*RR*	*AR*	*AR*%
<210	454	16	0.0059			
210～244	455	29	0.0106			
≥245	424	51	0.0200			
合计	1333	96	0.0120			

注：血清胆固醇单位换算为1mg/dl＝0.026mmol/L。

Framingham心脏研究至今已进行了70余年，是世界上最长的心血管流行病学研究，持续为我们提供了有关人类心血管和非心血管生理学在整个生命周期中的重要信息，以及识别心血管疾病的主要风险因素。

问题

1. Framingham心脏研究与课题一中的研究对象分别是什么？它们各自有哪些优势？对对照人群分别有哪些要求？

2. 研究地点的地理位置、文化、经济状况和医疗资源对研究设计和结果有何影响？

3. 什么是失访？失访在队列研究中为什么是一个重要的问题？

4. 失访可能会导致哪些偏倚？它们可能如何影响研究结果的解释和推断？

5. 表E-4中，以体重增加少于20%的人群作为参照，分别计算不同体重增加组的*RR*、*RR* 95%可信区间，并解释各指标的意义。

6. 以血清胆固醇<210mg/dl组为参考，完成表E-4。

7. 在Framingham心脏研究和英国医师吸烟与肺癌研究中，各自的主要结局是什么？它们之间有何不同？

8．对于Framingham心脏研究，如果结局是肺癌而不是心血管疾病，研究设计和方法会有哪些变化？

【课题三】

本课题内容为痔与结直肠癌关系的研究。为探索痔与结直肠癌之间的关系，有学者利用中国台湾地区全民健康保险数据库，对保险索赔数据进行了详尽分析。该数据集涵盖了病人的人口统计特征、接受的医疗服务以及相关的医疗费用信息。研究人员选取了在2000年至2010年被诊断患有痔疮的成年病人作为研究对象，并构建了一个随机对照队列，其样本量是痔疮队列的4倍，同时按照性别和年龄进行了频率匹配以确保两组间的可比性。2011年底跟踪随访是否发生结直肠癌。部分分析结果见表E-5。

表E-5　不同性别结直肠癌发病率及风险比

性别	无痔组			有痔组			粗*HR*	*HR* 95%可信区间
	发病人数	观察人年	发病率（‰）	发病人数	观察人年	发病率（‰）		
男性	86	142 490	0.60	209	140 293	1.49	2.38	1.84 ～ 3.09
女性	52	113 232	0.46	128	121 173	1.06	2.35	1.71 ～ 3.25

问题

1．上述研究属于哪种类型的流行病学研究？与【课题一】和【课题二】中使用的方法相比，该方法有何优势和不足？

2．表E-5中计算的发病率是累积发病率还是发病密度？ 2个指标有何区别？

（郑晓丽）

实训F 实验流行病学研究

【目的】掌握实验流行病学研究设计的基本原则和步骤，资料整理和分析；熟悉实验流行病学研究中可能出现的偏倚及对结果的影响；了解实验流行病学的基本概念。

【时间】3～4学时。

【课题一】

为评价某公司生产的七味清咽气雾剂治疗急性咽炎（肺胃实热证）的有效性和安全性，以原抛射剂型及安慰剂为对照，以不同地区的7家三甲医院共同参与，以420例符合研究入选标准的急性咽炎（肺胃实热证）病人为研究对象，采用随机、对照、双盲、多中心方案，在一个疗程为6天的临床观察中，共收集了基线及随访过程中581个相关测量或观察指标：①人口学、现病史、家族史、用药史与试验研究相关的症状和体征等一般资料。②重要体征（体温、心率、呼吸、血压）、实验室检查、辅助检查、不良反应等安全性观测指标。③咽痛消失时间、咽痛缓解情况、视觉模拟评分法（visual analogue scale，VAS）积分、中医证候评分及疗效等疗效指标。④其他，随机号、排除性指标等。

问题

1. 本研究除设立了七味清咽气雾剂试验组外，还设立了原抛射剂型及安慰剂两个对照组，其目的是什么？

2. 本研究采用多中心试验的目的是什么？是否需要考虑不同地区的医院疗效的差异性？医院是否会对药物疗效和安全性评价造成影响？

【课题二】

近年来甲状腺癌发病率快速上升，已成为我国恶性肿瘤发病率增长较快的肿瘤之一。为了解甲状腺癌的临床特征及预后，研究者于2011年1月至2019年12月，通过电子病例报告表收集了某省三家三级甲等医院新发甲状腺癌病人的住院号、性别、年龄、居住地、入院日期、出院日期、诊断方法、病理组织学类型、临床特征（肿瘤直径大小、癌组织累及单侧/双侧、癌结节数、有无淋巴结转移、有无远端转移、有无侵及被膜、有无多灶性、临床病理分期等）、甲状腺功能指标［促甲状腺激素（thyroid-stimulating hormone，TSH）、甲状腺素（thyroxine，T_4）和三碘甲腺原氨酸（triiodothyronine，T_3）］、手术及放射性碘（radioactive iodine，RAI）的治疗情况、常见的术后并发症、住院费用等。同时，追踪收集了甲状腺癌病人术后并发症、生存时间及生活质量等。

资料收集和整理的质量控制：研究开始前对调查员进行了集中培训，培训内容包括明确调查目的和意义、统一标准和调查方式等。预调查过程中的问题经过讨论完善后再开始正式调查。调查完成后，对病例报告表进行复查、审核，对漏项或错项进行修正。采用EpiData 3.1软件对数据进行双录入和校对，应用Stata 20.0软件对所有数据进行统计分析。

问题

1. 开展甲状腺癌临床特征及预后分析需要收集和整理哪些资料？

2. 临床资料收集和整理过程中如何进行质量控制？

【课题三】

为了研究左氧氟沙星与头孢哌酮注射液治疗社区获得性下呼吸道感染的效果，某研究人员对120例社区获得性下呼吸道感染新发病例进行了实验。在符合条件的病例中，有60例被随机分到实验组，另外60例被分到对照组。实验组的病人接受左氧氟沙星注射液（300mg/100ml）静脉滴注，每日1次，疗程5～14日；对照组接受头孢哌酮（4g）静脉滴注，每日1次，疗程5～14日。随机分组的方法是基于随机数字表产生随机分组序列，当病人符合人选标准时，随机分组中心将分配给病人一个随机数字，由该数字决定病人的分组方案，医生获得分组方案后再将病人分配到实验组或对照组。实验组和对照组在治疗前后均拍胸片，记录临床症状并进行血生化检查以观察治疗效果。实验组和对照组的平均疗程（均为9日）及不良反应发生率之间的差别均无统计学意义。

在上述研究中，实验组和对照组分别有50人和52人按要求完成治疗和所有检查，2组痊愈人数分别为42人和44人。在研究开始后1周内，实验组有3人转为对照组，其中1人痊愈；对照组有4人转为实验组，4人均痊愈。另外，实验组和对照组分别有7人和4人中途流失，未参加随访检查。

问题

1. 在该研究中，是否可以使用盲法？如可以，可在哪些阶段对哪些人员使用盲法？

2. 请为上述研究设计一个合适的随机分组方案，要求达到分组隐匿。

3. 请分别采用意向治疗分析法、效力分析法、接受治疗分析方法分别分析2组的痊愈率，并分析左氧氟沙星相对头孢哌酮治疗的疗效。结果请填入表F-1中。

4. 上述3种分析方法各有何种优缺点？

表F-1　结果分析

组别	人数	意向治疗分析法		效力分析法		接受治疗分析法	
		痊愈人数	痊愈率/%	痊愈人数	痊愈率/%	痊愈人数	痊愈率/%
实验组	60						
对照组	60						
RR							
AR							
NNT							

【课题四】

既往研究指出，适当使用钙补充剂能对铅中毒的治疗起到协同作用。某研究团队为了分析中度铅中毒儿童联合使用钙补充剂的治疗效果，该研究团队在某儿童医院的铅中毒专科门诊中收集确诊为铅中毒（中度）的患儿作为研究对象，具体入选标准如下：初诊的男性幼儿；血铅浓度水平为200～449μg/L；年龄为12～36个月；无甲状旁腺功能减退病史或佝偻病病史；一级亲属均无肾结石病史；没有服用维生素D和/或钙补充剂，如果目前正在服用这2种的任意一种，监护人愿意中止使用该药，2周后改服本研究提供的制剂；监护人同意签署知情同意书并保证配合研究工作。

随机分组的方法是基于随机数字表产生随机分组序列，并通过按顺序编码、密闭、不透风的信封应用，使得医生和病人无法预先得知随机分组的方案。信封上只有一个编号。当患儿符合入选标准时，分组人员将通过医生拿给患儿一个信封，打开信封，信封中的卡片将决定患儿被分配到实验组或对照组。分组工作在确定患儿符合条件后进行，直到实验组和对照组纳入符合标准的患儿各30例为止，参加研究的临床医生事先不了解分组情况。

研究人员对所有患儿及其监护人进行问卷调查，调查内容包括家庭环境、社会经济状况和患儿过去7天内膳食中钙的摄入量。

在门诊确诊的81例患儿中，有60例符合纳入标准并签署了知情同意书，被平均分配到实验组和对照组中。在12周的随访期间，实验组和对照组中各有2名患儿因不能按时前来随访而退出研究；对照组中有1例由于血铅浓度持续上升（超过450μg/L），须重新评估并改用其他治疗方案而退出研究；对照组中有1例出于其他原因意外服用了实验组的药物。因此，最终完成研究的实验组患儿有28例，对照组患儿有26例。

问题

1. 该研究的纳入和排除标准的设定依据是什么，是否合理？排除标准设立过严或过松对研究结果的真实性有何影响？
2. 该研究如何分组？研究对象的招募和分组是否合理？如果不合理，应如何改善？
3. 该研究过程是否使用了盲法？如果使用了盲法，分别在哪些阶段对哪些人使用？如不使用盲法可能造成什么问题？
4. 在研究中，使用信封的目的是什么？这种方法是否属于盲法？如果不是，它与盲法有何不同？
5. 信封法与随机分组有何异同？

【课题五】

国内外已有大量的研究证实高胆固醇血症是动脉粥样硬化性心血管疾病的主要危险因素之一，而血胆固醇水平受膳食中的饱和脂肪和胆固醇的影响。为了研究膳食干预对高胆固醇血症病人血脂的影响，研究人员在某医学院在校教职工中招募高脂血症病人。根据2018年教职工体检结果，对血清总胆固醇水平大于5.72mmol/L且年龄小于65岁者进行研究，共有370人符合要求。采用单纯随机法抽取其中100人，排除其中13人缺乏2次膳食调查和血脂测定的结果，最终纳入87人。研究对象的平均年龄为51.1岁，其中男性36例，女性51例。此外，有14例在干预前服降脂药而在干预过程中停药，因此在对血脂水平的变化进行分析时将其排除在外。

膳食调查采用《膳食调查方法 第1部分：24小时回顾法》（WS/T 426.1-2013）推荐的连续3天记录法开展调查。在第1天，调查员与每个研究对象见面，讲明调查的目的、意义和方法。采用已知准确重量的食物模型和模具，详细询问并记录研究对象前一天的饮食情况，包括进食时间、地点、食物的种类和数量。教会并要求研究对象按相同的方法记录当天和第2天的饮食情况。记录全部完成后，调查员到研究对象家中核对所有记录，并对错误的部分予以修正。

在2018年10月至11月对入选的研究对象进行连续3天的膳食调查，随后计算每人平均每天各类食物及营养素摄入量，参照《中国成人血脂异常防治指南（2016年修订版）》中的高脂血症膳食控制方案制定个体化的膳食干预措施，即在每个研究对象的膳食结构的基础上减少高脂肪、高胆固醇食物的摄入量，并调整其他食物的摄入量。在2019年1月至3月，分别进行面对面的干预，建议其按照推荐的膳食方案执行。之后随访6个月左右，在随访过程中每月通过电话询问各对象的依从性情况，并进一步强化干预。随访结束后，在2019年10月至11月进行第2次连续3天的膳食调查。在干预前后分别对所有对象进行血清总胆固醇、高密度脂蛋白胆固醇和甘油三酯的测定。

资料全部由流行病学专业人员收集、整理和分析，其中营养成分的计算基于2018年出版的《中国食物成分表》。全部资料的分析用SAS统计分析软件，差别检验用t检验。研究结果表明：①与干预前比较，样本人群干预后肉类、植物油、蛋类以及食盐等的人均摄入量明显减少（$P < 0.05$）。②人均总热能摄入量降低11%，脂肪摄入量降低21%，饱和脂肪摄入量降低21%，胆固醇的摄入量降低21%（$P < 0.01$）。③干预后平均总胆固醇、低密度脂蛋白胆固醇和甘油三酯水平都下降约0.3mmol/L（$P < 0.05$）。④60%的研究对象可观察到总胆固醇水平下降，30%的研究对象总胆固醇测定低于5.72mmol/L。

研究结论：对高脂血症病人进行合理的膳食干预既可改善其膳食结构，又可降低其血胆固醇的水平，因此应大力推广和加强对高脂血症人群的膳食干预。

问题

1．该研究属于哪一种类型的实验研究？

2．该研究的干预是什么？你认为该干预的描述是否清楚？

3．该研究是否设立了对照？如设立了对照，该对照是哪种类型？这种对照有何优缺点？

4．该研究是否存在选择偏倚？如存在，会如何影响结果？

5．该研究是否存在信息偏倚（如报告偏倚、向均数回归）？如存在，对哪部分结果有影响，如何影响？

6．该研究是否存在混杂偏倚？如存在，可收集哪些信息进行控制以减少混杂偏倚的影响？

7．你认为该研究的方法和结果是否支持所给的结论？为什么？

（刘成武）

实训G 筛检评价

【目的】 掌握筛检试验评价的指标的计算方法和意义，筛检方法联合应用的原则及对筛检真实性、收益的影响，真实性指标、患病率与预测值的相互关系，以及确定截断值的原则；了解筛检的卫生经济学评价指标及综合评价原则。

【时间】 2～4学时。

【课题一】

本课题内容为糖尿病筛检试验。某医生采用尿糖试验于某地区人群开展糖尿病的筛检，共检查1000人，结果见表G-1。

表G-1 糖尿病病人与非糖尿病病人尿糖试验结果

尿糖试验	糖尿病		合计
	有	无	
＋	45	50	95
－	5	900	905
合计	50	950	1000

问题

1．什么是筛检和筛检试验？

2．筛检试验的真实性指标有哪些？

3．筛检试验的可靠性指标有哪些？

4．请计算该试验方法的灵敏度、特异度、正确指数、阳性预测值、阴性预测值和一致率。

【课题二】

本课题内容为甲胎蛋白（alpha-fetoprotein，AFP）、铁蛋白（serum ferritin，SF）、谷氨酰转移酶Ⅱ（glutamyltransferase Ⅱ，GST-Ⅱ）对肝癌筛检试验的评价。AFP、SF和GST-Ⅱ是临床上常用来诊断肝癌的主要指标，3种方法的灵敏度和特异度见表G-2。假设某地有10万人口，肝癌的患病率为10/10万。

表G-2 不同方法筛检肝癌的准确性

筛检方法	灵敏度（%）	特异度（%）
AFP	59.8	92.5
SF	80.8	50.0
GST-Ⅱ	90.9	97.1

问题

1．在根据假阳性人数和阳性预测值来考虑，以上3种方法中哪种方法更适合在该人群中开展肝癌的筛查？为什么？

2．同一人群采用不同筛检方法，其预测值有何变化规律？

3．若某一社区人群也采用以上3种方法进行筛检，人口数为5万，肝癌患病率为1000/10万，3种方法在该社区人群的阳性预测值和阴性预测值分别是多少？

4．观察不同人群同一筛检方法预测值差异，对筛检方法的选择有何启示？筛检方法的选择还需考虑哪些情况？

【课题三】

本课题内容为受试者工作特征曲线的概念及截断值的确定。不同方法对某病诊断的ROC曲线见图G-1。

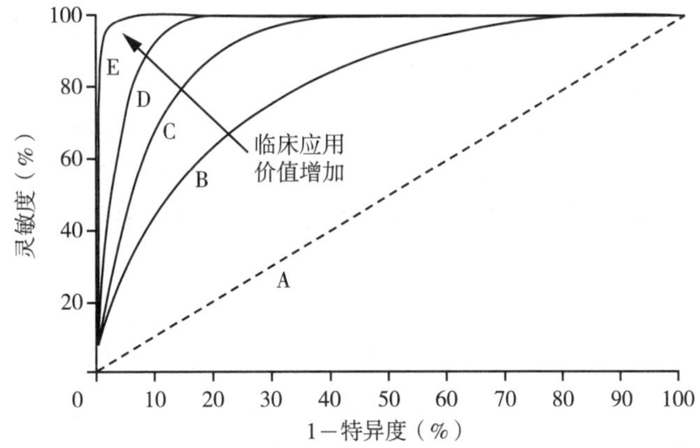

图G-1 不同方法对某病诊断的ROC曲线

问题

1．什么是受试者工作特征曲线（ROC曲线）？如何绘制ROC曲线？ROC曲线有何作用？

2．如图G-1所示，曲线E为最好的筛检试验，临床应用价值相对较高，此时曲线E疾病诊断的截断值应如何选取？为什么？

3．请简要说明截断值确定的原则。

【课题四】

本课题内容为乳腺癌的联合筛检试验。有人用红外线扫描和X线摄片2种方法在某地区的妇女中筛检乳腺癌，试验结果见表G-3。

表G-3 红外线扫描和X线摄片筛检乳腺癌的结果

试验结果		乳腺癌病人	非乳腺癌病人
红外线扫描	X线摄片		
+	+	40	20
+	−	10	20
−	+	30	10
−	−	20	2450
合计		100	2500

问题

1．若2种方法并联使用，请计算相应灵敏度、特异度、正确指数阳性预测值、阴性预测值。

2．若2种方法串联使用，请计算相应灵敏度、特异度、正确指数阳性预测值、阴性预测值。

3．同单纯某一筛检试验相比，联合试验对灵敏度、特异度和预测值的影响如何？

4．增加筛检试验收益的方法有哪些？

【课题五】

本课题内容为筛检的净灵敏度、净特异度及卫生经济学评价。筛检试验常常是分阶段、分步骤进行，第一步往往采用廉价、方便、容易被人群所接受的方法，检查阳性的人再作下一步检查；第二步的检测方法往往昂贵，有时还会有一定的伤害性，但灵敏度和特异度更高，该步检测阳性的人最终被判为阳性。两步检测中阴性的人（第一步检测阴性者＋第二步检测阴性者）都判为阴性。据此计算的灵敏度称为净灵敏度（net sensitivity），特异度称为净特异度（net specificity）。

假设某地区开展人群糖尿病筛检，第一步血糖水平检测（灵敏度为70%，特异度为80%），血糖阳性者再进行葡萄糖耐量试验（灵敏度为90%，特异度为90%）。现拟在1万名成人中开展筛检，已知该人群糖尿病的患病率为5%。

问题

1．上述筛检方法采用了什么联合试验的方法？该方法的优缺点分别是？

2．请计算该筛检试验的净灵敏度、净特异度阳性预测值、阴性预测值。

3．假设血糖水平检测和葡萄糖耐量试验费用分别为10元/例、20元/例，请估计在该人群中筛查出1例糖尿病病人的成本（成本-效果比）。

4．是否可根据筛检成本结果选择此糖尿病筛查方案？选择筛检方案还需要考虑哪些情况？

（周　旋）

实训H 病因判断

【目的】理解病因的概念、因果关系的基本条件以及发现和验证病因的原理、法则，学习如何结合希尔准则来进行病因推断，并体会不同类型的研究证据在病因推断中的作用及局限性。
【时间】2～4学时。

【课题一】

本课题内容为沙利度胺（反应停）与短肢畸形的关系。

1. 资料1 短肢畸形是一种极其罕见的新生儿畸形，由于患儿的肢体多发育不全或部分缺失，形似海豹，故又称“海豹肢畸形”。在1959—1961年，德国的新生儿短肢畸形病例数突然猛增，而且各个地区都有病例报告。德国各地区大学医学院1949—1961年收治的短肢畸形病例数见表H-1。

表H-1 德国各地区附属医学院儿科收治的短肢畸形病例数

地区	1949—1958年	1959年	1960年	1961年
波恩	0	2	19	50
不来梅	0	0	4	20
法兰克福	0	1	4	11
格廷根	0	3	1	10
汉堡	0	1	30	154
海德尔堡	0	2	5	9
基尔	0	2	4	26
慕尼黑	3	4	14	44
蒙斯特	0	3	27	96
合计	3	18	108	420

注：病例包括四肢不全、缺肢、小肢和短肢畸形。

问题

1. 表H-1的数据提示了什么重要问题？
2. 在尚不清楚导致短肢畸形病因的情况下，你将首先从哪些方面着手进行病因研究？

2. 资料2 1957年，一种名叫反应停的新药被批准上市。反应停是一种用于抑制或减轻孕妇妊娠反应的药物，很快被广泛使用。根据短肢畸形的暴发性特征及反应停的上市时间，德国医生伦茨（Lenz）认为反应停是导致短肢畸形的可疑原因，经过初步研究，他发现50%的患儿母亲在妊娠期间曾服用过反应停。

问题

1．该病因假设，应用的是穆勒法则中的哪种方法？

2．根据Lenz的初步发现，能否认为是反应停导致了新生儿短肢畸形？为什么？

3．若希望进一步研究和确认病因假设，应如何开展下一步研究？

3．资料3 1961年，德国的一项病例对照研究比较了1959—1960年出生的41例短肢畸形患儿的母亲和300例健康婴儿的母亲在妊娠4～9周服用反应停的情况，主要结果见表H-2。

表H-2 短肢畸形患儿和健康婴儿母亲服用反应停的情况

妊娠4～9周服用反应停情况	人数		合计
	短肢畸形患儿母亲	健康婴儿母亲	
服用过	41	0	41
未服用过	5	300	305
合计	46	300	346

注：OR = 4534.82，OR 95%可信区间 = 246.25～83 511.26。

问题

1．由以上资料可以得出什么结论？

2．该研究类型与希尔法则的哪一条对应？

3．在本例中，你认为该研究的主要局限性是什么？

4．资料4 德国一位妇产科教授开展了一项前瞻性研究，记录了350例孕妇在妊娠期服用反应停的情况，并对她们生下的婴儿是否发生了短肢畸形进行随访，结果见表H-3。

表H-3 母亲孕程前20周服用反应停的情况与婴儿短肢畸形的关系

母亲孕程前20周服用反应停情况	婴儿数		合计
	发生短肢畸形	未发生短肢畸形	
服用过	3	4	7
未服用过	0	343	343
合计	3	347	350

注：OR = 534.33，OR 95%可信区间 = 23.93～11 928.80。

问题

1．一般来说，在因果关系推断中，前瞻性研究与回顾性研究相比有何优势？

2．在本例中，表H-3的队列研究相较于表H-2的病例对照研究是否仍具有该优势？

3．是否可用设计最为严谨的实验研究（即随机对照试验）来研究反应停与短肢畸形的关系？为什么？

5．资料5 反应停的销售量与短肢畸形在时间分布上存在密切联系。在反应停从1959年开始在市场上销售，1960年销售量迅速上升。1960年底和1961年初短肢畸形病例也随之上升。2条曲线相隔3个季度，反应停销售量曲线与病例母亲妊娠期吻合。1961年12月，反应停停止在市场销售，1962年下半年以后出生儿童便很少发生这种畸形（图H-1）。

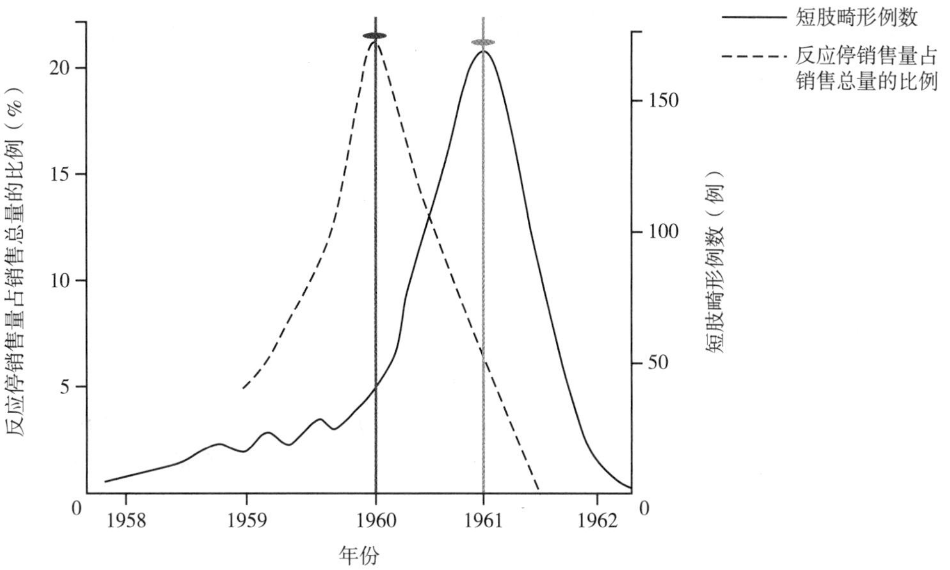

图H-1 德国反应停销售量占销售总量的比例与短肢畸形例数的时间分布

问题

1．资料5属于哪一类型的流行病学研究？这类型研究有何缺点？

2．图H-1说明了什么？

3．该资料是否能确证反应停与短肢畸形的因果关系？为什么？

6．资料6 一项动物实验发现部分被给予反应停的兔子分娩出的幼兔出现了长骨缺失，与海豹肢畸形患儿的症状类似。科学家在斑马鱼和小鸡模型中发现，反应停可与蛋白质cereblon结合，抑制cereblon的酶活性，而这种活性对肢体的发育十分重要。

问题

1．以上资料在因果关系推断中有什么作用？与希尔准则的哪一条对应？

2．参照希尔准则，结合前述所有资料信息，试阐述为什么要进行不同的研究？

3．反应停与短肢畸形的因果关系，你觉得还缺少哪些方面的证据？这些证据对于病因推断是否不可或缺？

4．基于以上资料，你认为反应停是否为导致德国短肢畸形暴发的主要原因？

【课题二】

本课题内容为察布查尔病与“米送乎乎”。

1．资料1 20世纪40年代至50年代，在我国的新疆察布查尔县，流行着一种怪病，病人出现视物重影、头晕头疼、上睑下垂、声音嘶哑、吞咽困难等症状，奇怪的是这种怪病只在春天发生，得病的往往都是锡伯族人，并且多是妇女和儿童，病症都是从眼睛的症状开始，严重者往往2～3天死亡。由于发生在察布查尔县，所以人们叫它“察布查尔病”。为了彻底查清这种疾病的病因，1958年，我国卫生部组织一支由8人组成的专家组赴察布查尔县进行调查，主要调查区域是该县发病最多的六乡。

问题

如果你是调查组中的一员，应该如何开展调查？

2. 资料2 专家组中一名年轻的成员连志浩同志，运用流行病学分布论的原理，通过记录、摸索"察布查尔病"的时间、地区、人群的"三间分布"，与专家们发现了察布查尔病的发病规律：①疾病只在春天发生，四五月是高峰期。②在锡伯族各乡，只有二乡历年来从未发生过本病，五乡和六乡得病人数多。③除一例个例外，所有的病人都是锡伯族人。④各年龄段的人都可能发病，但绝大多数是妇女和儿童。⑤疾病家庭散发，即患病的家庭之间并无联系，家庭内部也是零星发病。

问题

1. 描述疾病的"三间分布"，在病因的因果推断中，起到了何种作用？

2. 根据以上疾病的分布特征，你认为疾病分布的哪个特征比较重要？为什么？

3. 综合疾病的特征分析，你得出什么结论？

3. 资料3 专家们发现，一位中俄混血儿1956年不幸染上察布查尔病，而她的生活习惯（尤其是饮食）和当地锡伯族居民完全一致。因此，专家组成员们将目光转移到锡伯族人民的饮食上。如果是食物引起的中毒，必须是一种只有锡伯族人才吃的食物，而且是一种只在春天吃的食物。专家组开始排查锡伯族人民的日常饮食，发现只有锡伯族人吃而其他民族不吃的食物主要有腌猪肉、咸鱼和面酱。

专家组分析如下：锡伯族人近三四年来已经不吃腌猪肉，发病多的乡吃咸鱼反而少。最终，面酱（"米送乎乎"）成为专家组的重点关注对象。

问题

在发现可疑病因的过程中，专家组成员应用了穆勒法则中的哪些方法？

4. 资料4 新的疑问产生了：锡伯族人一年四季都会吃面酱，为什么只在春天发病？同样吃面酱，为什么有的乡的人不发病？为什么吃同样食物的家庭，却多是妇女和儿童发病呢？会不会是"米送乎乎"的制作过程出现了问题？

专家组发现：面酱主要由家庭妇女制作，并且是在每年春天制作出足够一年食用的量，制作方法有两种：馒头法和麦粒法。调查发现，从不发病的二乡，家庭都是用麦粒法制作面酱；发病多的五乡和六乡，绝大多数居民使用馒头法。

馒头法制作的"米送乎乎"，在发酵过程中会逐渐产生甜味，妇女基本上靠"尝味"来判断发酵是否完成。麦粒法制作的"米送乎乎"，发酵过程中不仅没有甜味，而且在半成品阶段是不能吃的，妇女在制作过程中不会食用，只是通过观察半成品外表性状的改变。此外，馒头法制作的"米送乎乎"有甜味，并且盐水煮沸前也可以食用，因此也成为儿童喜爱的"零食"，儿童会在春天经常食用。

专家组得出了初步结论：馒头法制作的"米送乎乎"，在盐水煮沸前，食用或者品尝的妇女和儿童患病率最高。由于加工成品时会煮沸三四个小时，毒素很可能在这个过程中被灭活。

问题

1. 资料4能否解释资料1中疾病的分布特征？若能，请解释。

2. 为进一步研究察布查尔病与"米送乎乎"的关系，下一步应做哪些工作或研究？

5. 资料5 随后的动物实验和细菌学检查，中毒原因就是曾经被列为怀疑对象的肉毒毒素，肉毒梭菌是"察布查尔病"的元凶。但是之前的研究，由于一直认为肉毒毒素只会存在于肉制品中，没有找到季节性的中毒来源，所以尽管怀疑，却没有证实是肉毒毒素。这一发现，冲破了当时认为只有食用腌制的肉食才能肉毒中毒的理论，为肉毒中毒研究开阔了新领域。

问题

1. 动物实验和细菌学检查，在察布查尔病的病因发现起到什么作用？

2. 专家组之前"一直认为肉毒毒素只会存在于肉制品中，没有找到季节性的中毒来源，却没有证实是肉毒毒素"，这是符合希尔准则中哪条标准？对你有何启示？

6. 资料6 疾病病因明确后，察布查尔县销毁了全县尚存的"米送乎乎"，并向群众广泛宣传该病的病因及预防方法，此后多年，察布查尔病在该县销声匿迹。再之后，随着发酵食品的工业化生产逐渐取代了家庭自制，察布查尔病才渐渐淡出了人们的视线。

问题

1．资料6在察布查尔病与“米送乎乎”因果关联中，提供了何种作用？

2．结合疾病因果关系研究主要步骤，本课题对你有何启示？

【课题三】

本课题内容为吸烟与肺癌。

1．资料1 20世纪前半叶，世界上有不少国家肺癌的发病率和死亡率均有增长，有些工业发达的国家肺癌的死亡率增长更快。接触肺癌病人的医师根据经验，早就有这样的怀疑：“得肺癌的人总是好像倾向于以吸烟者为多。”但众所周知，肺癌病人也有不吸烟的，不吸烟者也有患肺癌的。

问题

1．“得肺癌的人总是好像倾向于以吸烟者为多”应用的是穆勒法则的哪种方法？

2．如果目前还没有有关吸烟与肺癌关系的研究证据，你将从哪些方面着手，采用什么研究方法获取证据？请说明理由。

2．资料2 Doll和Hill曾根据描述性研究提供的线索，进行病例对照研究，结果表明肺癌病人比对照者吸烟多，吸烟量大。这些结果先后在其他国家和地区的多次病例对照研究中得到印证。部分结果见表H-4与表H-5。

表H-4 肺癌病人与非肺癌者吸烟与不吸烟的比例

性别	分组	调查人数	吸烟人数（率）	不吸烟人数（率）
男	肺癌组	649	647（99.7%）	2（0.3%）
	非肺癌组	649	622（95.8%）	27（4.2%）
女	肺癌组	60	41（68.3%）	19（31.7%）
	非肺癌组	60	28（46.7%）	32（53.3%）

注：男、女不吸烟率均为非肺癌组高于肺癌组，$P<0.05$。

表H-5 肺癌病人与非肺癌者在病前10年内平均每日吸烟量

性别	分组	总人数	不吸烟人数（率）	吸烟人数（率）				
				平均每日吸烟 <5支	平均每日吸烟 5～14支	平均每日吸烟 15～24支	平均每日吸烟 25～49支	平均每日吸烟 ≥50支
男	肺癌组	1357	7（0.5%）	55（4.0%）	489（36.0%）	475（35.0%）	293（21.6%）	38（2.8%）
	非肺癌组	1357	61（4.5%）	129（9.5%）	570（42.0%）	431（31.8%）	154（11.3%）	12（0.9%）
女	肺癌组	108	40（37.0%）	16（14.8%）	24（22.2%）	14（13.0%）	14（13.0%）	0（0）
	非肺癌组	108	59（54.6%）	25（23.1%）	18（16.7%）	6（5.6%）	0（0）	0（0）

注：分男女对肺癌组与非肺癌组的吸烟分布进行显著性检验，其P值均小于0.01。

问题

1．研究者开展以上研究，希望获取哪些方面的病因证据？

2．根据现有的资料，你认为能对吸烟与肺癌的关系得出结论吗？主要原因是什么？

3. 资料3 为了进一步证实纸烟的致癌作用，不少学者做了大量的实验室研究。他们将纸烟的烟雾浓缩物涂在动物的皮肤上，或作用于其支气管黏膜，或注射到皮下或肺内，可成功致癌，也有使小白鼠吸入纸烟的烟雾而发生肺癌的报道。但有人对这种实验结果持异议，认为：其癌细胞的种类与人肺癌不一样；实验用小白鼠，其种系本身就容易发生这种癌。此外，从纸烟的烟雾中提取了具有直接致癌作用的3,4-苯并芘之类的煤焦油系致癌化学物质。但3,4-苯并芘之类致癌物在熏烤食品中也不低。

问题

1．请评价实验研究在本次病因研究中的作用？

2．能否就本课题进行人群试验研究？为什么？

4. 资料4 大量的队列研究对吸烟与肺癌的关系得出了有价值的结果，如：Doll和Hill于1951年着手进行前瞻性队列加究，追踪观察了20年之久，并进行了多次阶段小结（1954年、1956年、1964年、1976年）。其中，他们于1951年11月函访了59 600位医生，要求其提供吸烟的详细情况，得到了40 701位医生的满意答复，追踪观察了4年多，发现吸烟者死亡率为0.9‰，不吸烟者为0.07‰，相对危险度为12.86（0.9/0.07）。每日吸烟25支以上者，死亡率为1.66‰，与不吸烟与不吸烟者相比，相对危险度为23.71（1.66/0.07）。每日吸烟量在35支以上者，死亡率高达3.15‰，相对危险度为45.00（3.15/0.07）。另外一些研究结果摘录如表H-6。

表H-6 各年龄组每年每人1000人口肺癌死亡率（人数）与吸烟量的关系

年龄	不吸烟者死亡率（人数）	吸烟者死亡率（人数）		
		每日吸烟1～14支	每日吸烟15～24支	每日吸烟≥25支
35～44岁	0.05‰（1）	0.07‰（1）	0（0）	0.11‰（1）
45～54岁	0（0）	0.31‰（3）	0.62‰（9）	0.75‰（8）
55～64岁	0（0）	0.48‰（3）	2.31‰（20）	3.88‰（26）
65～74岁	0（0）	2.69‰（9）	5.16‰（17）	6.48‰（14）
75岁～	1.11‰（2）	2.68‰（6）	7.27‰（8）	16.33‰（8）
合计	0.07‰（3）	0.57‰（22）	1.39‰（54）	2.27‰（57）

问题

1．队列研究的证据在病因推断中有何作用？

2．根据表H-6，你认为还可以提供哪项病因推断的证据？

5. 资料5 Doll和Hill在进行队列研究过程中，长达20年的随访观察发现戒烟者肺癌死亡率较持续吸烟者肺癌死亡率低，随着戒烟时间延长，肺癌死亡率也随之下降，但并不能恢复到不吸烟人群的水平，而是逐步下降，速度越来越慢。

到1964年为止，不同时间、地点和对象的29项病例对照研究28项，7项队列研究的全部结果都显示出吸烟与肺癌的关联。

问题

1．比较资料4和资料5研究方法的异同。

2．资料5对应病因推断希尔准则中的哪项标准？

3．根据疾病因果推断标准，对本课题前述所提供资料进行综合评价。

（谢链光）

实训Ⅰ　公共卫生监测

【目的】 掌握公共卫生监测的基本概念、目的、内容和应用；熟悉公共卫生监测的种类、方式和方法，以及公共卫生监测系统的评价。

【时间】 2学时。

【课题一】

请复习公共卫生监测的基本概念和内容，然后回答下列问题。

问题

1．举例说明公共卫生监测的目的是什么？

2．常用的公共卫生监测方法有哪些？其主要特点是什么？

3．你认为做好公共卫生监测应该从哪些方面考虑？

【课题二】

某地区开始对男男性接触者艾滋病的流行现状及其影响因素进行研究。为监测男男性接触者艾滋病的流行现状，研究者回顾了艾滋病的不同数据来源。

方法1：通过电话调查男男性接触者的自我报告艾滋病患病率和发病率。

方法2：通过定期调查当地医疗机构获得的艾滋病相关门诊就诊情况。

方法3：通过匿名问卷调查男男性接触者的自我报告艾滋病患病率和发病率。

方法4：通过男男性接触者社交网站及手机APP招募目标人群完成网络调查，了解该人群的艾滋病患病率和发病率。

问题

请讨论以上男男性接触者艾滋病监测方法的优缺点。

【课题三】

2021年5月（2021年5月1日0时至5月31日24时），全省共报告甲类、乙类传染病发病36 387例，死亡80人。其中，甲类传染病无病例报告。乙类传染病甲类管理的新型冠状病毒感染报告确诊病例124例（含港澳台和外籍病例），其中87例为境外输入病例，37例为本土病例；无死亡病例。乙类传染病除严重急性呼吸综合征、脊髓灰质炎、人感染高致病性禽流感、狂犬病、乙脑、炭疽、流脑、新生儿破伤风、血吸虫病、白喉、人感染H7N9禽流感无发病及死亡报告外，其余17种传染病均有病例报告。

2021年5月，乙类传染病报告发病数居前5位的病种为乙肝、肺结核、梅毒、丙肝和淋病，占报告发病总数的94.79%；报告死亡数居前3位的病种为艾滋病、乙肝、肺结核，占报告死亡总数的100%。

2021年5月，全省共报告丙类传染病发病78 108例，死亡1例（手足口病）。报告发病数居前3位的病种为手足口病、其他感染性腹泻、流行性感冒，占丙类传染病报告发病总数的98.05%。

问题

案例属于哪种类型的监测？主要采用的监测方法有哪些？

【课题四】

我国曾于1959年、1982年、1992年和2019年分别进行过全国营养调查（表I-1），了解我国城乡居民膳食结构和营养水平及其相关慢性疾病的流行病学特点及变化规律，评价城乡居民营养与健康水平，制定相关政策和疾病防治措施发挥了积极的作用。

表I-1　1982年、1992年和2019年全国营养调查表

类别	1982年			1992年			2019年		
	全国	城市	农村	全国	城市	农村	全国	城市	农村
能量（kcal）	2491.3	2450	2509	2328.3	2394.6	2294	2253.5	2137.5	2297.9
能量（kJ）	10 423.5	10 250.8	10 497.7	9740.3	10 019	9598.1	9428.8	8943.2	9614.2
蛋白质（g）	66.7	66.8	66.6	68	75.1	64.3	66.1	69.1	64.9
脂肪（g）	48.1	68.3	39.6	58.3	77.7	48.3	76.2	85.6	72.6
膳食纤维（g）	8.1	6.8	8.7	13.3	11.6	14.1	12	11.2	12.4
维生素A（μg）	53.8	103.9	32.7	156.5	277	94.2	152.9	226.5	124.6
维生素A当量（mg）	119.5	147.3	107.8	476	605.5	409	478.8	552.8	450.3
硫胺素（mg）	2.5	2.1	2.6	1.2	1.1	1.2	1	1	1
核黄素（mg）	0.9	0.8	0.9	0.8	0.9	0.7	0.8	0.9	0.7
抗坏血酸（mg）	129.4	109	138	100.2	95.6	102.6	89.8	83.1	92.3
钙（mg）	694.5	563	750	405.4	457.9	378.2	390.6	439.3	371.8
铁（mg）	37.3	34.2	38.6	23.4	25.5	22.4	23.3	23.8	23.1
磷（mg）	1623.2	1574	1644	1057.8	1077.4	1047.6	980.3	975.1	982.1

问题

1. 根据表I-1提供的数据，进行统计描述和分析。
2. 通过对该监测资料的分析，可以得出什么结论？

（李　姗）

实训J　传染病控制及效果评价

【目的】掌握针对传染源、传播途径、易感人群的预防措施，传染病暴发的应急措施，传染病防制效果评价。

【时间】4～6学时。

【课题一】

本课题内容为新生儿中接种乙肝疫苗后低、无应答者再免疫效果的研究。

1. 背景　乙型肝炎病毒（HBV）是引起乙型病毒性肝炎（简称乙肝）的病原体，慢性乙肝炎症长期不愈，反复发作，很有可能发展称为肝硬化、肝癌等。HBV可通过血液、血制品、母婴等途径进行传播。预防乙肝传播时，接种乙肝疫苗是预防乙肝最有效的办法。随着HBV感染人数逐年增多，相关部门开始重视乙肝预防工作，新生儿接种乙肝疫苗的预防措施得以实施，因此成功阻断了乙肝的母婴传播。但近年有研究发现，3～6岁儿童80%乙肝表面抗体呈现阴性或弱阳性，新生儿乙肝疫苗免疫效果可能随着时间进展而降低。

2. 新生儿乙肝基础免疫效果研究　新生儿出生后按照“0、1、6”程序将重组酵母乙肝疫苗5μg接种与上臂三角肌，在第3剂疫苗接种后，间隔1个月抽取静脉血予以血清分离，采用化学发光微粒子免疫分析法检测抗-HBs几何平均浓度（geometric mean concentration，GMC）。血清抗-HBs效价≥10mU/ml为有应答；血清抗-HBs效价＜10.0mU/ml为无应答；应答率＝应答人数/总接种人数×100%。检测结果见表J-1。

表J-1　新生儿童按照“0、1、6”程序接种乙肝疫苗后应答情况

出生地点	应答人数	总人数	P
乡镇医药	73	107	＜0.05
县级医院	33	39	

本研究中，新生儿童按照“0、1、6”程序接种乙肝疫苗后，其应答率为72.6%。针对无应答儿童，采取自愿原则，依据以上程序再接种10μg汉逊酵母乙肝疫苗或5μg重组酵母乙肝疫苗，并且于再免疫第1剂后与第3剂后1个月按照以上方案检测实验儿童GMC。结果见表J-2。

表J-2 初免后低、无应答者再免效果

接种疫苗	例数	再免1次GMC	再免3次GMC	P
重组酵母乙肝疫苗	6	（407.4±218.42）U/L	（675.42±315.24）U/L	＜0.05
汉逊酵母乙肝疫苗	5	（517.63±374.16）U/L	（768.52±469.75）U/L	＜0.05
P	—	＜0.05	＜0.05	—

问题

1. 结合上述结果，请回答出生地点对新生儿乙肝疫苗应答情况是否有影响，及导致该种情况的原因是什么？

2. 请解释上述结果，并判断本研究结果是否可靠。

【课题二】

本课题内容为2010年广州一起登革热暴发现场干预与效果评价。

1. 背景 登革热是登革病毒经过埃及伊蚊和白纹伊蚊传播引起的急性虫媒传染病。登革病毒耐低温，在−20℃人血清中可存活5年，−70℃可存活8年以上，但不耐热，50℃加热30分钟或100℃加热2分钟即可灭活；不耐酸，用洗涤剂、乙醚、紫外线和0.65%甲醛溶液可以灭活。登革病毒感染后可导致隐性感染、登革热、登革出血热，登革出血热我国较少见。登革热主要在热带和亚热带地区流行，我国广州、香港、澳门等地是登革热流行区。由于本病由伊蚊传播，故流行特征具有季节性，一般在每年5月至11月份发生，发病高峰在7月至9月份。在新流行地区，人群普遍易感，但发病以成人为主；在地方性流行区，发病以儿童为主。

广州地处中国大陆南方、广东省的中南部、珠海三角洲的北缘，是中国的南大门，是世界著名的港口城市之一，是国家重要的经济、金融、贸易、交通、会展和航运中心，也是国务院定位的国际大都市和国家三大综合性门户城市之一，其社会经济文化辐射到东南亚。广州地处珠江三角洲，濒临南海，海洋性气候特征特别显著，海洋和大陆对广州气候都有明显的影响。广州各区年平均气温在21.5～22.2℃，雨水资源丰富，平均年降水量1800mm，年降水日数150日左右。广州属于亚热带季风气候，自然气候条件适宜登革热传播媒介白纹伊蚊的生长与繁殖。广州近年来发展快速，新旧城区相互交错，同时居民有养殖水生植物的传统习惯，也有利于白纹伊蚊的生长繁殖。据统计，1987年至2009年，共报告登革热病例数13 301例。广州市登革热疫情呈明显周期性，通常每3～5年就会出现一个发病高峰。

2010年广州市发生了一起登革热局部暴发疫情。2010年9月13日，广州市某医院送检了一份发热伴血小板减少症状病例的血清标本。广州市疾病预防控制中心在其中检测出登革病毒IgM呈阳性，市疾控中心立即将实验室结果通报病例所在的区疾控中心，并要求其尽快对疫情进行核查。

区疾控中心经电话询问，了解病人信息。1号病例，女性，30岁，9月6日8时发现发热，体温39℃，自行服用退热药物，发热症状并未缓解。9月9日，四肢出现皮疹，怀疑自己过敏，自行购买抗过敏药服用，但病情反复。9月12日20时，前往景泰街社区卫生服务中心就诊，门诊医生建议病人前往广州市第八人民医院就诊。9月12日21时，广州市第八人民医院以“发热待查，疑似登革热”收治入院。

根据《登革热诊断标准》（WS 216-2008），结合病例的临床表现和实验室检测结果，确诊为登革热临床诊断病例。病例经初步核实后，区疾控中心立即组织现场调查人员赶赴现场展开调查。

2. 现场调查 9月14日，市、区疾控中心人员前往1号病例所在医院、居住小区和工作地点开展流行病学调查。

（1）核实疫情，划定疫点：病例住址为广州市白云区景泰街A小区，在某公司做文职工作。1号病例自述发病前15天内，主要在公司和居住小区范围内进行活动，否认曾到东南亚、南美洲等登革热疫区旅游，因此，初步判断为本地感染的散发病例。

按照相关防控规范要求，以病例居住的居民楼为中心，规定半径100m之内的空间范围为疫点，调查组组织疫区防控相关单位和人员开展现场调查。

（2）病例搜索：市、区疾控中心调查组在疫点范围内对密切接触者或共同暴露者，如1号病例的家人、同事以及住家周围半径100m的邻居进行主动搜索。搜索发现2周内曾出现发热症状的可疑病人3例，经实验室登革热抗体检测后，结果均为阴性；对疫点、疫区范围内医疗机构，例如社区门诊、卫生站、医院，搜索近期发热病例就诊情况，并未发现发热或皮疹病人就诊异常增多情况。

（3）媒介调查：白云区疾病预防控制中心组织调查小组在疫点范围内开展媒介状况快速检测与评估。对病人居住A小区进行调查，检查积水27宗，发现阳性积水16宗，白纹伊蚊成蚊密度14只/人时；其临近B小区，检查积水25宗，发现阳性积水12宗，白纹伊蚊成蚊密度9只/人时。

（4）疫情进展：9月15日，广州中医药大学附属第一医院报告2号病例，发热伴血小板减少，9月13日血液标本登革病毒抗体检测呈阴性，9月19日登革病毒IgM阳性、登革病毒IgG阴性；该病例为景泰街派出所警员，发病前15天内活动范围是其工作地点景泰街和位于邻近的玉屏街。9月19日，疾控中心又接到该院报道的3号临床诊断病例，以及广州市第八人民医院报道的4号确诊病例，2名病例的居住地均在景泰街。

3. 现场控制措施　根据《广州市登革热防控工作指引（试行）》要求，白云区立即组织人员对景泰街登革热暴发疫情进行现场处置。

（1）划定登革热疫点和疫区：疫点指以病家为中心半径100m内范围，具体划定为以岭南花园三街21号病家为中心，半径100m范围；疫区则以病家为中心半径400m范围内除疫点外的部分，具体划定北至同雅南街、东至西槎街、南至同嘉街、西至石井河。设定监测区，以病家为中心半径400～3000m的范围。

（2）明确辖区登革热调查处置的组织管理及职责分工：接到登革热疫情暴发的报告，白云区政府成立了区登革热疫情防控小组，组织动员各部门参与，制定现场防控方案，明确主要防控部门职责，落实现场防控措施。

区卫生局职责：登革热防治工作的组织协调；开展疫情分析和预测，向政府提交预警报告，制定防控工作方案；向相关部门通报登革热疫情；组织对医务人员培训；协调相关部门开展防控宣传。

区爱国卫生委员会办公室职责：组织宣传发动，开展群众性爱国卫生运动；防蚊灭蚊工作组织协调，组织专业队伍、药械，开展疫点、疫区防蚊灭蚊工作和发动群众翻盆倒罐，清除室内外伊蚊滋生地；疫点1周内布雷图指数降到5以下，警戒区10天内布雷图指数降到5以下；组织指导灭蚊工作；检查灭蚊和清理滋生地等措施的实施情况。

景泰街街道办事处职责：组织街道城管、社区人员和消杀专业队伍进行疫点、疫区灭蚊工作，发动辖区群众翻盆倒罐，清除室内外伊蚊滋生地，做到全程覆盖。宣传发动，开展群众性爱国卫生运动，清除卫生死角，滋生地和杂物；开展各种形式登革热防治知识宣传教育活动。

区疾控中心职责：开展登革热监测，包括疫情监测和媒介监测；开展疫情现场流行病学调查，主动搜索病例；划定疫点和疫区，提出预防控制措施和建议，并提供相应技术支持和指导；及时分析疫区动态，预测疫区的发展趋势；做好灭蚊和清除滋生地效果的评价；开展健康人群的血清学调查，判定可能感染的范围和隐形感染的情况；组织开展登革热防治知识宣传教育。

景泰街社区卫生服务中心职责：做好疫区报告，参与疫点处理，开展辖区病例搜索，追踪可疑传染源；组织开展各种形式登革热知识宣传教育；组织对院内和街道辖区内社区医疗机构医务人员登革热防治培训指导。

（3）组织落实杀灭成蚊和清除蚊媒滋生地防控工作：杀灭成蚊和清除蚊媒滋生地工作由辖区景泰街街道办事处负责组织实施。

1）疫点、疫区统一紧急灭杀成蚊：使用超低容量喷雾机喷雾灭蚊，选择高效、低毒、无刺激性的杀虫剂，减少对人、畜和环境的影响。针对白纹伊蚊活动特点，实施“及时、扩大、反复”的策略，选择最优时机和方法，针对伊蚊栖息场所如园林、建筑工地、暗渠、污水排放口、废品收购站以及住宅周围等场所进行重点喷杀。

2）开展群众性爱国卫生运动，彻底清除各类蚊媒滋生地：在灭杀成蚊的同时，全面开展清除蚊媒滋生地工作。在疫点和警戒区范围内，组织开展群众性爱国卫生运动，包括动员群众进行翻盆倒罐，清理楼道、天台等卫生死角的各种杂物、废弃容器；清除室内各种小积水，花瓶、花盆每3～5天换一次水，避免露天堆放物品上产生积水。水缸加盖，或在水缸中投放可吞食蚊虫的鱼类，或在水缸中投放苏云金芽孢杆菌H-14制剂进行生物灭蚊和防蚊。对于难于清除的非饮用水容器积水，可投洒废机油或缓释杀虫剂药包等。

3）入户调查：对疫点、疫区范围内开展入户调查，对范围内的居民户登记造册，挨家挨户上门清倒积水。入户调查，清查一户标记一户，不在家的应记录并及时返回调查补上，须覆盖全部住户。每日统计调查情况，发现问题，及时上报。

入户调查时，发动群众翻盆倒罐，清除室内外蚊媒滋生地，防蚊灭蚊为主，主要包括“问、查、看、翻、教、灭”六方面。①问：询问家庭成员近期登革热患病情况。②查：检查室内外积水情况。③看：查看上述积水是否有蚊蚴虫滋生。④翻：翻盆倒罐。⑤教：发放宣传单，并口头告知群众。⑥灭：紧急杀灭带毒成蚊。

（4）进行登革热防控健康宣传教育，开展多种多样的宣传活动：入户清除蚊虫滋生地的同时，发放预防登革热的相关宣传资料；利用学校、幼儿园、机关团体单位的平台发放预防登革热相关资料，教育居民灭杀成蚊、清除滋生地、防止蚊虫叮咬的知识和方法；在公共场所张贴预防登革热的宣传资料，并免费发放登革热防制宣传资料。

4. 现场防控效果评估 现场防控效果评估包括防控工作过程评估和防控措施效果评估。

防控工作过程评估指标主要有布雷图指数（布雷图指数＝伊蚊幼虫或蛹阳性容器数/检查户数×100）、容器指数（容器指数＝伊蚊幼虫或蛹阳性容器数/检查积水容器数×100）、成蚊密度［成蚊密度＝一定时间内诱捕的成蚊数量/（诱蚊人数×诱蚊时间）］等。

防控措施实施效果评估指标主要有发病率、二代发病率、流行持续时间等。

当最长外潜伏期和内潜伏期（25天）无新发病例，同时布雷图指数下降到5以下，可判定疫情得到控制。

在某次现场蚊媒防控效果评价中，疾控中心组织入户调查287户，其中有效入户调查102户，发现居民室内容器168个，其中积水容器59宗，有蚊蚴滋生的积水18宗，阳性户数为9户。成蚊监测组2名专业人员在本次评估社区采用人诱法30分钟捕获白纹伊蚊6只。

从9月6日首例病例发病开始，9月13日首次报告，9月14日相关单位开始展开现场控制工作，末例病例于10月29日（后续25天无病例）发病，期间共报告18例病例。

5. 经验和启示 登革热具有周期性、传播快、突发性的流行病学特定，一旦发生疫情，如果早期防控措施开展和落实不及时、到位，将引起长时间持续流行，增大控制难度，同时需要付出高昂的控制成本。

登革热在我国属于输入性型，一旦登革病毒传入我国，在自然条件适宜的情况下，可能会引起本地疫情暴发，甚至是疫情的流行。

通过本次登革热暴发疫情处置，提示登革热疫情防控的重点是做好防蚊灭蚊，切断传播途径。为确保登革热防制措施得到落实，首先各级政府要高度重视，保证各项措施能够落实；其次，各相关部门密切合作，各司其职，齐抓共管；再次，一旦出现疫情，要尽早组织人员行动，将疫情扑灭在最小范围内；最后，疫情防控的关键离不开群众的支持，在防控过程中，要积极宣传登革热防控知识，发动群众开展爱国卫生运动，主动翻盆倒罐，清除蚊媒滋生地，降低蚊媒密度。

问题

1. 在赶赴登革热疫情现场调查前，需要作哪些准备工作？
2. 在进行现场调查时，应着重调查哪些内容？
3. 根据现场调查和媒介调查，请评估此次疫情是否有扩散的风险？
4. 根据上述疫情进展情况，此次疫情能否判定为登革热暴发？
5. 为保障蚊媒防控的效果，在进行登革热疫情处置时要注意些什么？
6. 请评估本次蚊媒防控效果现场评估数据，计算相关指标。
7. 请评估本次疫情防控工作效果，并说明理由。
8. 针对登革热的流行病学特定，请制定具体防控策略。

【课题三】

本课题内容为2012年湖北一起食源性霍乱暴发疫情。

1. 背景 霍乱是由霍乱弧菌感染引起的烈性肠道传染病，是我国法定甲类传染病。霍乱弧菌存在于水中，最常见的感染原因是食用被病人粪便污染过的水。霍乱弧菌能产生霍乱毒素，造成分泌性腹泻，即使不再进食也会不断腹泻。O1和O139这两种霍乱弧菌的血清型能够引起疾病暴发。大多数的疾病暴发由O1群霍乱弧菌引起，而1992年首次在孟加拉国确定的O139群仅限于东南亚一带。非O1、非O139群霍乱弧菌可引起轻度腹泻，但不会造成疾病流行。

2012年10月13日，A某于湖北省黄石市某大型酒店参与聚餐，10月5日出现水样腹泻，10月6日到医院就诊，被诊断为霍乱疑似病例，医院立即上报。10月7日，黄石区疾控中心进行检验并经湖北省疾控中心复核，于A某粪便中检出O139群霍乱弧菌。随后在A某聚餐的该酒店剩余食品中检出O139群霍乱弧菌，经流行病学调查及实验室检测，证实本起疫情确为酒店食品污染霍乱弧菌导致的。随即黄石市启动突发公共卫生事件三级应急响应。

2. 具体措施 市疾病预防控制中心通过采取综合应急防控措施，开展了疫源地终末消毒，使疫情得到迅速有效控制。

本次消毒范围，包括符合《霍乱诊断标准》中的确诊病例、临床诊断病例、疑似病例、带菌者的住家、工作地点、活动地点及其就诊、住院治疗的医疗机构、病人曾共同聚餐的某酒店。

消杀人员到达疫点后，收集病人和带菌者的居住、工作、活动、就诊范围；调查其用过的物品、餐具，呕吐物、排泄物、污染物倾倒或存放地点，污水排放处等；酒店食品采购、清洗储存、加工制作、销售流程、进餐环境、餐具清洗消毒情况等；以此查明病原体可能污染的范围，并据此确定消毒对象和范围。

按照2002年版《消毒技术规范》和《疫源地消毒总则》（GB 19193—2015）的相关规定选择适宜的消毒方法。使用有效期内的含氯消毒剂，漂白粉、次氯酸钙（漂白精）、84消毒液。消毒剂在使用前，根据实验室检测的有效氯含量，配置消毒剂水溶液，现配现用。

同时在疫点进行灭蝇行动，室内目测范围蝇类活动者，采取灭蝇措施；室外，农村以病家为中心200m范围内统一灭蝇，城市对疫点所在小区外环境采取灭蝇措施。室内采用0.05%溴氰菊酯空间喷雾灭蝇，农村外环境（蝇类滋生地、室外厕所地面、墙壁）、粪便采用0.5%敌敌畏乳油与0.05%溴氰菊酯悬浮剂复配溶液进行滞留喷洒灭蝇，城市外环境采用0.05%溴氰菊酯进行滞留喷洒灭蝇。

3. 效果评价 疫点终末消毒前、后均采样疫点35个，只在终末消毒后采样的疫点22个，经采样检测，疫点消毒效果全部合格，见表J-3。

表J-3 黄石市2012年霍乱暴发疫情疫点终末消毒效果评价样品检测情况

样本分类	消毒前		消毒后		合格数
	采样数	霍乱弧菌阳性数	采样数	霍乱弧菌阳性数	
餐具	4	0	6	0	6
卫生间	19	0	20	0	20
其他物表	145	0	156	0	156
厕所粪便	15	2①	56	0	56
合计	183	2	238	0	238

注：①为2户农村病家厕所。

农村饮用水源均为每户专用压把井，井口为密封状况，在消毒前对井水采取样本检测，霍乱弧菌为阴性，判断井水并未受霍乱弧菌污染，随即对井台、压把等物体表面、地面进行消毒，同时往井水中投入漂粉精进行消毒。

经调查发现，病人在发病前后曾分别在几处水塘中洗衣物，因水体面积较大，并未对水体进行消毒，但在水塘边设置警示牌、拉封锁线等方式禁止村民使用，对水塘周围环境使用含氯消毒剂喷洒消毒。于当日、第3日、第10日检测，均未检出霍乱弧菌。在15日后，对其解除警示。

自10月6日发现首例病人起，至10月22日黄石市终止突发公共卫生事件应急响应止，疫情历时16日。黄石市共报告霍乱确诊病例6例，临床诊断病例3例，霍乱带菌者6例，未发生二代病例。

问题

1. 为防止霍乱疫情扩散，本次预防措施重点是什么？
2. 除上述疫点进行终末消毒外，还有其他地方需要进行终末消毒吗？
3. 在上述病例已经就医后，对水井和水塘周围的消毒属于哪种类型？
4. 请评价本次疫情防控效果如何？

【课题四】

本课题内容为2017年北京一起诺如病毒引起的疫情暴发。

1. 背景 1968年，美国诺瓦克镇一所小学暴发急性胃肠炎。1972年有科学家在此次暴发疫情的病人粪便中发现了一种病毒颗粒，将其命名为诺瓦克病毒。之后世界各地陆续从急性胃肠炎病人粪便中分离出与其相似的病毒颗粒，统称为诺瓦克样病毒。2022年8月，国际病毒命名委员会将其统一改称为诺如病毒。

诺如病毒变异快，环境抵抗力强，感染剂量低。感染后潜伏期短（通常12～48小时），排毒时间长，免疫保护时间短，且传播途径多样，人群普遍易感，故诺如病毒具有高度传染性和快速传播能力。我国将其纳入丙类传染病中“其他感染性腹泻（除霍乱、细菌性和阿米巴痢疾、伤寒和副伤寒以外的感染性腹泻）”进行报告管理。

诺如病毒感染性腹泻在全世界范围内均时有流行。全年均可发病，感染对象主要是成人和学龄儿童，寒冷季节高发。美国每年发生的非细菌性腹泻中，有60%～90%是由诺如病毒引起的。日本、荷兰、英国等发达国家也类似。自2013年以来，我国其他感染性腹泻暴发多以诺如病毒感染性腹泻暴发为主，疫情暴发大幅增加，显著高于历年水平。

2017年1月13日9时，北京市怀柔区疾控中心在症状监测网发现北京怀柔医院报告一起某单位可疑关联性腹泻，疾控中心立刻组织人员开展调查。

2. 现场调查及处理 疫情发生单位共有职工400多人；早、午餐就餐者约300人，晚餐就餐者约80人；食堂从业人员共计17人。该单位生活饮用水为市政统一供水，并配有净水机供职工饮用。首例病例A某于1月10日晚出现呕吐、腹泻，粪便形状为水样便，发病后一直未就诊，也未进行药物治疗，A某是该单位食堂冷荤间的工作人员，发病后仍然坚持上班。

本次调查病例定义为“2017年1月10日至13日，出现腹痛、腹泻、呕吐症状之一者”。根据病例定义，本次调查共搜索出符合职工130人，其中25人有就诊史。通过调查发现，病例出现时间符合人传人传播模式。根据病例的症状、现场流行病学调查以及实验室检测结果，综合考虑后认定此次疫情为一起诺如病毒交叉感染引起的聚集性腹泻疫情。传播方式可能有两种：一种是“人→食物→人”，首例病人A某作为疫情的主要源头，该病人在食堂中负责冷荤凉菜的加工制作，1月10日晚出现呕吐、腹泻症状后，带病继续工作，在配餐过程中将诺如病毒传染给就餐职工，引起就餐职工感染；二是“人→人”传播方式，就餐人员发病后，将病毒直接传染给同一办公室和休息室的同事，或者通过间接接触病人排泄物、污染的物体表面等方式发生感染。

调查期间，疾控中心对其中3例病例的粪便标本，单位外环境所取13件标本进行诺如病毒检测，进行病原学诊断。3例病例粪便标本均为阳性，外环境标本中8件检测出诺如病毒。按照诺如病毒诊断标准，本次疫情确定为诺如病毒暴发。

按照2002年版《消毒技术规范》的相关要求，疾控中心专业消毒人员对该单位消毒人员继续培训后，由该单位消毒人员进行连续3天消毒。

对餐具使用食品消毒柜进行消毒；单位内食堂、宿舍，办公区域内的工作台面、门把手、楼梯扶手等物体表面使用1000mg/L的含氯消毒剂进行擦拭消毒。地面、1.5m以下的墙壁、电梯间、厕所采用喷洒消毒；病人呕吐物及排泄物，每1000ml可加漂白粉50g或含20 000mg/L有效率的含量消毒剂溶液2000ml，搅匀放置2小时后倒入厕所；衣服、被褥采用煮沸消毒30分钟，或者使用流通蒸汽消毒30分钟，或者用含250～500mg/L有效氯的含氯消毒剂溶液浸泡30分钟。

从1月13日晚开始对单位内部所有可能被污染的部位按照以上措施连续3天进行消毒。在最后1天消毒后进行检测，相关场所消毒后结果符合要求，达到了消毒的效果。从1月14日起该单位未出现新发病例。此次诺如病毒疫情得到有效控制。

问题

1. 疾控中心对该单位的消毒时间为什么定为3天？
2. 想要控制本次疫情，应重点关注哪些地方？

（杨华君）

实训K　慢性病调查

【目的】掌握运用流行病学方法对慢性病危险因素、慢性病人群开展数据收集和分析的方法。
【时间】2学时。

【课题一】

2005年在某城区10万人口中进行卒中的调查，结果显示：在该区人口中该年因各种原因共死亡1000人；当年有370人第一次经医师确诊为卒中，其中男性为200人，女性为170人；卒中病人中当年已有280人死亡，其中女性135人。

问题

1. 该城区2005年卒中发病率是多少？
2. 该城区粗死亡率是多少？
3. 该城区卒中死亡率是多少？

【课题二】

脑血管意外是我国人群高发的主要疾病之一，为研究脑出血与饮酒之间的关系，现准备进行相关流行病学调查。经过对300例明确诊断为脑出血病例和300例对照的流行病学调查，发现病例组有150例报告经常饮白酒，而对照组为100例。

问题

1. 根据上述数据，饮白酒所致脑出血的*OR*是多少？
2. 以上述数据说明*OR*的含义。
3. 对该病例对照研究资料进行统计学分析的主要指标包括什么？

【课题三】

肥胖症是一种由多种因素引起的慢性代谢性疾病，超重和肥胖症会引起一系列健康、社会和心理问题。常用的评价指标为体重指数（body mass index，BMI）。

问题

1. 写出BMI公式。
2. 列出评价标准（注意区分WHO标准与中国标准）。
3. 同组人员互测BMI并对照标准评价。

（冼国佳）

实训L　突发公共卫生事件调查

【目的】 掌握最常用防护装备的使用方法，突发公共卫生事件基本调查方法、步骤；了解突发公共卫生事件处置中的个人防护装备。

【时间】 2学时。

【课题一】

在突发公共卫生事件处置中，医务人员随时都面临着各类或可能对其健康带来危害的致病因子，不但对自身身体带来伤害，严重者甚至会威胁到生命。医务人员做好个人防护避免自身感染是做好传染病防控工作的前提。

医务人员和卫生应急队员在参加传染病突发事件调查处置时，如遇以下情形时应考虑采取个人防护措施：①接触传染病病例、疑似病例以及病例的相关污染物。②采集、保存和运输病例的相关标本。③接触可疑的媒介生物。④遭遇生物恐怖袭击。⑤不明原因疾病，尤其是怀疑为严重的呼吸道传染病。

二级防护在突发公共卫生事件处置中应用范围最广，安全系数相对高，对大多数突发传染病疫情均适用。下面详细介绍一下个人二级防护用品的穿脱。

目前，国内二级防护用品的穿脱顺序没有统一的标准，只要能达到防护要求就是正确的，总之，遵循“最后脱卸的物品最先穿戴”的原则。

1. 穿戴防护用品

（1）操作前防护用品准备：①防护用品（帽子、外科口罩、医用防护口罩、防护服、眼罩、防水鞋套、乳胶手套、橡胶/丁晴手套）手消毒剂、感染性医疗废物袋。②检查防护用品规格大小、保质期。③取下首饰、手机并妥善保管。④穿好工作服。

（2）手消毒：①手消毒七步法。②手消毒的时间＞15秒。③摩擦面积到位。④力度适中。

（3）戴一次性帽子：①扎好头发。②注意帽子反正面。③戴帽后发髻、刘海规范。

（4）戴口罩：①稍用力拉医用防护口罩的橡皮筋检查牢固性。②调整口罩系带松紧。③塑型鼻夹。④检查气密性。

（5）穿鞋套或靴套：鞋套或靴套完全遮盖工作鞋或靴至小腿以上。

（6）穿防护服：穿防护服正确步骤如下。①打开防护衣，将拉链拉至底。②先穿下肢，后穿上肢。③扣好防护帽，并遮住内帽子。④稍抬头，拉拉链至顶。⑤由下向上密封拉链口，领口不遮挡口罩。

（7）戴手套：①检查手套完整性。②戴双层手套，外层套住防护服袖口外，内层手套收入防护服袖口里面。

（8）戴护目镜或面屏：①佩戴一次性防护面屏或护目镜。②调整位置，确保皮肤黏膜完全被防护用品遮盖。

防护用品穿戴好后，做一下拉伸、转体和下蹲运动，检查防护用品是否合身，或者是否有破损。若不合身，换穿其他尺码的防护用品；若是发现有破损，要及时更换完好的防护用品。

2. 脱卸防护用品

（1）脱防护面屏或护目镜。

（2）解开防护服：①启封卷边封口胶。②解开拉链，拉链拉到底。

（3）脱防护服（连同外层手套、靴套一起脱掉）：①向上提防护服帽。②外翻防护服离肩。③从上向下边脱边卷，手不离防护服袖管。④脱防护服过程中严格避免污染内部衣服、皮肤。

（4）脱医用防护口罩。

（5）脱一次性帽子。

（6）脱内层手套。

脱卸个人防护用品时，随时关注自己的手是否清洁（安全），每个步骤都要做好手卫生。

使用后防护用品的正确处置：一次性使用的放入医疗垃圾袋内，不超装载，正确打包，封口，二次消毒，双层包装。

3. 防护用品的穿脱方法及手清洗方法

（1）医用防护口罩的摘戴方法：具体如下。①医用防护口罩的佩戴方法。a.步骤1：一手托住防护口罩，有鼻夹的一面背向外。b.步骤2：将防护口罩罩住鼻、口及下巴，鼻夹部位向上紧贴面部。c.步骤3：用另一只手将下方系带拉过头顶，放在颈后双耳下。d.步骤4：再将上方系带拉至头顶中部。e.步骤5：将双手示指指尖放在金属鼻夹上，从中间位置开始，用手指向内按鼻夹，并分别向两侧移动和按压，根据鼻梁的形状塑造鼻夹。f.步骤6：检查气密性。方法：将双手完全盖住防护口罩，快速的呼气，若鼻夹附近有漏气应调整鼻夹，若漏气位于四周，应调整到不漏气为止。②医用防护口罩的摘除方法。a.步骤1：不要接触口罩前面（污染面）。b.步骤2：先解开下面的系带，再解开上面的系带。c.步骤3：用手仅捏住口罩的系带丢至医疗废物容器内。

（2）护目镜或防护面屏的摘戴方法：具体如下。①戴护目镜或防护面屏的方法：戴上护目镜或防护面屏，要注意调节好视野和舒适度。佩戴前应检查有无破损、有无松懈，如有破损要及时更换。②摘护目镜或面屏的方法：捏住靠近头部或耳朵的一边摘掉，放入回收或医疗废物容器内。

（3）无菌手套脱戴方法：具体如下。①戴无菌手套方法。a.步骤1：打开手套包，一手掀起口袋的开口处。b.步骤2：另一手捏住手套翻折部分（手套内面）取出手套，对准五指戴上。c.步骤3：掀起另一只袋口，以戴着无菌手套的手指插入另一只手套的翻边内面，将手套戴好。②脱手套的方法。a.步骤1：用戴着手套的手捏住另只手套污染面的边缘将手套脱下。b.步骤2：戴着手套的手握住脱下的手套，用脱下手套的手捏住另一只手套清洁面（内面）的边缘，将手套脱下。c.步骤3：用手捏住手套的里面丢至医疗废物容器内。

（4）洗手或手消毒方法：当手部有血液或其他体液等可见污染时，应用肥皂或洗手液和流动水洗手。手部没有可见污染，可以使用手消毒剂消毒双手代替洗手。洗手在流动水下进行，打开水龙头，湿润双手，取适量洗手液于手掌心。搓手步骤如下。①“内”：掌心对掌心揉搓。②“外”：手指交叉，掌心对手背揉搓。③“夹”：手指交叉，掌心对掌心揉搓。④“弓”：双手互握，相互揉搓指背。⑤“大”：拇指在掌中转动揉搓。⑥“立”：指尖在掌心揉搓。⑦“腕”：旋转揉搓腕部直至肘部。

每个步骤至少搓擦5次，双手搓擦不少于15秒。双手稍低置，流水由手腕、手、至指尖冲洗，然后擦干。

4. 个人防护穿脱注意事项 ①避免过度防护。②穿戴防护用品，不比速度，讲究防护到位；切忌穿得很快，但一动就破绽百出。③口罩是防护的核心，要正确选择，合理穿戴，不能随意摘除。④现场需要两人合作，尤其是脱卸防护服时，要随时提醒，并协助进行手消毒和污染物品的回收。

【操作练习】

两名同学为一组，按照突发传染病事件二级防护标准选择个人防护用品，进行防护用品穿脱练习。一名同学练习，另一名同学记录穿脱过程，然后交换角色。最后，对照标准相互评价，加深印象。

【课题二】

2016年12月22日下午2时，A市DZ区疾控中心接报，辖区内C小学自12月19日以来，陆续有20余名师生出现腹泻、呕吐等胃肠不适症状。DZ区疾控中心接报后，迅速派出专业技术人员前往该校开展疫情调查与处置工作。

据初步了解，C小学是一所公立学校，学校所在的C村地处DZ区中西面的城乡结合部，其东临中心湖，南对伴月湖，北临波海湖，是一个三面环水的村庄。C小学位于C村内，就读学生大部分为村里的小孩，共有教职工、学生291人，其中教职工17人，学生274人。学校共6个年级，每个年级各有1个班。小学内设有厨房，厨房工作人员1人，仅提供教职工用餐。该小学的开水间设置电开水炉提供师生饮水，生活饮用水的供水来自C村集体供水，通过供水管网送至学校。

病例定义：2016年12月19日以来该校所有学生和教职员工中出现呕吐，或腹泻（次数≥3次/天）并伴有粪便性状改变者。截至12月22日，共搜索到28例病例。其中学生22例，各个年级均有病例；教师6例。病例发病时间分布在12月21日至22日，12月22日发病达到最高峰。查阅保健室平时的缺勤登记情况，以往每周只有1～2个相同症状的病例。

C小学目前发现的28例病例均为轻症，临床表现主要为呕吐、腹泻，呕吐物多为胃内容物，大便以稀便和水样便为主，伴有恶心、腹痛，发热症状较少。C小学胃肠炎病例临床表现见表L-1。

表L-1　C小学胃肠炎病例临床表现（$n=28$）

临床表现	病例数（例）	比例（%）
呕吐	18	64.29
腹泻	22	78.57
恶心	14	50.00
腹痛	11	39.29

12月22日，DZ区疾控中心工作人员采集C小学的学生肛拭子标本13份，教师肛拭子标本6份，厨房工人肛拭子标本1份，共20份标本进行核酸检测，均未检出诺如病毒阳性。

12月22日晚上，有部分学生家长反馈，C村也有其他类似症状病例，部分病例曾到村卫生室就诊。同时，当地卫生院也向区疾控中心反映，近几天C村居民胃肠炎病例就诊明显曾多。经进一步了解，C村环境卫生较好，辖下有5个村民小组，共504户，登记在册户籍人口2278人，常住人口3500人。C村没有举办过大型聚餐、会议等集体活动。C村使用自己独立的供水网络，供水的水源来自DZ区北岭山多条山溪地表水，汇集在半山的集水池，水在集水池内经沉淀、过滤（未进行加氯消毒），再流到村内的蓄水（未进行加氯消毒），最后通过村内管道供全体居民使用。部分村民家中装有过滤机，村民有直接饮用过滤机未经煮沸的过滤水的习惯。12月22日上午，村委会曾关停管网供水，并对蓄水池进行清洗。

12月23日，DZ区疾控中心加派15名专业人员到C村进一步开展调查。

1．流行病学特征分析　截至12月28日，C村累计发现胃肠炎病人178人，罹患率5.09%（178/3500）。病例临床表现以呕吐、腹泻为主，症状大多较轻，而且有一定的自限性，未发现重症病例。

（1）时间分布：首发病例出现在12月16日，病例主要集中于12月21日至24日，峰值在22日发病数高达60例，其后逐步下降，25日发病14例，26日发病3例，27日发病3例，28日发病1例，29日开始无新发病例。C村胃肠炎暴发疫情病例时间分布见图L-1。

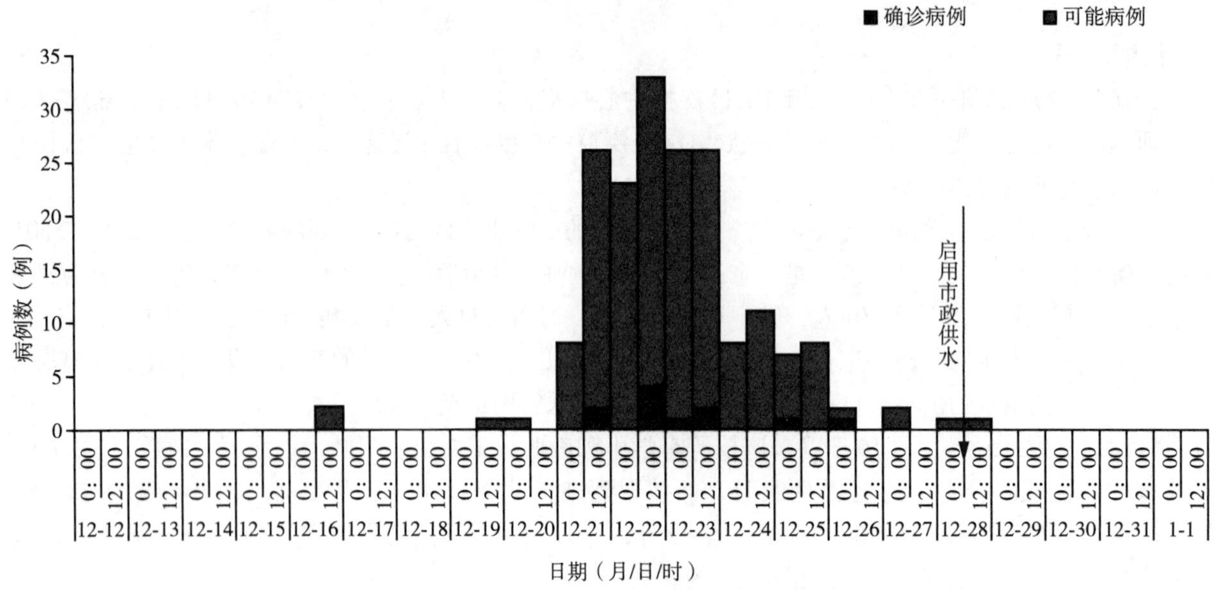

图L-1　C村胃肠炎暴发疫情病例时间分布

（2）地区分布：病例散在分布于C村的5个村民小组。5个村民小组均有病例发生，各组间罹患率差异无统计学意义（$\chi^2=4.0$，$P=0.4$）。C村胃肠炎暴发疫情病例地区分布见表L-2。

表L-2　C村胃肠炎暴发疫情病例地区分布（$n=178$）

C村村民小组	发病数	总人数	罹患率（%）
一组	49	892	5.5
二组	35	711	4.9
三组	34	668	5.1
四组	32	634	5.0
五组	28	596	4.7

（3）人群分布：男性83例，女性95例。各年龄组均有病例，最小为6个月，最大80岁。年龄分布以0～9岁年龄段人群最多，占21.34%（其中0～4岁占4.49%，5～9岁占16.85%）；其次是50～59岁人群，占19.66%。C村胃肠炎病例临床表现见表L-3。

表L-3　C村胃肠炎病例临床表现（$n=178$）

临床表现	病例数（例）	比例（%）
呕吐	86	48.31
腹泻	137	76.97
恶心	42	23.60
腹痛	41	23.03

2. 样品采集和实验室检测情况

（1）12月22日，采集C小学的学生肛拭子标本13份，教师肛拭子标本6份，厨房工人肛拭子标本1份，均未检出诺如病毒。

（2）12月24日，采集C村现症病人粪便标本8份，均未检出诺如病毒。

（3）12月26日，对此前采集的28份肛拭子（粪便）标本进行札幌病毒核酸检测，其中8份为阳性。

（4）12月26日至29日，采集C村现症病人粪便标本8份，进行札幌病毒检测，其中3份阳性。

根据目前事件调查的所有信息，DZ疾控中心作出以下调查结论：本次事件为一起由札幌病毒引起的聚集性胃肠炎事件，传播途径主要为经水传播。

问题

1. 作为应急科室专业人员，接到疫情电话后应该如何处理？

2. 作为参与疫情处置的专业技术人员，在抵达现场开展调查处置工作时，你将会初步了解哪些资料？

3. 你认为C小学胃肠炎病例的发生是否表示在C小学发生了一起暴发？为什么？

4. 参考《诺如病毒感染暴发调查和预防控制技术指南（2015版）》，在疫情发现早期，或首次在处置现场，若符合卡普兰标准（Kaplan criteria）的4项特征，可判定为疑似诺如病毒感染聚集性疫情或暴发。卡普兰标准的4项特征具体是什么？

5. 可以采集哪些样品进行检测？

6. 如实验室未检出诺如病毒，但仍不能排除病毒感染，应如何考虑？

7. 12月23日，DZ区疾控中心需对C村重新开展病例搜索，应考虑从哪几方面着手收集病例信息？

8. 请简述暴发调查的10个步骤。

9. 请简述经饮用水传播疾病的流行特征。

10. 请你根据调查结果与结论，对本起疫情提出有针对性的防控建议。

（麦　炜）

实训M　社区公共卫生干预计划的制订

【目的】掌握如何发现社区中存在的疾病及公共卫生问题、如何确定干预的重点；熟悉如何制订基于社区实际的疾病及公共卫生干预计划。

【时间】2学时。

【课题一】

为了解某农村社区居民的健康状况及相关行为危险因素的现况，进而为今后的卫生工作提供指导，当地疾控中心于2006年在该社区开展一次传染病和慢性病调查。调查结果大致如下。

传染病资料来源于该地卫生防疫部门历年法定报告传染病年报表和疫情资料汇编，所报病例均经卫生防疫人员个案调查核实。

结果显示：1954—2005年该地区年均报告发病率为1788.01/10万，死亡率为3.99/10万，病死率为0.22%。传染病总的发病率由1950年代的1204.05/10万下降到2005年的211.60/10万，下降了82.43%。

在该社区开展主要慢性病现况调查。调查结果显示，该社区35岁以上人群中高血压、冠心病、卒中、糖尿病、主要恶性肿瘤的患病率分别为26.49%、2.06%、0.39%、5.6%、0.37%。超重或肥胖的居民占社区总人口的38.16%，有54.31%的居民平时较多的摄入肉类（＞4次/周）等高脂食物，36.73%的居民现在经常性抽烟，7.51%的居民既往抽烟而现在已经戒烟，有58.92%的男性居民经常性饮用各种酒类。

该社区疾病监测资料显示居民伤病死亡原因年报统计结果为，2005年该社区居民前5位死因依次为心脑血管疾病、呼吸系统疾病、意外伤害、肿瘤、感染性疾病，1991年该社区居民前5位死因依次为呼吸系统疾病、心脑血管疾病、意外伤害、感染性疾病、肿瘤。

问题

1. 这些数据是通过什么研究方法得到的？
2. 请你评估该社区传染病、非传染病患病率和行为危险因素暴露情况？
3. 哪些问题是需要优先考虑进行干预的问题？为什么？
4. 还应考虑了解哪些公共卫生问题？

【课题二】

经过进一步对该社区的考察，发现无垃圾管理措施和处理设施，无符合卫生要求的厕所，饮用水源距一条污染的小河仅有200m，村中仅有一个中医小诊所，因为费用问题，仅部分病人使用一次性医疗用品，医疗垃圾随意丢弃。

问题

1．请你评估该社区存在的这些公共卫生问题的影响。

2．还应了解哪些公共卫生问题?

3．以上是农村社区中的情况，城市社区中可能存在哪些问题? 城市和农村社区可能存在哪些差异?

4．请你提出针对【课题一】社区中存在的公共卫生问题的干预计划。

5．如何实施这些干预计划?哪些是最急迫的干预计划? 如何评价干预计划的实施效果?

（李泳枝）

参考文献

［1］谭红专．现代流行病学［M］．3版．北京：人民卫生出版社，2019．

［2］沈洪兵，齐秀英．流行病学［M］．9版．北京：人民卫生出版社，2018．

［3］詹思延．流行病学［M］．8版．北京：人民卫生出版社，2017．

［4］赵景波，王蓓，李福军．临床流行病学［M］．8版．北京：科学出版社，2023．

［5］姚应水，高晓虹．流行病学［M］．2版．北京：科学出版社，2017．

［6］步宏，李一雷．病理学［M］．9版．北京：人民卫生出版社，2018．

［7］汪鑫．预防医学［M］．3版．北京：科学出版社，2020．

［8］《中国高血压防治指南》修订委员会．中国高血压防治指南2018年修订版［J］．心脑血管病防治，2019，19（1）：44-56．

［9］国家心血管病中心，国家基本公共卫生服务项目基层高血压管理办公室，国家基层高血压管理专家委员会．国家基层高血压防治管理指南2020版［J］．中国循环杂志，2021，36（3）：209-220．

［10］国家心血管病中心，中国医学科学院阜外医院．中国高血压健康管理规范（2019）［M］．北京：人民卫生出版社，2019．

［11］赵雁林，陈明亭．中国结核病防治工作技术指南［M］．北京：人民卫生出版社，2021．

［12］高磊，张慧，胡茂桂，等．基于多中心调查数据和空间统计模型的全国结核分枝杆菌潜伏感染率估算［J］．中国防痨杂志，2022，44（1）：54-59．

［13］中华医学会糖尿病学分会．中国2型糖尿病防治指南（2020年版）（上）［J］．中国实用内科杂志，2021，41（8）：668-695．

［14］任瑞琦，周蕾，倪大新．全球流感大流行概述［J］．中华流行病学杂志，2018，39（8）：1021-1027．

［15］王雨潇，李靖欣，刘沛，等．禽流感病毒研究进展及抗H7N9型病毒疫苗与抗体研究［J］．中华流行病学杂志，2021，42（9）：1700-1708．

［16］国家免疫规划技术工作组流感疫苗工作组．中国流感疫苗预防接种技术指南（2022—2023）［J］．中华流行病学杂志，2022，43（10）：1515-1544．

［17］付之鸥，鲍昌俊，李中杰，等．基于“大数据”的流感预警研究进展［J］．中华流行病学杂志，2020，41（6）：975-980．

［18］中华人民共和国国家卫生健康委员会，国家中医药管理局．流行性感冒诊疗方案（2020年版）［J］．中华临床感染病杂志，2020，13（6）：401-405，411．

［19］World Health Organ ization．Global tuberculosis report 2023［EB/OL］．（2023-11-07）［2023-07-19］．https：//www.who.int/teams/global-tuberculosis-programme/tb-reports/global-tuberculosis-report-2023．

［20］PAI M，BEHR M A，DOWDY D，et al．Tuberculosis［J］．Nat Rev Dis Primers，2016，2：16076．

［21］UNEMO M，Bradshaw C S，HOCKING J S，et al．Sexually transmitted infections：challenges ahead［J］．Lancet Infect Dis．2017，17（8）：e235-e279．

［22］UNAIDS．Global HIV & AIDS statistics—Fact sheet［EB/OL］．（2023-08-31）［2024-07-07］．https://www.

unaids.org/en/resources/fact-sheet.

[23] World Health Organ ization. Fact sheet on influenza (seasonal) [EB/OL]. (2018-11-06) [2023-07-19]. https://www.who.int/news-room/fact-sheets/detail/influenza-(seasonal).

[24] World Health Organ ization. Vaccines against influenza: WHO position paper-May 2022 [J]. Wkly Epidemiol Rec, 2022, 97 (19): 185-208.